U0189615

现代

Advances in Modern Medical
Laboratory Technology

医学检验技术进展

主编 孙艳霞 韩 东 曲柳静 桂 蕊

赵凤梅 杨丽丽 马迎新

中国海洋大学出版社
·青岛·

图书在版编目（CIP）数据

现代医学检验技术进展 / 孙艳霞等主编. —青岛：
中国海洋大学出版社，2021.10
ISBN 978-7-5670-2993-4

Ⅰ．①现… Ⅱ．①孙… Ⅲ．①医学检验 Ⅳ.
①R446

中国版本图书馆CIP数据核字（2021）第219874号

出版发行	中国海洋大学出版社		
社　　址	青岛市香港东路23号	**邮政编码**	266071
出 版 人	杨立敏		
网　　址	http://pub.ouc.edu.cn		
电子信箱	369839221@qq.com		
订购电话	0532-82032573（传真）		
策划编辑	韩玉堂		
责任编辑	韩玉堂	**电　　话**	0532-85902349
印　　制	朗翔印刷（天津）有限公司		
版　　次	2021年12月第1版		
印　　次	2021年12月第1次印刷		
成品尺寸	185 mm×260 mm		
印　　张	27.75		
字　　数	704千		
印　　数	1～1000		
定　　价	228.00元		

发现印装质量问题，请致电0535-5651533，由印刷厂负责调换。

编委会

主　编　孙艳霞　韩　东　曲柳静　桂　蕊
　　　　　赵凤梅　杨丽丽　马迎新

副主编　许　丹　陈　丽　王玉强　李红侠
　　　　　张传栋　赵瑞春

编　委（按姓氏笔画排序）

卜秀青（广东省中山大学中山医学院）

马迎新（山东省阳光融和医院有限责任公司）

王玉强（山东省烟台桃村中心医院）

曲柳静（山东省烟台毓璜顶医院）

许　丹（四川省德阳市人民医院）

孙艳霞（山东省德州市陵城区中医院）

李红侠（河北省秦皇岛市青龙满族自治县人民医院）

杨丽丽（山东省日照市高新区河山镇卫生院）

张传栋（山东省淄博市中西医结合医院）

陈　丽（山东省桓台县荆家镇卫生院）

赵凤梅（山东省潍坊市妇幼保健院）

赵瑞春（河北省秦皇岛市青龙满族自治县人民医院）

桂　蕊（山东省平邑县中医医院）

韩　东（山东省济南市莱芜人民医院）

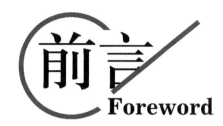

前言
Foreword

　　在经济全球化、市场国际化的今天,我们已步入生命科学、信息技术和知识经济的时代。越来越多的现代物理技术、化学技术、生物技术应用到医学领域,一些临床检验新理论、新思维、新技术、新方法应运而生。因此,临床实验室提供的医学检验信息的作用越来越大,占患者全部诊疗信息的 60% 以上,医学检验已经成为医疗机构的重要部门,被誉为临床医学的"侦察兵"。但随着现代化检验仪器不断发展,临床检验的项目越来越多,检验人员逐渐依赖于自动化仪器,对检验方法的原理和临床应用了解越来越少。为了更好地为临床和患者服务,提高检验医学的整体实力,我们组织了长期工作于临床检验一线的学者,在结合最新研究进展的基础上,编写了这部《现代医学检验技术进展》。

　　本书在编写上力求实用、前瞻、严谨,重点介绍临床常用检验技术,涉及血清血型检验、红细胞检验、白细胞检验、血小板检验、尿液检验、粪便检验、体液及分泌物检验等内容;注重临床应用性,涉及生化及生理、检测方法、标本要求与保存、参考区间、临床意义及注意事项等。本书简明实用、结构合理,在内容的选取方面独具特色,致力于反映最新的检验诊断理念和诊断标准,具有较高的实用价值。本书主要供临床检验工作者和临床医生使用,对医学院校师生及其他实验室工作人员和研究生也有重要的参考价值。

　　由于编者的学识水平有限,书中不足之处在所难免,企盼读者批评指正,以便共同提高。

《现代医学检验技术进展》编委会

2021 年 8 月

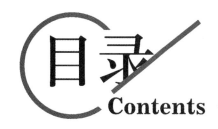

Contents

第一章 绪 论

第一节 临床检验标本的处理

合格的检验标本是保证检验质量的先决条件,只有合格的检验材料,才有可能得到正确的检验结果。因此,评价检验结果和检验质量时必须包括合格的检验标本在内。

一、血液标本

(一)血液标本的种类和用途

血液标本分为全血、血浆或血清,根据试验项目和用血量不同,可自皮肤、静脉或动脉采血。除床边试验外,全血和血浆标本需要添加抗凝剂。

1.末梢采血

可满足用血量不超过 $200~\mu L$ 的检验,如全血细胞计数、血细胞形态学和血液寄生虫学检验,床边出血时间、血糖、血脂等快速检验以及婴幼儿某些临床化学检验,推荐使用手指采血,也可由耳垂采血,婴幼儿可在足跟部采血。但采血时应避免用力挤压以防组织液的干扰。

2.静脉采血

静脉采血是最常使用的血液标本,用于绝大多数临床化学、血清学和免疫学、全血细胞计数和血细胞形态学、出血和血栓学、血液寄生虫学和病原微生物学检验、血液和组织配型等。

3.动脉采血

动脉采血用于血气分析、乳酸测定。用含有干燥肝素注射器或用肝素溶液充满注射器空腔和针头,过多的肝素可使 pH 和 $PaCO_2$ 值降低及相关计算参数错误。注射器内不得有气泡,因可改变 PaO_2 结果。与静脉血比较,乳酸、PaO_2、SaO_2(氧饱和度)不同,如用静脉血或动脉化毛细血管血测定血气一定要注明。

对婴幼儿或儿童血气测定,可用动脉化毛细血管采血,用不超过 $42~^{\circ}\text{C}$ 的湿巾温热采血部位皮肤,使血液增加,血流加速,达到动脉化。

（二）采血器材和添加剂

1.采血器材

（1）注射器和试管：塑料器材与玻璃器材，普通采血与真空采血，对某些试验有不同的影响。凝血因子测定以用塑料注射器和塑料试管为好，玻璃器材可加速血液凝固。用塑料注射器和塑料试管，因血液不易凝固，分离血清时间延长，不利于临床化学检验。普通注射器取血由于抽吸和转注，容易引起可见的或不可见的溶血，使血浆某些成分发生改变，例如 K^+、LDH、AST 升高等。

（2）真空采血装置：真空管采血简便、快速、省力，可连续多管采血；免去用注射器的抽吸和转注步骤，可避免或减轻机械性溶血；无血液污染，保持手、工作台面和申请单清洁，预防交叉感染，对工作人员和患者有保护作用；抗凝剂与血液比例固定，有利于保证检验质量。不能用大真空管采取小量样本血，因真空蒸发而使血液浓缩。厂商提供不同规格和不同用途的真空采血管，应按试验要求的标本性质和需血量选用，不仅可避免真空蒸发，还可防止暴露蒸发。真空管的规格和标志见表 1-1。

表 1-1　真空管的规格和标志

标记	抗凝剂	促凝剂	分离胶	用途	规格（mL）
红帽	－	－	－	常规临床化学和血清学测定	3、5、7、10
黄帽	－	＋	＋	常规临床化学和血清学测定	3、5、7、10
橘帽	－	＋	－	常规临床化学和血清学测定	3、5、7、10
绿帽	肝素钠	－	＋	除钾、钠外的急诊生化学测定	3、5、7、10
浅绿	肝素锂	－	＋	急诊临床化学各种项目测定	3、5、7、10
深蓝	－	－	－	血药浓度和微量元素测定	3、5、7
蓝帽	枸橼酸钠	－	－	出血和血栓学检验	2
黑帽	枸橼酸钠	－	－	红细胞沉降率测定	2
紫帽	EDTA-K$_2$	－	－	全血细胞计数和血细胞形态学检验	2

注：－表示无，＋表示有。

2.添加剂

除全血细胞计数、血气、血氨、血沉、凝血因子、急诊生化等检验使用全血或血浆需加抗凝剂外，临床化学和免疫学检验多不用抗凝剂。草酸盐、氟化钠可抑制测试的酶活性或酶法检验的酶触反应，不推荐使用。

全血细胞计数、血细胞形态学检验推荐使用 EDTA-K$_2$ 盐，1.5 mg/mL 血，可保持血细胞体积不变，在 1～4 h 内无影响；但应及时制作血涂片，因延迟时间过长（超过 4 h 可使中性粒细胞颗粒消失。

凝血因子检验用枸橼酸钠抗凝优于草酸盐，因可使 V 因子稳定。用 109 mmol/L（3.2%）溶液与血液按 1：9 比例，浓度与比例虽对凝血酶原时间（PT）影响不大，但对活化部分凝血活酶时间（APTT）有影响。抗凝剂 pH 对 PT 试验有影响，pH<7.1 或 pH>7.4 可使 PT 延长。应在 2 h 内完成检验，4 ℃贮存不稳定，Ⅷ因子仍可激活，－20 ℃～－70 ℃可稳定 3 周。

魏氏法血沉测定用 109 mmol/L（3.2%）枸橼酸钠，抗凝剂与血液应严格按 1：4 比例，抗凝剂多或血液少则血沉加速；反之，抗凝剂少或血液多则血沉减慢。

血气分析用肝素抗凝,针管中不得有残留空气,针头用橡胶泥(或橡胶瓶塞)封口,混合后放在冰盒中立即送实验室按急诊检验处理。

血氨测定用添加肝素的有帽试管(25 U 抗凝 1 mL 血)或真空管采血,混合后立即送实验室按急诊检验处理。

血糖测定如标本放置过久,糖被血细胞分解而降低,用肝素或 EDTA(均指其盐,后同)抗凝,采血后立即分离血浆,试管加塞防蒸发,室温条件下可稳定 24～48 h;用带分离胶的肝素或 EDTA 的真空管采血立即分离血浆,室温条件下可保存 3～4 d。氟化钠虽有抑制糖酵解的作用但也能抑制测试的酶触反应。或用碘乙酸钠或碘乙酸锂 0.5 mg/mL 血,可稳定 3 d。

急诊临床化学检验用肝素锂抗凝或浅绿帽真空管采血,可快速分离血浆不影响酶和电解质测定;也可用含凝血酶的真空管采血,可加速纤维蛋白原转变,缩短血液凝固时间。

(三)采血条件和患者准备

血液成分受饮食、情绪和肌肉活动的影响,也受采血体位影响。采血一般应在安静、空腹状态下进行,通常取早晨静脉血,无饮食影响。为了方便门诊者可以放宽约束,但血脂、血磷等的测定则必须空腹。血糖测定根据需要可测清晨空腹血糖、三餐前血糖、餐后 2 h 血糖或就寝前血糖。一些有节律性变化的成分应在规定的时间取血。

1.住院患者

除特殊检验外,住院患者一般应在早晨起床活动前安静卧床空腹状态下取血。这不仅是为了保证检验质量,也是为了方便临床和实验室工作;急诊检验可随时取血。

2.门诊患者

门诊患者采血很难避免肌肉活动,应静息半小时以上,坐位取血按立位解释结果。因短时间的坐位机体无法调整体液的分布。空腹者可在上午 7～9 时取血,进餐者除血脂外可在上午 9～12 时取血。由于医院设备水平的不断提高,对门诊患者除血、尿、便常规以外非特别费时的检验项目,也应尽可能做到当时或当日等取结果以减少患者的复诊次数。

3.急诊患者

急诊患者可以随时卧位取血,不受饮食限制,但须注意输液和用药对检验结果的影响,特别是血糖和电解质。不得在输液的同一侧近心端血管取血,并要注明输液以及输注液体和药物种类,供实验室和临床医师解释结果时参考。

(1)进餐:可使葡萄糖、胰岛素、甘油三酯、尿素氮、碱性磷酸酶、尿酸、胆红素、乳酸、钠升高;血清总蛋白、清蛋白、α_2-球蛋白、血红蛋白、血细胞比容、游离脂肪酸、钾(高糖食物时)、无机磷降低。

(2)饮食:虽可影响某些成分,但进餐 90 min 后多数试验项目与对照组比较无统计学意义。为方便门诊患者,除下述应在空腹取血的项目外,一般在午餐前 3 h 内取血不妨碍临床评价,但应注明进餐和取血的时间以便解释结果时参考。

(3)应在空腹取血的试验:血脂、血清铁、铁结合力、维生素 B_{12}、叶酸、胃泌素、抗体;血糖和胆汁酸有时需要在餐前或餐后测定。

(4)空腹:指禁食 6 h 以上。血脂测定应禁食 12～14 h,不禁水,但须忌茶、咖啡、烟、酒或药物。

4.周期变化成分

对有周期变化的成分测定,应按规定的时间取血,如促肾上腺皮质激素(ACTH)、皮质醇,应

3

在上午8点和下午4点两次取血,了解其分泌水平和分泌节律;醛固酮(ALD),应在早6~8点或8~10点分别采取立位和卧位静脉血;甲状旁腺激素(PTH),最好在早8点取血;急性心肌梗死(AMI)发病后,心肌酶变化有一定的规律,应记录取血的时间。

(四)采血技法和注意事项

1.止血带或压脉器

静脉压迫时间过长,引起淤血,静脉扩张,水分转移,血液浓缩,氧消耗增加,无氧酵解加强,乳酸升高,pH降低,K^+、Ca^{2+}、肌酸激酶升高。

静脉取血技术要熟练,止血带压迫时间以不超过40 s为宜,乳酸测定最好不用止血带或针头刺入静脉后立即解除止血带。

2.输液与采血

应尽量避免输液时取血,输液不仅使血液稀释,而且对测试结果产生严重干扰,特别是糖和电解质;不得已时可在对侧手臂或足背静脉取血,并要注明输液及其种类。在一般情况下,推荐中断输液至少3 min后取血,但也要加以注明。

3.避免溶血

红细胞某些成分与血浆不同,标本溶血可使红细胞成分释放干扰测定结果,应尽力避免人为因素造成的机械性溶血。

取血器材必须无菌、干燥、洁净,避免特别用力抽吸和推注,避免化学污染和细菌污染;推荐使用真空管采血。

(五)糖尿病血糖监测标本

出于不同的目的,可测定空腹、餐后、睡前以及夜晚任何时间的血糖,不同时间采血其临床意义不同。可用静脉血或末梢血。用于糖尿病监测以用末梢血快速测定较为简便,用于糖尿病诊断则必须用静脉血标准法测定,因快速法误差太大,不能满足临床需要。

1.空腹血糖

用于住院常规检查、健康体检、人群普查和糖尿病流行学研究(若仅测血糖,则以餐后血糖为敏感),以及胰岛储备功能和基础分泌水平评价。一般在早6~8时空腹取血,住院患者也不可以取血过早,以免因放置时间过长而使血糖降低。若为临床需要,则应按急诊及时送检,立即测定。

2.餐前血糖

用于糖尿病治疗监测和疗效评价。在午餐前和晚餐前30 min内取血;或为方便门诊患者测午餐前血糖,意义同空腹血糖。空腹或餐前血糖正常不能排除糖尿病。

3.餐后血糖

用于糖尿病早期筛查和流行病学研究、诊断和治疗监测、药物调整和疗效评价。

(1)用于糖尿病筛查、流行学研究和糖尿病早期诊断,较空腹血糖敏感。一般应在摄取谷类食物干重不少于100 g的早餐后2 h取静脉血,用标准法(葡萄糖氧化酶法或己糖激酶法)测定;由于升糖激素水平的因素,早餐后血糖较午餐后更为敏感。

(2)用于糖尿病治疗监测、药物调整和疗效评价,可用简便快速的血糖仪测定。①自我监测:应分别测定口服降糖药和胰岛素注射的早、午、晚三餐后2 h血糖,每周1 d或2 d;根据餐后血糖水平逐步调整降糖药或胰岛素剂量,直至达到最佳控制状态。②门诊监测:测定口服降糖药或胰岛素注射的早餐后和午餐后2 h血糖;或为方便患者也可测定餐后1~3 h血糖。餐后不同时间的血糖,判定标准不同(1 hPPG<8.9 mmol/L,2 hPPG<7.8 mmol/L,3 hPPG<6.7 mmol/L)。

4.夜间血糖

为防止夜间低血糖发生或鉴别清晨高血糖原因,监测就寝前(如晚 9~10 时)血糖,或必要时加测夜间 0 时、2 时、4 时或早晨 6 时血糖。此时以用外周血床边快速测定为好。

二、尿液标本

(一)尿液标本种类

1.化学定性和常规检验标本

尿化学定性和常规检验应留取中段尿,女性须用湿消毒纸巾擦净外阴部以免阴道分泌物混入。按留取标本的时间,尿标本分为以下几种。

(1)首次晨尿:清晨第一次尿,较浓缩,适用于化学成分和有形成分检验。但常因留取后至送检放置时间过长,尿液温度降低盐类成分析出、细菌繁殖和尿素分解,使尿液变碱性,影响相对密度(比重)、亚硝酸盐和酸碱度测定的准确性。

(2)二次晨尿:清晨起床后首先将第一次尿排出并弃去,仍在空腹、静息状态下收集第二次排出的尿标本。

(3)随时尿:适用于化学成分和有形成分检验。尿液比较稀薄,对亚硝酸盐和细菌学检验不如清晨首次尿敏感;但方便患者,适合门诊或健康体检,尿液新鲜,有形成分和酸碱度可保持不变。亚硝酸盐试验须留取在膀胱存留 3 h 以上的尿,立即检验。

(4)负荷尿:为某种特殊需要检查一定负荷后的尿,如葡萄糖负荷的糖耐量试验、菊糖负荷后的菊糖清除率试验、运动负荷后的运动后血尿、起立活动后的直立性蛋白尿等。

(5)餐后尿:进餐前排尿弃去,留取餐后 2 h 尿检测尿糖或常规,用于糖尿病筛查和糖尿病流行病学研究,糖尿病治疗监测、药物调整和疗效评价。

(6)餐前尿:早、午、晚三餐前 0.5~1 h 排尿弃去,进餐前再留取尿标本检测尿糖。此为进餐前两次尿液间隔的一小段时间内肾脏排泌的尿,尿糖浓度反映餐前空腹(或餐后 3~4 h)的血糖平均水平。用于糖尿病治疗监测和疗效评价。

(7)睡前尿:夜晚就寝前(如 9 时)排尿弃去,就寝时(如 10 时)留取尿标本检测尿糖,用于监测夜间血糖水平,预防药物性低血糖反应和评价晨间高血糖原因。

2.化学定量和细胞计数标本

须先排尿弃去,计时,准确留取规定时间内的全部尿液。留取 3 h 尿,用于测定细胞排泄率;留取 4 h 尿,用于测定肌酐清除率;留取 12 h 尿,用于 Addis 计数;留取 24 h 尿,用于化学成分定量。一般自早 7 时或 8 时起排净膀胱,尿液弃去并计时,准确收集规定时间内的全部尿液。留取期间尿液须置 4 ℃~8 ℃冷藏;或在容器中先加入 100 g/L 麝香草酚异丙醇溶液 5~10 mL 防腐;或用二甲苯 1~2 mL 防腐,适用于化学成分检验;或用甲醛防腐,适用于有机成分检验。

(二)尿液标本留取的注意事项

1.容器

要保持清洁,避免化学品和细菌污染,最好使用一次性尿杯。

2.尿液标本

要求新鲜,留取后 1 h 内检验,否则应冷藏,测试前须复温。

3.定时尿

定时尿也称定量尿标本,必须留取规定时间内的全部尿液,时间开始的尿排净弃去,时间结束的尿排净收集,不得遗失,记录尿量,混匀后取 10～20 mL 送检。

4.微量元素测定尿

容器须用 10％硝酸浸泡 24～48 h,用蒸馏水洗净,在无落尘的空气中干燥备用。

三、粪便标本

通常采用自然排出的粪便,采集方法是否得当直接影响检验结果的准确性。采集时应注意以下几点。

（一）标本

要求新鲜,不得混有尿液及其他成分;盛器需干燥洁净,最好使用一次性有盖的塑料专用容器。标本采集后应及时送检,最好在 1 h 内检查完毕。否则,由于受消化酶和酸碱度变化等的影响,导致有形成分被破坏。

（二）操作

应用干净竹签选取有脓血、黏液等成分的粪便,外观正常时应注意从粪便的不同部位多处取材,其量至少为指头大小(5 g)。

（三）寄生虫检查

检查溶组织内阿米巴原虫滋养体时应于排便后立即检查,寒冷季节标本传送及检查时均须保温;检查日本血吸虫卵时应取脓血、黏液部分,孵化毛蚴时至少留取 30 g 粪便且须尽快处理;检查蛲虫卵须用透明薄膜拭子或棉拭子于晚 12 时或清晨排便前自肛门周围皱襞处拭取并立即镜检。

（四）细菌培养

应将标本采集于无菌有盖容器内。

（五）隐血试验

用化学法做隐血试验时,应于 3 d 前禁食动物血、肉类、肝脏,并禁服铁剂及维生素 C 等药物。

（六）无粪便排出而必须检查

可用拭子采取,不宜采用肛诊法和使用泻剂或灌肠后的粪便标本。

（七）检验后处理

粪便检验后,应将剩余标本与盛器一同焚烧消毒。

四、痰液标本

参考微生物检验的痰标本留取。

五、微生物检验标本

（一）血液标本微生物检验

1.标本采集时间、采集频率

（1）一般原则:一般情况下应在患者发热初期或发热高峰时采集。原则上应选择在抗生素应用之前,对已用药而因病情不允许停药的患者,也应在下次用药前采集。

（2）疑为布氏杆菌感染:最易获得阳性培养的是发热期的血液或骨髓。除发热期采血外还可多次采血,一般为 24 h 抽 3～4 次。

(3)疑为沙门菌感染:根据病程和病情可在不同的时间采集标本。肠热症患者在病程第1～2周内采集静脉血液,或在第1～3周采集骨髓。

(4)疑为亚急性细菌性心内膜炎:除在发热期采血外应多次采集。第一天做3次培养,如果24 h培养阴性,应继续抽血3次或更多次进行血液培养。

(5)疑为急性细菌性心内膜炎:治疗前1～2 h分别在3个不同部位采集血液,分别进行培养。

(6)疑为急性败血症:脑膜炎、骨髓炎、关节炎、急性未处理的细菌性肺炎和肾盂肾炎除在发热期采血外,应在治疗前短时间内于身体不同部位采血,如左、右手臂或颈部,在24 h内采血3次或更多次,分别进行培养。

(7)疑为肺炎链球菌感染:最佳时机是在寒战、高热或休克时,此时采集样本阳性率较高。

(8)不明原因发热:可于发热周期内多次采血做血液培养。如果24 h培养结果阴性,应继续采血2～3次或更多次做血液培养。

2.采集容量

采血量以每瓶5～8 mL为宜。当怀疑真菌感染时采集双份容量。

3.采集标本注意事项

(1)培养瓶必须为室温,采血前后用75%乙醇或碘伏消毒培养瓶橡胶瓶盖部分。采集标本后应立即送检,如不能及时送检,请放于室温条件下。在寒冷季节注意保温(不超过35 ℃)。

(2)标本瓶做好标记,写好患者的姓名、性别、年龄、病历号。

(3)严格做好患者采血部位的无菌操作,防止污染。

(4)应在申请单上标明标本采集时间。

(5)如同时做需氧菌及厌氧菌培养,应先把血样打入厌氧瓶,再打入需氧瓶,并且要防止注射器内有气泡。

(二)尿液标本的微生物检验

1.采集时间

(1)一般原则:通常应采集晨起第一次尿液送检。原则上应选择在抗生素应用之前采集尿液。

(2)沙门菌感染一般在病后2周左右采集尿液培养。

(3)怀疑泌尿系统结核时,留取10～15 mL晨尿或24 h尿的沉渣部分送检。

2.采集方法

(1)中段尿采集方法。①女性:以肥皂水清洗外阴部,再以灭菌水或高锰酸钾(1∶1 000)水溶液冲洗尿道口,然后排尿弃去前段,留取10 mL左右中段尿于无菌容器中,立即加盖送检;②男性:以肥皂水清洗尿道口,再用清水冲洗,采集10 mL左右中段尿于无菌容器中立即送检。

(2)膀胱穿刺采集法:采集中段尿有时不能完全避免污染,可采用耻骨上膀胱穿刺法取尿10 mL并置于无菌容器中立即送检。

(3)导尿法:将导尿管末端消毒后弃去最初的尿液,留取10～15 mL尿液于无菌容器内送检。长期留置导尿管患者,应在更换新管时留尿。

3.注意事项

尿液标本采集和培养中最大的问题是细菌污染,因此要严格无菌操作,标本采集后应立即送检。无论何种方法采集尿液,均应在用药之前进行,尿液中不得加入防腐剂、消毒剂。

（三）粪便标本的微生物检验

1.采集时间

（1）采样原则:腹泻患者应在急性期采集,以提高检出率,同时最好在用药之前。

（2）怀疑沙门菌感染:肠热症在 2 周后;胃肠炎患者在急性期,早期采集新鲜粪便。

2.采集方法

（1）自然排便法:自然排便后,挑取有脓血、黏液部位的粪便 2～3 g,液状粪便取絮状物盛于无渗、漏、清洁的容器中送检。

（2）肠拭子法:如不易获得粪便或排便困难的患者及幼儿,可用拭子采集直肠粪便,取出后插入灭菌试管内送检。

3.注意事项

（1）为提高肠道致病菌检出率,应采集新鲜粪便做培养。

（2）腹泻患者应尽量在急性期（3 d 内）采集标本,以提高阳性率。

（3）采集标本最好在用药之前。

（四）痰及上呼吸道标本的微生物检验

1.采集时间

（1）痰:最好在应用抗生素之前采集标本,以早饭前晨痰为好,对支气管扩张症或与支气管相通的空洞患者,清晨起床后进行体位引流,可采集大量痰液。

（2）鼻咽拭子:时间上虽无严格限制,但应于抗生素治疗之前采集标本,咽部是呼吸和食物的通路,因此,亦以晨起后早饭前为宜。

2.采集方法

（1）痰液标本。①自然咳痰法:患者清晨起床后,用清水反复漱口后用力自气管咳出第一口痰于灭菌容器内,立即送检;对于痰量少或无痰的患者可采用雾化吸入加温至 45 ℃的 10%NaCl 水溶液,使痰液易于排出;对咳痰量少的幼儿,可轻轻压迫胸骨上部的气管,使其咳嗽,将痰收集于灭菌容器内送检。②支气管镜采集法:用支气管镜在肺内病灶附近用导管吸引或支气管刷直接取得标本,该方法在临床应用有一定困难。③小儿取痰法:用弯压舌板向后压舌,用无菌棉拭子伸入咽部,小儿经压舌刺激咳嗽时,可喷出肺部或气管分泌物沾在棉拭子上,立即送检。

（2）上呼吸道标本:采集上呼吸道标本通常采用无菌棉拭子。采集前患者应用清水反复漱口,由检查者将舌向外拉,使腭垂尽可能向外牵引,将棉拭子通过舌根到咽后壁或腭垂的后侧,涂抹数次,但棉拭子要避免接触口腔和舌黏膜。

（五）化脓和创伤标本的微生物检验

1.开放性感染和已溃破的化脓灶

外伤感染、癌肿溃破感染、脐带残端、外耳道分泌物等感染部位与体腔或外界相通,标本采集前先用无菌生理盐水冲洗表面污染菌,用无菌棉拭子采集脓液及病灶深部分泌物;如为慢性感染,污染严重,很难分离到致病菌,可取感染部位下的组织,无菌操作剪碎或研磨成组织匀浆送检。

（1）结膜性分泌物:脓性分泌物较多时,用无菌棉球擦拭,再用无菌棉拭子取结膜囊分泌物培养或涂片检查;分泌物少时,可做结膜刮片检查。

（2）扁桃体脓性分泌物:患者用清水漱口,由检查者将舌向外牵拉,将无菌棉拭子越过舌根涂抹扁桃体上的脓性分泌物,置无菌管内立即送检。

(3)外耳道分泌物:脓性分泌物较多时,先用无菌棉球擦拭,再取流出分泌物置无菌管送检。

(4)手术后切口感染:疑有切口感染时可取分泌物,也可取沾有脓性分泌物的敷料置灭菌容器内送检。

(5)导管治疗感染:应做导管尖端涂抹培养再加血培养。

(6)瘘管内脓液:用无菌棉拭子挤压瘘管,取流出脓液送检;也可用灭菌纱布条塞入瘘管内,次日取出送检。

2.闭合性脓肿

(1)皮肤化脓(毛囊炎、疖、痈)和皮下软组织化脓感染:用2.5%～3.0%碘酊和75%乙醇消毒周围皮肤,穿刺抽取脓汁及分泌物送检,也可在切开排脓时,以无菌注射器或无菌棉拭子采集。

(2)淋巴结脓肿:经淋巴结穿刺术取脓液,盛于无菌容器内送检。

(3)乳腺脓肿、肝脓肿、脑脓肿、肾周脓肿、胸腔脓肿、腹水、心包积液、关节腔积液:可在手术引流时采集脓液或积液,也可做脓肿或积液穿刺采集脓液或积液,盛于无菌容器内立即送检。

(4)肺脓肿:体位引流使病肺处于高处,引流的支气管开口向下,痰液顺体位引流至气管咳出;也可在纤维支气管镜检查或手术时采集。

(5)胆囊炎:①十二指肠引流术采集胆汁,标本分三部分,即来自胆总管、胆囊及肝胆管;②手术时采集:在进行胆囊及胆管手术时,可从胆总管、胆囊直接采集;③胆囊穿刺法:进行胆道造影时采集胆汁。

(6)盆腔脓肿:已婚妇女可经阴道后穹隆切开引流或穿刺采集脓液,也可在肠镜暴露下经直肠穿刺或切开引流采集脓液检查。

(7)肛周脓肿:在患者皮肤黏膜表面先用碘酊消毒,75%乙醇脱碘,再用无菌干燥注射器穿刺抽取脓液,盛于无菌容器内立即送检。

(六)生殖道标本的微生物检验

1.尿道及生殖道分泌物

(1)男性。①尿道分泌物:清洗尿道口,用灭菌纱布或棉球擦拭尿道口,采取从尿道口溢出的脓性分泌物或用无菌棉拭子插入尿道口内2～4 cm轻轻旋转取出分泌物;②前列腺液:清洗尿道口,用按摩法采集前列腺液盛于无菌容器内立即送检;③精液:受检者应在5 d以上未排精,清洗尿道口,体外排精液于无菌试管内立即送检。

(2)女性。①尿道分泌物:清洗尿道口,用灭菌纱布或棉球擦拭尿道口,然后从阴道的后面向前按摩,使分泌物溢出,无肉眼可见的脓液,可用无菌棉拭子轻轻深入前尿道内,旋转棉拭子,采集标本;②阴道分泌物:用窥器扩张阴道,用无菌棉拭子采集阴道口内4 cm内侧壁或后穹隆处分泌物;③子宫颈分泌物:用窥器扩张阴道,先用灭菌棉球擦拭子宫颈口分泌物,用无菌棉拭子插入子宫颈管2 cm采集分泌物,转动并停留10～20 s,让无菌棉拭子充分吸附分泌物,或用去掉针头的注射器吸取分泌物,将所采集分泌物盛于无菌容器内立即送检。

2.注意事项

(1)生殖器是开放性器官,标本采集过程中,应严格遵循无菌操作以减少杂菌污染。

(2)阴道内有大量正常菌群存在,采取子宫颈标本应避免触及阴道壁。

(3)沙眼衣原体在宿主细胞内繁殖,取材时拭子应在病变部位停留十几秒钟,并应采集尽可能多的上皮细胞。

（七）穿刺液的微生物检验

1.脑脊液

（1）采集时间：怀疑为脑膜炎的患者，应立即采集脑脊液，最好在使用抗生素以前采集标本。

（2）采集方法：用腰穿方法采集脑脊液 3～5 mL，一般放入 3 个无菌试管，每个试管内 1～2 mL。如果用于检测细菌或病毒，脑脊液量应大于或等于 1 mL；如果用于检测真菌或抗酸杆菌，脑脊液量应大于或等于 2 mL。

（3）注意事项：①如果用于检测细菌，收集脑脊液后，在常温下 15 min 内送到实验室，脑脊液标本不可置冰箱保存，否则会使病原菌死亡，尤其是脑膜炎奈瑟菌，肺炎链球菌和嗜血杆菌，常温下可保存 24 h；②如果用于检测病毒，脑脊液标本应放置冰块，在 4 ℃环境中可保存72 h；③如果只采集了 1 管脑脊液，应首先送到微生物室；④做微生物培养时，建议同时作血培养；⑤采集脑脊液的试管不需要加防腐剂；⑥进行腰穿过程中，严格无菌操作，避免污染。

2.胆汁及穿刺液

（1）检测时间：怀疑感染存在时，应尽早采集标本，一般在患者使用抗生素之前或停止用药后1～2 d 采集。

（2）采集方法：①首先用 2％碘酊消毒穿刺要通过的皮肤；②用针穿刺法抽取标本或外科手术方法采集标本，然后放入无菌试管或小瓶内，立即送到实验室；③尽可能采集更多的液体，至少1 mL。

（3）注意事项。①在常温下 15 min 内送到实验室；除心包液和做真菌培养外，剩余的液体可在常温下保存 24 h；如果做真菌培养，上述液体只能在 4 ℃以下保存。②应严格无菌穿刺。③为了防止穿刺液凝固，最好在无菌试管中预先加入灭菌肝素，再注入穿刺液。④对疑有淋病性关节炎患者的关节液，采集后应立即送检。

（八）真菌检验

1.标本采集的一般注意事项

（1）用适当方法准确采集感染部位的标本，避免污染。

（2）注意标本采集时间。清晨的痰和尿含菌较多，是采集这类标本的最佳时间。另外，应尽可能在使用抗真菌药物前采集。

（3）标本采集量应足够。如从血中分离真菌，一般采集量为 8～10 mL。

（4）所用于真菌学检验的标本均需用无菌容器送检。

（5）对送检项目有特殊注意事项时，一定要在检验申请单上注明，或直接与真菌实验室联系，以便实验室采用相应特殊方法处理标本。

2.临床常见标本的采集

（1）浅部真菌感染的标本采集。①皮肤标本：皮肤癣菌病采集皮损边缘的鳞屑；采集前用75％乙醇消毒皮肤，待挥发后用手术刀或玻片边缘刮取感染皮肤边缘，刮取物放入无菌培养皿中送检；皮肤溃疡采集病损边缘的脓液或组织等。②指（趾）甲：甲癣采集病甲下的碎屑或指（趾）甲；采集前用 75％乙醇消毒指（趾）甲，去掉指（趾）甲表面部分，尽可能取可疑的病变部分，用修脚刀修成小薄片，5～6 块为宜，放入无菌容器送检。③毛发：采集根部折断处，不要整根头发，最少 5～6 根。

（2）深部真菌感染的标本采集。①血液：采血量视所用真菌培养方法确定，一般为 8～10 mL；如用溶剂-离心法，成年人则需抽血 15 mL 加入 2 支 7.5 mL 的 Isolator 管中；此法可使

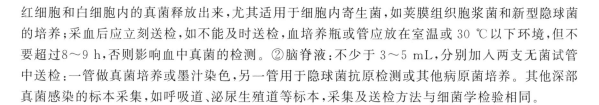

红细胞和白细胞内的真菌释放出来,尤其适用于细胞内寄生菌,如荚膜组织胞浆菌和新型隐球菌的培养;采血后应立刻送检,如不能及时送检,血培养瓶或管应放在室温或 30 ℃以下环境,但不要超过8～9 h,否则影响血中真菌的检测。②脑脊液:不少于 3～5 mL,分别加入两支无菌试管中送检:一管做真菌培养或墨汁染色,另一管用于隐球菌抗原检测或其他病原菌培养。其他深部真菌感染的标本采集,如呼吸道、泌尿生殖道等标本,采集及送检方法与细菌学检验相同。

六、其他标本

（一）脑脊液标本的采集

1.适用范围

适用于脑脊液常规及糖、蛋白质、氯化物定量等检验。

2.注意事项

（1）脑脊液标本由临床医师采集,医护人员必须明确通知患者脑脊液标本的采集注意事项。

（2）在脑脊液标本采集前,应使患者尽量减少运动以保持平静,患者安静 15 min 后卧床进行采集。

（3）脑脊液标本由临床医师采集,准备好采集标本所用的容器以及消毒器材、一次性注射器等。确认患者姓名,并将姓名或标本标识贴于标本采集试管上。

（4）临床医师必须向患者讲清楚脑脊液标本检验的目的（脑脊液检验主要对神经系统疾病的诊断、治疗及预后判断提供依据）,采集前应向患者作适当解释,以消除疑虑和恐惧,并检查患者有无颅内压增高症状和体征,做眼底检查。告知患者脑脊液标本采集的适应证和禁忌证。

（5）将脑脊液分别收集于 3 个无菌小瓶（或试管）中,每瓶（管）1～2 mL,第一瓶（管）做细菌学检查,第二瓶（管）做化学或免疫学检查,第三瓶（管）做常规检查。

（6）脑脊液标本采集后,让患者去枕平躺 2～4 h,严密观察病情,注意生命体征和瞳孔的变化。

（7）脑脊液标本留取后应立即送检。如送检时间过长,超过 2 h 不能做脑脊液检查。不能及时送检的标本,应 2 ℃～8 ℃（生化检验）或室温（常规检验）保存,但不要超过 2 h。脑脊液放置过久,细胞可破坏或沉淀后纤维蛋白凝集成块,导致细胞分布不匀而使计数不准确;葡萄糖酵解造成糖含量降低。

（二）浆膜腔积液的标本采集

胸腹腔积液的标本采集由临床医师负责进行,穿刺必须严格无菌操作,标本采集后分别加入3 支试管,第一管用于微生物和化学检查,第二管用于细胞学检查,第一、第二管可加入25 U/mL肝素抗凝,第三管不加抗凝剂,置于透明试管以观察一般性状和有无凝集。

（三）精液的标本采集

（1）检测前一周要忌房事:将一次射出的全部精液直接排入洁净、干燥的容器内（不能用乳胶避孕套）,特别是前几滴。

（2）标本留取后,37 ℃保温立即检验。

第二节　临床检验结果分析

实验室检验结果受多种因素影响,解释和评价时应注意以下几个问题:①正常范围、参考区间的概念,个体变异在群体变异中的分布;②方法学的敏感性、特异性和疾病预测值;③疾病识别值和方法学允许误差;④各种可能的影响因素,如遗传背景、生理波动、年龄和性别差异等;⑤多种检验检查参比对照,结合临床综合分析,定期复查并观察动态变化。

一、参考区间和样本分布

(一)参考区间不是疾病的诊断值

1.参考区间

为按一定条件选择的参考个体的测定值,用于确定正常范围的统计学分析,但在习惯上等同于参考值使用;参考区间是正常范围频数分布的统计学处理结果。正态分布用 $\overline{X} \pm 1.96s$ 或 $\overline{X} \pm 2s$(s 为均数标准差);偏态分布用百分数法,增大有意义者取 95% 百分位,减小有意义者取 5% 百分位。无论正态分布或偏态分布均取 95% 分布区间作为参考区间,正常受试者有 5% 概率分布在参考区间之外。用参考区间取代正常范围的目的在于用词准确和避免误解,不论用正常范围或参考区间,都是相对的概念,不能机械地用作划分正常与异常的界限。

2.参考个体和参考样本群

参考个体的选择有一定难度。首先是"健康者"定义困难,看似健康、其实不一定正常,潜在性和遗传性疾病用一般问诊和体检方法不易或不能发现。其次是参考样本群需要一定的数量,男女样本数须相等;有年龄差异时不同年龄组或年龄段的样本数也须基本满足正态分布;人群抽样不能没有老年样本,而老年人则多有潜在性疾病。因此,正常人群抽样难免混入异常者,参考区间不一定是全部正常者的测定值范围。

3.关于参考区间的代表性

参考区间的代表性受抽样误差和参考区间变异等因素影响。抽样误差由参考个体变异和参考群体变异构成,而参考区间变异则由抽样误差和技术误差构成。

(1)参考个体变异(Si,用标准差表示的个体变异):为个体内变异,包括日内变异和日间变异,主要受饮食、行为习惯、精神和体力活动等因素影响。

(2)参考群体变异(Sg,用标准差表示的群体变异):为个体间变异,不同生理、生化和代谢项目或指标变异不同,主要受遗传因素、年龄、性别、民族差异和参考样本群数量的影响。

(3)分析技术变异(Sa,用标准差表示的方法变异):为实验误差,主要受标本采集、测试方法、试剂品质、设备水平、工作环境、人员素质等因素影响。

$$E = s = \sqrt{Si^2 + Sg^2 + Sa^2}$$

参考区间变异为以上 3 种误差的累加,式中:E 为参考区间的误差;s 为参考区间均数的标准差。当参考个体的变异大、参考样本群的数量少或方法学的精密度低时,s 增大,测定的参考区间相应增大。由此可见,参考区间不是一组固定不变的数字,不仅因测定方法而异,而且同一方法在不同的实验室,或同一实验室在不同时期的测定结果,也常有较大的差别。

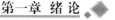

由此可见,参考区间不是决定正常与异常的黄金标准,不能是疾病的诊断值,仅是一个大致接近于正常人的参考范围。

(二)样本在参考样本群中的分布

1.样本在样本群中的理论分布

取参考样本群分布的 95% 范围作为参考区间,由于参考个体的变异,健康者有 5% 的概率分布在参考区间之外,而病理者也有同样可能的概率分布在正常范围之内。换言之,正常个体与异常个体的测定值分布有交叉,健康人群与患病人群的测定值分布有重叠。这种交叉或重叠一般仅限于临界范围,可用敏感性和特异性衡量。如果交叉或重叠范围过多过大,说明方法学的敏感性和特异性两个方面均属于不合格,这样的方法不能用于临床诊断。

2.样本分布理论的临床意义

参考个体的变异范围小,参考群体的变异范围大,个体变异在参考区间内的分布虽多数接近均值,但也有可能接近于上限或下限。如接近下限,即使病理性升高参考均值的 $2 \sim 3$ 个均数标准差,仍可在参考区间之内而被解释为正常;如接近上限,即使生理变异升高参考均值的 1 个均数标准差,也有可能超出参考区间而被解释为异常。换言之,对临界值无论解释为正常或异常都有可能判断错误,因此对边缘结果的评价必须持十分慎重的态度。测定值越远离参考均值,即 t 检验理论的 t 值越大,判断失误的可能性就越小。

二、检验指标的方法学评价

(一)敏感性、特异性与疾病预测值

1.敏感性和特异性

敏感性和特异性是诊断方法学评价的重要指标,二者既相互矛盾又相互联系。其特点是提高敏感性往往降低特异性,反之,提高特异性又会降低敏感性。用有质量控制的标准程序测定一定数量的疾病人群和非病人群,将结果绘制成 2×2 分割表(四格表),如表 1-2 所示。表中纵向疾病组栏反映方法学的敏感性,非病组栏反映方法学的特异性;横向阳性(+)栏反映阳性预测值,阴性(一)栏反映阴性预测值。TP 为真阳性,FP 为假阳性,FN 为假阴性,TN 为真阴性。

表 1-2　方法学特性评价四格表

组别和结果		黄金标准	
		疾病组	非病组
结果	(+)阳性	a(TP)	b(FP)
	(一)阴性	c(FN)	d(TN)

理想方法的敏感性和特异性都应是 100%,二者之和等于 200%,疾病与非病的分界既无重叠又无干扰,然而这样的诊断方法极少。二者之和小于 100% 的方法不能使用。

$$敏感性(度) = 疾病组阳性率 = \frac{疾病组阳性数}{疾病组总数} = \frac{a}{a+c}$$

$$特异性(度) = 非病组阴性率 = \frac{非病组阴性数}{非病组总数} = \frac{d}{b+d}$$

2.预测值和可能性比值

实验室资料一般不是简单的分割正常与异常的界限,而是判断有病与非病的可能性有多大。敏感性和特异性不能说明此问题,需借助预测值、可能性比值等几个参数。

(1)预测值:预测疾病与非病的诊断符合率。比率越大,诊断疾病或排除疾病的符合率越高。分为阳性预测值和阴性预测值。

$$阳性预测值 = 真阳性比率 = \frac{真阳性数}{阳性总数} = \frac{a}{a+b}$$

阳性预测值越大,则误诊率越小。

$$阴性预测值 = 真阴性比率 = \frac{真阴性数}{阴性总数} = \frac{d}{c+d}$$

阴性预测值越大,则漏诊率越小。

(2)可能性比值:预测疾病和非病识别的可能性大小。比值越大,则有病或非病识别的可能性越大,诊断的正确性越高,误诊或漏诊的可能性越小。

$$阳性可能性比值 = \frac{真阳性率}{假阳性率} = \frac{敏感性}{1-特异性} = \frac{a}{a+c} \times \frac{b+d}{b}$$

用于评估方法学诊断疾病的可能性程度,比值越大诊断疾病的误诊率越小。

$$阴性可能性比值 = \frac{真阴性率}{假阴性率} = \frac{特异性}{1-敏感性} = \frac{d}{b+d} \times \frac{a+c}{c}$$

用于评估方法学排除疾病的可能性程度,比值越大,否定疾病的漏诊率越小。

(二)ROC 曲线的应用

ROC 曲线(受试者操作特性曲线)或敏感性/特异性线图(sensitivity/specificity diagram),用于方法学评价和疾病识别值或分界值的确定。绘正方形图,纵轴为敏感性即疾病组阳性率,从下至上分度为 0、10%、20%、…、100%;横轴为阳性率[即(1-特异性)],从左至右分度同样为 0、10%、20%、…、100%。取不同测定值相对应的敏感性和假阳性率或(1-特异性)作图,并将各点连成曲线。左上角为敏感度 100% 和假阳性率 0 的交点。用于不同方法学评价,越接近左上角的曲线,方法学的敏感性和特异性越好。

用于疾病识别值确定,最接近左上角的曲线切点值是最佳分界值,敏感性与特异性之和最大。

疾病筛查应选用敏感性高的方法以减少漏诊;疾病诊断应选用特异性高的方法以避免误诊。

三、疾病识别值和方法学允许误差

(一)疾病识别值和临床决定水平

1.疾病识别值或分界值

疾病识别值或分界值是指对疾病诊断的敏感性和特异性都较高,识别疾病意义最大的某一阈值,通常取 ROC 曲线最接近左上角的切点值。一般而言,生理变异大的指标参考区间界限值与疾病识别值不同,如血糖参考区间与糖尿病诊断值、转氨酶参考区间与肝损害诊断值、胆固醇参考区间与动脉粥样硬化危险性评价值、肿瘤标志物参考区间与可疑肿瘤的分界值不同。有时还须根据经验调整,如 γ-谷氨酰转肽酶(转肽酶,GGT)用于 40 岁以上饮酒者肝损害的早期发现,分界值应定在参考区间上限之下;用于肝癌筛查,因肝癌与肝炎的结果有重叠,为减少假阳性结果造成的不必要的思想负担,应定在上限之上。生理变异范围小的指标,如血清 K^+、Na^+、Cl^-、Ca^{2+}、Mg^{2+}、P^{3-}、pH 等,通常超出参考区间即有识别意义,超出参考区间及其 1/4 值(参考区间均值 1 个均数标准差),即有显著识别意义。

2.临床决定水平(clinic decision level,CDL)

CDL 是根据病理生理和临床经验而确定的有决定疾病诊断、紧急施治或判断预后意义的一种阈值,同一试验项目可有几个不同的临床决定水平。一般都是由临床医师根据病理生理学理论和临床实践经验总结确定。

(二)实验室方法学允许误差

1.偶然误差是不可避免的误差

偶然误差虽然不可避免,但是必须有明确限度。关于方法学的允许误差范围,有不同的意见,并因设备水平和分析项目而异。一般倾向于不超过参考区间的 1/4,即参考均值的 1 个均数标准差值。

参考区间＝参考均值($\overline{X}$)$\pm 2s$,即参考区间由 4 个均数标准差组成,故 $1s=1/4$ 参考区间。

允许误差范围＝参考均值的 $1s=\pm 1/2s=\pm$(参考区间上限－下限)$\times 1/4 \times 1/2$。

换言之,测定值的允许误差为该测定值$\pm 1/2$ 参考均值的标准差。例如,血糖测定的方法学允许误差为:空腹血清葡萄糖(FPG)参考区间(青年组)为 3.33～5.55 mmol/L。

参考均值的标准差$(s)=(5.55-3.33)$mmol/L$\times 1/4=0.56$ mmol/L。

血糖允许误差范围＝测定值加减 $1/2s$＝测定值± 0.56 mmol/L$\times 1/2$＝测定值± 0.28 mmol/L。

2.应用疾病识别值时须考虑测定值的允许误差

允许误差是因为任何方法学都不可避免的误差,所以任何一个试验结果都包含有允许误差。例如,某患者 FPG 测定值为 7.66 mmol/L,如上所述允许误差为 0.56 mmol/L,亦即 7.66 mmol/L 的允许范围为(7.66 ± 0.56)mmol/L＝7.10～8.22 mmol/L。换言之,标准方法 FPG 测定值 7.66 mmol/L 的真实值是在 7.10～8.22 mmol/L 之间。糖尿病诊断标准为 FPG≥ 7.77 mmol/L 和/或餐后血糖(PPG)≥ 11.1 mmol/L,故该例患者可能为糖尿病(DM,因为 FPG 8.22 mmol/L> 7.77 mmol/L),但也可能为糖耐量降低(IGT,因为 FPG 7.10 mmol/L< 7.77 mmol/L)。如果按美国糖尿病协会或 WHO 糖尿病咨询委员会诊断标准,FPG≥ 6.99 mmol/L 为糖尿病,虽然无论是 7.10 mmol/L 还是 8.22 mmol/L 均大于 6.99 mmol/L,应诊断为 DM;但是,由于血糖测定受多种因素影响,不能仅根据一次结果评价,所以应重复测定 FPG 或加测 PPG,必要时(如当 PPG 结果可疑时)还须做葡萄糖耐量试验(GTT)以确定诊断。

四、实验过程中的影响因素

临床检验从项目申请到结果解释是一个包括医师、患者、护士、检验多层次参与的环式运作过程,每一环节都受到多种因素影响。

(一)检验项目和检验时机的选择

1.不同检验项目在不同疾病和不同病期阳性率不同

如急性心肌梗死的心肌酶谱变化,不同的酶升高、峰值和恢复的时间不同,多种酶联合并于不同时间连续多次测定,可提高其临床意义。如在发病 2 h 内或 1 周后检测,阳性率降低。又如急性胰腺炎的酶学变化,淀粉酶一般在发病 6～12 h 升高,持续 3～5 d,脂肪酶则晚于淀粉酶升高;而急性出血性坏死性胰腺炎则可不见酶学改变。再如细菌性感染或组织损伤,1～2 d 内可见白细胞计数和 C 反应蛋白升高,而红细胞沉降率增速则需要 5～7 d 的时间。自身抗体检测应在激素使用之前,细菌培养应在抗生素使用之前,并且需要连续采取 2～3 次以上标本以提高检出率。一旦开始有效治疗,则阳性率将显著降低。

2.疾病早期使用有效治疗抗体可不升高

抗体生成需 1～2 周才能达到方法学可检出的水平,在起病 1 周内阳性率很低,2～3 周后逐渐升高。其阳性率与测定方法的敏感性也有关,敏感方法可提前检出。此外,抗体水平与治疗也有关,在疾病早期进行有效的治疗,抗体水平可不升高或轻微升高,达不到方法学敏感性所能检测出的水平。因此,感染性抗体只有支持疾病诊断的意义,而无否定疾病诊断的作用。

(二)遗传背景的影响因素

1.性别差异

(1)男性大于女性的项目:如红细胞计数、血红蛋白、血细胞比容、血清铁、尿酸(UA)、肌酐(CRE)、肌酸激酶(CK)、天门冬氨酸转氨酶(AST)、视黄醇结合蛋白、前清蛋白。

(2)女性大于男性的项目:如促黄体生成素(LH)、卵泡刺激素(FSH)、高密度脂蛋白胆固醇(HDL-C)、载脂蛋白 A、α_2-巨球蛋白等。

性别差异较大的项目应分别设定参考区间,如 UA、CRE、CK、HDL-C;差别较小的项目一般不必单独设定参考区间,如 AST、碱性磷酸酶(ALP)、总胆固醇、甘油三酯等。与性别有关的某些指标如 CRE、肌酐清除率(CCR)、UA、CK、AST 等,实际是与肌肉量相关。

2.年龄差异

(1)新生儿。增高:血清游离脂肪酸、乳酸脱氢酶(LDH)、ALP、无机磷、醛固酮、血浆肾素活性、甲胎蛋白(AFP);血液白细胞计数(WBC)、中性粒细胞比例。降低:血清总蛋白、CRE、总胆固醇、淀粉酶。

(2)婴幼儿。增高:血清 ALP、胆碱酯酶;血液 WBC、淋巴细胞(绝对数)。降低:血液中性粒细胞(相对数)。

(3)中青年。渐增:血清总胆固醇、甘油三酯,除此之外随年龄变化的项目不多。

(4)老年人。增高:血清 LH、FSH、儿茶酚胺、甲状旁腺激素、ALP、葡萄糖、免疫球蛋白。降低:血清睾酮、雌二醇、降钙素、醛固酮、总蛋白、清蛋白。

60 岁后老年人常有多种潜在性疾病。个体之间的变异,年龄是最重要的因素。差别较大的项目应设定不同年龄组或年龄段的参考区间。

3.生理差异

(1)妊娠期间。增高:AFP、α_1-抗胰蛋白酶、碱性磷酸酶、淀粉酶、尿酸、总胆固醇、甘油三酯、绒毛膜促性腺素、泌乳素、甲状腺激素结合球蛋白、皮质醇、糖类抗原 125(CA125)。降低:血清总蛋白(TP)、清蛋白(ALB)、尿素氮(BUN)、胆碱酯酶(ChE)、血清铁、Na^+、Ca^{2+}、红细胞计数、血红蛋白、血细胞比容。

(2)日周期节律:促肾上腺皮质激素(ACTH)、皮质醇,清晨 5～6 时最高,夜间 0～2 时最低。生长激素(GH)、促甲状腺激素(TSH)、泌乳素(PRL),夜间睡眠时升高。儿茶酚胺昼间高而夜晚低。血浆肾素活性上午升高,傍晚降低。甘油三酯、肌酐、转铁蛋白、血清磷、血清铁下午增高,后者增高有时达 2 倍。尿素氮、胆红素(BIL),下午降低,过夜空腹则 BIL 升高。血 Ca^{2+} 中午最低,夜间有降低倾向。白细胞总数、淋巴细胞、BIL 早晨最高,嗜酸性粒细胞下午最低,尿胆原午餐后 2 h 排泄最多。血红蛋白含量早晨空腹最低,下午 4 时最高。尿淀粉酶上午较低,晚餐后最高。

（3）月周期节律：LH、FSH、雌二醇（E_2）、血清磷、CA125 随月经周期而变化，E_2 在排卵期最高。纤维蛋白原（Fg 或 FBG）在月经前期开始升高，胆固醇在月经前期最高。

（4）生命周期改变：绝经期后性激素水平降低而促性腺激素水平升高，血脂相应升高。

（三）生活行为的影响因素

1.情绪

精神紧张和情绪激动可使儿茶酚胺、皮质醇、血糖、白细胞计数、中性粒细胞比例升高。

2.体力活动

出汗增多血液浓缩，血浆蛋白质和高分子成分，如总蛋白、胆固醇（TC）、高密度脂蛋白胆固醇（HDL-C）、AST、ALT、γ 谷氨酰转肽酶、红细胞计数（RBC）、血红蛋白（HGB）含量、血细胞比容（HCT）相对增加。骨骼肌成分，如肌酸激酶（CK）、AST、乳酸脱氢酶释放；CK 可超过正常范围的一至数倍，CK 同工酶 MB（CK-MB）也可见升高，但在总 CK 中的比值不升高（$<5\%$）。代谢加速，代谢产物肌酐、尿酸、尿素氮增多；K^+、P^{3-} 升高，Ca^{2+}、Mg^{2+} 降低。剧烈运动无氧代谢产物乳酸、丙酮酸增加，碳酸氢盐（HCO_3^-）、pH 降低；如有溶血发生则 K^+、游离血红蛋白含量增多，结合珠蛋白减少并可出现蛋白尿和血尿。应激激素及反应因子，如儿茶酚胺、皮质醇、生长激素、转铁蛋白、白细胞计数、中性粒细胞比例增高，淋巴细胞、嗜酸性粒细胞计数降低。长期体育锻炼 HDL-C 增高。体力活动和肌肉运动的影响可持续数小时或在数小时后发生。

3.进餐

饮食对血液成分的影响与食物的种类和餐后取血的时间有关。

（1）进餐影响的成分：血清总蛋白、清蛋白，餐后由于血液稀释，测定结果较空腹约降低 0.44%；起床活动后由于体液重新分布，较晨间卧床时增高 0.41%～0.88%。门诊患者餐后取血与住院空腹取血两者结果比较，无显著性差异。血清胆固醇，正常人普通膳食餐后与餐前比较无统计学意义，血清甘油三酯受进餐影响明显，应在禁食 12～14 h 取血，饮水 90 min 后基本不受影响。血糖，餐后增高，但正常波动较小，在 0.56 mmol/L 范围之内；糖尿病患者升高明显。糖尿病早期或轻型病例空腹血糖多正常，仅餐后血糖增高，而且多无临床症状。故对糖尿病的早期诊断和疾病筛查，以测定进食不少于 100 g 大米或面粉食品的早餐后 2 h 血糖较空腹血糖敏感。血清尿素氮和尿酸，由于夜间代谢率降低，早晨空腹尿素氮减少，进餐后则增多。血清电解质和无机盐类，进餐对 K^+、Na^+、Cl^-、Ca^{2+} 的影响，无统计学意义；血清无机磷餐后变化与血糖呈负相关，约降低 0.1 mmol/L，但与对照组比较无显著性差别。血清酶学，摄取食物或饮水后 90 min 与空腹比较，无统计学意义。

（2）食物性质的影响：高蛋白膳食可增高血尿素氮、氨氮和尿酸浓度。多食高核酸食物（如内脏）可增高血尿酸浓度。多食香蕉、菠萝、番茄、凤梨可增加尿 5-羟吲哚乙酸（5-HIAA）的排泄。

（3）取血时间的影响：餐后立即取血，葡萄糖、甘油三酯增高，钾倾向于增高；游离脂肪酸降低约 30%，血清磷倾向于降低。高脂肪餐后 2～4 h，肠源性碱性磷酸酶倾向于增高，特别是 B 血型和 O 血型 Lewis 阳性分泌型的患者。餐后血清浑浊可干扰某些试验，如使胆红素、乳酸脱氢酶、血清总蛋白增高，而尿酸、尿素氮则可轻度降低。高脂血对梅毒、病毒、真菌、支原体抗体检验也有影响，应空腹取血。长时间空腹对血糖、糖耐量及其他多种试验有影响，例如，可增高血清胆红素（先天性非溶血性黄疸、非结合型胆红素血症或称 Gilbert 病，空腹 48 h 可增加 240%），可降低血前清蛋白、清蛋白、转铁蛋白和补体 C3 浓度。

据有关研究,进餐 90 min 后除血糖、甘油三酯明显增高,血红蛋白、平均红细胞体积降低,血清总蛋白、清蛋白、α_2-球蛋白轻度降低外,其他多种成分与对照组比较,差别无统计学意义。为方便门诊患者,除血脂、血清铁、铁结合力、维生素 B_{12}、叶酸、胃泌素等测定应在空腹取血外,在午餐前 3 h 内取血,对检验结果的解释和评价应不会受很大影响。血糖、胆汁酸有时需要在空腹或餐后取血测定。

4.饮茶和咖啡

由于咖啡可抑制磷酸二酯酶的分解,一磷酸腺苷(AMP)转变为 $5'$-AMP 延缓,使糖酵解酶产物增多;使脂肪酯酶活性增强,脂肪分解,甘油和游离脂肪酸增多,游离药物和游离激素增多。

5.饮酒

酗酒早期尿酸、乳酸、丙酮增高;中期 GGT、尿酸增高;晚期谷丙转氨酶(ALT)增高。慢性乙醇中毒,胆红素(BIL)、天门冬氨酸转氨酶(AST)、碱性磷酸酶、GGT、平均红细胞体积(MCV)增高,叶酸降低。低分子碳水化合物和乙醇可致甘油三酯增高。

6.吸烟

吸烟可使一氧化碳血红蛋白(HbCO)、血红蛋白、白细胞总数、MCV、癌胚抗原(CEA)增高,免疫球蛋白 G(IgG)降低。

7.药物

多种药物可影响实验室检查结果。

(1)影响机体代谢的药物:如激素、利尿剂可导致水、电解质和糖代谢紊乱;咖啡因、氨茶碱可增加儿茶酚胺排泄。多种抗癫痫剂、解热镇痛剂、安眠镇静剂、抗生素、抗凝剂等通过诱导肝微粒体酶活性,使肝源性碱性磷酸酶、GGT 增高,高密度脂蛋白、甘油三酯合成亢进,血尿酸浓度增高。青霉素可使血清蛋白和新生儿胆红素降低,AST、肌酸激酶、肌酐、尿酸增高;青霉素钠可使血清钠增高,钾降低。阿司匹林可使血钙降低,血糖增高;普萘洛尔、利血平可使胆红素增高。口服避孕药对多种试验有影响,如可使 T_4 增高,甲状腺激素摄取率(T-U)降低;α_1 抗胰蛋白酶、血清铁、甘油三酯、ALT 增高,清蛋白降低等。

(2)干扰化学反应的药物:如大剂量输注维生素 C 可使血清转氨酶、胆红素、肌酐增高,胆固醇、甘油三酯、血糖、乳酸脱氢酶降低,隐血假阴性,尿胆原结果减少等。

(四)标本采取的影响因素

1.取血时间的影响

一些激素和化学成分有周期性变化,不同时间取血其结果不同。如 ACTH、皮质醇有日间变化节律,应在上午 8 时和下午 4 时两次取血,不仅需要了解其血浓度而且需要了解其分泌节律。醛固酮应在上午 6～8 时分别取立位和卧位静脉血,甲状旁腺激素最好在上午 8 时取血。急性心肌梗死发病后心肌酶谱变化有一定规律,应多次取血测定并须记录取血时间,以便比较其演变过程。

2.患者体位的影响

从卧位变为直立位,低部位静脉压升高,毛细血管压升高,部分血浆超滤至组织间质,血细胞、蛋白质等大分子成分如血红蛋白、红细胞、总蛋白、清蛋白、碱性磷酸酶、转氨酶、胆固醇等不易通过毛细血管内皮细胞,因浓缩而增加;卧位间质液反流回血,使血液稀释,因而大分子成分浓度降低。而容易弥散的物质,受体位的影响则较小。

肾素、血管紧张素、醛固酮、儿茶酚胺等神经内分泌激素直立位时增加,用以维持血管张力和

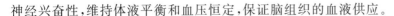

神经兴奋性,维持体液平衡和血压恒定,保证脑组织的血液供应。

3.止血带或压脉器

静脉取血,压脉带压迫时间过长可使多种血液成分发生改变。例如,压迫 40 s,AST 增加 16%,总蛋白增加 4%,胆固醇和尿素氮增加 2%;压迫超过 3 min,因静脉扩张,淤血,水分转移,致血液浓缩,氧消耗增加,无氧酵解加强,乳酸升高,pH 降低,K^+ 和 Ca^{2+} 升高。

4.输液的影响

应尽可能避免在输液过程中取血。输液不仅使血液稀释,而且使测试反应发生严重干扰,特别是糖和电解质。葡萄糖代谢率正常约为 0.35 g/(h·kg),如输注 5% 葡萄糖,在特殊情况下可在输液的对侧肢静脉取血,并要注明在输液中。如输注 10% 葡萄糖 ≥3.5 mL/min,即使在对侧肢取血,血糖也会显著升高。在一般情况下,推荐中断输液至少 3 min 后取血,但也要注明。

5.溶血的影响

红细胞成分与血浆不同,标本溶血可使乳酸脱氢酶、K^+、转氨酶(AST、ALT)、Zn^{2+}、Mg^{2+}、酸性磷酸酶升高,严重溶血对血清总蛋白、碱性磷酸酶、血清铁、无机磷、胆红素的测定以及与凝血活酶相关的试验也有影响。红细胞虽不含肌酸激酶(CK),但可因腺苷酸激酶的释放而使 CK 测定值增高。

6.皮肤和动脉采血

皮肤采血适用于全血细胞分析或称全血细胞计数(CBC)、血细胞形态学检验、婴幼儿血气分析以及其他快速床边检验,用力挤压可使组织液渗出造成干扰。动脉采血用于血气分析、乳酸测定和肝衰竭时的酮体测定。过多的肝素可降低 pH 和二氧化碳分压($PaCO_2$)测定值并导致相关计算参数的错误,注射器内有气泡可改变氧分压(PaO_2)结果。

7.血浆与血清

血浆含有纤维蛋白原,血浆总蛋白和清蛋白测定结果高于血清标本;血清含有血液凝固时血小板释放的 K^+ 和乳酸脱氢酶(LDH),当血小板增多时血清 K^+ 和 LDH 高于血浆。床边快速血糖测定和干化学法其他血液化学成分测定,虽用全血,其实为血浆,红细胞内成分一般不参与反应。

(五)标本转送和试验前处理

1.及时转送和尽快分离血清或血浆

取血后应尽快转送和分离血清或血浆,否则血清与血块长时间接触可发生以下变化。

(1)由于血细胞的糖酵解作用,血糖以每小时 5%~15% 的速率降低,糖酵解产物乳酸和丙酮酸升高。

(2)由于红细胞膜通透性增加和溶血加重,红细胞内化学成分发生转移和释放,酶活性受影响,血清无机磷、钾、铁、乳酸脱氢酶、天门冬氨酸转氨酶、肌酸激酶等升高。

(3)由于酯酶作用,胆固醇酯因分解而减少,游离脂肪酸增加。

(4)与空气接触,pH 和 PaO_2、$PaCO_2$ 改变,影响结果的准确性。

2.细菌学标本必须按要求采取

必须按要求采集标本,否则将影响结果的准确性,并给评价其意义带来麻烦甚至误导。

细菌学标本极易被污染,污染的标本杂菌大量繁殖抑制病原菌生长。条件致病菌也是致病菌,如污染条件致病菌将误导临床,造成对患者的损害以及经济和时间的浪费。脑膜炎球菌、流感杆菌离体极易死亡,应请实验室人员协助在床边采取和接种或立即保温送至实验室检验。室温放置延迟送检,阳性率降低;冷藏的标本根本不能使用。厌氧菌标本采取必须隔绝空气,混入空气的标本影响检验结果,不能使用。

3.微量元素测定标本

标本采取的注射器和容器必须注意避免游离金属污染。使用的玻璃或塑料注射器、试管或尿容器都需用10％稀硝酸浸泡24～48 h,用蒸馏水洗净,在无降尘的空气中干燥;采血器材需高压灭菌,或用美国Becton Dickinson公司(B-D公司)深蓝帽真空管和不锈钢针头采血。

随便采取的标本不能保证质量,其结果不能用于临床评价。

(六)实验室的影响因素

分析检验结果必须了解实验室设备水平和质量管理,没有质量保证的实验室资料是不可信赖的。

1.试验误差的原因、特点和对策

(1)系统误差。原因:系统(仪器、方法、试剂)劣化,定标错误或管理失当,是造成准确性降低的主要因素。特点:误差的性质不变,总是正的或负的误差;误差可大可小或成比例变化。对策:质量控制,对系统定期检测、考评、维修或必要时更换,保证系统优化组合。

(2)随机误差。原因:不固定的随机因素或不可避免的偶然因素,又称偶然误差,是造成精密度降低的因素。特点:误差有正有负,正负误差概率相等;小误差多,大误差少,呈正态分布。对策:质量监控,可将误差控制在允许范围之内;必要时重复测定或平行测定,可减小误差。

(3)责任差错。原因:粗心大意,违章操作,标本弄错,制度不严或管理缺陷。特点:误差或差错的大小和性质不定,有不同程度的危害性,但可以完全避免。对策:加强人员教育,严格查对制度,遵守操作规程,提高管理水平。

2.结果处理和信息传递

(1)对过高或过低有临床决定意义、与患者生命安全有关的检验结果,在确保检验质量的前提下,应立即通知临床医师;在诊断治疗上需要早知的信息,应提前报告或主动与有关人员联系。

(2)对检验结果必须认真审核,有疑问应及时复查,有缺陷应及时弥补;如有异常发现应予提前报告或与临床医师联系,审核无误应及时发出。做好登录(计算机的或手工的)以便查询并要定期进行质量分析和评价。

(3)对血清、脑脊液以及其他不易获得或有创采集的标本,应分别保存3 d和1周以便必要时复查;对特殊、罕见或诊断不清病例的检验材料,应在−20 ℃～−70 ℃长期保存直至失去使用价值。

五、检验结果综合分析

由于检验结果受多种因素影响,在解释和评价时必须结合其他检查资料、疾病流行学资料和临床资料全面综合分析。

(一)关于血象或全血细胞计数

白细胞计数(WBC)参考区间通常为$(4～10)×10^9/L$,对发热患者来说即使是$5×10^9/L$,如伴有中性粒细胞减少也应视为降低;或即使为$9×10^9/L$,如伴有粒细胞增多也应视为增高。因为生理性白细胞分布虽有较多机会接近参考均值$(7×10^9/L)$,但也有可能接近于上限或下限。假如患者生理分布在参考区间下限,如$5×10^9/L$,病理性增高为参考区间的一半(2个均数标准差),如$3×10^9/L$,仍未超出参考区间;如生理分布在参考区间上限,如$9×10^9/L$,病理性减少参

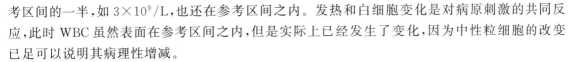

考区间的一半,如 $3×10^9/L$,也还在参考区间之内。发热和白细胞变化是对病原刺激的共同反应,此时 WBC 虽然表面在参考区间之内,但是实际上已经发生了变化,因为中性粒细胞的改变已足可以说明其病理性增减。

(二)女性患者的尿常规检验

如尿白细胞增多同时见有大量鳞状上皮细胞,提示白细胞来源于阴道或外阴而非尿路。此时用消毒纸巾清洁外阴和尿道外口后留取中段尿(尿流的中段)检验,则可避免阴道和外阴分泌物的混入。尿常规检验,凡女性患者均应留取中段尿,即使不清洁外阴也可减少污染。

(三)转氨酶和嗜酸性粒细胞升高

临床医师当发现血清转氨酶和血嗜酸性粒细胞增高时,不要忘记与肝有关的寄生虫感染。对不明发热或血吸虫、华支睾吸虫疫区或来自疫区的转氨酶增高者,应做显微镜白细胞分类或嗜酸性粒细胞计数。一些慢性血吸虫病例常因转氨酶升高而被长期误诊为肝炎,由于发现嗜酸性粒细胞增高和经结肠镜检查及结肠黏膜活检,始得到明确诊断。

(四)如何评价血脂结果

评价血脂不应仅根据报告单的参考区间确定高低或是否为合适水平,还必须结合年龄、有无冠心病(CHD)和动脉粥样硬化(AS)等其他危险因素、高密度脂蛋白胆固醇(HDL-C)和非高密度脂蛋白胆固醇(non-HDL-C)水平进行综合评价。例如,60 岁以上老年人,无 CHD、无 AS 等其他危险因素,也无 HDL-C 降低,胆固醇(TC)小于 5.69 mmol/L 属于期望水平,小于 6.47 mmol/L 属于边界范围。如有 CHD 或 AS 等其他危险因素或有 HDL-C 降低,TC 应小于 5.17 mmol/L 为期望水平。如年龄小于 30 岁,即使无 AS 等其他危险因素,TC 大于 5.17 mmol/L 即应视为增高水平;如有 CHD 或 AS 危险因素,TC 以小于 4.65 mmol/L 较为适宜。

TC=HDL-C+non-HDL-C。HDL-C 对 AS 的发生发展具有延缓作用,而 non-HDL-C 则具有促进作用。non-HDL-C 包括 LDL-C 和 VLDL-C 两种胆固醇,而以 LDL-C 对 AS 的影响更为重要。因此,当 TC 增高时应分析其组分胆固醇的水平或比率,分清主次,不可一概而论。

(五)评价甲状腺激素必须结合 TSH 水平

由于甲状腺疾病可原发于甲状腺,也可原发于垂体或下丘脑;甲状腺激素反馈调节 TRH(促甲状腺激素释放激素)和促甲状腺激素(TSH);同时甲状腺激素水平又受非甲状腺疾病的影响,不同实验室和不同方法设定的参考区间也有所不同,所以,同一轴系不同水平激素的联合使用,无论是对诊断还是鉴别诊断都更有意义。对甲状腺功能减退的诊断,高敏法测定的 TSH 比甲状腺激素更为敏感,更为重要。

(六)分析肿瘤标志物对肿瘤的诊断价值

由于肿瘤标志物敏感性和特异性的有限性,除考虑测定值水平、观察动态变化外,还必须结合超声波、CT、MRI 等影像检查和必要时的病理组织学检查,才有可能减少分析判断上的失误。对一时不能确定或有疑问的结果,应及时复查并观察其动态变化,以探明原因和总结经验。经验证明,即使是病理组织学检查,也难免有失误;应提倡联合看片,多人会诊,集体讨论诊断,以提高病理诊断的正确性。

第二章 临床常用检验技术

第一节 血气酸碱分析技术

一、血气酸碱分析技术发展概况

该技术最早可追溯到亨德森(1908 年)和哈塞尔·巴奇(1916 年)关于碳酸离解的研究。有人在临床上应用化学方法对血气酸碱进行分析,即范斯莱克法、史卡尔-兰登法、里利氧化法,但这些化学分析方法操作麻烦,测定时间长,准确性差,已基本被淘汰。

20 世纪 50 年代中期,丹麦哥本哈根传染病院检验科主任阿斯特鲁普与雷度米特公司的工程师合作研制出酸碱平衡仪,其后血气分析仪发展非常迅速,其发展过程大致分三个阶段。

第一阶段:血液 pH 平衡仪。采用毛细管 pH 电极,分别测量样品及样品与两种含不同浓度 CO_2 气体平衡后的 pH,通过计算或查诺模图得到 PCO_2、SB、BE、BB 等四个参数。代表性产品为雷度米特公司的 AME-1 型酸碱平衡仪。

第二阶段:酸碱血气分析仪。1956 年克拉克发明覆膜极谱电极,1957 年西格加德·安德森等改进毛细管 pH 电极,1967 年研制出测量 PCO_2 的气敏电极,奠定了目前所有血气分析仪传感器的基础。随后,采用电极直接测定血液中 pH、PCO_2、PO_2 的仪器大量涌现,经查表或用特殊计算尺除可获得 SB、BE、BB 外,还可换算出 AB、TCO_2、SBE、SaO_2、O_2 等。

第三阶段:全自动酸碱血气分析仪。20 世纪 70 年代以来计算机技术的发展,微机和集成电路制造技术的提高,使血气分析仪向自动化和智能化方向迈进,仪器可自动校正、自动进样、自动清洗、自动计算并发报告、自动检测故障和报警,甚至可提供临床诊断参考意见。

由于近年来电极没有突破性进展,虽然出现了点状电极和溶液标定等新技术,但因其寿命短、稳定性欠佳而影响了应用,不过血气分析仪产品在系列化、功能提高、增加电解质测量等方面还是取得很大进步。

值得一提的是,在过去的几年里,"接近患者"或"床边检测"观念激发了临床医疗服务机构的极大兴趣,相应的血气电解质分析仪应运而生。这些设备快速提供符合检验标准的结果,有效、可靠和精确,卓有成效地促进了临床医疗服务工作。

二、血气酸碱分析仪的工作原理、基本结构与主要机型

(一)血气酸碱分析仪的工作原理与基本结构

测量管的管壁上开有4个孔,孔里面插有pH、PCO_2和PO_2三支测量电极和一支参比电极。待测样品在管路系统的抽吸下,入样品室的测量管,同时被四个电极所感测。电极产生对应于pH、PCO_2和PO_2的电信号。这些电信号分别经放大、处理后送到微处理机,微处理机再进行显示和打印。测量系统的所有部件包括温度控制、管道系统动作等,均由微机或计算机芯片控制。

虽然血气分析仪种类、型号很多,但基本结构可分电极、管路和电路三大部分。实际上,血气分析仪的发展与分析电极的发展进步息息相关,新的生物传感器技术的发明和改进带动了血气分析仪的发展。因此,了解分析电极的原理和基本结构对更好地使用血气分析仪有帮助。下面简单介绍pH电极、PCO_2电极、PO_2电极的基本结构。

1.电极的基本结构

(1)pH电极与pH计类似,但精度较高,由玻璃电极和参比电极组成。参比电极为甘汞电极或Ag/AgCl电极。玻璃电极的毛细管由钠玻璃或锂玻璃吹制而成,与内电极Ag/AgCl一起封装在充满磷酸盐氯化钾缓冲液的铅玻璃电极支持管中。整个电极与测量室均保持恒温37 ℃。当样品进入测量室时,玻璃电极和参比电极形成一个原电池,其电极电位仅随样品pH的变化而变化。

(2)PCO_2电极是一种气敏电极。玻璃电极和参比电极被封装在充满碳酸氢钠、蒸馏水和氯化钠的外电极壳里。前端为半透膜(CO_2膜),多用聚四氟乙烯、硅橡胶或聚乙烯等材料。远端具有一薄层对pH敏感的玻璃膜,电极内溶液是含有KCl的磷酸盐缓冲液,其中浸有Ag/AgCl电极。参比电极也是Ag/AgCl电极,通常为环状,位于玻璃电极管的近侧端。玻璃电极膜与其有机玻璃外端的CO_2膜之间放一片尼龙网,使两者之间保证有一层碳酸氢钠溶液间隔。CO_2膜将测量室的血液与玻璃电极及外面的碳酸氢钠溶液分隔开,它可以让血中的CO_2和O_2通过,但不让H^+和其他离子进入膜内。测量室体积可小至50～70 μL,现代仪器中与PO_2电极共用。整个电极与测量室均控制恒温37 ℃。当血液中的CO_2透过CO_2膜引起玻璃电极外碳酸氢钠溶液的pH改变时,根据亨德森-哈塞巴尔奇方程式,可知pH改变为PCO_2的负对数函数。所以,测得pH后,只要接一反对数放大电路,便可求出样品的PCO_2。

(3)PO_2电极是一种Clark极化电极,O_2半透膜为聚丙烯、聚乙烯或聚四氟乙烯。由铂阴极与Ag/AgCl阳极组成,铂丝封装在玻璃柱中,暴露的一端为阴极,Ag/AgCl电极围绕玻璃柱近侧端,将此玻璃柱装在一有机玻璃套内,套的远端覆盖着O_2膜,套内充满磷酸盐氯化钾缓冲液。玻璃柱远端磨砂,使铂阴极与O_2膜间保持一薄层缓冲液。膜外为测量室。电极与测量室保持恒温37 ℃。血液中的O_2借膜内外的PO_2梯度而进入电极,铂阴极和Ag/AgCl阳极间加有稳定的极化电压(0.6～0.8 V,一般选0.65 V),使O_2在阴极表面被还原,产生电流。其电流大小决定于渗透到阴极表面的O_2的多少,后者又决定于膜外的PO_2。

无论是哪种电极,它们对温度都非常敏感。为了保证电极的转换精度,温度的变化应控制在±0.1 ℃。各种血气分析仪的恒温器结构不尽相同,恒温介质和恒温精度也不一样。恒温介质有水、空气、金属块等,其中水介质以循环泵、空气、风扇、金属块、加热片来保证各处温度均衡,以热敏电阻做感温元件,通过控制电路精细调节温度。

2.体表PO_2与PCO_2测定原理

(1)经皮PO_2($PtcO_2$)测定:用极谱法的Clark电极测量。通过皮肤加温装置,使皮肤组织的

毛细血管充分动脉化,变化角质与颗粒层的气体通透性,在皮肤表面测定推算动脉血的气体分压。结果比动脉 O_2 低,原因是皮肤组织和电极本身需要消耗 O_2。

(2)经皮 PCO_2($PtcCO_2$)测定电极是斯托-赛弗林豪斯型传感元件。同样也是通过皮肤加温装置来测定向皮肤表面弥散的 CO_2 分压。结果一般比动脉 CO_2 高,原因是皮肤组织产生 CO_2、循环有障碍组织内有 CO_2 蓄积、CO_2 解离曲线因温度上升而向下方移位等因素比因温度升高造成测量结果偏低的作用更大。

(3)结膜电极($PcjO_2$,$PcjCO_2$):微小的 Clark 电极装在眼睑结膜进行监测,毛细血管在眼睑结膜数层细胞的表浅结膜上皮下走行,不用加温就能测定上皮表面气体。$PcjO_2$ 能反映脑的 O_2 分压状况。

当前,绝大多数仪器可自动吸样,从而减少手工加样造成的误差,也不必过于考虑样品体积。现在大家的注意力集中在怎样才能不再需要采集血标本的技术上,如使用无损伤仪器测 PO_2 和 PCO_2。经皮测定血气,在低血压、灌注问题(如在休克、水肿、感染、烧伤及药物)不理想的电极放置、血气标本吸取方面的问题(如患者焦虑),以及出生不足 24 h 的婴儿等情况下可能与离体仪器测定的相关性不够理想。但不管怎样,减少患者痛苦、能获得连续的动态信息还是相当吸引人的。

为了把局部血流对测定的影响减至最小,血管扩张是必要的。由于每个人对血管扩张药物如尼古丁和咖啡因等的反应不同,很难将其作为常规方法使用,因此,加热扩散几乎是目前唯一使用的方法。通常加热的温度为 42 ℃～45 ℃,高于 45 ℃的温度偶尔可能造成Ⅱ度烫伤。实际测定时,每 4 h 应将电极移开一次,一方面可以避免烫伤,另一方面仪器存在一定的漂移,需要校正以减小误差扩大。

(二)血气酸碱分析仪应用的主要机型

1.ABL 系列

丹麦雷度米特公司制造的血气分析仪,在 20 世纪 70 年代独领风骚,随后才有其他厂家的产品。该系列血气分析仪在国内使用广泛,其中 ABL3 是国内使用较多的型号,可认为是代表性产品。近年该公司推出的 ABL4 和 ABL500 系列带有电解质(钾、钠、氯、钙)测定功能。

2.AVL 系列

瑞士 AVL 公司从 20 世纪 60 年代起就开始研制生产血气分析仪,多年来形成自己的系列产品,其中有 939 型、995 型等,以及 90 年代初推出袖珍型。代表性产品为 995 型,有以下特点。

(1)样品用量少,仅需 25～40 μL。

(2)试剂消耗量少,电极、试剂等消耗品均可互换,电极寿命长。

(3)管路系统较简单,进样口和转换盘系统可与测量室分开,维修、保养方便。

3.CIBA-CORNING 系列

美国汽巴-康宁公司在 1973 年推出第一台自动血气分析仪。早期产品有 165、168、170、175、178 等型号。近年来生产的 200 系列,包括 238、278、280、288 等型号。该公司现被拜耳公司收购,最新的型号是 800 系列血气分析系统。

4.IL 系列

美国实验仪器公司(Instrumentation Laboratory)是世界上生产血气分析仪的主要厂家,早期产品有 413、613、813 等手工操作仪器。20 世纪 70 年代末开始研制的 IL-1300 系列血气分析仪,因其设计灵活、性能良好、可靠而广受欢迎。BG3 实际上也属于 IL-1300 系列。该公司推出的新型血气分析仪有 BGE145、BGE1400 等,性能上的改进主要是增加了电解质测定,这是大多数血气分析仪的发展趋势。

IL-1300 系列血气分析仪特点如下。

(1)固体恒温装置:IL-1300 系列以金属块为电极的恒温介质,没有运动部件(空气恒温需风扇循环,水恒温需搅拌或循环),结构紧凑,升温快。同时片式加热器和比例积分(PI)温控电路确保较好的恒温精度(0.1 ℃)。

(2)微型切换阀:特殊设计的微型切换阀在测量管道的中间,在校正时将 pH 测量电极(pH、Ref)和气体电极(PCO$_2$、PO$_2$)分成两个通道,同时用 H 标准缓冲液(7.384、6.840)和标准气体[(Cal1(4.5%～5.5% CO$_2$,19.0%～99.9% O$_2$)、Cal2(9.0%～11.0% CO$_2$,0～3.0% O$_2$)]分别校正。这使管路系统大大简化,减少了许多泵阀等控制部件,易于维护检修。

(3)测量结果可溯源至国家标准:IL-1300 系列采用的两种 pH 缓冲液和两种标准混合气均符合标准法规定,可逐级由上一级计量部门检定。经此校正,pH 电极和气体电极的结果具有溯源性,即测定结果符合标准传递。

(4)人造血质控液:IL 公司生产的人造血质控液(abe)在理化和生物特性上与血液样品非常接近,通过三种水平(偏酸、中性、偏碱)的 ABC 可以更好地检测仪器的测量系统,甚至可反映出样品污染、冲洗效果对测量的影响。

5.NOVA 系列

NOVA 系列血气分析仪是美国诺瓦生物医学公司的产品,该公司 1981 年在中国登记注册为美中互利公司。从 20 世纪 70 年代以来该公司积极开发急诊分析仪系列产品,就血气分析仪而论,有 SPPI-12 等型号,多数型号还能随机组合葡萄糖、乳酸、尿素氮、钾、钠、氯、钙等项目,可在一台仪器上利用全血测定所有急诊生化项目。

其代表产品为 NOVA SP-5,仪器特点如下。

(1)管道系统以一个旋转泵提供动力,可同时完成正反两个方向的吸液和充液动作;用止流阀和试剂分隔器代替传统的液体电磁阀;所有管路暴露在外等。不仅大大降低了故障率,还容易查明故障原因和维修。

(2)测量单元采用微型离子选择电极,各种电极均应用表面接触技术,拆卸方便,节约样品,并且这些电极安装在特制的有机玻璃流动槽上,可直接观察整个测试过程中的气体-液体交替的流动过程;采用特殊设计的自动恒温测量单元。

(3)血细胞比容(Hct)测定电极:在 S 型通道内设有两个电极作为 Hct 的测定电极,同时还可作为空气探测器电极。它是根据红细胞和离子都能阻碍电流通过,其阻值大小与红细胞的百分比减去由离子浓度所得到的阻值成正比,从而达到测定 Hct 的目的。电极内有温度调节热敏电阻,使样品通过该电极时,能迅速达到 37 ℃并恒定,以减小测定误差。

(4)仪器校正:由仪器本身根据运行状态自动进行校正,间隔时间可设置。

6.DH 系列

DH 系列由南京分析仪器厂研制。其技术性能基本与 ABL 系列相近。该厂的最新型号为 DH-1332 型,具有强大的数据处理功能,可将指定患者的多次报告进行动态图分析;尤其是其特有的专家诊断系统,可在每次测定后的测试报告上标出测量结果的酸碱平衡区域图,并根据国际通用的临床应用分析得到参考诊断意见。这样,临床医师可不用再对测量数据进行分析,从而可以迅速、有效地进行治疗。

7.医疗点检测用的仪器

医疗点检测（Point-of-care Testing，POCT）或床边检测用的仪器，以便携、小型化为特点。这类仪器分两类：一为手提式、便携的单一用途电极仪器，提供各种检测用途的便携式电极，包括 I-STAT 型和 IRMA 型仪器；二为手提式、含所有必需电极的液体试剂包的仪器，包括 GEM 系列分析仪和 NOVA 系列分析仪。这类利用便携式微电极的仪器能检测电解质、PCO_2、PO_2、pH、葡萄糖、尿素氮和 Hct，仅用少量的未稀释全血样品即可，能为临床提供有效、可靠、精密、准确的结果。其最明显的优点是能快速地从少量的全血中提供生化试验结果。

三、血气酸碱分析技术的临床应用

血液酸碱度的相对恒定是机体进行正常生理活动的基本条件之一。正常人血液中的 pH 极为稳定，其变化范围很小，即使是在疾病过程中，也始终维持 pH 在 7.35～7.45。这是因为机体有一整套调节酸碱平衡的机制，通过体液中的缓冲体系及肺、肾等脏器的调节作用来保证体内酸碱度保持相对平衡。疾病严重时，机体内产生或丢失的酸碱超过机体调节能力，或机体酸碱调节机制出现障碍时，容易发生酸碱平衡失调。酸碱平衡紊乱是临床常见的一种症状，各种疾病均有可能出现。

（一）低氧血症

可分为动脉低氧血症与静脉低氧血症，这里只讨论前者。

（1）呼吸中枢功能减退。特发性肺泡通气不足综合征、脑炎、脑出血、脑外伤、甲状腺功能减退、CO_2 麻醉、麻醉和镇静药过量或中毒。

（2）神经肌肉疾病。颈椎损伤、急性感染性多发性神经根综合征、多发性硬化症、脊髓灰质炎、重症肌无力、肌萎缩、药物及毒物中毒。

（3）胸廓及横膈疾病。

（4）通气血流比例失调。

（5）肺内分流。

（6）弥散障碍。

（二）低二氧化碳血症

（1）中枢神经系统疾病。

（2）某些肺部疾病。间质性肺纤维化或肺炎、肺梗死，以及呼吸困难综合征、哮喘、左心衰竭时肺部淤血、肺水肿等。

（3）代谢性酸中毒。

（4）特发性过度通气综合征。

（5）高热。

（6）机械过度通气。

（7）其他，如甲亢、严重贫血、肝性脑病、水杨酸盐中毒、缺氧、疼痛刺激等。

（三）高二氧化碳血症

（1）上呼吸道阻塞。气管异物、喉头痉挛或水肿、溺水窒息通气受阻、羊水或其他分泌物堵塞气管、肿瘤压迫等。

（2）肺部疾病。慢性阻塞性肺病、广泛肺结核、大面积肺不张、严重哮喘发作、肺泡肺水肿等。

（3）胸廓、胸膜疾病。严重胸部畸形、胸廓成形术、张力性气胸、大量液气胸等。

（4）神经肌肉疾病。脊髓灰质炎、感染性多发性神经根炎、重症肌无力、进行性肌萎缩等。

（5）呼吸中枢抑制。应用呼吸抑制剂如麻醉剂、止痛剂,中枢神经系统缺血、损伤,特别是脑干伤等病变。

（6）原因不明的高碳酸血症。肺源性心脏病、原发性肺泡通气不足等。

（7）代谢性碱中毒。

（8）呼吸机使用不当。

（四）代谢性酸中毒

（1）分解性代谢亢进（高热、感染、休克等）、酮症酸中毒、乳酸性酸中毒。

（2）急慢性肾衰竭、肾小管性酸中毒、高钾饮食。

（3）服用氯化铵、水杨酸盐、磷酸盐等酸性药物过多。

（4）重度腹泻、肠吸引术、肠胆胰瘘、大面积灼伤、大量血浆渗出。

（五）代谢性碱中毒

（1）易引起 Cl^- 反应的代谢性碱中毒（尿 $Cl^- < 10$ mmol/L）,包括挛缩性代谢性碱中毒,如长期呕吐或鼻胃吸引、幽门或上十二指肠梗阻、长期或滥用利尿剂及绒毛腺瘤等所引起、碱中毒状态、囊性纤维化（系统性 Cl^- 重吸收无效）。

（2）Cl^- 恒定性的代谢性碱中毒,包括盐皮质醇过量,如原发性高醛固酮血症（肾上腺瘤或罕见的肾上腺癌）、双侧肾上腺增生、继发性高醛固酮血症、高血压性蛋白原酶性高醛固酮血症、先天性肾上腺增生等;糖皮质醇过量,如原发性肾上腺瘤（库欣综合征）、垂体瘤分泌、外源性可的松治疗等;巴特氏综合征。

（3）外源性代谢性碱中毒,包括医源性的,如含碳酸盐性的静脉补液,大量输血（枸橼酸钠过量）,透析患者使用抗酸剂和阳离子交换树脂,用大剂量的青霉素等,乳碱综合征。

四、血气酸碱分析技术应用展望

经过 50 多年的发展,血气分析仪已经非常成熟,能满足精确、快速、微量的要求,并且已达到较高的自动化程度。从发展趋势来看,大体上有以下几方面。

（1）发展系列产品,满足不同级别医疗单位的要求。大量采用通用部件,如电极、测量室、电路板、控制软件,生产厂家只需对某一部件或某项功能进行小的改进就可以推出新的型号,如 IL 的 1300 系列。也有的厂家采用积木式结构,将不同的部件组合起来成为不同型号,如 NOVA SP 系列。同一系列的产品功能不同,价格有时相去甚远。因此,用户应根据本单位的实际情况选择合适的型号,不能盲目追求新的型号,造成不必要的浪费。

（2）功能不断增强。这些功能的拓展是与计算机技术的发展分不开的,主要体现在两个方面。①自动化程度越来越高,向智能化方向发展:当今的血气分析仪都能自动校正、自动测量、自动清洗、自动计算并输出打印,有的可以自动进样;多数具备自动监测功能（包括电极监测、故障报警等）;有些仪器在设定时间内无标本测定时会自动转入节省方式运行。②数据处理功能加强除:存储大量的检查报告外,还可将某一患者的多次结果做出动态图进行连续监测;专家诊断系统已在部分仪器上采用,避免了误诊,特别是对于血气分析技术不熟悉的临床医师;通过数据发送,使联网的计算机迅速获取检查报告。

（3）增加检验项目,形成"急诊室系统"。具备电解质检测功能的血气分析仪是今后发展的主流,临床医师可以通过一次检查掌握全面的数据。此外,葡萄糖、尿素氮、肌酐、乳酸、Hct、血氧含量测定也在发展,有的已装备仪器。

(4)免保养技术的广泛使用。目前的血气分析仪基本上采用敏感玻璃膜电极,由于测量室结构复杂,电极需要大量日常维护工作。据估计,电检故障占仪器总故障的80%左右。采用块状电极,在寿命期内基本不用维护,成为"免维护"或准确说来是"少维护"电极,这是今后血气电极发展的主流。更新的技术是点状电极,即在一块印刷电路板上的一个个金属点上,滴上电极液并覆盖不同的电极膜而形成电极,由沟槽状测量管通道相连,插入仪器后与仪器的管道、电路相接成为完整的检测系统。这是真正意义上的"免维护"电极,有广阔的发展前景。

(5)为实现小型化,便携式的目的,有以下几种发展趋势:①密闭含气标准液将被广泛使用,从而摆脱笨重的钢瓶,仪器可以真正做到小型化,能随时在床边、手术室进行检查;②把测量室、管路系统高度集成,构成一次性使用的测量块,测量后,测量块即作废,免除了排液、清洗等烦琐的工作,简化了机械结构,减小了仪器体积;③彻底抛弃电极法测量原理,采用光电法测量,使其成为真正免维护保养、操作简便可靠的仪器。即发光二极管发出的光经透镜和激发滤光片后,照射到半透半反镜上,反射光再经一个透镜照射到测量小室的传感片上,根据测量参数不同(如pH大小不同),激发出来的光强度也不同,发射光经透镜及发射滤光片,到达光电二极管,完成光信号到电信号的转换。由于这一改革采用了光电法测量,无须外部试剂(只需测量块即可),大大降低了对外部工作环境的要求,同时也使操作变得简单易行。如 AVL 公司生产的 AVL OPTI,采用后两种技术,总重量仅为 5 kg,可以在任何情况和环境下运送,提高了仪器的便携性,使其成为面向医师、护士,而不是面向工程技术人员和实验技术人员的免维护仪器。该仪器十分适于在各种紧急情况下快速、准确地对患者进行检查,指导医师进行治疗。

(6)非损伤性检查。血气分析仪已经做到经皮测定血液 PO_2、PCO_2,尽管结果与动脉血的结果有一定差异,但基本能满足病情监测的需要。从理论上说,测定 pH 实行非损伤性检查是不可能的。现在研究的方向是如何在微小损伤的情况下,用毛细管电极插入血管来测定血液 pH,甚至进行连续监测。由于不会造成出血,患者没有什么痛苦,适合危重患者特别是血气酸碱平衡紊乱患者的诊断抢救。

第二节　电解质检测技术

一、电解质检测技术的发展概况

临床实验室电解质检测范围主要是钾、钠、氯、钙、磷、镁等离子,个别时候也需要检测铜、锌等微量元素。更多人接受的说法是,电解质就是指钾、钠、氯和碳酸氢根这些在体液中含量大且对电解质紊乱及酸碱平衡失调起决定作用的离子。

最早是化学法:钾钠比浊法、钠比色法。除钾、钠外,常规检测多采用化学法,如测氯的硫氰酸汞比色法,测钙的 MTB、OCPC、偶氮砷等。化学法也在发展,如冠醚化合物比色测定钾、钠。

原子吸收分光光度法是 20 世纪 50 年代发展起来的技术,在临床实验室曾被广泛应用于金属阳离子的检测。其原理是被测物质在火焰原子化器中热解离为原子蒸气,即基态原子蒸气,由该物质阴极灯发射的特征光谱线被基态原子蒸气吸收,光吸收量与该物质的浓度成正比。本方法准确度、精密度极高,常作为 K^+、Na^+、Ca^{2+}、Mg^{2+}、Cu^{2+}、Zn^{2+} 等的决定性方法或参考方法。但因仪器复杂,技术要求高,做常规试验有困难。

同位素稀释质谱法在 20 世纪 60 年代以后才开始在临床上应用,它是在样品中加入已知量被测物质的同位素,分离后通过质谱仪检测这两种物质的比率计算出其浓度。由于仪器复杂,技术要求更高,一般只用于某些参考实验室,作为检测 Cl^-、Ca^{2+}、Mg^{2+} 等物质的决定性方法。

火焰原子发射光谱法(FAES),简称火焰光度法,自 20 世纪 60 年代出现以来,至今仍在普遍应用。这是钾、钠测定的参考方法,其原理是溶液经汽化后在火焰中获得电子生成基态原子 K、Na,基态原子在火焰中继续吸收能量生成激发态原子 K^* 和 Na^*。激发态原子瞬间衰变成基态原子,同时发射出特征性光谱,其光谱强度与 K^+、Na^+ 浓度成正比。钾发射光谱在 766 nm,钠在 589 nm。火焰光度法又分非内标法和内标法两种。后者是以锂或铯作为内标,类似于分光光度法的双波长比色,由于被测物质与参比物质的比例不变,故可避免因空气压力和燃料压力发生变化时引起的检测误差。锂的发射光谱为 671 nm,而铯为 852 nm。

电量分析法,即库仑滴定法,用于氯的测定。本法是在恒定电流下,以银丝为阳极产生的 Ag^+,与标本中的 Cl^- 生成不溶性 AgCl 沉淀,当达到滴定终点时,溶液中出现游离的 Ag^+ 而使电流增大。根据电化学原理,每消耗 96 487 C 的电量,从阳极放出 1 mol 的 Ag^+,因此在恒定电流下,电极通电时间与产生 Ag^+ 的摩尔数成正比,亦即与标本中 Cl^- 浓度成正比。实际测定无须测量电流大小,只需与标准液比较即可换算出标本的 Cl^- 浓度。此法高度精密、准确而又不受光学干扰,是美国国家标准局(NBS)指定的参考方法。

离子选择电极(ISE)是 20 世纪 70 年代发展起来的技术,至今仍在发展,新的电极不断出现。这是一类化学传感器,其电位与溶液中给定的离子活度的对数呈线性关系。核心在于其敏感膜,如缬氨霉素中性载体膜对 K^+ 有专一性,对 K^+ 的响应速度比 Na^+ 快 1 000 倍;而硅酸锂铝玻璃膜对 Na^+ 的响应速度比 K^+ 快 300 倍,具有高度的选择性。现可检测大部分电解质的离子,如 K^+、Na^+、Cl^-、Ca^{2+} 等。离子选择电极法又分直接法和间接法。前者是指血清不经稀释直接由电极测量,后者是血清经一定离子强度缓冲液稀释后由电极测量。但两者测定的都是溶液中的离子活度。间接 ISE 法测定的结果与 FAES 相同。

酶法是 20 世纪 80 年代末发展起来的新技术,它是精心设计的一个酶联反应系统,被测离子作为其中的激活剂或成分,反应速度与被测离子浓度成正比。如 Cl^- 的酶学方法测定原理,是无活性 α-淀粉酶(加入高浓度的 EDTA 络合 Ca^{2+} 使酶失活)在 Cl^- 作用下恢复活性,酶活力大小与 Cl^- 浓度在一定范围内成正比,通过测定淀粉酶活力而计算出 Cl^- 浓度。使用酶法测定离子,特异性、精密度、准确度均好,可以在自动生化分析仪上进行,但因对技术要求较高、成本高、试剂有效期短等因素,使其推广应用有一定困难。

二、电解质分析仪的主要型号

无机磷、镁一般采用化学法在全自动生化分析仪上检测,不在本书叙述范围,通常我们所说的电解质分析仪检测的离子为 K^+、Na^+、Cl^-,部分还可检测 Ca^{2+}。

目前检测电解质的仪器很多,主要分为以下几种。

(一)火焰光度计

火焰光度计通常由雾化燃烧系统、气路系统、光学系统、信号处理系统、点火装置、光控装置等部分组成。其工作原理如下：雾化器将样品变成雾状，然后经混合器、燃烧嘴送入火焰中。样品中的碱金属元素受火焰能量激发，便发出自身特有的光谱。利用光学系统将待测元素的光谱分离出来，由光电检测器转换成电信号，经放大、处理后在显示装置上显示出测量结果。早期的仪器采用直接测定法；20世纪80年代以后生产的机型多采用内标准法，即以锂或铯作为内标准。

现在国内主要应用的机型有国产的 HG3、HG4、6400 型等，美国康宁公司的 480 型，日本分光医疗的 FLAME-30C 型，丹麦的 FLM3 型等。这些仪器都具有结构紧凑、操作简单、灵敏度高、样品耗量少等优点，一般都有电子打火装置、火焰监视装置和先进的信号处理系统，技术上比较成熟。更先进的型号具备自动进样、自动稀释、微机控制和处理等功能。

（二）离子选择电极

离子选择电极可自成体系组成电解质分析仪，或作为血气分析仪、自动生化分析仪的配套组件，其中前者又称离子计。两者都是利用离子选择电极测定样品溶液中的离子含量。与其他方法相比，它具有设备简单、操作方便、灵敏度和选择性高、成本低，以及快速、准确、重复性好等优点，特别是它可以做到微量测定，并且可以连续自动测定，因而在现代临床实验室中，基本取代火焰光度计等成为电解质检测的主要仪器。不过，离子计取代火焰光度计，并不是因为后者方法落后，更重要的是出于实验室的安全性考虑，而且离子选择电极还可以安装在大型生化分析仪上进行联合检测。离子计的关键部件是检测电极，当今生产检测电极的厂家为数不多，如汽巴-康宁公司、AVL 等，各种仪器多使用电极制造。前面提到离子选择电极法有两种，即直接法和间接法，但工作原理都是一样的。

直接法：常与血气分析仪配套，或组成专用电解质分析仪。典型的有 AVL995 型、NOVA SP12 型等。

间接法：多数装备在大、中型自动生化分析仪上。典型的有贝克曼库尔特公司的 CX7、雅培公司的全自动生化分析仪。部分生化分析仪如日立公司的 7170A 则作为选件，由用户决定是否安装。

（三）自动生化分析仪

20世纪80年代以来，任选分离式自动生化分析仪日趋成熟，精密度、准确度相当高，形成几大系列，如日立公司的 717 系列、贝克曼库尔特公司的 CX 系列、奥林巴斯的 U 系列等等。而近几年推出的产品速度更高、功能更强，如日立公司的 7600 系列、贝克曼库尔特公司的 LX、雅培公司的全自动生化分析仪、拜耳的 ADVIA1650 等。此外，还有许多小型自动生化分析仪，如法国的猎豹等，功能很强，性能也不俗。而酶法、冠醚比色法等方法的发展，使没有配备离子选择电极的自动生化分析仪检测电解质成为现实。

三、电解质分析技术的临床应用

体液平衡是内环境稳定的重要因素，主要是由水、电解质、酸碱平衡决定的。水和电解质的代谢不是独立的，往往继发于其他生理过程紊乱，即水和电解质的正常调节机制被疾病过程打乱，或在疾病过程中水和电解质的丢失或增加超过了调节机制的限度。值得注意的是，临床观察电解质紊乱，还得分别从影响其代谢及其平衡失调后代谢变化的多方面进行检查，如肾功能指标、血浆醛固酮及肾素水平、酸碱平衡指标以及尿酸碱度和电解质浓度，以便综合分析紊乱的原因及对机体代谢失调的影响程度。

（一）钠异常的临床意义

1.低钠血症

（1）胃肠道失钠：幽门梗阻，呕吐，腹泻，胃肠道、胆管、胰腺手术后造瘘或引流等都可因丢失大量消化液而发生缺钠。

（2）尿钠排出增多：见于严重肾盂肾炎、肾小管严重损害、肾上腺皮质功能不全、糖尿病、应用利尿剂治疗等。

（3）皮肤失钠：大量出汗时，如只补充水分而不补充钠；大面积烧伤、创伤，体液及钠从创口大量丢失，亦可引起低血钠。

2.高钠血症

（1）肾上腺皮质功能亢进，如库欣综合征、原发性醛固酮增多症，由于皮质激素的排钾保钠作用，使肾小管对钠的重吸收增加，出现高血钠。

（2）严重脱水，体内水分丢失比钠丢失多时发生高渗性脱水。

（3）中枢性尿崩症 ADH 分泌量减少，尿量大增，如供水不足，血钠升高。

（二）钾异常的临床意义

（1）血清钾增高：肾上腺皮质功能减退症、急性或慢性肾衰竭、休克、组织挤压伤、重度溶血、口服或注射含钾液过多等。

（2）血清钾降低：严重腹泻、呕吐、肾上腺皮质功能亢进、服用利尿剂、应用胰岛素、钡盐与棉籽油中毒。家族性周期性麻痹发作时血清钾下降，可低至 2.5 mmol/L 左右，但在发作间歇期血清钾正常。大剂量注射青霉素钠盐时，肾小管会大量失钾。

（三）氯异常的临床意义

（1）血清氯化物增高：常见于高钠血症、失水大于失盐、氯化物相对浓度增高；高氯血性代谢性酸中毒；过量注射生理盐水等。

（2）血清氯化物减低：临床上低氯血症常见。原因有氯化钠的异常丢失或摄入减少，如严重呕吐、腹泻，胃液、胰液或胆汁大量丢失，长期限制氯化钠的摄入，艾迪生病，抗利尿激素分泌增多的稀释性低钠、低氯血症。

四、电解质分析技术的应用展望

最近 10 年电解质检测技术日趋成熟，但研究基本集中在 ISE 法和酶法。从目前的趋势看，ISE 法仍是各专业厂商的重点发展对象，不断有新电极问世，其技术特点如下。

（一）传统电极的改良及微型化

传统电极指的是玻璃膜电极、离子交换液膜电极、中性载体（液膜）电极、晶膜电极等。经过 20 多年的改进，产品已非常成熟，特别是 K^+、Na^+、Cl^- 电极，一般寿命可达半年以上，测试样品 1.5 万以上，并且对样品的需求量很小，仅需数十微升，有些间接 ISE 法仅需 15 μL 就能同时检测 K^+、Na^+、Cl^- 三种离子。于传统电极而言，最重要的是延长使用寿命，减少保养步骤甚至做到"免保养"。有的电极，将各电极封装在一起，如雅培公司的生物分析仪采用的复合式电解质电极晶片技术（ICT）。

（二）非传统电极的发展

非传统电极与传统电极的区别在于其原理、结构或者电极本身不同，主要有离子敏感场效应管（ISFET）、生物敏感场效应管（BSFET）、涂丝电极（CWE）、涂膜电极（CME）、聚合物基质电极

（PVC 膜电极）、微电极、薄膜电极（TFE）等。这些电极各有特性，如敏感场效应管具有完全固态、结构小型化、仿生等特点；聚合物基质电极简单易制、寿命长；微电极尽管与传统电极作用机制相同，但高度微型化，其敏感元件部分直径可小至0.5 μm，能很容易插入生物体甚至细胞膜测定其中的离子浓度；而薄膜电极则是由多层电极材料叠合成的薄膜式电极，全固态，干式操作、干式保存。

目前已有部分产品推向市场，以美国的手掌式血气＋电解质分析仪为例，大致能够了解电解质检测技术的最新进展及发展趋势。该仪器使用微流体和生物传感器芯片技术设计的微型传感器，与定标液一起封装在一次性试剂片中，在测试过程中，分析仪自动按试剂片的前方，使一个倒钩插入定标袋中，定标液就流入测量传感器阵列；当定标完成后，分析仪再按一下试剂片的气囊，将定标液推入贮液池，然后将血液样本送入测量传感器阵列。测试完成后，所有的血液和定标液都贮存在试剂片里，可做安全的生物处理。这种独特的技术使仪器做到手掌式大小，真正实现自动定标、免维护、便携，可以通过 IR 红外传输装置将结果传送至打印机或中心数据处理器中保存。这种一次性试剂片有不同规格，每种规格测试的项目不同，可以根据需要选择。标本需要量少，仅需全血 2～3 滴，非常适合各种监护室（尤其是新生儿监护室）、手术室及急诊室的床边测试，很有发展前景。

其他检测方法也在继续发展，如化学方法的采取冠醚结合后比色测定、酶法测定等，并有相应的产品问世。

第三节　分子生物学检验技术

一、PCR 技术

聚合酶链反应（polymerase chain reaction），简称 PCR，是一种常用的分子生物学技术，用于放大特定的 DNA 片段。

（一）基本原理

PCR 技术的基本原理类似于 DNA 的天然复制过程，其特异性依赖于与靶序列两端互补的寡核苷酸引物。PCR 由变性-退火-延伸三个基本反应步骤构成。①模板 DNA 的变性：模板 DNA 经加热至 93 ℃左右在一定时间后，使模板 DNA 双链或经 PCR 扩增形成的双链 DNA 解离，使之成为单链，为下轮反应做准备；②退火（复性）：模板 DNA 经加热变性成单链后，温度降至 55 ℃左右，引物与模板 DNA 单链的互补序列配对结合；③延伸：DNA 模板与引物结合物在 TaqDNA 聚合酶的作用下，以 dNTP 为反应原料，靶序列为模板，按碱基互补配对与半保留复制原理，合成一条新的与模板 DNA 链互补的半保留复制链。重复循环变性-退火-延伸三过程就可获得更多的"半保留复制链"，而且这种新链又可成为下次循环的模板。每完成一个循环需 2～4 min，2～3 h 就能将待扩目的基因扩增放大几百万倍。

（二）基本操作

16S rRNA 集保守性与特异性于一身，是目前应用最广的微生物分子检测的靶基因，已被众多学者用于细菌的快速鉴定,以及慢生长和难以培养细菌的鉴定。

1.标准 PCR 过程

分为三步,每一循环经过变性、退火和延伸,DNA 量即增加一倍。

(1)DNA 变性(90 ℃～96 ℃):双链 DNA 模板在热作用下,氢键断裂,形成单链 DNA。

(2)退火(25 ℃～65 ℃):引物与 DNA 模板结合,形成局部双链。

(3)延伸(70 ℃～75 ℃):在 Taq 酶(在 72 ℃左右,活性最佳)的作用下,以 dNTP 为原料,从引物的 3′端→5′端延伸,合成与模板互补的 DNA 链。

2.PCR 扩增产物分析

最常用的检测 PCR 扩增产物的方法是凝胶电泳。凝胶电泳分为琼脂糖凝胶电泳和聚丙烯酰胺凝胶电泳两种。

(1)琼脂糖凝胶电泳:该法是一种简便、快速、常用的分离纯化和鉴定核酸的方法。琼脂糖是从海藻中提取的一种线状高聚物,根据琼脂糖的溶解温度,把琼脂糖分为一般琼脂糖和低熔点琼脂糖。低熔点琼脂糖熔点为 62 ℃～65 ℃,溶解后在 37 ℃下维持液体状态约数小时,主要用于 DNA 片段的回收,质粒与外源性 DNA 的快速连接等。溴乙啶(EB)染色后,紫外线下观察电泳条带及其位置,并与核酸分子量标准比较扩增产物的大小。

(2)聚丙烯酰胺凝胶电泳:该法适宜分离鉴定低分子量蛋白质、小于 1 kb 的 DNA 片段和 DNA 序列分析。其装载的样品量大,回收 DNA 纯度高。长度仅相差 0.2%(即 500 bp 中的 1 bp)的核苷酸分子也能分离。

电泳法检测特异性并不高,因此,引物二聚体等非特异性的杂交体很容易引起误判。但因为其简捷易行,成为主流检测方法。近年来以荧光探针为代表的检测方法,有逐渐取代电泳法的趋势。

(三)PCR 技术分类及应用

1.PCR 技术

PCR 技术是用一对等量特异性引物,引导扩增 DNA 模板上的目的片段的技术。该方法是应用最多、范围最广,可用于传染病病原体检测、寄生虫病的早期诊断、肿瘤相关基因检测、遗传病早期诊断、动植物检疫、法医学鉴定以及各类分子生物学研究。

2.巢式 PCR

巢式 PCR(nested PCR)是指为提高扩增反应的敏感性和特异性,由两对引物分两次扩增同一目的片段的方法。第一对引物称为外引物,其序列为待扩增片段两端的互补序列,扩增出一条较长的产物;第二对引物称为内引物,以此产物为模板扩增出一条较短的目的片段。由于第二次扩增反应的模板是第一次扩增的产物,不但大大提高了反应的灵敏度,而且可根据第二次扩增产物的出现与否判定扩增反应的特异性。

3.多重 PCR

多重 PCR(multiplex PCR),又称多重引物 PCR 或复合 PCR,其反应原理、反应试剂、操作过程与一般 PCR 相同,只是在同一 PCR 体系里加上两对以上引物,同时扩增出多个目的片段。多重 PCR 能在同一 PCR 管内同时检出多种病原微生物,或对有多个型别的目的基因进行分型,比经典 PCR 效率更高,而且多种病原体在同一反应管内同时检出,将大大节省时间、试剂及经费开支。多重 PCR 主要用于多种病原微生物的同时检测或鉴定,如在同一患者或同一供血者体内,有时存在多种肝炎病毒重叠感染,有时是甲、乙、丙型肝炎病毒重叠,有时是甲、乙型病毒重叠,有时是乙、丙型肝炎病毒重叠;而肠道致病性细菌的检测,如伤寒、痢疾和霍乱,有时具有相似的肠道症状,单一项目检测容易漏检。多重 PCR 还可用于某些病原微生物、遗传病及癌基因的分型鉴定,如某些病原微生物、遗传病或癌基因,型别较多,或突变或缺失存在多个位点,多重 PCR 可提高其检出率并同时鉴定其型别及突变等,如乙型肝炎病毒、乳头瘤病毒及单纯疱疹病毒的分型等。为了检测方便,不同病原体或不同亚型的目的产物的长短要有一定的差别,以便产物的电泳分析。

4.膜结合 PCR

膜结合 PCR(membrane-bound PCR)与经典 PCR 的不同之处在于先将 DNA 模板经一定处理后固定于硝酸纤维素膜或尼龙,再将固定的 DNA 用于扩增反应。膜结合 PCR 特别适用于 DNA 模板含量极少而其他杂质又太多的样品,可通过漂洗膜纯化 DNA 模板;也可经过电泳将目的 DNA 与其他 DNA 分离,以增加 PCR 的特异性。

5.原位 PCR

原位 PCR 是在组织细胞内进行 PCR,其基本方法为将组织细胞固定于预先用四氟乙烯包被的玻片上,经一定处理后,在组织细胞片上,加 PCR 液,覆盖并加液状石蜡后,直接放在扩增仪的金属板上,进行 PCR 扩增(有的基因扩增仪带有专门用于原位 PCR 的装置)。扩增结束后,用标记的寡核苷酸探针进行原位杂交,或者使用荧光素标记的引物,扩增后直接观察,既能分辨鉴定带有靶序列的细胞,又能标出靶序列在细胞内的位置,如可用于病原体在细胞和组织内的定位监测。该方法结合了具有细胞定位能力的原位杂交和高度特异敏感的 PCR 技术的优点,对于分子和细胞水平上研究疾病的发病机制和临床过程及病理与转归有重大的实用价值。

6.不对称 PCR

将反应系统中由于引物浓度的巨大差别,导致扩增的产物以某条单链 DNA 为主的 PCR 称为不对称 PCR。其反应原理、反应试剂和操作过程与一般 PCR 相同,只是两条引物的浓度比例相差很大,浓度低的称为限制性引物,浓度高的称为非限制性引物。在最初的十几个循环中,两条 DNA 的目的片段得到等量扩增,但后来限制性引物被消耗殆尽,只有非限制性引物尚存,扩增的产物主要为该引物引导的单链 DNA。不对称 PCR 主要为序列测定制备单链 DNA,其优点是不必在测序之前除去剩余引物。

7.反转录 PCR

以 RNA 为模板的 PCR 称为反转录 PCR(reverse transcriptase PCR,RT-PCR),与前述 PCR 的不同之处在于首先需在一单引物的介导和反转录酶的催化下,合成 RNA 的互补链,该互补链称为 cDNA,通过加热使反转录酶失活后,加入另一引物,再以该 cDNA 为模板,在 DNA 聚合酶催化下合成目的双链 DNA 片段。反转录 PCR 的模板可为细胞、病毒的总 RNA 或细胞 mRNA,该方法用于检测 RNA 病毒或研究真核细胞的基因表达。

8.标记引物 PCR

标记引物 PCR(labeled primers PCR)是利用荧光素、放射性核素或生物素等对 PCR 引物的 5′端进行标记,通过检测荧光素或者放射性核素,直接显示产物的存在;或者利用生物素-亲和素系统与酶促反应结合,借助酶促反应的放大效应,显示目的片段的存在,更加提高 PCR 的灵敏度。

9.免疫 PCR

免疫 PCR(IM-PCR)是将抗原抗体的特异性反应与 PCR 技术结合起来,以检测微量蛋白质的方法。其被检测的目的物不是核酸而是蛋白质,是一种检测病原微生物抗原,尤其是病毒抗原的PCR技术。多利用生物素与亲和素的反应特性,以生物素与亲和素分别标记已知任意DNA和与待测抗原相应的单克隆抗体,生物素与亲和素的结合使两者形成单抗与DNA的嵌合体,再与固相化的待测抗原结合后,用标记引物扩增已知DNA,通过检测扩增产物达到检测抗原的目的。当待测抗原难以直接吸附于固相载体时,可用双抗体夹心IM-PCR检测。其原理是将与被检抗原对应的抗体吸附在载体上,然后使被检抗原与之反应,再用生物素化的特异性多抗结合此抗原,通过亲和素再与生物素化DNA相联结,再以适当的引物对DNA指示分子进行扩增,以扩增产物的有无与多少,反映待测抗原的存在与数量。

二、基因探针技术

基因探针,即核酸探针,是一段带有检测标记,且顺序已知的、与目的基因互补的核酸序列(DNA或RNA)。基因探针通过分子杂交与目的基因结合,产生杂交信号,能从浩瀚的基因组中把目的基因显示出来。用基因探针技术对人兽共患病病原体进行检测,可得到直接、可靠的结果,并且灵敏度高,有时甚至只要存在一个病原体即可检出。

(一)探针制备

根据杂交原理,作为探针的核酸序列可以包括整个基因,也可以是基因的一部分;可以是DNA本身,也可以是由之转录而来的RNA。但探针必须是单链的,并带有容易被检测的标记。

1.基因组DNA探针

先制备基因组文库,即把基因组DNA打断,或用限制性酶作不完全水解,得到许多大小不等的随机片段,将这些片段体外重组到运载体(噬菌体、质粒等)中去,再将后者转染适当的宿主细胞,如大肠埃希菌,通过原位杂交,从中可筛出含有目的基因片段的克隆,然后通过细胞扩增,制备大量的探针。

2.cDNA探针

首先需分离纯化相应mRNA,以mRNA作模板,在反转录酶作用下,合成与之互补的DNA(即cDNA)。cDNA与待测基因的编码区有完全相同的碱基顺序,但内含子已在加工过程中切除。

3.寡核苷酸探针

寡核苷酸探针是人工合成的与已知基因DNA互补的序列,长度可从十几个到几十个核苷酸的片段。如仅知蛋白质的氨基酸顺序量,也可以按氨基酸的密码推导出核苷酸序列,并用化学方法合成。

(二)探针标记

为确定探针是否与相应的基因组DNA杂交,有必要对探针加以标记,以便在结合部位获得可识别的信号,通常采用放射性核素^{32}P标记探针的某种核苷酸α磷酸基。但近年来已发展了一些用非放射性核素,如生物素、地高辛配体等作为标志物的方法。但都不及放射性核素敏感。非放射性核素标记的优点是保存时间较长,而且避免了放射性核素的污染。最常用的探针标记法是缺口平移法。首先用适当浓度的DNA酶Ⅰ(DNAseⅠ)在探针DNA双链上造成缺口,然后再借助于DNA聚合酶Ⅰ(DNA polymerasⅠ)的5′→3′的外切酶活性,切去带有5′磷酸的核苷酸;同时又利用该酶的5′→3′聚酶活性,使^{32}P标记的互补核苷酸补入缺口,DNA聚合酶Ⅰ的这两种活性的交替作用,使缺口不断向3′方向移动,同时DNA链上的核苷酸不断为^{32}P标记的核苷酸所取代。

探针的标记也可以采用随机引物法,即向变性的探针溶液中加入6个核苷酸的随机DNA小片段,作为引物,当其与单链DNA互补结合后,按碱基互补原则不断在其3′OH端添加放射性核素标记的单核苷酸,这样也可以获得灵敏度很高的DNA探针。

(三)探针杂交

分子杂交是通过各种方法将核酸分子固定在固相支持物上,然后用放射性标记的探针与被固定的分子杂交,经显影后显示出目的DNA或RNA分子所处的位置。根据被测定的对象,分子杂交可分为两种。

1.印迹杂交

DNA片段经电泳分离后,从凝胶中转移到硝酸纤维素滤膜或尼龙膜上,然后与探针杂交。被检对象为DNA,探针为DNA或RNA。

2.诺瑟杂交

RNA片段经电泳后,从凝胶中转移到硝酸纤维素滤膜上,然后用探针杂交。被检对象为RNA,探针为DNA或RNA。

根据杂交所用的方法,分为斑点杂交、狭槽杂交和菌落原位杂交等。

有3种固相支持体可用于杂交:硝酸纤维素滤膜、尼龙膜和Whatman 541滤纸。常规细菌筛选和各种杂交时多选用硝酸纤维素滤膜作为固相支持体。不同商标的尼龙膜需要进行不同处理,在DNA固定和杂交的过程中要严格按生产厂家的说明书来进行。Whatman 541滤纸有很高的湿强度,最早用于筛选细菌菌落。该滤纸主要用于筛选一些基因文库。固定化DNA的杂交条件基本与使用硝酸纤维素滤膜时所建立的条件相同。

三、基因芯片技术

基因芯片系指大量序列已知的寡聚核苷酸探针被固定于支持物(玻璃片、硅片、硝酸纤维素膜等)上后,与待测标本中标记的DNA或RNA进行分子杂交,通过检测每个探针分子的杂交信号强度,获取样品分子的序列信息。该技术最大的优势在于能够同时分析成千上万个基因,其无可比拟的信息量、高通量及快速、准确地分析基因的能力在菌种鉴定、耐药性检测、基因组比较分析等方面发挥着重要的作用,但由于仪器昂贵和制备芯片成本偏高等因素限制了其临床推广。随着芯片技术在其他生命科学领域的延伸,基因芯片概念已泛化到生物芯片,包括基因芯片、蛋白质芯片、糖芯片、细胞芯片、流式芯片、组织芯片和芯片实验室等。

第四节 自动化酶免疫分析技术

抗原抗体特异性反应的特性引入到临床实验诊断技术上,已有很长的历史并发挥了重要的作用。除了利用抗原抗体特异性反应的原理进行某种未知物质的定性了解(定性方法)外,应用这一原理进行物质的定量分析在临床应用上已越来越广泛和深入。标记免疫化学分析技术就是一类很重要的免疫定量分析技术,酶联免疫吸附剂测定(enzyme-linked immune sorbent assay,

ELISA)技术的问世是免疫学定量分析方法的重要标志之一。从 ELISA 引申出来的一系列标记酶免疫化学分析(简称酶免疫分析,EIA)技术,使标记免疫化学分析技术得以丰富和完善,并得到广泛应用。本节着重介绍 ELISA 技术的自动化及应用。

一、免疫分析技术的发展

酶免疫分析(enzyme-linked immunoassay,EIA)是利用酶催化反应的特性来进行检测和定量分析免疫反应的。在实践上,首先要让酶标记的抗体或抗原与相应的配体(抗原或抗体)发生反应,然后再加入酶底物。酶催化反应发生后,可通过检测下降的酶底物浓度或升高的酶催化产物浓度来达到检测或定量分析抗原抗体反应的目的。

1971 年恩瓦尔和佩尔曼发表了酶联免疫吸附剂测定用于 IgG 定量测定的文章,从此开始普遍应用这种方法。在标记酶的研究上学者们做了大量工作,包括酶的种类开发、酶催化底物的应用、酶促反应的扩大效应研究,以及底物检测手段等。

(一)酶联免疫吸附剂分析

这是一项广泛应用于临床分析的 EIA 技术。在这一方法中,一种反应组分非特异性地吸附或以共价键形式结合于固体物的表面,像微量反应板孔的表面、磁颗粒表面或塑料球珠表面。吸附的组分有利于分离结合和游离的标记反应物。ELISA 技术可分为双抗体夹心法、间接法和竞争法三类。双抗体夹心法多用于检测抗原,是最广泛应用的 ELISA 技术,但此法检测的抗原,应至少有两个结合位点,故不能用于检测半抗原物质。间接法是检测抗体最常用的方法,只要更换不同的固相抗原,用一种酶标抗抗体就可检测出各种相应的抗体。竞争法可用于检测抗原和抗体。

(二)倍增性免疫分析技术

酶倍增性免疫分析技术(enzyme multiplied immunoassay technique,EMIT),也是一种广泛应用于临床分析的 EIA 技术。由于 EMIT 不需要"分离"这一步骤,易于操作,现用于分析各种药物、激素及代谢产物。EMIT 易于实现自动化操作。在这一技术中,抗体药物、激素或代谢产物的抗体与底物一起加入被检的患者标本中,让抗原抗体发生结合反应,再加入一定量的酶标记的相应药物、激素或代谢产物作为第二试剂;酶标志物与相应的过量抗体结合,形成抗原抗体复合物,这一结合封闭了酶触底物的活性位点或改变酶的分子构象,从而影响酶的活性。抗原抗体复合物形成引起的酶活性的相应改变与患者标本中待测成分的浓度成比例关系。从校准品曲线上即可算出待测成分的浓度。

(三)隆酶供体免疫分析

隆酶供体免疫分析这一分析技术是一项利用基因工程技术设计和发展起来的 EIA 技术。通过巧妙地操作大肠埃希菌的 lac 操纵子的 Z 基因,制备出 β-岩藻糖苷酶的无活性片段(酶供体和受体)。这两种片段可自然地装配重组形成有活性的酶,即使是供体片段结合到抗原上也不受影响。但是,当抗体结合到酶供体-抗原胶连体时,则会抑制这种装配重组,使有活性的酶不能形成。因此,在酶受体存在的情况下,被检抗原与酶供体-抗原胶连体对相应一定量的抗体的竞争便决定了有活性的酶的多少,被检抗原浓度高时,有活性酶形成的抑制便减少,反之便增多。测定酶活性可反映出被检抗原的量。

EIA 所用的酶主要有碱性磷酸酶、辣根过氧化物酶、葡萄糖-6-磷酸脱氢酶及 β-岩藻糖苷酶。抗体的酶标记和抗原的酶胶连是通过双功能制剂的共价键联合技术来制备的,重组的胶连物是利用基因融合技术来制备的。

EIA 技术中,有各种各样的酶促反应检测体系。光学比色测定就是一种很普遍的检测。目前使用的比色计,像酶标仪,结构紧密,性能较高,且以多用途、可靠、易于操作及价廉等特点得到用户的青睐。然而,用荧光剂或化学发光剂标记底物或产物的 EIA 相比用光学比色的在灵敏度上更具优势。磷酸伞形花酮是一种不发荧光的底物,在碱性磷酸酶的催化下可转变成强荧光性的伞形花酮,这一酶促反应可用于以碱性磷酸酶做标记酶的 EIA 定量分析。用碱性磷酸酶做标记酶做化学发光免疫分析时,选择一种名叫 adamantyl1,2-dioxetanearyl phosphate 的化学发光剂作为底物可获得很好的灵敏度效果。在酶的浓度为 $10\sim21$ mol/L 时也可检出。酶级联反应也已用于 EIA 技术,其优点是结合了两种酶——标记酶碱性磷酸酶和试剂酶乙酰脱氢酶的放大效应,使检测的灵敏度大大提高。

化学发光 ELISA 技术作为常用的 ELA 技术,其自动化的发展已在临床应用上受到重视。目前,国外已有许多公司发展了从样品加样、洗板到最终比色过程全自动化的仪器,以满足临床检验的各种需要。国内已用的仪器主要型号有:意大利 STB 公司生产的 AMP 型及 BRIO 型全自动酶免分析系统、基立福公司的 TRITURUS 型(变色龙)全自动酶免分析系统、伯乐公司的 Coda 型全自动酶免分析系统。另外,还有将加样和酶免分析分开处理的系统,如瑞士的 AT 型全自动标本处理系统和 FAME 型酶免分析系统。

二、ELISA 技术与自动化

(一)ELISA 技术的基本原理

1.双抗体夹心法

双抗体夹心法是检测抗原最常用的方法,可检测患者体液中各种微量抗原物质以及病原体有关的抗原,应用较广。其操作步骤是将特异性抗体包被载体,使形成固相抗体,洗去未结合的抗体和杂质后,加入待测样品,使其中相应抗原与固相抗体呈特异性结合,形成固相抗原抗体复合物,再洗涤除去未结合的物质,继加酶标记抗体,使与固相上的抗原呈特异性结合,经充分洗涤除去未结合的游离酶标记抗体,最后加入相应酶的底物化,固相的酶催化底物变成有色产物,颜色反应的程度与固相上抗原的量有关。

用此法检测的抗原应至少有两个结合位点,故不能用以检测半抗原物质。

2.间接法

间接法是检测抗体最常用的方法。其操作步骤是将特异性抗原包被载体,形成固相抗原,洗涤去除未结合的物质后,加待测样品,使其中待测的特异性抗体与固相抗原结合形成固相抗原抗体复合物,再经洗涤后,固相上仅留下特异性抗体,继加酶标记的抗人球蛋白(酶标抗抗体),使与固相复合物中的抗体结合,从而使待测抗体间接地标记上酶。洗涤去除多余的酶标抗抗体后,固相上结合的酶量就代表待测抗体的量。最后加底物显色,其颜色深度可代表待测定抗体量。

本法只要更换不同的固相抗原,用一种酶标抗抗体就可检测出各种相应的抗体。

3.竞争法

竞争法也可用以测定抗原和抗体。以测定抗原为例,受检抗原和酶标记抗原共同竞争结合固相抗体,因此与固相结合的酶标记抗原量与受检抗原量成反比,其操作步骤是将特异性抗体包被载体,形成固相抗体,洗涤去除杂质后,待测孔中同时加待测标本和酶标记抗原,使之与固相抗体反应。如待测标本中含有抗原,则与酶标记抗原共同竞争结合固相抗体。凡待测标本中抗原量较多,酶标记抗原结合的量就越少,洗涤去除游离酶标志物后,加底物显色。结果是不含受检抗原的对照孔,其结合的酶标记抗原最多,颜色最深。对照孔与待测颜色深度之差,代表受检标本中的抗原量。待测孔越淡,标本中抗原量越多。

(二)自动化

ELISA 技术的理论基础与实践在一般的概念里,ELISA 技术的可操作性强,不需复杂设备,甚至完全手工加样、洗板和肉眼判读结果,便可完成技术操作。近年来,人们的质量控制意识不断加强,要求尽可能做到最低限度地减小系统误差,降低劳动强度,这就需要解决 ELISA 技术中加样、温育、洗板及判读结果过程的系统误差问题及高效率运作问题,自动化技术应运而生。将 ELISA 技术的加样、温育、洗板及判读结果过程科学地、有机地、系统地结合,尽可能地减少各环节人为因素的影响,便成为自动化 ELISA 技术的理论基础。

在自动化 ELISA 技术中,可以将整个体系分成加样系统、温育系统、洗板系统、判读系统、机械臂系统、液路动力系统及软件控制系统等几种结构,这些系统既相互独立又紧密联系。加样系统包括加样针、条码阅读器、样品盘、试剂架及加样台等构件。加样针有两种,一为有特氟龙涂层的金属针,另一为可更换的一次性加样头(Tip)。有些仪器的加样针只配金属针,无一次性加样头,有些是两种针都配备。加样针的功能主要是加样品及试剂,它靠液路动力系统提供动力,通过注射器样的分配器进行精确加样。加样针的数量在各型号仪器上是不同的,有一根的、两根的或多根的。条码阅读器是帮助识别标本的重要装置,目前的仪器均配有此装置。样品盘除了放置标本外,还能放置稀释标本用的稀释管,供不同检测目的使用。试剂架是供放置酶标记试剂、显色液、终止液等试剂用的,有些型号的仪器这一部分是独立的,有些是并在样品盘上。加样台是酶标板放置的平台,有些仪器在台上设置温育装置,让温育在台上进行。整个加样系统由控制软件进行"按部就班"的协调操作。

温育系统主要由加温器及易导热的金属材料板架构成。有些是盒式的,有些是台式的。一般控制温度可在室温至 50 ℃之间。温育时间及温度设置是由控制软件精确调控的。

洗板系统是整个体系的重要组成部分,主要由支持板架、洗液注入针及液体进出管路等组成。洗液注入针一般是 8 头的。每项洗板的洗板残留量一般控制在 5 μL 以内,最好的设备可控制在 2 μL 内。洗板次数可通过软件控制实现并可更改。

读板系统由光源、激光片、光导纤维、镜片和光电倍增管组成,是对酶促反应最终结果作客观判读的设备。各型号仪器的比色探头配置不一样,有单头的,也有 8 头的。控制软件通过机械臂和输送轨道将酶标板送入读板器进行自动比色,再将光信号转变成数据信号并回送到软件系统进行分析,最终得出结果。

酶标板的移动靠机械臂或轨道运输系统来完成。机械臂的另一重要功能是移动加样针。机械系统的运动受控于控制软件,其运动非常精确和到位。

为了更易于理解自动化 ELISA 技术的操作,在此列举 AMP 型全自动酶免分析系统的操作过程。

(三)主要型号的全自动酶免分析仪的性能及特点

1.AMP 型全自动酶免分析仪

该型仪器适用于各样项目的 ELISA 检测。可随机设置检测模式,每块上可同时检测相关条件的 8 个项目。加标本的速度为 700 个/小时;标本加样体积为 7~300 μL,进度为 1 μL 可调;加样精度为 10 μL 时 CV <2.5%,100 μL 时 CV<1%。试剂加样速度为 1 400 孔/小时;加样体

积为 10～300 μL;进度为 1 μL 可调,加样精度为 100 μL 时 CV＜2％。有液面感应装置。样品架为 6 个可移动模块,一次可放置 180 个标本和稀释管,有标本识别的条码阅读器。温育系统中有可检温度在 20 ℃～45 ℃之间的平式加热器,温度设置误差在 ±0.5 ℃内,真正工作时需预热 5 min;孵育架有 8 个板位,每个板位温度设置是一样的,不能独立。洗板机配有 8 头洗液注入头,无交叉吸液,每洗液残留体积＜5 μL。读板器光源为 20 W 钨光灯,有 8 光纤的光度计,检测器有 8 个硅管,滤光片架可同时装 8 个滤光片,一般配装 405 nm、450 nm、492 nm、550 nm、620 nm波长的滤光片。吸光度范围为 0～3.000 OD,分辨率为 0.001 OD,精度在 OD＝0.15 时,CV＜2.5％;0.8 时,CV＜1.5％;1.5 时,CV＜1.5％。

2.Triturus 型全自动酶免分析仪

该型仪器适用于各种项目的 ELISA 检测。随机安排项目检测,每板上可同时做 8 个相同条件的项目检测。可用加样针或 Tip 头加样;加样速度为＞700 个/小时;加样体积为:用针时 2～300 μL,用 Tip 头时10～300 μL,进度均为 1 μL 可调;加样精度为:用针时 CV＜1％,用 Tip 头时 CV＜2％。试剂加样速度为 2 760孔/小时;加样体积 2～300 μL,进度为 1 μL 可调;加样精度为 100 μL 时,CV＜2％。有液面感应装置。标本架为一圆形可移动架,可同时放置 92 管标本和 96 个稀释管。标本架中心为 12 个可移动的试剂架,并有 8 个稀释液架。有标本识别的条码阅读器,温育系统有可控温在 20 ℃～40 ℃的平台加热器,温度设置误差在 ±0.5 ℃内,工作时需预热 10 min;有 4 个加热孵育板位,轨道式振荡,每个板位独立控温,互不干扰。洗板机配有 8 头洗液注入头,液残量控制在 2 μL 以内。读板器有重复性读的单光纤光度计,光源为 20 W 钨光灯,检测器有 1 个硅光管,滤光片架可同时装 7 个滤光片,一般配装 405 nm、450 nm、492 nm、550 nm、600 nm、620 nm波长的滤光片,吸光度范围为 0～3.000 OD,分辨率为 0.001 OD,精度为 CV＜1％。软件平台为 Windows 95/98。

3.CODA 型全自动开放式酶免系统

在本系统上配用开放的 ELISA 药盖。整个酶免分析过程都在一个组合式的系统内完成:加样、孵育、洗板、结果判读、打印报告。但也可以自动操作酶免反应过程中个别的功能。一次操作中最高可设置 5 种分析项目。可同时做 3 块酶标板的分析,测试量可大可小。可以贮存标准曲线,并为下次的测试作校正调节。能将测出的资料进行曲线拟合的积分计算。在大量筛选样品时,可用阈值测定的方法,筛查大批定性分析的样品。酶标板的孔底为平底或“U”“V”形底;样品管 5 mL 或1.5 mL均可放置。温育温度可控制在 35 ℃～47 ℃。检测光谱的波长范围为 400～700 nm。载板架有振板功能。软件平台为 Windows 95。

4.FAME 型酶免分析处理系统

该系统为除标本加样外的温育、加试剂、洗板、读板的自动化酶免分析装置。每项可同时处理 9 块酶标板。加样针为一次性,为回头加样探头,加样速度较快。酶试剂的混合须在机外进行。每板只能同时检测一个项目,但对于大样品、项目一致性强的工作,该系统应为上佳选择的机型。一般配上 AT 型标本处理系统,其全自动化的概念更可体现出来。

三、自动化 ELISA 技术的临床应用

由于 ELISA 技术具有无污染性、操作简便、项目易于开发等优点,加上已实现自动化,已受到临床实验室的重视。在骨代谢状况、糖尿病、药物浓度监测、内分泌学、生殖内分泌学、免疫血液学、肿瘤、感染性疾病、自身免疫病的诊断或监测上,ELISA 技术已占据了较优势的地位。但

其与发光免疫技术比较起来,灵敏度上稍逊色了些。重点介绍以下内容。

（一）骨代谢中骨重吸收的指标（Crosslaps）

Crosslaps 是Ⅰ型胶原连素中的 C 端肽交连区的商品名,是最近发展起来的一项反映骨形成和骨重吸收的重要指标。已有报道,在骨质疏松、佩吉特病、代谢性骨病等的患者中,尿中的 Crosslaps 升高。抑制骨重吸收的药物可导致 Crosslaps 水平降低。停经后妇女或骨质疏松患者雌激素等治疗可引起这一标志物降低。停经前妇女尿中 Crosslaps 的浓度一般在 $5\sim65$ nmol BCE/mmol Cr 之间,正常男性为86 nmol BCE/mmol Cr。

（二）与糖尿病有关的自身抗体

主要有抗谷氨酸脱羧酶抗（抗 GAD 抗体）IAA、ICA。

（三）细胞因子的检测

干扰素（IFN-α、γ、β）、白介素 $1\sim10$（IL-$1\sim10$）、$TGF\beta_1$、$TGF\beta_2$、$TNF\alpha$ 等。

（四）肝炎标志物及其他感染指标

甲、乙、丙、丁、戊型肝炎的血清学标志物、艾滋病病毒抗体、EB 病毒、巨细胞病毒、风疹病毒、弓形体等。

（五）自身免疫抗体

ENA、TGAb、TPOAb 等。

四、自动化 ELISA 技术应用展望

ELISA 技术在临床实验室里已是一项重要的应用技术,在病毒性肝炎血清学标志物的检测方面应用最广泛,在肿瘤标志物的检测上也经常用到该技术。但大多数的实验室仍停留在手工操作上,甚至连最基本的酶标仪都没有配备,势必影响到该技术的质量保证。

有人认为 ELISA 技术已逐步走向退化,可能会逐步退出临床实验室。研究者认为,这是一种不全面的看法。ELISA 技术除其自身的优点外,自动化的发展更应当为临床实验室提供可靠的质量保障,以及提高工作效率和减轻工作强度等。自动化的发展是 ELISA 技术更有生命力的象征。

应当提倡和推广自动化的 ELISA 技术。笔者在这些年的应用中体会到,很重要的一点是,自动化技术大大减少了手工操作中造成的系统误差。比如,有些标本,尤其是低浓度的,反复手工测定时经常出现忽阴忽阳的情况,受很多主观因素的影响。当然,应用自动化设备会增加测试的成本,但这种成本的增加带来的是检测质量的保证。另外,应当看到,随着用户和产品的增加,设备的成本价格会逐渐下调。

第五节 染色体显带技术

染色体经过一定程序处理并用特定染料染色后,在普通光学显微镜或荧光显微镜下,染色体上可显现出不同深浅颜色的带纹或不同强度的荧光节段叫作染色体带,各号染色体带的形态不同,称带型。1968 年,瑞典细胞化学家卡斯特-森等首先应用荧光染料氮芥喹吖因（quinacrine mustard,QM)染色后,在荧光显微镜下,发现各染色体沿其长轴显示一条条宽窄和亮度不同的横纹即称 Q 带。而且,各条染色体有其独特的带型。但很快就发现,将染色体标本用热、碱、各种蛋白酶(如胰蛋白酶)、尿素、去垢剂及用某些盐溶液预先处理,再用吉姆萨染色也可以显示与 Q 带类似的带纹。由于用吉姆萨最后染色,这类显带技术称为 G 显带。如改变盐溶液预先处理,还可以得到与 G 带明暗恰恰相反的 R 带和专门显示着丝粒异染色质的 C 带。其他一些显带技术还可以专门显示染色体的端粒的 T 带或核仁组织区的 N 带等。可将人类染色体显示出各自特异的带纹,而可明显区分,称为带型。由这一技术显示的带型,对每一对染色体来说都是特异的。

染色体显带的分类通常是按能产生某种带型的方法而划分的。如用 C、G、Q 或 T 显带技术产生的带分别称为 C 带、G 带、Q 带或 T 带。按此显带技术可分成两大类:一类是产生的带分布在整个染色体上,如 Q、G 和 R 带;另一类局部性的显带,即只能使染色体上少数特定的带或结构着色,如 C 带、T 带和 N 带等。本节介绍常用染色体整体 G 显带及局部 C 显带技术。

一、G 显带技术

G 显带是一种广泛应用的技术。它是用胰蛋白酶处理染色体标本,使染色体蛋白质变性,然后用吉姆萨染色,染色体吸收染料,各条染色体上显出深色和浅色相间的带型——G 带。G 带在普通光学显微镜下即可以观察分析。

(一)检验方法学

G 显带方法有四种:醋酸-钠盐-吉姆萨法;碱处理和磷酸缓冲液温育方法;胰蛋白酶处理吉姆萨染色法等,目前多采用后一种方法。

1.原理

胰蛋白酶处理吉姆萨染色法:染色体经胰蛋白酶处理,染色体上出现了深浅不同的带纹,称为 G 带。这一显带技术应用最广,用一定浓度的胰酶处理染色体,使染色体蛋白变性,但阳性的 G 带是表明富含 A-T DNA 的区段,而阴性 G 带则富含 G-C。出现明暗相间的带纹主要是染色体蛋白质的差异。

2.器材及试剂

(1)0.5%胰蛋白酶原液:称取胰蛋白酶 0.5 g 加无菌生理盐水 100 mL,置 37 ℃水浴中,使其溶解,分装后冰冻保存。

(2)D-Hank 溶液:NaCl 8 g,KCl 0.4 g,KH_2PO_4 0.06 g,$Na_2HPO_4 \cdot 12H_2O$ 0.157 g,葡萄糖 1 g,双蒸馏水 1 000 mL,1%酚红 2 mL。将上述试剂溶解后,用 5%$NaHCO_3$ 调 pH 7.0。4 ℃冰箱保存。

(3)吉姆萨染液:Giemsa 染料 1 g,甘油 66 mL,甲醇 66 mL。将 Giemsa 色素置研钵中,加甘油研磨,溶解后移入瓶中,置 55 ℃~56 ℃水浴 2 h,不时搅动,使其溶解,冷却后加入甲醇,室温下放置 2~3 周。

3.操作

(1)常规制备的染色体标本放置 37 ℃72 h 或 60 ℃16~24 h 或 78 ℃烤箱 2 h,自然冷却。

(2)取 0.5%胰酶 1 mL 放入染色缸中,加 D-Hank 液或生理盐水至 50 mL,搅匀,用 5%$NaHCO_3$ 调 pH 7.0,放入 37 ℃水浴锅中保温。

(3)吉姆萨液 1 mL 放入染色缸,加 pH 6.8 磷酸盐缓冲液至 50 mL。搅匀,放入水浴锅中保温(37 ℃)。

(4)胰酶消化:染色体标本浸入 37 ℃的胰蛋白酶消化液中,不断摇动,使标本均匀接触液体约 1 min 取出,立即投入双蒸馏水中漂洗 2 次。

(5)吉姆萨染色:将染色体标本放入吉姆萨染液中,染 10 min 左右,自来水漂洗,室温自然干燥。

(6)镜下观察:可见深、浅、窄、宽相间的带纹。

(二)方法学评价

G 显带技术步骤虽简单,但若得到高质量的染色体带纹实属不易,因为许多因素会影响到 G 显带质量。G 显带的带纹是否清晰可辨,除标本本身质量、老化程度外,还取决于胰蛋白酶的浓度、pH、胰酶液温度和作用时间等因素。

1.胰酶液温度

偏高,反应的速度就快,反之反应速度慢,将配好之胰酶液放入水浴锅内 15 min 左右,使胰酶液的温度保持在(37±0.5)℃。

2.胰酶处理时间

一般掌握在 1 min 左右,经染色后在镜下观察,如果染色体边缘发毛或染色体与染色体之间连成一片,说明胰酶作用时间太长。如果细胞的色泽为桃红色,高倍镜下观察,染色体的带纹清晰可辨,胰酶的作用时间适当。

3.生理盐水稀释胰酶分带

一定要把所用的染色缸洗净,并用双蒸馏水冲洗 2 次,以除去溶液中的二价阳离子。否则,反应速度会变慢,影响效果。

4.标本片龄

越长,对胰酶处理的抵抗性越大,片龄太长的标本,分带后往往不会出现带纹。

5.烤片温度

温度太高,带纹不清楚。烤片时间和温度不够带纹发毛。78 ℃烤片 3 h 左右;60 ℃烤片 24 h左右;37 ℃烤片 72 h 左右。只要掌握好胰酶浓度和温度及作用时间,一般均可分出清晰可辨的 G 显带。

6.G 显带

带型清晰,而且标本又可以长期保存。其中以胰蛋白酶处理法简单易行,效果比较稳定,适于一般实验室采用。

7.R 显带

又称反带或逆转显带,因其产生的带型及在染色强度上与 Q 带和 G 带型相反。本法的优点是较易得到带型,标本可重复使用。在 R 显带时,染色体末端为阳性染色,因此,特别适用于发现染色体的末端缺失。如染色体某一带异常但 Q 带为暗带,G 显带为淡染带不易确定时,R 带则呈深染带,可以相互比较诊断。

(三)临床意义

G 显带法简便易行,标本可长期保存,不像 Q 带方法虽简便,但需要昂贵的荧光染料和荧光显微镜设备,而且荧光带不太稳定,无法长期保存标本,不能为一般实验室所采用。所以 G 显带已成为当今细胞遗传学领域内用于染色体分析的主要常规方法之一。

二、C 显带技术

C 显带,在人类染色体中这一方法主要显示局部如着丝粒区以及和结构异染色质的区域,即 1、9、16 号染色体的次缢痕及 Y 染色体的长臂末端部分。因此,对显示上述染色体异常以及诊断、研究这些区域的多态性特别有用。

(一)检验方法学

C 显带基本有两种方法,NaOH 和 Ba(OH)$_2$ 法。介绍常用染色体经 Ba(OH)$_2$ 方法。

1.原理

用碱处理标本上的染色体使 DNA 变性之后,再在 SSC 溶液中,60 ℃的条件下使其复性,在受控制的条件下经吉姆萨染色可显示在染色体的特定部位深染。现在更为流行的看法认为氢氧化钡或其他碱性物质的处理是优先提取了非 C 带区的 DNA,SSC 的处理有助于带型的清晰。

2.试剂

5‰Ba(OH)$_2$、0.2 mol/L HCl、吉姆萨染液;2×SSC 配制:称取 NaCl 17.54 g、柠檬酸钠 8.82 g,加双蒸馏水至 1 000 mL。

3.操作

(1)将染色体标本放入 0.2 mol/L HCl 中 1 h,水洗。

(2)浸入预热到 50 ℃5‰Ba(OH)$_2$ 溶液中 2~3 min,取出后用双蒸馏水冲洗。

(3)浸入预热到 60 ℃的 2×SSC 溶液中 90 min,水洗 3 次。

(4)5‰吉姆萨染液中染色 10~15 min,水洗,干燥,镜检。

(5)各染色体的着丝粒,和近端着丝粒部位具有次缢痕的位置,如 1 号、9 号、16 号染色体上的次缢痕区以及 Y 染色体的长臂远端易着色。

(二)方法学评价

染色体标本在 Ba(OH)$_2$ 溶液中处理,应把染色缸的盖子盖好,以免液面形成膜,当标本取出时,膜挂在标本表面,影响标本质量。

(三)临床意义

C 带使每一号染色体的着丝粒区特异性地着色,尤其是 1、9、16 号和 Y 染色体的次缢痕区着色块更为显著。C 显带技术对分析着丝粒区、次缢痕区和随体区的结构变化,是有帮助的。

第三章　血清血型检验

第一节　ABO 血型鉴定

一、ABO 血型鉴定原理

根据红细胞上有或无 A 抗原和/或B 抗原,将血型分为 A 型、B 型、AB 型和 O 型 4 种。可利用红细胞凝集试验,通过正、反定型准确鉴定 ABO 血型。所谓正定型,是用已知抗-A 和抗-B 分型血清来测定红细胞上有无相应的 A 抗原或(和)B 抗原;所谓反定型,是用已知 A 红细胞、B 红细胞来测定血清中有无相应的抗-A 或(和)抗-B。

二、试剂和材料

抗-A(B 型血)、抗-B(A 型血)及抗-A＋B(O 型血)分型血清,5％A、B 及 O 型试剂红细胞盐水悬液,受检者血清,受检者 5％红细胞悬液(制备方法同标准红细胞悬液)。

三、方法

(一)试管法

1.正定型

取试管 3 支做好标记,分别加入抗 A、抗 B 和抗 A＋B 标准血清各 1 滴。每管加入被检者 5％红细胞悬液各 1 滴,混匀后在室温放置 5 min。

2.反定型

取清洁小试管 3 支分别标明 A、B、O 细胞。用滴管分别加入被检者血清各 1 滴,A、B 和 O 型5％标准红细胞悬液各 1 滴,再加入被检者血清各 1 滴,混合,立即以 1 000 r/min 离心 1 min。轻弹试管,观察红细胞有无凝集。对结果可疑标本,应以显微镜观察。

(二)玻片法

1.正定型

取清洁玻片 1 张(或白瓷板用蜡笔画格),依次标明抗 A、抗 B、抗 A＋B。按标记滴加相应的标准分型血清 1 滴,分别滴加被检者 5％红细胞悬液各 1 滴,转动玻片混合。

2.反定型

另取玻片 1 张(或白瓷板 1 块,用蜡笔画格),做好标记,分别加入被检者血清各 1 滴,再加入标准 A、B 和 O 型红细胞悬液各 1 滴,转动玻片混匀。室温放置 10～15 min,转动玻片观察结果,结果见表 3-1。

表 3-1 ABO 血型鉴定的结果观察

标准血清＋被检者红细胞			血检者血型	标准红细胞＋被检者血清		
抗 A	抗 B	抗 A＋B		A 细胞	B 细胞	O 细胞
＋	－	＋	A	－	＋	－
－	＋	＋	B	＋	－	－
－	－	－	O	＋	＋	－
＋	＋	＋	AB	－	－	－

注:(＋)凝集,(－)不凝集。

四、注意事项

标准血清质量应符合要求,用毕后应放置冰箱保存,以免细菌污染。试剂红细胞以 3 个健康者同型新鲜红细胞混合,用生理盐水洗涤 3 次,以除去存在于血清中的抗体及可溶性抗原。试管、滴管和玻片必须清洁干燥,防止溶血。操作方法应按规定,一般应先加血清,然后再加红细胞悬液,以便容易核实是否漏加血清。离心时间不宜过长或过短,速度不宜过快或过慢,以防假阳性或假阴性结果。观察时应注意区别真假凝集。判断结果后应仔细核对、记录,避免笔误。

五、临床意义

输血已成为临床上必不可少的治疗手段,输血必须输入 ABO 同型血,如输入异型血,输入的红细胞可能被迅速破坏,导致严重的溶血反应,常威胁生命甚至造成死亡。

第二节 Rh 血型鉴定

Rh 血型是红细胞血型中最复杂的一个血型系统,因为我国人群 Rh 阳性的人只有 0.2％～0.4％,因此常规血型鉴定时不必做 Rh 血型,但对有输血史、妊娠史的患者在输血前应做 Rh 血型鉴定。Rh 血型系统有 5 种抗血清,即抗 C,抗 c,抗 D,抗 E,抗 e,可以检出 18 种不同的型别,但由于临床实验室很难得到这 5 种抗血清,况且在 Rh 抗原中,抗原性最强,出现频率最高,临床上影响最大的是 D 抗原,所以临床上一般只作 D 抗原的鉴定,受检者红细胞能与抗 D 血清凝集者为强阳性,不凝集者为阴性。Rh 血型的鉴定方法依抗体的性质而定,完全抗体可用盐水凝集试验,不完全抗体可选用胶体介质、木瓜酶及抗人球蛋白等试验。

一、Rh 血型定型

（一）原理

Rh 血型抗体多系不完全抗体，属 IgG 型。因分子短小，与红细胞上的抗原作用后，不能使红细胞靠拢凝集。木瓜酶能破坏红细胞表面上的唾液酸，降低其表面电荷，减少红细胞之间的排斥力，红细胞得以靠拢，在不完全抗体的作用下，红细胞便出现凝集。

（二）试剂与材料

Rh 抗血清常用的为不完全抗 D、抗 C、抗 E 及抗 D 4 种。5％受检者红细胞盐水悬液。1％菠萝蛋白酶（或木瓜酶）溶液称取菠萝蛋白酶 1.0 g，溶解于 100 mL pH 5.5 磷酸盐缓冲液内。0.067 mol/L 磷酸盐缓冲液（pH 5.5）Na_2HPO_4 5 mL 和 KH_2PO_4 95 mL 混合而成。已知 Rh 阳性及 Rh 阴性 5％红细胞悬液各 1 份。

（三）操作

取试管 3 支，分别标明受检者及阳、阴性对照。每管各加抗 D 血清 1 滴。按标记各管分别加不同的红细胞悬液 1 滴及 1％菠萝蛋白酶试剂各 1 滴，混匀后置 37 ℃ 水浴中 1 h，观察结果。

（四）结果判定

阳性对照管凝集，阴性对照管无凝集，被检管凝集为 Rh(D) 阳性，无凝集为 Rh(D) 阴性。

（五）注意事项

应严格控制温度和时间，因 Rh 抗体凝集块比较脆弱，观察结果时，应轻轻侧动试管，不可用力振摇。阳性对照取 3 人 O 型红细胞混合而成，阴性对照不易得到。一般设计方法为正常 AB 型血清 1 滴，加 5％D 阳性红细胞悬液 1 滴和菠萝蛋白酶试剂 1 滴混匀，与受检管一同置 37 ℃ 水浴 1 h。

（六）临床意义

Rh 血型与输血：Rh 阴性患者如输入 Rh 阳性血液，可刺激患者产生免疫性抗体，当第二次再接受 Rh 阳性血液时，即发生溶血性输血反应；Rh 阴性妇女如孕育过 Rh 阳性胎儿，当输入 Rh 阳性血液时亦可产生溶血性反应，严重者可导致死亡。

Rh 血型与妊娠：Rh 阴性母亲孕育了 Rh 阳性胎儿后，在胎盘有小的渗漏时，胎儿血液可渗入母体血循环中，母体受到胎儿红细胞的刺激可产生相应的抗体，此种免疫性抗体能通过胎盘而破坏胎儿红细胞，如果第一胎所产生抗 D 抗体效价较低，一般对胎儿无明显影响；如再次妊娠 Rh 阳性胎儿时，抗 D 效价很快升高，此抗体通过胎盘进入胎儿体内而发生新生儿溶血病。

二、Du 血型鉴定

（一）盐水凝集试验

1.试剂

盐水抗 D 血清，受检者 2％～5％红细胞生理盐水悬液，D 阳性、D 阴性 2％～5％红细胞生理盐水悬液。

2.方法

取 3 支试管分别注明被检者姓名及阳性和阴性对照。每管加抗 D 血清 1 滴。按标明的试管分别加入被检者红细胞、D 阳性红细胞、D 阴性红细胞悬液各 1 滴，混匀后置 37 ℃ 水浴中 1 h。

3.结果

阳性对照有凝集,阴性对照无凝集。被检管出现凝集为 Rh 阳性,无凝集者为 Rh 阴性。

(二)胶体介质试验

1.试剂

不完全抗 D 血清。AB 型血清(选择无不规则抗体和免疫性抗体,促凝能力强,不使红细胞形成缗钱状的血清)。洗涤的被检者、Rh 阴性、Rh 阳性压积红细胞。

2.操作

将上述各种压积红细胞用 AB 型血清分别配成 5% 的红细胞悬液。取小试管 4 支分别标明被检者姓名,Rh 阴性、Rh 阳性及 AB 介质对照,按表 3-2 滴加反应物。

表 3-2　胶体介质试验操作表

反应物	被检者	Rh(一)对照	Rh(＋)对照	AB 介质对照
抗 D 血清	1 滴	1 滴	1 滴	
AB 血清	—	—	—	2 滴
被检红细胞	1 滴	—	—	1 滴
Rh(一)红细胞	—	1 滴	—	—
Rh(＋)红细胞	—	—	1 滴	—

注:混匀,37 ℃1 h。

3.结果

先看对照管,Rh 阳性对照管凝集,Rh 阴性对照管和 AB 介质对照管均不应凝集,被检管凝集者为 Rh 阳性;不凝集者为 Rh 阴性。

有 Rh 5 种抗血清的实验室,可用下列方法为 Rh 血型定型。

(1)试剂和材料:Rh 抗血清有不完全抗 C、抗 c、抗 D、抗 E 及抗 e。其效价为抗 D 不低于 64,抗 E、抗 C 和抗 e 不低于 16。5% 受检者红细胞生理盐水悬液。1% 菠萝蛋白酶(或木瓜酶)溶液。已知 Rh 阳性和 Rh 阴性 5% 红细胞生理盐水悬液各 1 份。

(2)方法:取试管(12 mm×60 mm)5 支,标明抗 C、抗 c、抗 D、抗 E、抗 e,按标明的内容分别加上述5 种抗血清 1 滴,再加 5% 受检者红细胞生理盐水悬液及 1% 菠萝蛋白酶试剂各 1 滴,混匀。另取两支对照管用蜡笔标明阳性和阴性,分别加入不完全抗 D 血清 1 滴,阳性对照管加 Rh 阳性红细胞 1 滴,阴性对照管加 Rh 阴性红细胞 1 滴,再分别加 1% 菠萝蛋白酶溶液 1 滴,置 37 ℃水浴中1 h,肉眼观察反应结果。将以上各管放 37 ℃1 h 观察结果。

(3)结果判定:如阳性对照管凝集,阴性对照管不凝集,受检者凝集,即表示受检者红细胞上有相应抗原;受检管不凝集,即表示受检者红细胞上没有相应抗原,用 5 种抗 Rh 血清检查,结果可能有 18 种表型。

第三节 红细胞血型系统

目前红细胞血型至少已发现有 26 个血型系统,400 多种血型抗原,ABO 血型是最早发现的一个血型系统,也是对人类影响最大的一个系统。

一、ABO 血型的分类

人类红细胞表面有两种抗原,分别为 A 抗原和 B 抗原,A 型红细胞表面含 A 抗原,B 型红细胞表面含 B 抗原,AB 型红细胞表面含有 A 和 B 两种抗原,O 型红细胞既不含有 A 抗原也不含有 B 抗原。在人的血清中,存在着两种天然抗体,一种叫抗 A 抗体,一种叫抗 B 抗体,在 A 型人的血清中含有抗 B 抗体,在 B 型人的血清中含有抗 A 抗体,在 AB 型人的血清中既不含有抗 A 抗体也不含有抗 B 抗体,O 型人的血清中含有抗 A 和抗 B 两种抗体,两种抗体可分别与相应的 A 或 B 抗原发生免疫反应。各型人的红细胞抗原及血清中含有的抗体见表 3-3。

表 3-3　各型红细胞抗原及血清中含有的抗原抗体

血型	红细胞所含抗原	血清中所含抗体
O	—	抗 A、抗 B
A	A	抗 B
B	B	抗 A
AB	A、B	—

二、ABO 抗原与血型物质

ABO 系统的血型抗原有 A、B、H 3 种,它们属于多糖类抗原,主要存在于红细胞表面,与脂质、蛋白质结合在一起,不溶于水,可溶于乙醇,抗原的成分由多糖和多肽组成。多肽部分决定血型的抗原性,多糖部分决定血型的特异性,H 抗原是 A、B 抗原基础物质。ABO 各型红细胞上都有 H 抗原,O 型最多,其顺序分别为 O＞A2＞A2B＞B＞A1B。ABH 抗原在胎儿 37 d 时便能检出,以后反应的敏感性不断增强,至出生时红细胞 ABH 抗原的敏感性已是成人的 20％,至 20 岁时达到高峰,抗原性终身不变,所以,初生儿不易鉴定血型。A、B 抗原不仅存在于红细胞和组织细胞上,而且以水溶性状态广泛存在于体液和分泌物中,如唾液、精液、胃液、羊水、汗液、胆汁、乳汁等。在体液和分泌物中出现的这些物质多为半抗原,称为血型物质,血型物质也存在于动物和其他生物体内,如猪胃、马胃、大肠埃希菌等。

血型物质在血型与输血中有以下几种用途:测定体液中的血型物质,辅助鉴定 A、B、O 血型,特别是对鉴定抗原性弱的亚型有很大帮助。ABO 系统的天然抗体可被血型物质中和。因此,可用血型物质鉴别抗体的性质。不同型混合血浆,由于血型物质中和了血浆中抗 A 和抗 B 凝集素,可使效价显著降低,因此,输混合血浆时,一般可忽略血型问题。血型物质能特异性地与相应抗体结合,从而可全部或部分地抑制抗体效价,据此利用红细胞凝集抑制试验可以检查肝、脾、肾等组织细胞及陈旧血痕、精液斑、唾液斑、毛发、皮肤中的血型物质,鉴定其血型。利用从动物脏器中抽出的血型物质免疫动物,可以得到高效价的抗 A、抗 B 血清。

三、ABO 血型抗体

（一）天然抗体

没有可以觉察的抗原刺激,在体内自然存在的抗体叫天然抗体,如人体血清中的抗 A、抗 B 抗体,就属于天然抗体。天然抗体大多数都是 IgM,分子量为 100 万,长为 95 nm,由于分子量大,不能通过胎盘,不耐热,70 ℃加热 1 h 便破坏,能在等渗盐水中与含有相应抗原的红细胞发生凝集,因此,又叫凝集素或盐水抗体或完全抗体,天然抗体多数属于冷性抗体,如抗 A、抗 B 在 0 ℃的效价可以是 37 ℃的 3 倍,但是为了避免特异性冷性抗体的干扰,ABO 血型鉴定还是应在室温进行,天然存在的抗 A、抗 B 抗体能被 A、B 血型的血清中和。

（二）免疫性抗体

通过输注异型抗原刺激机体产生的抗体,叫作免疫性抗体,如异型间输血、血型不同的妊娠、注射流感疫苗或破伤风抗血清(二者都含类 A 抗原物质),肺炎球菌感染(膜中含类 A 抗原),某些革兰氏阳性菌感染(含类 B 抗原物质),注射母体血(麻疹治疗)等,都可引起免疫抗体的产生,造成输血反应、新生儿溶血症、血清病等不良结果,有时患者能被本身的红细胞刺激产生自体免疫性抗体,造成溶血性贫血。在免疫过程中,早期产生的抗体,多数是 IgM,后期的多数为 IgG,IgG 分子量为 16 万,分子的长度约为 25 nm,能通过胎盘,较耐热,70 ℃加热时较稳定,又因 IgG 分子量小,加之红细胞间的电荷排斥,因此在生理盐水中与相应的红细胞作用,不能出现凝集现象,所以又叫不完全抗体,必须用胶体介质、酶介质或抗人球蛋白等试验,才能证明其存在。免疫性抗体一般都是温性抗体,在 37 ℃时作用较强。

第四节 标准血清的制备

一、标准 A、B、O 血清的制备

选择 A 型、B 型、O 型的健康青、壮年,无菌操作采取静脉血液,使其在 37 ℃凝固,待血清开始出现后,放冰箱内 12 h 或 24 h,使冷凝素被自身红细胞吸收。取出离心沉淀分离血清,再将分离出来的血清置于 56 ℃水浴中 30 min 或 60 ℃ 5 min 灭活补体,然后测定其效价和凝集力,符合规定要求时,即成标准血清。各级血站亦可将试验后的无异常、无乳糜的 A,B,O 血型管分别抽出,按以上步骤处理,即成标准血清。

二、凝集效价的测定

取小试管 20 支,分两排放置于试管架上,前排标明 A,后排标明 B,再将各排由左至右注明号码。各管均加生理盐水 0.2 mL。吸取 A 型被测血清 0.2 mL,加入 A 排第 1 管中,混匀,吸出 0.2 mL 加入第 2 管中,如此稀释至第 10 管,从第 10 管吸出的 0.2 mL 弃掉,用同样的方法取 B 型被测血清在 B 排中稀释,最后两排管的血清稀释倍数分别为 1∶2,1∶4,1∶8,1∶16,

1∶32,1∶64,1∶128,1∶256,1∶512,1∶1 024。A排管各加 B 型 2％红细胞生理盐水悬液 0.2 mL；B排管名加 A 型 2％红细胞生理盐水悬液 0.2 mL，混匀。放置室温（18 ℃～22 ℃） 1～2 h观察结果，以稀释倍数最高而又显凝集者为其凝集效价。混匀后，放室温（18 ℃～22 ℃） 1～2 h观察结果。如被测血清在第七管仍显凝集，则其凝集效价为1∶128。如第八管仍显凝集 则其凝集效价为1∶256。O 型标准血清抗 A、抗 B 的凝集效价测定，可参照上述方法进行。

三、标准血清的质量要求

A 型（抗 B）效价应在 1∶64 以上，B 型（抗 A）效价应在 1∶128 以上，如果低于上述标准，不能使用。并要检查效价低的原因，重新制备，如果效价太高，可按效价规定加适量等渗盐水稀释。且不含其他血型抗体，不形成缗钱状的假凝集，冷凝集素效价＜1∶4。

四、亲和力的测定

所谓亲和力是指标准血清与相对应的红细胞混合后出现的凝集速度及凝集块的大小而言。测定方法如下：取待测血清 0.1 mL 放于玻片或瓷板上，取对应的 10％红细胞生理盐水悬液 0.05 mL，加于血清中混匀并涂成直径约 1 cm 的圆形，立即计时。观察出现凝集的时间，并继续转动玻片或瓷板，至 3 min 时观察凝集块的大小。标准血清亲和力的质量要求，在 15～30 s 应出现凝集，3 min 时凝集块应在 1 mm² 以上，标准血清中不应含脂肪（脂肪可使效价迅速降低），不可污染细菌。

五、标准血清的保存方法

合格的标准血清每 50 mL 加 1 mL 1％硫柳汞水溶液防腐。再于 A 型血清中加入 1％的伊红水溶液；B 型血清中加入 1％的煌绿水溶液，以识区别。最好小量分装，冰箱保存。用时拿出放置室温融化后再使用。

第四章

红细胞检验

第一节　红细胞计数

红细胞计数是测定单位容积血液中红细胞数量,是血液一般检验基本项目之一。检验方法有显微镜计数法和血液分析仪法,本节介绍显微镜计数法。

一、检测原理

采用红细胞稀释液将血液稀释后,充入改良牛鲍计数板,在高倍镜下计数中间大方格内四角及中央共 5 个中方格内红细胞数,再换算成单位体积血液中红细胞数。

红细胞计数常用稀释液有 3 种,其组成及作用见表 4-1。

表 4-1　红细胞稀释液组成及作用

稀释液	组成	作用	备注
Hayem 液	氯化钠,硫酸钠,氯化汞	维持等渗,提高比密,防止细胞粘连,防腐	高球蛋白血症时,易造成蛋白质沉淀而使红细胞凝集
甲醛枸橼酸钠盐水	氯化钠,枸橼酸钠,甲醛	维持等渗,抗凝,固定红细胞和防腐	
枸橼酸钠盐水	31.3 g/L 枸橼酸钠		遇自身凝集素高者,可使凝集的红细胞分散

二、操作步骤

显微镜计数法。①准备稀释液:在试管中加入红细胞稀释液;②采血和加血:准确采集末梢血或吸取新鲜静脉抗凝血加至稀释液中,立即混匀;③充池:准备计数板、充分混匀红细胞悬液、充池、室温静置一定时间待细胞下沉;④计数:高倍镜下计数中间大方格内四角及中央中方格内红细胞总数;⑤计算:换算成单位体积血液中红细胞数。

三、方法评价

显微镜红细胞计数法是传统方法,设备简单、试剂易得、费用低廉,适用于基层医疗单位和分散检测;缺点是操作费时,受器材质量、细胞分布及检验人员水平等因素影响,不易质量控制,精密度低于仪器法,不适用于临床大批量标本筛查。在严格规范操作条件下,显微镜红细胞计数是参考方法,用于血液分析仪的校准、质量控制和异常检测结果复核。

四、质量管理

(一)检验前管理

(1)器材:必须清洁、干燥。真空采血系统、血细胞计数板、专用盖玻片、微量吸管及玻璃刻度吸管等规格应符合要求或经过校正。

(2)生理因素:红细胞计数一天内变化为4%,同一天上午7时最高,日间变化为5.8%,月间变化为5.0%。

(3)患者体位及状态:直立体位换成坐位15 min后采血,较仰卧位15 min后采血高5%~15%;剧烈运动后立即采血可使红细胞计数值增高10%。

(4)采血:应规范、顺利、准确,否则应重新采血。毛细血管血采集部位不得有水肿、发绀、冻疮或炎症;采血应迅速,以免血液出现小凝块致细胞减少或分布不均;针刺深度应适当(2~3 mm);不能过度挤压,以免混入组织液。静脉采血时静脉压迫应小于1 min,超过2 min可使细胞计数值平均增高10%。

(5)抗凝剂:采用EDTA-K_2作为抗凝剂,其浓度为3.7~5.4 $\mu mol/mL$血或1.5~2.2 mg/mL血,血和抗凝剂量及比例应准确并充分混匀。标本应在采集后4 h内检测完毕。

(6)红细胞稀释液:应等渗、新鲜、无杂质微粒(应过滤),吸取量应准确。

(7)WHO规定,如标本储存在冰箱内,检测前必须平衡至室温,并至少用手颠倒混匀20次。

(8)为避免稀释溶血和液体挥发浓缩,血液稀释后应在1 h内计数完毕。

(二)检验中管理

1.操作因素

(1)计数板使用:WHO推荐以"推式"法加盖玻片,以保证充液体积高度为0.10 mm。

(2)充池:充池前应充分混匀细胞悬液,可适当用力振荡,但应防止气泡产生及剧烈振荡破坏红细胞;必须一次性充满计数室(以充满但不超过计数室台面与盖玻片之间的矩形边缘为宜),不能断续充液、满溢、不足或产生气泡,充池后不能移动或触碰盖玻片。

(3)计数域:血细胞在充入计数室后呈随机分布或Poisson分布,由此造成计数误差称为计数域误差,是每次充池后血细胞在计数室内分布不可能完全相同所致,属于偶然误差。扩大血细胞计数范围或数量可缩小这种误差。根据下述公式推断,欲将红细胞计数误差(CV)控制在5%以内,至少需要计数400个红细胞。

(4)计数:应逐格计数,按一定方向进行,对压线细胞应遵循"数上不数下、数左不数右"原则。

(5)红细胞在计数池中如分布不均,每个中方格之间相差超过20个,应重新充池计数。在参考范围内,2次红细胞计数相差不得>5%。

$$CV = \frac{s}{m} \times 100\% = \frac{1}{\sqrt{m}} \times 100\%$$

式中,s:标准差,m:红细胞多次计数的均值。

2.标本因素

(1)白细胞数量:WBC在参考范围时,仅为红细胞的1/1 000~1/500,对红细胞数量影响可忽略,但 WBC>100×10⁹/L 时,应校正计数结果:实际 RBC=计数 RBC－WBC;或在高倍镜下计数时,不计白细胞(白细胞体积较成熟红细胞大,中央无凹陷,可隐约见到细胞核,无草黄色折光)。

(2)有核红细胞或网织红细胞:增生性贫血时,有核红细胞增多或网织红细胞提前大量释放时,可干扰红细胞计数。

(3)冷凝集素:可使红细胞凝集,造成红细胞计数假性减低。

3.室内质量控制(IQC)及室间质量评价(EQA)

血细胞显微镜计数法尚缺乏公认或成熟质量评价与考核方法,是根据误差理论设计的评价方法。

(1)双份计数标准差评价法:采用至少 10 个标本,每个均作双份计数,由每个标本双份计数之差计算标准差,差值如未超出 2 倍差值标准差范围,则认为结果可靠。

(2)国际通用评价法:可参考美国 1988 年临床实验室改进修正案(CLIA88)能力验证计划的允许总误差进行评价,通过计算靶值偏倚情况进行血细胞计数质量评价:质量标准＝靶值±允许总误差。允许总误差可以是百分数、固定值、组标准差(s)倍数。红细胞计数允许误差标准是计数结果在靶值±6％以内。

五、临床应用

(一)红细胞增多

(1)严重呕吐、腹泻、大面积烧伤及晚期消化道肿瘤患者。多为脱水血浓缩使血液中的有形成分相对地增多所致。

(2)心肺疾病:先天性心脏病、慢性肺脏疾病及慢性一氧化碳中毒等。因缺氧必须借助大量红细胞来维持供氧需要。

(3)干细胞疾病:真性红细胞增多症。

(二)红细胞减少

(1)急性或慢性失血。

(2)红细胞遭受物理、化学或生物因素破坏。

(3)缺乏造血因素、造血障碍和造血组织损伤。

(4)各种原因的血管内或血管外溶血。

第二节　网织红细胞计数

网织红细胞(reticulocyte,Ret,RET)是介于晚幼红细胞和成熟红细胞之间的尚未完全成熟的红细胞,因胞质中残留一定量的嗜碱性物质核糖核酸(RNA),经新亚甲蓝或煌焦油蓝等碱性染料活体染色后,RNA 凝聚呈蓝黑色或蓝紫色颗粒,颗粒多时可连成线状或网状结构(图 4-1)。RET 在骨髓停留一段时间后释放入血,整个成熟时间约 48 h。RET 较成熟红细胞大,直径为8.0～9.5 μm。随着红细胞发育成熟,RNA 逐渐减少至消失;RET 网状结构越多,表示细胞越幼稚。ICSH 据此将其分为 Ⅰ～Ⅳ型(表 4-2)。

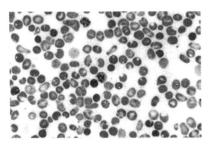

图 4-1 网织红细胞

表 4-2 网织红细胞分型及特征

分型	形态特征	正常存在部位
Ⅰ型(丝球型)	RNA 呈线团样几乎充满红细胞	仅存在骨髓中
Ⅱ型(网型或花冠型)	RNA 呈松散的线团样或网状	大量存在骨髓中,外周血很难见
Ⅲ型(破网型)	网状结构少,呈断线状或不规则枝状连接或排列	主要存在骨髓中,外周血可见少量
Ⅳ型(颗粒型或点粒型)	RNA 呈分散的颗粒状或短丝状	主要存在外周血中

一、检测原理

RET 检测方法有显微镜法、流式细胞术法和血液分析仪法。

(一)显微镜法

活体染料的碱性基团(带正电荷)可与网织红细胞嗜碱性物质 RNA 的磷酸基(带负电荷)结合,使 RNA 间负电荷减少而发生凝缩,形成蓝色颗粒状、线状甚至网状结构。在油镜下计数一定量红细胞中 RET 数,换算成百分率。如同时做 RBC 计数,则可计算出 RET 绝对值。

显微镜法 RET 活体染色染料有灿烂煌焦油蓝(brilliant cresyl blue,又称灿烂甲酚蓝)、新亚甲蓝(new methylene blue,又称新次甲基蓝)和中性红等,其评价见表 4-3。

表 4-3 显微镜法 RET 活体染色染料评价

染料	评价
煌焦油蓝	普遍应用,溶解度低,易形成沉渣附着于红细胞表面,影响计数;易受 Heinz 小体和 HbH 包涵体干扰
新亚甲蓝	对 RNA 着色强且稳定,Hb 几乎不着色,利于计数。WHO 推荐使用
中性红	浓度低、背景清晰,网织颗粒鲜明,不受 Heinz 小体和 HbH 包涵体干扰

(二)流式细胞术(flow cytometry,FCM)法

RET 内 RNA 与碱性荧光染料(如派洛宁 Y、吖啶橙、噻唑橙等)结合后,用流式细胞仪或专用自动网织红细胞计数仪进行荧光细胞(RET)计数,同时报告 RET 绝对值。仪器还可根据荧光强度(RNA 含量)将 RET 分为强荧光强度(HFR)、中荧光强度(MFR)和弱荧光强度(LFR),计算出 RET 成熟指数(reticulocyte maturation index,RMI)。

$$RMI\% = \frac{HFR+MFR}{LFR} \times 100$$

二、操作步骤

显微镜法(试管法)。①加染液:在试管内加入染液数滴。②加血染色:加入新鲜全血数滴,

立即混匀,室温放置一定时间(CLSI 推荐 3～10 min)。③制备涂片:取混匀染色血滴制成薄片,自然干燥。④观察:低倍镜下观察并选择红细胞分布均匀、染色效果好的部位。⑤计数:常规法,油镜下计数至少 1 000 红细胞数量中 RET 数;Miller 窥盘法,将 Miller 窥盘置于目镜内,分别计数窥盘小方格(A 区)内成熟红细胞数和大格内(B 区)RET 数。⑥计算算式如下。

$$常规法:RET\% = \frac{计数 1\ 000 个成熟红细胞中网织红细胞数}{1\ 000} \times 100$$

$$Miller 窥盘法:RET\% = \frac{大方格内网织红细胞数}{小方格内红细胞数 \times 9} \times 100$$

$$RET 绝对值(个/L) = \frac{红细胞数}{L} \times RET(\%)$$

三、方法评价

网织红细胞计数的方法评价见表 4-4。

表 4-4　网织红细胞计数方法评价

方法	优点	缺点
显微镜法	操作简便、成本低、形态直观。试管法重复性较好、易复查,为参考方法。建议淘汰玻片法	影响因素多、重复性差、操作烦琐
流式细胞术法	灵敏度、精密度高,适合批量检测	仪器贵、成本高,成熟红细胞易被污染而影响结果
血液分析仪法	灵敏度、精密度高,易标准化,参数多,适合批量检测	影响因素多、H-J 小体、有核红细胞、镰状红细胞、巨大血小板、寄生虫等可致结果假性增高

四、质量管理

(一)检验前管理

1.染液

煌焦油蓝染液最佳浓度为 1%,在 100 mL 染液中加入 0.4 g 柠檬酸三钠,效果更好。应储存于棕色瓶,临用前过滤。WHO 推荐使用含 1.6% 草酸钾的 0.5% 新亚甲蓝染液。

2.标本因素

因 RET 在体外可继续成熟使数量逐渐减少,因此,标本采集后应及时处理。

3.器材和标本采集等要求

同红细胞计数。

(二)检验中管理

1.操作因素

(1)染色时间:室温低于 25 ℃时应适当延长染色时间或放置 37 ℃温箱内染色 8～10 min。标本染色后应及时检测,避免染料吸附增多致 RET 计数增高。

(2)染液与血液比例以 1:1 为宜,严重贫血者可适当增加血液量。

(3)使用 Miller 窥盘(ICSH 推荐):以缩小分布误差,提高计数精密度、准确度和速度。

(4)计数 RBC 数量:为控制 CV 为 10%,ICSH 建议根据 RET 数量确定所应计数 RBC 数量(表 4-5)。

表 4-5　ICSH:RET 计数 CV＝10％时需镜检计数 RBC 数量

RET(％)	计数 Miller 窥盘小方格内 RBC 数量	相当于缩视野法计数 RBC 数量
1～2	1 000	9 000
3～5	500	4 500
6～10	200	1 800
11～20	100	900

（5）CLSI 规定计数时应遵循"边缘原则"，即数上不数下、数左不数右。如忽视此原则对同一样本计数时，常规法计数结果可比窥盘法高 30％。

2.标本因素

（1）ICSH 和 NCCLS 规定：以新亚甲蓝染液染色后，胞质内凡含有 2 个以上网织颗粒的无核红细胞计为 RET。

（2）注意与非特异干扰物鉴别：RET 为点状或网状结构，分布不均；HbH 包涵体为圆形小体，均匀散布在整个红细胞中，一般在孵育 10～60 min 后出现；Howell-Jolly 小体为规则、淡蓝色小体；Heinz 小体为不规则突起状、淡蓝色小体。

3.质控物

目前，多采用富含 RET 抗凝脐带血制备的质控品，通过定期考核检验人员对 RET 辨认水平进行 RET 手工法质量控制，但此法无法考核染色、制片等环节。CLSI 推荐 CPD 抗凝全血用于 RET 自动检测的质量控制物。

五、临床应用

（一）参考范围

参考范围见表 4-6。

表 4-6　网织红细胞参考范围

方法	人群	相对值(％)	绝对值(×10⁹/L)	LFR(％)	MFR(％)	HFR(％)
手工法	成年人、儿童	0.5～1.5	24～84			
	新生儿	3.0～6.0				
FCM	成年人	0.7±0.5	43.6±19.0	78.8±6.6	18.7±5.1	2.3±1.9

（二）临床意义

外周血网织红细胞检测是反映骨髓红系造血功能的重要指标。临床应用主要如下。

1.评价骨髓增生能力与判断贫血类型

（1）增高：表示骨髓红细胞造血功能旺盛，见于各种增生性贫血，尤其是溶血性贫血，RET 可达 6％～8％或以上，急性溶血时可达 20％～50％或以上；红系无效造血时，骨髓红系增生活跃，外周血 RET 则正常或轻度增高。

（2）减低：见于各种再生障碍性贫血、单纯红细胞再生障碍性贫血等。RET＜1％或绝对值＜15×10⁹/L 为急性再生障碍性贫血的诊断指标。

通常，骨髓释放入外周血 RET 主要为Ⅳ型，在血液中 24 h 后成为成熟红细胞。增生性贫血时，幼稚 RET 提早进入外周血，需 2～3 d 后才成熟，即在血液停留时间延长，使 RET 计数结果高于实际水平,不能客观反映骨髓实际造血能力。因 RET 计数结果与贫血严重程度(Hct 水平)和 RET 成熟时间有关,采用网织红细胞生成指数(reticulocyte production index,RPI)可校正 RET 计数结果。

$$RPI = \frac{患者\ Hct}{正常\ Hct(0.45)} \times \frac{患者\ RET(\%)}{RET\ 成熟时间(d)}$$

HcT/RET 成熟时间(d)关系为:$(0.39\sim0.45)/1$,$(0.34\sim0.38)/1.5$,$(0.24\sim0.33)/2.0$,$(0.15\sim0.23)/2.5$ 和 $<0.15/3.0$。正常人 RPI 为 1;RPI<1 提示贫血为骨髓增生低下或红系成熟障碍所致;RPI>3 提示贫血为溶血或失血,骨髓代偿能力良好。

2.观察贫血疗效

缺铁性贫血或巨幼细胞贫血分别给予铁剂、维生素 B_{12} 或叶酸治疗,$2\sim3$ d 后 RET 开始增高,$7\sim10$ d 达最高(10% 左右),表明治疗有效,骨髓造血功能良好。反之,表明治疗无效,提示骨髓造血功能障碍。EPO 治疗后 RET 也可增高达 2 倍之多,$8\sim10$ d 后恢复正常。

3.放疗、化疗监测

放疗和化疗后造血恢复时,可见 RET 迅速、短暂增高。检测幼稚 RET 变化是监测骨髓恢复较敏感的指标,出现骨髓抑制时,HFR 和 MFR 首先降低,然后出现 RET 降低。停止放疗、化疗,如骨髓开始恢复造血功能,上述指标依次上升,可同时采用 RMI 监测,以适时调整治疗方案,避免造成骨髓严重抑制。

4.骨髓移植后监测骨髓造血功能恢复

骨髓移植后第 21 d,如 $RET > 15 \times 10^9/L$,常表示无移植并发症。如 $RET < 15 \times 10^9/L$ 伴中性粒细胞和血小板增高,提示骨髓移植失败可能,此可作为反映骨髓移植功能良好指标,且不受感染影响。

第三节　红细胞形态学检验

不同病因作用于红细胞发育成熟过程不同阶段,可致红细胞发生相应病理变化及形态学改变(大小、形状、染色及结构)。红细胞形态学检查结合 RBC、Hb 和 Hct 及其他参数综合分析,可为贫血等疾病诊断和鉴别诊断提供进一步检查线索。

一、检验原理

外周血涂片经瑞特-吉姆萨染色后,不同形态红细胞可显示各自形态学特点。选择红细胞分布均匀、染色良好、排列紧密但不重叠的区域,在显微镜下观察红细胞形态。

二、操作步骤

(1)采血、制备血涂片与染色。

(2)低倍镜观察:观察血涂片细胞分布和染色情况,找到红细胞分布均匀、染色效果好、排列紧密,但不重叠区域(一般在血涂片体尾交界处),转油镜观察。

（3）油镜观察：仔细观察红细胞形态（大小、形状、染色及结构）是否异常，同时浏览全片是否存在其他异常细胞或寄生虫。

三、方法评价

显微镜检查可直观识别红细胞形态，发现红细胞形态病理变化，目前仍无仪器可完全取代，也是仪器校准和检测复核方法。

四、质量管理

（1）血涂片制备及染色：应保证血涂片制备和染色效果良好。操作引起的常见红细胞形态异常的人为因素如下。①涂片不当：可形成棘形红细胞、皱缩红细胞、红细胞缗钱状聚集；②玻片有油脂：可见口形红细胞；③EDTA抗凝剂浓度过高或血液长时间放置：可形成锯齿状红细胞；④涂片干燥过慢或固定液混有少许水分：可形成面包圈形、口形、靶形红细胞；⑤涂片末端附近：可形成与长轴方向一致假椭圆形红细胞；⑥染色不当：可形成嗜多色性红细胞。

（2）检验人员：必须有能力、有资格能识别血液细胞形态。

（3）油镜观察：应注意浏览全片，尤其是血涂片边缘，观察是否存在其他异常细胞。

五、临床应用

（一）参考范围

正常成熟红细胞形态呈双凹圆盘状，大小均一，平均直径 7.2 μm（6.7～7.7 μm）；瑞特-吉姆萨染色为淡粉红色，呈正色素性；向心性淡染，中央 1/3 为生理性淡染区；胞质内无异常结构；无核；可见少量变形或破碎红细胞。

（二）临床意义

正常形态红细胞（图 4-2）：除了见于健康人，也可见于急性失血性贫血、部分再生障碍性贫血（aplastic anemia，AA）。

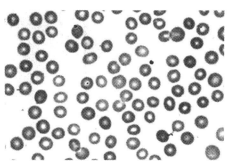

图 4-2 正常红细胞形态（瑞特-吉姆萨染色）

形态异常红细胞：如发现数量较多形态异常红细胞，在排除人为因素后，提示为病理改变。红细胞形态异常可分为大小、形状、染色（血红蛋白）、结构和排列等五大类。

1.红细胞大小异常

（1）小红细胞：指直径＜6 μm 红细胞，出现较多染色浅、淡染区扩大的小红细胞（图 4-3），提示血红蛋白合成障碍。见于缺铁性贫血（iron deficiency anemia，IDA）、珠蛋白生成障碍性贫血。遗传性球形红细胞增多症（hereditary spherocytosis，HS）的小红细胞内血红蛋白充盈度良好，其至深染,中心淡染区消失。长期慢性感染性贫血为单纯小细胞性,即红细胞体积偏小,无淡染区扩大(小细胞正色素红细胞)。

(2)大红细胞:指直径大于 10 μm 红细胞(图 4-4),呈圆形(圆形大红细胞)或卵圆形(卵圆形大红细胞)。见于叶酸、维生素 B_{12} 缺乏所致巨幼细胞贫血(megaloblastic anemia,MA),为幼红细胞内 DNA 合成不足,不能按时分裂,脱核后形成大成熟的红细胞。也可见于溶血性贫血(hemolytic anemia,HA)和骨髓增生异常综合征(myelodysplastic syndrome,MDS)等。

(3)巨红细胞:指直径>15 μm 红细胞(图 4-5)。见于 MA、MDS 血细胞发育不良时,后者甚至可见直径>20 μm 超巨红细胞。

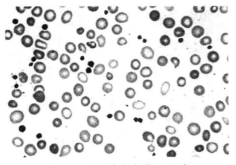
图 4-3 小细胞低色素红细胞

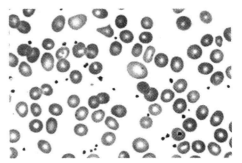
图 4-4 大红细胞和红细胞大小不均

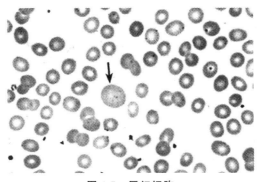
图 4-5 巨红细胞

(4)红细胞大小不均:指同一血涂片上红细胞之间直径相差 1 倍以上,由红细胞体积分布宽度(RDW)反映。见于贫血,MA 时尤为明显,与骨髓造血功能紊乱或造血监控功能减弱有关。

2.红细胞形状异常

(1)球形红细胞:红细胞直径<6 μm,厚度>2.6 μm,小球形,着色深,无中心淡染区,直径与厚度之比(正常为 3.4:1)可减少至 2.4:1 或更小(图 4-6),与红细胞膜结构异常致膜部分丢失有关,此类红细胞易于破坏或溶解。见于遗传性球形红细胞增多症(常大于 20%)、自身免疫性溶血性贫血和新生儿溶血病等。

(2)椭圆形红细胞:也称卵圆形红细胞,红细胞呈椭圆形、杆形或卵圆形,长度可大于宽度 3 倍,可达5:1(图 4-7),形成与膜基因异常致细胞膜骨架蛋白异常有关,且只有成熟后才呈椭圆形,因此,仅在外周血见到,正常人外周血约占 1%。见于遗传性椭圆形红细胞增多症(hereditary elliptocytosis,HE)(常大于 25%,甚至达 75%)和巨幼细胞贫血(可达 25%)。

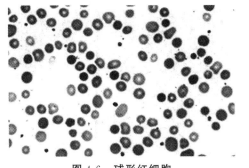

图 4-6 球形红细胞

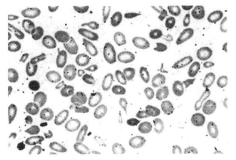

图 4-7 椭圆形红细胞

（3）泪滴形红细胞：红细胞泪滴样或梨状（图 4-8），可能因细胞内含 Heinz 小体或包涵体，或红细胞膜某一点被粘连而拉长，或制片不当所致。正常人偶见。见于骨髓纤维化、溶血性贫血和珠蛋白生成障碍性贫血等。

（4）口形红细胞：红细胞中心苍白区呈张口形（图 4-9），因膜异常使 Na^+ 通透性增加，细胞膜变硬，细胞脆性增加，生存时间缩短。正常人偶见（小于 4%）。见于遗传性口形红细胞增多症（hereditary stomatocytosis，HST）（常大于 10%）、小儿消化系统疾病所致的贫血、急性酒精中毒、某些溶血性贫血和肝病等。也可见于涂片不当，如血涂片干燥缓慢、玻片有油脂等。

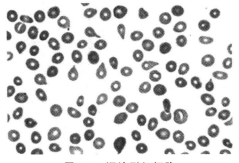

图 4-8 泪滴形红细胞

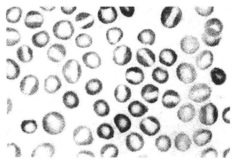

图 4-9 口形红细胞

（5）镰状红细胞：红细胞呈镰刀状、线条状或呈"L""S""V"形等（图 4-10），可能为缺氧使红细胞内 HbS 溶解度降低，形成长形或尖形结晶体，使胞膜变形。见于镰状红细胞病。血涂片中出现可能是脾、骨髓或其他脏器毛细血管缺氧所致。在新鲜血液内加入还原剂，如偏亚硫酸钠，然后制作涂片有利于镰状红细胞检查。

（6）靶形红细胞：比正常红细胞稍大且薄，中心染色较深，外围苍白，边缘又深染，呈靶状（图 4-11）。有的红细胞边缘深染区向中央延伸或相连成半岛状或柄状，形成不典型靶形红细胞。可能与红细胞内血红蛋白组合、结构变异及含量不足、分布不均有关，其生存时间仅为正常红细胞的 1/2 或更短。见于珠蛋白生成障碍性贫血（常大于 20%）、严重缺铁性贫血、某些血红蛋白病、肝病、阻塞性黄疸和脾切除后，也可见于血涂片制作后未及时干燥固定、EDTA 抗凝过量等。

（7）棘形红细胞：红细胞表面有多个不规则针状或指状突起，突起长宽不一、外端钝圆、间距不等（图 4-12）。见于遗传性或获得性无 β-脂蛋白血症（可达 70%～80%）、脾切除后、酒精中毒性肝病、神经性厌食和甲状腺功能减退症等。

（8）刺红细胞：也称锯齿形红细胞，红细胞表面呈钝锯齿状，突起排列均匀、大小一致、外端较尖（图 4-13）。见于制片不当、高渗和红细胞内低钾等，也可见于尿毒症、丙酮酸激酶缺乏症、胃癌和出血性溃疡。

（9）裂红细胞：也称为红细胞碎片或破碎红细胞。指红细胞大小不一，外形不规则，可呈盔形、三角形、扭转形（图4-14），为红细胞通过管腔狭小的微血管所致。正常人血片中小于2％。见于弥散性血管内凝血、创伤性心源性溶血性贫血、肾功能不全、微血管病性溶血性贫血、血栓性血小板减少性紫癜、严重烧伤和肾移植排斥时。

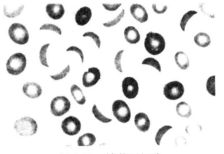

图4-10　镰状红细胞

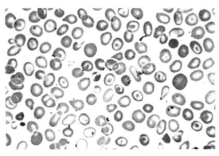

图4-11　靶形红细胞

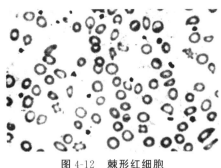

图4-12　棘形红细胞

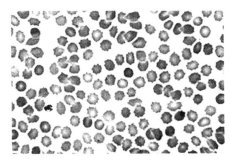

图4-13　刺红细胞

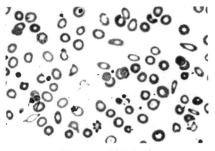

图4-14　裂红细胞

（10）红细胞形态不整：指红细胞形态发生无规律变化，出现各种不规则的形状，如豆状、梨形、蝌蚪状、麦粒状和棍棒形等（图4-15），可能与化学因素（如磷脂酰胆碱、胆固醇和丙氨酸）或物理因素有关。见于某些感染、严重贫血，尤其是MA。

3.红细胞染色异常

（1）低色素性：红细胞生理性中心淡染区扩大，染色淡薄，为正细胞低色素红细胞或小细胞低色素红细胞，甚至仅细胞周边着色为环形红细胞（图4-16），提示红细胞血红蛋白含量明显减少。见于缺铁性贫血、珠蛋白生成障碍性贫血、铁粒幼细胞性贫血（sideroblastic anemia，SA）和某些血红蛋白病等。

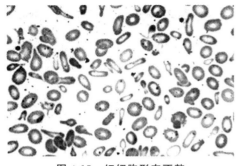

图 4-15　红细胞形态不整

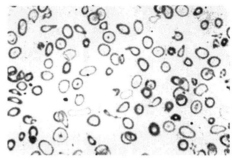

图 4-16　低色素性红细胞

（2）高色素性：红细胞生理性中心淡染区消失，整个细胞染成红色，胞体大（图 4-17），提示红细胞血红蛋白含量增高，故 MCH 增高，见于 MA 和遗传性球形红细胞增多症。球形红细胞因厚度增加，也可呈高色素，其胞体小，故 MCH 不增高。

（3）嗜多色性：红细胞淡灰蓝色或灰红色，胞体偏大，属尚未完全成熟红细胞（图 4-18），因胞质内尚存少量嗜碱性物质 RNA，又有血红蛋白，故嗜多色性。正常人血片中为 0.5%～1.5%。见于骨髓红细胞造血功能活跃时，如溶血性贫血和急性失血。

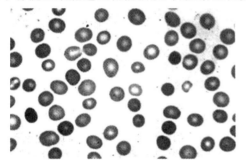

图 4-17　高色素性红细胞

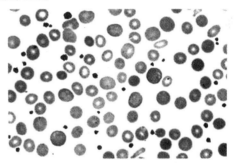

图 4-18　嗜多色性红细胞

（4）双相形红细胞：又称双形性红细胞。指同一血涂片上红细胞着色不一，出现 2 种或 2 种以上染色不一致红细胞，如同时出现小细胞低色素、正细胞正色素或大细胞高色素红细胞等，为血红蛋白充盈度偏离较大所致。见于铁粒幼细胞性贫血、输血后、营养性贫血、骨髓增生异常综合征。可通过血红蛋白分布宽度（hemoglobin distribution width，HDW）反映出来。

4.红细胞内出现异常结构

（1）嗜碱点彩红细胞：简称点彩红细胞（图 4-19），指在瑞特-吉姆萨染色条件下，红细胞胞质内出现大小形态不一、数量不等蓝色颗粒（变性核糖核酸）。其形成原因有：①重金属损伤细胞膜使嗜碱性物质凝集；②嗜碱性物质变性；③某些原因致血红蛋白合成过程中原卟啉与亚铁结合受阻。正常人甚少见（约 1/10 000）。见于铅中毒，为筛检指标；常作为慢性重金属中毒指标；也可见于贫血，表示骨髓造血功能旺盛。

（2）豪-乔小体（Howell-Jolly body）：又称染色质小体（图 4-20）。指红细胞胞质内含有 1 个或多个直径为 1～2 μm 暗紫红色圆形小体，可能为核碎裂或溶解后残余部分。见于脾切除后、无脾症、脾萎缩、脾功能低下、红白血病和某些贫血，尤其是 MA。

（3）卡伯特环：指红细胞胞质中含紫红色细线圈状结构，环形或"8"字形（图 4-21），可能为：①核膜残余物，表示核分裂异常；②纺锤体残余物；③胞质中脂蛋白变性，多出现在嗜多色性或嗜碱性点彩红细胞中,常伴豪-乔小体。见于白血病、MA、铅中毒和脾切除后。

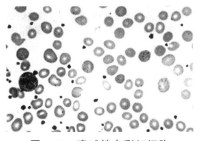

图 4-19　嗜碱性点彩红细胞

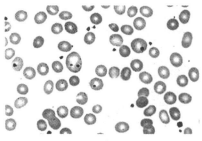

图 4-20　豪-乔小体

(4)帕彭海姆小体(Pappenheimer body):指红细胞内铁颗粒,在瑞特-吉姆萨染色下呈蓝黑色颗粒,直径<1 μm。见于脾切除后和骨髓铁负荷过度等。

(5)寄生虫:感染疟原虫、微丝蚴、巴贝球虫和锥虫时,红细胞胞质内可见相应病原体(图 4-22)。

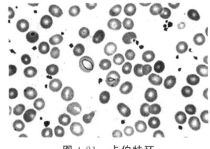

图 4-21　卡伯特环

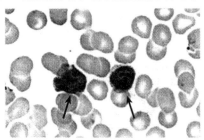

图 4-22　红细胞内疟原虫

5.红细胞排列异常

(1)缗钱状红细胞:当血浆中纤维蛋白原、球蛋白含量增高时,红细胞表面负电荷减低,红细胞间排斥力削弱,红细胞互相连接呈缗钱状(图 4-23)。见于多发性骨髓瘤等。

(2)红细胞凝集:红细胞出现聚集或凝集现象(图 4-24)。见于冷凝集素综合征和自身免疫性溶血性贫血等。

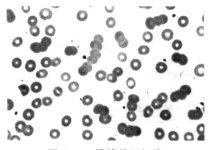

图 4-23　缗钱状红细胞

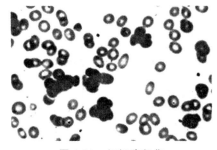

图 4-24　红细胞凝集

6.有核红细胞(nucleated erythrocyte,nucleated red blood cell,NRBC)

有核红细胞指血涂片中出现有核红细胞(图 4-25)。正常时,出生 1 周内新生儿外周血可见少量有核红细胞。如成年人出现,为病理现象,见于溶血性贫血(因骨髓红系代偿性增生和提前释放所致)、造血系统恶性肿瘤(如急、慢性白血病)或骨髓转移癌(因骨髓大量异常细胞排挤释放增多所致)、骨髓纤维化(因髓外造血所致)和脾切除后(因滤血监视功能丧失所致)。血涂片检查有助于发现和诊断疾病(表 4-7)。

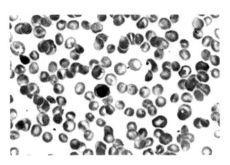

图 4-25　有核红细胞

表 4-7　血涂片检查有助于发现和诊断的疾病

血涂片发现	疾病
球形红细胞、多色素红细胞、红细胞凝集、吞噬红细胞增多	免疫性溶血性贫血
球形红细胞、多色素红细胞	遗传性球形红细胞增多症
椭圆形红细胞	遗传性椭圆形红细胞增多症
卵圆形红细胞	遗传性卵圆形红细胞增多症
靶形红细胞、球形红细胞	血红蛋白 C 病
镰状红细胞	血红蛋白 S 病
靶形红细胞、镰状红细胞	血红蛋白 SC 病
小红细胞、靶形红细胞、泪滴状红细胞、嗜碱点彩红细胞、其他异形红细胞	轻型珠蛋白生成障碍性贫血(地中海贫血)
小红细胞、靶形红细胞、嗜碱点彩红细胞、泪滴状红细胞、其他异形红细胞	重型珠蛋白生成障碍性贫血(地中海贫血)
小红细胞、低色素红细胞、无嗜碱点彩红细胞	缺铁性贫血
嗜碱点彩红细胞	铅中毒
大红细胞、卵圆形大红细胞、中性粒细胞分叶过多	叶酸或 B_{12} 缺乏症

第四节　血红蛋白测定

血红蛋白(hemoglobin,Hb,HGB)为成熟红细胞主要成分,在人体中幼、晚幼红细胞和网织红细胞中合成,由血红素(heme)和珠蛋白(globin)组成结合蛋白质,相对分子质量为 64 458。每个 Hb 分子含有 4 条珠蛋白肽链,每条肽链结合 1 个亚铁血红素,形成具有四级空间结构四聚体。亚铁血红素无种属特异性,由 Fe^{2+} 和原卟啉组成。Fe^{2+} 位于原卟啉中心,有 6 个配位键,其中 4 个分别与原卟啉分子中 4 个吡咯 N 原子结合,第 5 个与珠蛋白肽链的 F 肽段第 8 个氨基酸(组氨酸)的咪唑基结合,第 6 个配位键能可逆地与 O_2 和 CO_2 结合。当某些强氧化剂将血红蛋白 Fe^{2+} 氧化成 Fe^{3+} 时,则失去携氧能力。珠蛋白具有种属特异性,其合成与氨基酸排列受独立的基因编码控制。每个珠蛋白分子由 2 条 α 类链与 2 条非 α 类链组成,非 α 类链包括 β、γ、δ、ε 等。人类不同时期血红蛋白的种类、肽链组成和比例不同(表 4-8)。

表 4-8　不同时期血红蛋白种类、肽链组成和比例

时期	种类	肽链	比例
胚胎时期	血红蛋白 Gower-1(Hb Gower-1)	$\xi_2\varepsilon_2$	
	血红蛋白 Gower-2(Hb Gower-2)	$\alpha_2\xi_2$	
	血红蛋白 Portland(Hb Portland)	$\xi_2\gamma_2$	
胎儿时期	胎儿血红蛋白(HbF)	$\alpha_2\gamma_2$	新生儿>70%,1 岁后<2%
成人时期	血红蛋白 A(HbA)	$\alpha_2\beta_2$	90%以上
	血红蛋白 A2(HbA2)	$\alpha_2\delta_2$	2%~3%
	胎儿血红蛋白(HbF)	$\alpha_2\gamma_2$	<2%

　　血红蛋白在红细胞中以多种状态存在。生理条件下,99%Hb 铁呈 Fe^{2+} 状态,称为还原血红蛋白(deoxyhemoglobin,reduced hemoglobin,Hbred);Fe^{2+} 状态的 Hb 可与 O_2 结合,称为氧合血红蛋白(oxyhemoglobin,HbO_2);如果 Fe^{2+} 被氧化成 Fe^{3+},称为高铁血红蛋白(methemoglobin,MHb,Hi)。如第 6 个配位键被 CO 占据,则形成碳氧血红蛋白(carboxyhemoglobin,HbCO),其比 O_2 的结合力高240 倍;如被硫占据(在含苯肼和硫化氢的环境中)则形成硫化血红蛋白(sulfhemoglobin,SHb),这些统称为血红蛋白衍生物。

　　Hb 测定方法有多种,现多采用比色法,常用方法有氰化高铁血红蛋白(hemiglobincvanide,HiCN)测定法、十二烷基硫酸钠血红蛋白(sodium dodecyl sulfate hemoglobin,SDS-Hb)测定法、叠氮高铁血红蛋白(hemiglobin azide,HiN_3)测定法、碱羟高铁血红素(alkaline heamatindetergent,AHD_{575})测定法和溴代十六烷基三甲胺(CTAB)血红蛋白测定法等。HiCN 测定法为目前最常用 Hb 测定方法,1966 年,国际血液学标准化委员会(International Council for Standardization in Haematology,ICSH)推荐其作为 Hb 测定标准方法。1978 年,国际临床化学联合会(International Federation of Clinical Chemistry,IFCC)和国际病理学会(International Academy of Pathology,IAP)联合发表的国际性文件中重申了 HiCN 法。HiCN 法也是 WHO 和 ICSH 推荐的 Hb 测定参考方法。本节重点介绍 HiCN 测定法。

一、检测原理

　　HiCN 法是在 HiCN 转化液中,红细胞被溶血剂破坏后,高铁氰化钾可将各种血红蛋白(SHb 除外)氧化为高铁血红蛋白(Hi),Hi 与氰化钾中 CN-结合生成棕红色氰化高铁血红蛋白(HiCN)。HiCN 最大吸收峰为 540 nm。在特定条件下,毫摩尔吸收系数为44 L/(mmol·cm),根据测得吸光度,利用毫摩尔吸收系数计算或根据 HiCN 参考液制作标准曲线,即可求得待测标本血红蛋白浓度。

　　HiCN 转化液有多种,较为经典的有都氏(Drabkin's)液和文-齐(van Kampen and Zijlstra)液。WHO 和我国卫生行业标准 WS/T341-2011《血红蛋白测定参考方法》推荐使用文-齐液。血红蛋白转化液成分与作用见表 4-9。

二、操作步骤

(一)直接测定法

(1)加转化液:在试管内加入 HiCN 转化液。

表 4-9   血红蛋白转化液成分与作用

稀释液	试剂成分	作用
都氏液	$K_3Fe(CN)_6$、KCN	形成 HiCN
	$NaHCO_3$	碱性,防止高球蛋白致标本浑浊
文-齐液	$K_3Fe(CN)_6$、KCN	形成 HiCN
	非离子型表面活性剂	溶解红细胞、游离 Hb,防止标本浑浊
	KH_2PO_4(无水)	维持 pH 在 7.2 ± 0.2,防止高球蛋白致标本浑浊

(2)采血与转化:取全血加入试管底部,与转化液充分混匀,静置一定时间。

(3)测定吸光度:用符合 WHO 标准的分光光度计,波长 540 nm、光径 1.000 cm,以 HiCN 试剂调零,测定标本吸光度。

(4)计算:换算成单位体积血液内血红蛋白浓度。

(二)参考液比色测定法

如无符合 WHO 标准分光光度计,则采用此法。

(1)按直接测定法(1)~(3)步骤测定标本吸光度。

(2)制作 HiCN 参考液标准曲线:将 HiCN 参考液倍比稀释成多种浓度的 Hb 液,按标本测定条件分别测定吸光度,绘制标准曲线。通过标准曲线查出待测标本 Hb 浓度。

三、方法评价

血红蛋白测定方法评价见表 4-10。

表 4-10   血红蛋白测定方法评价

方法	优点	缺点
HiCN	操作简便、快速,除 SHb 外均可被转化,显色稳定;试剂及参考品易保存,便于质量控制;已知吸收系数,为参考方法。测定波长 540 nm	①KCN 有剧毒;②高白细胞和高球蛋白可致浑浊;③HbCO 转化慢
SDS-Hb	试剂无公害,操作简便,呈色稳定,准确度和精密度高,为次选方法。测定波长 538 nm	①SDS-Hb 消光系数未确定,标准曲线制备或仪器校正依赖 HiCN 法;②SDS 质量差异性大;③SDS 溶血性强,破坏白细胞,不适于溶血后同时计数 WBC
HiN₃	显色快且稳定,准确度和精密度较高,试剂毒性低(为 HiCN 法的 1/7)。测定波长 542 nm	①HbCO 转化慢;②试剂有毒
AHD₅₇₅	试剂简单无毒,显色稳定。准确度和精密度较高。以氯化血红素为标准品,不依赖 HiCN 法。测定波长 575 nm	①测定波长 575 nm,不便于自动化分析;②采用氯化血红素作标准品纯度达不到标准
CTAB	溶血性强,但不破坏白细胞	精密度和准确度较上法略低

四、质量管理

(一)检验前管理

1.器材

(1)分光光度计校准:分光光度计波长、吸光度、灵敏度、稳定性、线性和准确度均应校正。波长:误差<±1 nm;杂光影响仪器线性、灵敏度和准确性,应采用镨钕滤光片校正;杂光水平控制

在1.5%以下;HiCN 参考品法:$A_{\lambda 540\,nm}/A_{\lambda 504\,nm}=1.590\sim1.630$。

(2)比色杯光径 1.000 cm,允许误差为≤±0.5%,用 HiCN 试剂作空白,波长为 710～800 nm,吸光度应 HiCN<0.002。

(3)微量吸管及玻璃刻度吸管规格应符合要求或经校正。

(4)制作标准曲线或标定 K 值:每更换 1 次转化液或仪器使用一段时间后应重新制作标准曲线或标定 K 值。

2.试剂

(1)HiCN 转化液:应使用非去离子蒸馏水配制,pH 为 7.0～7.4,滤纸过滤后 $A_{10\,mm}^{\lambda 540nm}<0.001$;用有塞棕色硼硅玻璃瓶避光储存于 4 ℃～10 ℃,储存在塑料瓶可致 CN-丢失,冰冻保存可因结冰致高铁氰化钾还原失效;变绿或浑浊不能使用;Hb(除 SHb 和 HbCO 外)应在 5 min 内完全转化;配制试剂应严格按照剧毒品管理程序操作。

(2)HiCN 参考液(标准液):纯度应符合 ICSH 规定的扫描图形,即在 450～750 nm 波长范围,吸收光谱应符合波峰在 540 nm、波谷在 504 nm、$A_{\lambda 540\,nm}/A_{\lambda 504\,nm}$ 为 1.590～1.630 和 $A_{\lambda 750\,nm}\leqslant0.003$;无菌试验(普通和厌氧培养)阴性;精密度 CV≤0.5%;准确度:以 WHO 和 HiCN 参考品为标准,测定值与标示值之差≤±0.5%;稳定性:3 年内不变质、测定值不变;棕色瓶分装,每支不少于 10 mL;在有效期内 $A_{\lambda 540\,nm}/A_{\lambda 504\,nm}$ 为 1.590～1.630。

(3)HiCN 工作参考液:测定值与标定值之差≤±1%。其他要求同参考液。

(4)溶血液:以参考液为标准,随机抽取 10 支测定,其精密度(CV)小于 1%;准确度测定值与标示值误差≤±1%;稳定 1 年以上,每支不少于 0.5 mL,包装密封好;其纯度标准达到 HiCN 工作参考液。

3.其他

标本采集等要求同红细胞计数。临床实验室标准委员会(CLSI)推荐采用 EDTA 抗凝静脉血。

(二)检验中管理

1.标本因素

(1)血浆中脂质或蛋白质(异常球蛋白)含量增高、WBC>20×10⁹/L、PLT>700×10⁹/L、HbCO 增高,因浊度增加引起血红蛋白假性增高。因白细胞过多引起的浑浊,可离心后取上清液比色;如为球蛋白异常增高所致,可向转化液中加入少许固体 NaCl(约为 0.25 g)或 K_2CO_3(约为 0.1 g),混匀后可使溶液澄清。

(2)HbCO 转化为 HiCN 的速度较慢,可达数小时,加大试剂中 $K_3Fe(CN)_6$ 的用量(×5),转化时间可为 5 min,且不影响检测结果。

2.其他

(1)转化液稀释倍数应准确。

(2)红细胞应充分溶解。

(3)应定期检查标准曲线和换算常数 K。

3.IQC 及 EQA

(1)国际通用评价方法:血红蛋白允许总误差是靶值±7%。

(2)质量控制物:枸橼酸-枸橼酸钠-葡萄糖(acid citrate dextrose,ACD)抗凝全血质控物可用于多项血细胞参数的质量控制;醛化半固定红细胞可用于红细胞和血红蛋白质量控制;溶血液、冻干全血可用于单项血红蛋白质量控制。其中,定值溶血液适用于手工法血红蛋白质量控制。

（三）检验后管理

1.标本因素

某些因素可影响检测结果，如大量失血早期，主要是全身血容量减少，而血液浓度改变很少，红细胞和血红蛋白检测结果很难反映贫血存在。如各种原因所致脱水或水潴留，影响血浆容量，造成血液浓缩或稀释，红细胞和血红蛋白检测结果增加或减少，影响临床判断。

2.废液处理

检测完毕后，将废液集中于广口瓶中，以水1:1稀释废液，再向每升稀释废液中加入35 mL次氯酸钠溶液（或40 mL"84"消毒液），混匀后敞开容器口放置15 h以上才能进一步处理。HiCN废液不能与酸性溶液混合，因氰化钾遇酸可产生剧毒的氢氰酸气体。

五、临床应用

（一）参考范围

红细胞及血红蛋白参考范围见表4-11。

表4-11 红细胞及血红蛋白参考范围

人群	RBC（$\times 10^{12}$/L）	Hb（g/L）
成年男性	4.09～5.74	131～172
成年女性	3.68～5.13	113～151
新生儿	5.2～6.4	180～190
婴儿	4.0～4.3	110～12
儿童	4.0～4.5	120～140
老年男性（>70岁）		94～122
老年女性（>70岁）		87～112

（二）临床意义

血红蛋白测定与红细胞计数临床意义相似，但某些贫血两者减少程度可不一致；红细胞计数可判断红细胞减少症和红细胞增多症，判断贫血程度时血红蛋白测定优于红细胞计数。因此，两者同时测定更具临床应用价值。

1.生理变化

（1）生理性增高：见于机体缺氧状态，如高原生活、剧烈体力活动等；肾上腺素增高，如冲动、兴奋和恐惧等情绪波动；长期重度吸烟；雄激素增高（如成年男性高于女性）；日内上午7时最高；静脉压迫时间>2 min增高10%；毛细血管血比静脉血高10%～15%；应用毛果芸香碱、钴、肾上腺素、糖皮质激素药物等，红细胞一过性增高。

（2）生理性减低：见于生理性贫血，如6个月到2岁婴幼儿为造血原料相对不足所致，老年人为造血功能减退所致，孕妇为血容量增加、血液稀释所致；长期饮酒约减少5%。生理因素影响与同年龄、性别人群的参考范围相比，一般波动在±20%以内。

2.病理性变化

（1）病理性增高：成年男性RBC>6.0×10^{12}/L，Hb>170 g/L；成年女性RBC>6.5×10^{12}/L，Hb>160 g/L为红细胞和血红蛋白增高。①相对增高：见于呕吐、高热、腹泻、多尿、多汗、水摄入严重不足和大面积烧伤等因素造成暂时性血液浓缩。②继发性增高：见于缺氧所致EPO代偿性增高疾病,如慢性心肺疾病、异常血红蛋白病和肾上腺皮质功能亢进等;病理性 EPO 增高疾病,如肾癌、肝细胞癌、卵巢癌、子宫肌瘤和肾积水等。③原发性增高:见于真性红细胞增多症和良性家族性红细胞增多症等。

(2)病理性减低:各种病理因素所致红细胞、血红蛋白、血细胞比容低于参考范围下限,称为贫血。贫血诊断标准见(表 4-12)。根据病因和发病机制贫血可分为三大类(表 4-13)。此外,某些药物可致红细胞数量减少引起药物性贫血。

表 4-12　贫血诊断标准(海平面条件)

	Hb(g/L)	Hct	RBC($\times 10^{12}$/L)
成年男性	120	0.40	4.0
成年女性	110(孕妇低于 100)	0.35	3.5
出生 10 d 以内新生儿	145		
1 月以上婴儿	90		
4 月以上婴儿	100		
6 个月至 6 岁儿童	110		
6～14 岁儿童	120		

表 4-13　根据病因及发病机制贫血分类

病因及发病机制	常见疾病
红细胞生成减少	
骨髓造血功能障碍	
干细胞增殖分化障碍	再生障碍性贫血,单纯红细胞再生障碍性贫血,急性造血功能停滞,骨髓增生异常综合征等
骨髓被异常组织侵害	骨髓病性贫血,如白血病、多发性骨髓瘤、骨髓纤维化、骨髓转移癌等
骨髓造血功能低下	继发性贫血,如肾病、肝病、慢性感染性疾病、内分泌疾病等
造血物质缺乏或利用障碍	
铁缺乏或铁利用障碍	缺铁性贫血,铁粒幼细胞性贫血等
维生素 B_{12} 或叶酸缺乏	巨幼细胞贫血等
红细胞破坏过多	
红细胞内在缺陷	
红细胞膜异常	遗传性球形、椭圆形、口形红细胞增多症,PNH
红细胞酶异常	葡萄糖-6-磷酸脱氢酶缺乏症,丙酮酸激酶缺乏症等
血红蛋白异常	珠蛋白生成障碍性贫血,异常血红蛋白病,不稳定血红蛋白病
红细胞外在异常	
免疫溶血因素	自身免疫性,新生儿同种免疫性,药物诱发,血型不合输血等
理化感染等因素	微血管病性溶斑性贫血,化学物质、药物、物理、生物因素所致溶血
其他	脾功能亢进
红细胞丢失增加	
急性失血	大手术,严重外伤,脾破裂,异位妊娠破裂等
慢性失血	月经量多,寄生虫感染(钩虫病),痔疮等

红细胞计数和血红蛋白测定的医学决定水平为：当 RBC＞6.8×10^{12} 应采取治疗措施；RBC＜3.5×10^{12}/L为诊断贫血界限。临床上，常以血红蛋白量判断贫血程度，Hb＜120 g/L（女性 Hb＜110 g/L）为轻度贫血；Hb＜90 g/L为中度贫血；Hb＜60 g/L 为重度贫血；Hb＜30 g/L 为极重度贫血；当 RBC＜1.5×10^{12}/L，Hb＜45 g/L时，应考虑输血。

第五节　血细胞比容测定

血细胞比容（hematocrit，Hct，HCT），又称红细胞压积（packed cell volume，PCV），是在规定条件下离心沉淀压紧红细胞在全血中所占体积比值。

一、检验原理

（一）微量法
一定量抗凝血液，经一定速度和时间离心沉淀后，计算压紧红细胞体积占全血容积的比例，即为血细胞比容。

（二）温氏法（Wintrobe 法）
温氏法与微量法同属离心沉淀法，微量法用高速离心，温氏法则为常量、中速离心。

（三）电阻抗法
电阻抗法为专用微量血细胞比容测定仪。根据血细胞相对于血浆为不良导体的特性，先用仪器测定标准红细胞含量的全血电阻抗值，再以参考方法测定其 HCT，计算出 HCT 与电阻抗值之间的数量关系（校正值），再利用待测标本测定电阻抗值间接算出标本 HCT。

（四）其他方法
放射性核素法、比重计法、折射仪法和黏度计法等。

二、操作步骤

微量法。①采血：常规采集静脉 EDTA-K_2 抗凝血；②吸血：用虹吸法将血液吸入专用毛细管；③封口：将毛细管吸血端垂直插入密封胶封口；④离心：毛细管置于离心机，以一定相对离心力（relative centrifugal force，RCF）离心数分钟；⑤读数：取出毛细管，置于专用读数板中读数，或用刻度尺测量红细胞柱（以还原红细胞层表层的红细胞高度为准）、全血柱长度，计算两者比值即为血细胞比容。如Hct＞0.5 时，须再离心 5 min。

三、方法评价

临床常用 Hct 检测方法评价见表 4-14。

四、质量管理

（一）检验前管理
（1）器材：应清洁干燥。CLSI规定专用毛细管规格应符合要求（长为 75 mm±0.5 mm，内径为 1.155 mm±0.085 mm,管壁厚度为 0.20 mm,允许误差为 0.18～0.23 mm,刻度清晰)。密封端口底必须平滑、整齐。离心机离心半径应＞8.0 cm,能在 30 s 内加速到最大转速,在转动圆周边 RCF 为 10 000～15 000 g 时,转动 5 min,转盘温度不超过 45 ℃。

表 4-14   常用 Hct 检测方法评价

方法	优点	缺点
微量法	快速(5 min)、标本用量小、结果准确、重复性好,可批量检测。WHO 推荐参考方法	血浆残留少,需微量血液离心机
微量法(计算法)	ICSH(2003)推荐为候选参考方法,可常规用于 Hct 测定校准,Hct=(离心 Hct-1.011 9)/0.973 6	需用参考方法测定全血 Hb 和压积红细胞 Hb 浓度。Hct=全血 Hb/压积红细胞 Hb
温氏法	操作简单,无须特殊仪器,广泛应用	不能完全排除残留血浆,需单独采血,用血量大
血液分析仪法	简便、快速、精密度高,无须单独采血	需定期校正仪器
放射性核素法	准确性最高,曾被 ICSH 推荐为参考方法	操作烦琐,不适用于临床批量标本常规检测

(2)采血:空腹采血,以肝素或 EDTA-K_2 干粉抗凝,以免影响红细胞形态和改变血容量。采血应顺利,静脉压迫时间超过 2 min 可致血液淤积和浓缩,最好不使用压脉带。应防止组织液渗入、溶血或血液凝固。

(3)CLSI 规定标本应储存在 22 ℃±4 ℃,并在 6 h 内检测。

(二)检验中管理

1.操作因素

(1)注血:抗凝血在注入离心管前应反复轻微振荡,使 Hb 与氧充分接触;注入时应防止气泡产生。吸入血量在管长 2/3 处为宜;用优质橡皮泥封固(烧熔封固法会破坏红细胞),确保密封。

(2)离心速度和时间:CLSI 和 WHO 建议微量法 RCF 为 10 000～15 000 g,RCF(g)=1.118×有效离心半径(cm)×(r/min)^2。

(3)放置毛细管的沟槽应平坦,胶垫应富有弹性。一旦发生血液漏出,应清洁离心盘后重新测定。

(4)结果读取与分析:应将毛细管底部红细胞基底层与标准读数板基线(0 刻度线)重合,读取自还原红细胞层以下红细胞高度。同一标本 2 次测定结果之差不可＞0.015。

2.标本因素

(1)红细胞增多(症)、红细胞形态异常时(如小红细胞、椭圆形红细胞或镰状红细胞)可致血浆残留量增加,Hct 假性增高,WHO 建议这类标本离心时间应至少延长 3 min。

(2)溶血和红细胞自身凝集可使 Hct 假性降低。

(三)检验后管理

如离心后上层血浆有黄疸或溶血现象应予以报告,以便临床分析。必要时可参考 RBC、Hb 测定结果,以核对 Hct 测定值的可靠性。

五、临床应用

(一)参考范围

微量法:成年男性 0.380～0.508,成年女性 0.335～0.450。

（二）临床意义

（1）Hct 增高或降低:其临床意义见表 4-15。Hct 与 RBC、MCV 和血浆量有关。红细胞数量增多、血浆量降低或两者兼有可致 Hct 增高;反之 Hct 降低。

表 4-15 Hct 测定临床意义

Hct	原因
增高	血浆量减少:液体摄入不足、大量出汗、严重腹泻或呕吐、多尿、大面积烧伤
	红细胞增多:真性红细胞增多症、缺氧、肿瘤、EPO 增多
降低	血浆量增多:竞技运动员、妊娠、原发性醛固酮增多症、补液过多
	红细胞减少:各种原因的贫血、出血

（2）作为临床补液量参考:各种原因致机体脱水,Hct 均增高,补液时应监测 Hct,当 Hct 恢复正常时表示血容量得到纠正。

（3）用于贫血的形态学分类:计算红细胞平均体积和红细胞平均血红蛋白浓度。

（4）作为真性红细胞增多症的诊断指标:当 Hct＞0.7,RBC 为（7～10）×10^{12}/L 和 Hb＞180 g/L 时即可诊断。

（5）作为血液流变学指标:增高表明红细胞数量偏高,全血黏度增加。严重者表现为高黏滞综合征,易致微循环障碍、组织缺氧,故可辅助监测血栓前状态。

RBC、Hb、Hct 每个参数均可作为贫血或红细胞增多的初筛指标,由于临床产生贫血的原因不同,其红细胞数量、大小和形态改变各有特征,因此,必须联合检测和综合分析,才可获得更有价值的临床信息。

第六节　红细胞平均指数测定

红细胞平均指数(值)包括平均红细胞体积、平均红细胞血红蛋白含量、平均红细胞血红蛋白浓度3项指标,是依据 RBC、Hb、Hct 三个参数间接计算出来的,能较深入地反映红细胞内在特征,为贫血鉴别诊断提供更多线索。

一、检验原理

对同一抗凝血标本同时进行 RBC、Hb 和 Hct 测定,再按下列公式计算 3 种红细胞平均指数。

（一）平均红细胞体积

平均红细胞体积(mean corpuscular volume,MCV)是指红细胞群体中单个红细胞体积的平均值。单位:飞升(fL,1 fL＝10^{-15} L)。

$$MCV=\frac{Hct}{RBC}\times10^{15}\ (fL)$$

73

（二）平均红细胞血红蛋白含量

平均红细胞血红蛋白含量（mean corpuscular hemoglobin，MCH）是指红细胞群体中单个红细胞血红蛋白含量的平均值。单位：皮克（pg，$1\ pg=10^{-12}\ g$）。

$$MCH=\frac{Hb}{RBC}\times 10^{12}\ (pg)$$

（三）平均红细胞血红蛋白浓度

平均红细胞血红蛋白浓度（mean corpuscular hemoglobin concentration，MCHC）是指红细胞群体中单个（全部）红细胞血红蛋白含量的平均值。单位：g/L。

$$MCHC=\frac{Hb}{Hct}\ (g/L)$$

二、操作步骤

红细胞计数、血红蛋白和血细胞比容测定参见本章相关内容。

三、方法评价

手工法红细胞平均指数测定不需特殊仪器，但计算费时，又易出错。

四、质量管理

红细胞平均指数是根据 RBC、Hb、Hct 结果演算而来，其准确性受此三个参数的影响，因此，必须采用同一抗凝血标本同时测定 RBC、Hb 和 Hct。此外，红细胞平均值只表示红细胞总体平均值，"正常"并不意味着红细胞无改变，如溶血性贫血、白血病性贫血属正细胞性贫血，但红细胞可有明显大小不均和异形，须观察血涂片才能得出较为准确的诊断。

五、临床应用

（一）参考范围

MCV、MCH、MCHC 参考范围见表 4-16。

表 4-16　MCV、MCH、MCHC 参考范围

人群	MCV(fL)	MCH(pg)	MCHC(g/L)
成年人	80～100	26～34	320～360
1～3 岁	79～104	25～32	280～350
新生儿	86～120	27～36	250～370

（二）临床意义

依据 MCV、MCH、MCHC 3 项指标有助于贫血观察，对贫血的形态学分类有鉴别作用（表 4-17）。如缺铁性贫血和珠蛋白生成障碍性贫血都表现为小细胞低色素性贫血，但前者在血涂片上可见红细胞明显大小不均。如缺铁性贫血合并巨幼细胞贫血表现为小红细胞和大红细胞明显增多，但 MCV、MCH 正常。

表 4-17　MCV、MCH、MCHC 在贫血分类中的意义

指数	临床应用		
	正常	增高	减低
MCV	大部分贫血:如慢性炎症、慢性肝肾疾病、内分泌疾病、消化不良、吸收不良、恶性肿瘤所致贫血、急性失血和溶血性贫血、部分再生障碍性贫血	巨幼细胞贫血、吸烟、肝硬化、酒精中毒;同时出现小红细胞和大红细胞疾病,如缺铁性贫血合并巨幼细胞贫血,免疫性溶血性贫血、微血管病性溶血性贫血	铁、铜、维生素 B_6 缺乏性贫血,铁缺乏最常见
MCH	同上	叶酸、维生素 B_{12} 缺乏等所致大细胞性贫血	铁、铜、维生素 B_6 缺乏性贫血
MCHC	同上,大多数都正常	遗传性球形红细胞增多症、高滴度冷凝集素	铁、铜、维生素 B_6 缺乏性贫血,Hb 假性降低或 Hct 假性增高

第七节　红细胞沉降率测定

红细胞沉降率(erythrocyte sedimentation rate,ESR)简称血沉,是指在一定条件下,离体抗凝血在静置过程中,红细胞自然下沉的速率。红细胞膜表面唾液酸带负电荷,可在红细胞表面形成 zeta 电位,彼此相互排斥,形成 25 nm 间距,因此,具有一定悬浮流动性,下沉缓慢。红细胞下沉过程分为 3 个时段。①红细胞缗钱状聚集期:约需 10 min;②红细胞快速沉降期:约 40 min;③红细胞堆积期:约需 10 min。此期红细胞下降缓慢,逐渐紧密堆积于容器底部。

一、检测原理

(一)魏氏(Westergren)法

将枸橼酸钠抗凝血置于特制刻度血沉管内,垂直立于室温中,因红细胞比重大于血浆,在离体抗凝血中能克服血浆阻力下沉。1 h 时读取红细胞上层血浆的高度值(mm/h),即代表红细胞沉降率。

(二)自动血沉仪法

根据红细胞下沉过程中血浆浊度的改变,采用光电比浊、红外线扫描或摄影法动态检测红细胞下沉各个时段红细胞与血浆界面处血浆的透光度。微电脑显示并自动打印血沉结果以及红细胞下沉高度(H)与对应时间(t)的 H-t 曲线。

二、操作步骤

（一）魏氏法

1.采血

采集 1∶4 枸橼酸钠抗凝静脉血。

2.吸血

用魏氏血沉管吸取充分混匀的抗凝血。

3.直立血沉管

将血沉管垂直立于血沉架，室温静置。

4.读数

1 h 时准确读取红细胞下沉后上层血浆的高度值（mm/h），即为 ESR。

（二）自动血沉仪法

目前临床广泛应用的自动血沉仪主要有两种类型。

1.温氏法血沉仪

采用温氏法塑料血沉管测定 1∶4 枸橼酸钠抗凝静脉血。仪器每 45 s 扫描 1 次，30 min 后报告温氏法和换算后的魏氏法两种结果；并打印 H-t 曲线。

2.魏氏法血沉仪

1∶4 枸橼酸钠抗凝静脉血放入测定室后，仪器自动定时摄像或用红外线扫描。将红细胞下沉过程中血浆浊度变化进行数字转换，1 h 后根据成像情况及数字改变计算血浆段高度，经数据处理报告魏氏法血沉结果（mm/h）。

三、方法评价

（一）魏氏法

魏氏法为传统手工法，也是 ICSH 推荐的参考方法。ICSH、CLSI 以及 WHO 均有血沉检测标准化文件。ICSH（1993 年）和 CLSI H2-A4（2000 年）方法，均以魏氏法为基础，对血沉测定参考方法或标准化方法制定操作规程，对血沉管规格、抗凝剂使用、血液标本制备和检测方法等重新做了严格规定。魏氏法操作简便，只反映血沉终点变化，耗时、易造成污染、缺乏特异性，一次性血沉测定器材成本高、质量难以保证。温氏法则按 Hct 测定方法要求采血，通过血沉方程 K 值计算，克服了贫血对结果影响，多用于血液流变学检查。

（二）自动血沉仪法

操作简单，可动态检测血沉全过程，且自动、微量、快速、重复性好、不受环境温度影响，适于急诊患者。温氏法血沉仪测试时将血沉管倾斜，势必造成人为误差。CLSI 建议血沉仪法可采用 EDTA 抗凝血，即可与血液分析仪共用 1 份抗凝血标本，并采用密闭式采血系统，但尚未广泛应用。

四、质量管理

（一）检验前

1.生理因素

患者检查前应控制饮食，避免一过性高脂血症使 ESR 加快。

2.药物影响

输注葡萄糖、白明胶和聚乙烯吡咯烷酮等，2 d 内不宜做 ESR 检验。

3.标本因素

静脉采血应在 30 s 内完成，不得有凝血、溶血、气泡，不能混入消毒液；枸橼酸钠（0.109 mmol/L，AR 级）应新鲜配制（4 ℃保存 1 周），与血液之比为 1∶4，混匀充分；标本室温下放置小于 4 h，4 ℃保存小于 12 h，测定前应置室温平衡至少 15 min（CLSI 建议）。

4.器材

应清洁干燥。魏氏血沉管应符合 ICSH 规定标准，即：管长（300.0±1.5）mm；两端相通，端口平滑；表面自上而下刻有规范的 0～200 mm 刻度，最小分度值为 1 mm（误差≤0.02 mm）；管内径为（2.55±0.15）mm，内径均匀误差≤0.05 mm。

（二）检验中

1.操作因素

（1）吸血：吸血量应准确，避免产生气泡。

（2）血沉管装置：严格垂直（CLSI 规定倾斜不能超过 2°）、平稳放置，并防止血液外漏。如血沉管倾斜，血浆沿一侧管壁上升，红细胞则沿另一侧管壁下沉，受到血浆逆阻力减小，下沉加快（倾斜 3°，ESR 可增加 30%）。

（3）测定温度：要求为 18 ℃～25 ℃，室温过高应查血沉温度表校正结果，室温低于 18 ℃应放置 20 ℃恒温箱内测定。

（4）测定环境：血沉架应避免直接光照、移动和振动。

（5）测定时间：严格控制在（60±1）分钟读数。

（6）质控方法：ICSH 规定 ESR 测定参考方法的质控标本为 EDTA 抗凝静脉血，Hct≤0.35，血沉值在 15～105 mm/h 之间，测定前至少颠倒混匀 12 次（CLSI 推荐），按"常规工作方法"同时进行测定。用参考方法测定其 95% 置信区间应控制在误差小于±0.5 mm/h。

2.标本因素

（1）血浆因素：与血浆蛋白质成分及比例有关，使血沉加快的主要因素是带正电荷大分子蛋白质，其削弱红细胞表面所带负电荷，使红细胞发生缗钱状聚集，红细胞总表面积减少，受到血浆逆阻力减小，且成团红细胞质量超过了血浆阻力，因而下沉。带负电荷小分子蛋白质作用则相反。

（2）红细胞因素：包括红细胞数量、大小、厚度和形态等。总之，血浆因素对血沉影响较大，红细胞因素影响较小。影响血沉的因素见表 4-18。

表 4-18　影响血沉测定结果血浆和红细胞因素

内在因素	影响因素
血浆	
ESR 增快	①纤维蛋白原(作用最强),异常克隆性免疫球蛋白、γ、α、β 球蛋白和急性时相反应蛋白(α1-AT、α_2-M、Fg)等;②胆固醇和甘油三酯等;③某些病毒、细菌、代谢产物、药物(输注葡萄糖、白明胶、聚乙烯吡咯烷酮等)和抗原抗体复合物
ESR 减慢	清蛋白、磷脂酰胆碱和糖蛋白等
红细胞	
数量减少	表面积减少,血浆阻力减小,ESR 增快
数量增多	表面积增多,血浆阻力增大,ESR 减慢
形态异常	①球形、镰状红细胞增多或大小不均,不易形成缗钱状,表面积增大,ESR 减慢;②靶形红细胞增多,红细胞直径大、薄,易形成缗钱状,表面积减小,ESR 增快

(三)检验后

因血沉变化大多数由血浆蛋白质变化所致,这种变化对血沉影响持续。因此,复查血沉的时间至少应间隔 1 周。

五、临床应用

(一)参考范围

魏氏法:成年男性<15 mm/h,成年女性<20 mm/h。

(二)临床意义

ESR 用于疾病诊断缺乏特异性,也不能作为健康人群筛检指标,但用于某些疾病活动情况监测、疗效判断和鉴别诊断具有一定参考价值。

1.生理性加快

(1)年龄与性别:新生儿因纤维蛋白原含量低而红细胞数量较高,血沉较慢(≤2 mm/h)。12 岁以下儿童因生理性贫血血沉稍快,但无性别差异。成年人,尤其 50 岁后,纤维蛋白原含量逐渐升高,血沉增快,且女性高于男性(女性平均 5 年递增 2.8 mm/h,男性递增0.85 mm/h)。

(2)女性月经期:子宫内膜损伤及出血,纤维蛋白原增加,血沉较平时略快。

(3)妊娠与分娩:妊娠期 3 个月直至分娩 3 周后,因贫血、纤维蛋白原增加、胎盘剥离和产伤等影响,血沉加快。

2.病理性加快

病理性血沉加快临床意义见表 4-19。因白细胞直接受细菌毒素、组织分解产物等影响,其变化出现早,对急性炎症诊断及疗效观察更有临床价值。血沉多继发于急性时相反应蛋白增多的影响,出现相对较晚,故 ESR 用于慢性炎症观察,如结核病、风湿病活动性动态观察或疗效判断更有价值。

3.血沉减慢

血沉减慢一般无临床意义。见于低纤维蛋白原血症、充血性心力衰竭、真性红细胞增多症和红细胞形态异常(如红细胞球形、镰状和异形)。

表 4-19 病理性血沉加快临床意义

疾病	临床意义
感染及炎症	急性炎症,血液中急性时相反应蛋白(α_1-AT、α_2-M、CRP、Tf、Fg 等)增高所致,为最常见原因。慢性炎症(结核病、风湿病、结缔组织炎症等)活动期增高,病情好转时减慢,非活动期正常,ESR 监测可动态观察病情
组织损伤	严重创伤和大手术、心肌梗死(为发病早期特征之一),与组织损伤所产生蛋白质分解产物增多和心肌梗死后3~4 d急性时相反应蛋白增多有关
恶性肿瘤	与 α_2-巨球蛋白、纤维蛋白原、肿瘤组织坏死、感染和贫血有关
自身免疫性疾病	与热休克蛋白增多有关。ESR 与 CRP、RF 和 ANA 测定具有相似灵敏度
高球蛋白血症	与免疫球蛋白增多有关,如多发性骨髓瘤、肝硬化、巨球蛋白血症、系统性红斑狼疮、慢性肾炎等
高脂血症	与甘油三酯、胆固醇增多有关,如动脉粥样硬化、糖尿病和黏液水肿等
贫血	与红细胞减少受血浆阻力减小有关

第五章

白细胞检验

第一节　白细胞计数

白细胞目视计数法和白细胞计数的质量控制。

一、目视计数法

（一）原理

用稀醋酸溶液将血液稀释后，红细胞被溶解破坏，白细胞却保留完整的形态，混匀后充入计数池，在显微镜下计数一定体积中的白细胞，经换算得出每升血液中的白细胞数。

（二）试剂

（1）2％冰醋酸：冰醋酸 2 mL，蒸馏水 98 mL；10 g/L 亚甲蓝溶液 3 滴。2％冰醋酸稀释液为低渗溶液，可溶解红细胞，醋酸可加速其溶解，并能固定核蛋白，使白细胞核显现，便于辨认。

（2）21％盐酸：浓盐酸 1 mL 加蒸馏水 99 mL。

（三）器材

与红细胞计数相同。

（四）方法

取小试管 1 支，加白细胞稀释液 0.38 mL。用血红蛋白吸管准确吸取外周血 20 μL。擦去管尖外部余血，将吸管插入盛 0.38 mL 稀释液的试管底部，轻轻吹出血液，并吸取上清液洗涮 3 次，注意每次不能冲混稀释液，最后用手振摇试管混匀。充液，将计数池和盖玻片擦净，盖玻片盖在计数池上，再用微量吸管迅速吸取混匀悬液充入计数池中，静置 2～3 min 后镜检。用低倍镜计数四角的 4 个大方格内的白细胞总数。对于压线的白细胞，应采取数上不数下、数左不数右的原则，保证计数区域的计数结果的一致性和准确性。

（五）计算

白细胞数/L＝4 个大方格内白细胞总数/4×10×20×10⁶＝4 个大方格内白细胞数×50×10⁶。

式中：÷4 得每个大格内白细胞数；×10 由 0.1 μL 换算为 1 μL；×20 乘稀释倍数，得 1 μL 血液中白细胞数；×10⁶ 由 1 μL 换算为 1L。

（六）正常参考值

成人，$(4\sim10)\times10^9/L$（$4\,000\sim10\,000/\mu L$）；新生儿，$(15\sim20)\times10^9/L$（$15\,000\sim20\,000/\mu L$）；6个月～2岁，$(11\sim12)\times10^9/L$（$11\,000\sim12\,000/\mu L$）。

（七）目视计数的质量控制

稀释液和取血量必须准确。向计数池冲液前应先轻轻摇动血样2 min再冲池，但不可产生气泡，否则应重新冲池。白细胞太低者（白细胞$<5\times10^9/L$），可计数9个大方格中的白细胞数或计数8个大方格内的白细胞，然后在上面的计算公式中除以9（或除以8）。或取血40 μL，将所得结果除以2，白细胞太高者，可增加稀释倍数或适当缩小计数范围，计算方法则视实际稀释倍数和计数范围而定。计数池中的细胞分布要均匀。判定白细胞在计数池的分布是否均匀，可以采用常规考核标准（RCS）来衡量。

$RCS=(max-min)/\bar{x}\times100\%$，max为4个大方格计数值中的最高值，min为其中的最低值，$\bar{x}$为4个大方格计数值中的平均值[即$=\bar{x}(X_1+X_2X_3+X_4)/4$]，由于计数的白细胞总数不同，对RCS的要求也不一样，见表5-1。

表 5-1　白细胞计数（WBC）的常规考核标准（RCS）

WBC（$\times10^9/L$）	RCS（％）
$\leqslant4$	$30\sim20$
$4.1\sim14.9$	$20\sim15$
$\geqslant15$	<15

当RCS大于上述标准时，说明白细胞在计数池中明显大小不均，应重新冲池计数。

当有核红细胞增多时，应校正后再计数，校正方法如下：核准值$=100A/(100+B)$。

A为校准前白细胞值，B为白细胞分类计数时100个白细胞所能见到的有核红细胞数，当$B\geqslant10$时，白细胞计数结果必须校正。

质量考核与质量要求：根据变异百分数（V）法可以对检验人员进行质量（准确度）考核。$V=|X-T|/T\times100\%$，T为靶值，X为测定值。质量得分$=100-2V$。V值越大，说明试验结果的准确度越低。质量评级优90～100分，良80～89分，中70～79分，差60～69分，不及格<60分。根据两差比值（r）法（见红细胞计数的质量控制）可以对个人技术进行（精密度）考核，若$r\geqslant2$说明两次检查结果的差异显著。

白细胞分类计数法和质量控制。白细胞分类计数法：先用低倍镜观察全片的染色质量和细胞分布情况，注意血片的边缘和尾部是否有巨大异常细胞和微丝蚴等，然后选择血涂片体尾交界处染色良好的区域，用油镜自血膜的体尾交界处向头部方向迂回检查，线路呈"弓"字形，但不要检查血膜的边缘（大细胞偏多，没有代表性），将所见白细胞分别记录，共计数100或者200个白细胞，最后求出各种细胞所占的比值。

正常参考值：中性杆状核粒细胞为0.01～0.05；中性分叶核粒细胞为0.50～0.70；嗜酸性粒细胞为0.005～0.050；嗜碱性粒细胞为0～0.01；淋巴细胞为0.20～0.40；单核细胞为0.03～0.08。

二、白细胞分类计数的质量控制

一般先选血膜体尾交界处或中末1/3邻界处用油镜计数，移动线路呈"弓"字形，避免重复计数。

分类计数时应同时注意白细胞、红细胞、血小板的形态是否异常,以及是否有血液寄生虫。

(一)白细胞

白细胞总数超过 20×10^9/L,应分类计数 200 个白细胞,白细胞数明显减少时($<3\times10^9$/L)可检查多张血片。

白细胞分类计数的质量评价如下。

1.PD 可靠性试验

将同一张血片做两次分类计数,各种白细胞计数的百分数(或小数)之差总数即为 PD 值。根据陈士竹等对 2 080 个标本的调查 PD=24%(0.24)为及格,质量得分=100-182PD(182 为失分系数,即40÷22%≈182)。PD 评分法分级标准见表 5-2。

表 5-2　PD 评价法分级标准

级别	分值	PD(%)	意义
A	85~100	0~8	优
B	70~82	10~16	良
C	60~67	18~22	及格
D	<60	≥24	不及格

2.准确性试验

由中心实验室将同一血液标本制成多张血片并固定,一部分由中心实验室有经验的技师分类计数20 次,求其均值作为靶值,另一部分发至考评者或考评单位,随常规标本一起检查,并将考核者的分类结果与靶值进行比较,计算出被考核者分类计数结果与靶值之差总和。质量评级方法同 PD 可靠性试验。质量要求:PD 可靠性和准确性试验均应在 60 分(C 级)以上。白细胞计数和白细胞分类计数的临床意义:通常白细胞总数高于 10×10^9/L(10 000/mm³)称白细胞计数增多,低于 4×10^9/L(4 000/mm³)称白细胞计数减少。由于外周血中白细胞的组成主要是中性粒细胞和淋巴细胞,并以中性粒细胞为主。故在大多数情况下,白细胞增多或减少与中性粒细胞的增多或减少有着密切关系。现将各种类型的白细胞增多或减少的临床意义分述如下。

(二)中性粒细胞

1.中性粒细胞增多

(1)生理性中性粒细胞增多:在生理情况下,下午较早晨为高。饱餐、情绪激动、剧烈运动、高温或严寒等均能使中性粒细胞暂时性升高。新生儿、月经期、妊娠 5 个月以上以及分娩时白细胞均可增高。生理性增多都是一过性的,通常不伴有白细胞质量的变化。

(2)病理性中性粒细胞增多:大致上可归纳为反应性增多和异常增生性增多两大类。反应性增多是机体对各种病因刺激的应激反应,是因为骨髓贮存池中的粒细胞释放或边缘池粒细胞进入血液循环所致。因此,反应性增多的粒细胞大多为成熟的分叶核粒细胞或较成熟的杆状核粒细胞。

(3)反应性中性粒细胞增多:①急性感染或炎症是引起中性粒细胞增多最常见的原因,尤其是化脓性球菌引起的局部或全身性感染;此外,某些杆菌、病毒、真菌、立克次体、螺旋体、梅毒、寄生虫等都可使白细胞总数和中性粒细胞增高;白细胞增高程度与病原体种类、感染部位、感染程度以及机体的反应性等因素有关,如局限性的轻度感染,白细胞总数可在正常范围或稍高于正常,仅可见中性粒细胞百分数增高,并伴有核左移,严重的全身性感染如发生菌血症、败血症或脓毒血症时,白细胞可明显增高,甚至可达$(20\sim30)\times10^9$/L,中性粒细胞百分数也明显增高,并伴有明显核左移和中毒性改变。②广泛组织损伤或坏死:严重外伤、手术、大面积烧伤以及血管栓塞(如心肌梗死、肺梗死)所致局部缺血性坏死等使组织严重损伤者,白细胞显著增高,以中性分叶核粒细胞增多为主。③急性溶血:因红细胞大量破坏引起组织缺氧以及红细胞的分解产物刺激骨髓贮存池中的粒细胞释放,致使白细胞增高,以中性分叶核粒细胞升高为主。④急性失血:急性大出血时,白细胞总数常在$1\sim2$ h内迅速增高,可达$(10\sim20)\times10^9$/L,其中主要是中性分叶核粒细胞;内出血者如消化道大量出血、脾破裂或输卵管妊娠破裂等,白细胞增高常较外部出血显著,同时伴有血小板增高,这可能是大出血引起缺氧和机体的应激反应,动员骨髓贮存池中的白细胞释放所致;但此时患者的红细胞数和血红蛋白量仍暂时保持正常范围,待组织液吸收回血液或经过输液补充循环血容量后,才出现红细胞和血红蛋白降低;因此,白细胞增高可作为早期诊断内出血的参考指标。⑤急性中毒:如化学药物中毒、生物毒素中毒、尿毒症、糖尿病酸中毒、内分泌疾病危象等常见白细胞增高,均以中性分叶核粒细胞增高为主。⑥恶性肿瘤:非造血系统恶性肿瘤有时可出现持续性白细胞增高,以中性分叶核粒细胞增多为主,这可能是肿瘤组织坏死的分解产物刺激骨髓中的粒细胞释放造成的;某些肿瘤如肝癌、胃癌等肿瘤细胞还可产生促粒细胞生成因子;当恶性肿瘤发生骨髓转移时可破坏骨髓对粒细胞释放的调控作用。

(4)异常增生性中性粒细胞增多:是因造血组织中原始或幼稚细胞大量增生并释放至外周血中所致,是一种病理性的粒细胞,多见于以下疾病。①粒细胞性白血病:急性髓细胞性白血病(AML)的亚型中,急性粒细胞性白血病(M_1、M_2型)、急性早幼粒细胞性白血病(M_3型)、急性粒-单核细胞性白血病(M_4型)和急性红白血病(M6型)均可有病理性原始粒细胞在骨髓中大量增生,而外周血中白细胞数一般增至$(10\sim50)\times10^9$/L,超过100×10^9/L者较少,其余病例白细胞数在正常范围或低于正常,甚至显著减少;慢性粒细胞性白血病中,多数病例的白细胞总数显著增高,甚至可达$(100\sim600)\times10^9$/L,早期无症状病例约在50×10^9/L以下,各发育阶段的粒细胞都可见到;粒细胞占白细胞总数的90%以上,以中幼和晚幼粒细胞增多为主,原粒及早幼粒细胞不超过10%。②骨髓增殖性疾病:包括真性红细胞增多症、原发性血小板增多症和骨髓纤维化症;慢性粒细胞性白血病也可包括在此类疾病的范畴中;本组疾病是多能干细胞的病变引起,具有潜在演变为急性白血病的趋势;其特点是除了一种细胞成分明显增多外,还伴有一种或两种其他细胞的增生,白细胞总数常在$(10\sim30)\times10^9$/L之间。

2.中性粒细胞减少

白细胞总数低于4×10^9/L称为白细胞减少。当中性粒细胞绝对值低于1.5×10^9/L,称为粒细胞减少症;低于0.5×10^9/L时称为粒细胞缺乏症。引起中性粒细胞减少的病因很多,大致可归纳为以下几个方面。①感染性疾病:病毒感染是引起粒细胞减少的常见原因,如流感、麻疹、病毒性肝炎、水痘、风疹、巨细胞病毒等;某些细菌性感染,如伤寒杆菌感染也是引起粒细胞数减少的常见原因,甚至可以发生粒细胞缺乏症。②血液系统疾病:如再生障碍性贫血、粒细胞减少症、粒细胞缺乏症、部分急性白血病、恶性贫血、严重缺铁性贫血等。③物理化学因素损伤:如放射线、放射性核素、某些化学物品及化学药物等均可引起粒细胞数减少,常见的引起粒细胞数减少的化学药物有退热镇痛药、抗生素(如氯霉素)、磺胺类药、抗肿瘤药、抗甲状腺药、抗糖尿病药等,必须慎用。④单核-巨噬细胞系统功能亢进:如脾功能亢进、某些恶性肿瘤、类脂质沉积病等。⑤其他:系统性红斑狼疮、某些自身免疫性疾病、过敏性休克等。

（三）嗜酸性粒细胞

1.嗜酸性粒细胞增多

（1）变态反应性疾病：如支气管哮喘、药物变态反应、荨麻疹、血管神经性水肿、血清病、异体蛋白过敏等疾病时，嗜酸性粒细胞轻度或中度增高。

（2）寄生虫病：如血吸虫、中华分支睾吸虫、肺吸虫、丝虫、包囊虫、钩虫等感染时，嗜酸性粒细胞比例增高，有时甚至可达 0.10 或更多。呈现嗜酸性粒细胞型类白血病反应。

（3）皮肤病：如湿疹、剥脱性皮炎、天疱疮、银屑病等疾病时嗜酸性粒细胞可轻度或中度增高。

（4）血液病：如慢性粒细胞性白血病、多发性骨髓瘤、恶性淋巴瘤。真性红细胞增多症等疾病时嗜酸性粒细胞数可明显增多。嗜酸性粒细胞白血病时，嗜酸性粒细胞数极度增多，但此病在临床上少见。

（5）其他：风湿性疾病、脑垂体前叶功能减退症、肾上腺皮质功能减退、某些恶性肿瘤、某些传染性疾病的恢复期等嗜酸性粒细胞增多。

2.嗜酸性粒细胞减少

见于长期应用肾上腺皮质激素或肾上腺皮质激素分泌增加，某些急性传染病（如伤寒）的急性期，但传染病的恢复期嗜酸性粒细胞应重新出现。如嗜酸性粒细胞数持续下降，甚至完全消失，则表明病情严重。

（四）嗜碱性粒细胞

嗜碱性粒细胞增多见于慢性粒细胞白血病、骨髓纤维化症、慢性溶血及脾切除后。嗜碱性粒细胞白血病则为极罕见的白血病类型。

（五）淋巴细胞

1.淋巴细胞增多

（1）生理性增多：新生儿初生期在外周血中大量出现中性粒细胞，到第 6～9 d 中性粒细胞逐步下降至与淋巴细胞大致相等，以后淋巴细胞又渐增加。整个婴儿期淋巴细胞较高，可达 70％。2～3 岁后，淋巴细胞渐下降，中性粒细胞渐上升，至 4～5 岁二者相等，形成变化曲线上的两次交叉，至青春期，中性粒细胞与成人相同。

（2）病理性淋巴细胞增多：见于感染性疾病，主要为病毒感染，如麻疹、风疹、水痘、流行性腮腺炎、传染性单核细胞增多症、传染性淋巴细胞增多症、病毒性肝炎、流行性出血热等；也可见于百日咳杆菌、结核杆菌、布氏杆菌、梅毒螺旋体等的感染。

（3）相对增高：再生障碍性贫血、粒细胞减少症和粒细胞缺乏时因中性粒细胞减少，故淋巴细胞比例相对增高，但淋巴细胞的绝对值并不增高。其他，如淋巴细胞性白血病、淋巴瘤、急性传染病的恢复期、组织移植后的排斥反应或移植物抗宿主病（GVHD）。

2.淋巴细胞减少

主要见于应用肾上腺皮质激素、烷化剂、抗淋巴细胞球蛋白以及接触放射线、免疫缺陷性疾病、丙种球蛋白缺乏症等。

3.异形淋巴细胞

在外周血中有时可见到一种形态变异的不典型的淋巴细胞，称为异形淋巴细胞。Downey 根据细胞形态特点将其分为 3 型。

Ⅰ型（泡沫型）：胞体较淋巴细胞稍大，呈圆形或椭圆形，部分为不规则形。核偏位，呈圆形、肾形或不规则形，核染质呈粗网状或小块状，无核仁。胞浆丰富，呈深蓝色，含有大小不等的空泡。胞浆呈泡沫状,无颗粒或有少数颗粒。通常此型最为多见。

Ⅱ型(不规则型):胞体较Ⅰ型大,细胞外形常不规则,似单核细胞,故也有称为单核细胞型。胞浆丰富,呈淡蓝色或淡蓝灰色,可有少量嗜天青颗粒,一般无空泡。核形与Ⅰ型相似,但核染质较Ⅰ型细致,亦呈网状,核仁不明显。

Ⅲ型(幼稚型):胞体大,直径为 15~18 μm,呈圆形或椭圆形。胞浆量多,蓝色或深蓝色,一般无颗粒,有时有少许小空泡。核圆或椭圆形,核染质呈纤细网状,可见 1~2 个核仁。

除上述 3 型外,有时还可见到少数呈浆细胞样或组织细胞样的异形淋巴细胞。外周血中的异形淋巴细胞大多数具有 T 淋巴细胞的特点(占 83%~96%),故认为异形淋巴细胞主要是由 T 淋巴细胞受抗原刺激转化而来,少数为 B 淋巴细胞。这种细胞在正常人外周血中偶可见到,一般不超过 2%。异形淋巴细胞增多可见于病毒感染性疾病、某些细菌性感染、螺旋体病、立克次体病、原虫感染(如疟疾)、药物过敏、输血、血液透析或体外循环术后、免疫性疾病、粒细胞缺乏症、放射治疗等。

4.单核细胞

正常儿童单核细胞较成人稍高,平均为 0.09;2 周内婴儿可达 0.15 或更多,均为生理性增多。病理性增多见于:某些感染,如疟疾、黑热病、结核病、亚急性细菌感染性心内膜炎等;血液病,如单核细胞性白血病、粒细胞缺乏症恢复期;恶性组织细胞病、淋巴瘤、骨髓增生异常综合征等;急性传染病或急性感染的恢复期。

第二节　嗜酸性粒细胞直接计数

嗜酸性粒细胞虽然可以从白细胞总数和分类计数中间接求出,但直接计数较为准确,故临床上多采用直接计数法。

一、原理

用适当稀释液将血液稀释一定倍数,同时破坏红细胞和部分其他白细胞,保留嗜酸性粒细胞,并将其颗粒着色,然后充入计数池中,计数一定体积内嗜酸性粒细胞数,即可求得每升血液中嗜酸性粒细胞数。

二、试剂

嗜酸性粒细胞稀释液有多种,现介绍常用的两种。①乙醇-伊红稀释液 20 g/L:伊红 10.1 mL,碳酸钾 1.0 g,90% 乙醇 30.0 mL,甘油 10.0 mL,柠檬酸钠 0.5 g,蒸馏水加至 100.0 mL;本稀释液中乙醇为嗜酸性粒细胞保护剂,甘油可防止乙醇挥发,碳酸钾可促进红细胞和中性粒细胞破坏,并增加嗜酸性粒细胞着色,柠檬酸钠可防止血液凝固,伊红为染液,可将嗜酸性颗粒染成红色;本试剂对红细胞和其他白细胞的溶解作用较强,即使有少数未被溶解的白细胞也被稀释成灰白色半透明状,视野清晰,与嗜酸性粒细胞有明显区别;嗜酸性粒细胞颗粒呈鲜明橙色,在此稀释液内 2 h 不被破坏;该试剂可保存半年以上,缺点是含 10% 甘油,液体比较黏稠,细胞不易混匀,因此计数前必须充分摇荡。②伊红丙酮稀释液 20 g/L:伊红 5 mL,丙酮 5 mL,蒸馏水加至 100 mL;本稀释液中伊红为酸性染料,丙酮为嗜酸性粒细胞保护剂;该稀释液新鲜配制效果好,每周配 1 次。

三、操作

取小试管 1 支,加稀释液 0.36 mL。取血 40 μL,轻轻吹入上述试管底部,摇匀,放置 15 min,然后再摇匀。取少量混悬液滴入两个计数池内,静置 5 min,待嗜酸性粒细胞完全下沉后计数。低倍镜下计数 2 个计数池中所有的 18 个大方格中的嗜酸性粒细胞数,用下式求得每升血液中的嗜酸性粒细胞数。

四、计算

嗜酸性粒细胞数/L=[18 个大方格中嗜酸性粒细胞数/18]$\times 10 \times 10 \times 10^6$=18 个大方格中嗜酸性粒细胞数$\times 5.6 \times 10^6$。第一个$\times 10$表示血液稀释 10 倍,第二个$\times 10$表示计数板深 0.1 cm,换算成 1 mm,$\times 10^6$表示由每 μL 换算成每升。

五、注意事项

凡造成白细胞计数误差的因素在嗜酸性粒细胞计数时均应注意。如用伊红丙酮稀释液,标本应立即计数($<$30 min),否则嗜酸性粒细胞渐被破坏,使结果偏低。血细胞稀释液在混匀过程中,不宜过分振摇,以免嗜酸性粒细胞破碎。若用甘油丙酮之类稀释液,稠度较大,不易混匀,须适当延长混匀时间。注意识别残留的中性粒细胞。若嗜酸性粒细胞破坏,可适当增加乙醇、丙酮剂量;反之,中性粒细胞破坏不全时,可适当减少剂量。住院患者嗜酸性粒细胞计数,应固定时间,以免受日间生理变化的影响。

六、正常参考值

国外报道为(0.04~0.44)$\times 10^9$/L,国内天津地区调查健康成人嗜酸性粒细胞数为(0~0.68)$\times 10^9$/L,平均为 0.219$\times 10^9$/L。

七、临床意义

(一)生理变异

一天之内嗜酸性粒细胞波动较大,上午 10 点到中午最低,午夜至凌晨 4 点最高。在劳动、寒冷、饥饿、精神等因素刺激下,由于交感神经兴奋,促肾上腺皮质激素(ACTH)分泌增多,可阻止骨髓内嗜酸性粒细胞释放,并使其向组织浸润,从而使外周血中嗜酸性粒细胞计数减少。

(二)观察急性传染病的预后

肾上腺皮质激素有促进机体抗感染的能力。急性传染病时,肾上腺皮质激素分泌增加,嗜酸性粒细胞减少,恢复期嗜酸性粒细胞又逐渐增加。若嗜酸性粒细胞持续下降,甚至完全消失,说明病情严重;反之,嗜酸性粒细胞重新出现,则为恢复期的表现。如果临床症状严重,而嗜酸性粒细胞不减少,说明肾上腺皮质功能衰竭。

(三)观察手术和烧伤患者的预后

手术后 4 h 嗜酸性粒细胞显著减少,甚至消失,24~48 h 后逐渐增多,增多速度与病情的变化基本一致。大面积烧伤患者,数小时后嗜酸性粒细胞下降至零,且维持时间较长,若手术或大面积烧伤后,患者嗜酸性粒细胞不下降或持续下降,说明预后不良。

第三节 白细胞形态学检验

一、检测原理

血涂片经染色后,在普通光学显微镜下作白细胞形态学观察和分析。常用的染色方法有瑞氏染色法、吉姆萨染色法、迈格吉染色法、詹纳染色法、李斯曼染色法等。

二、方法学评价

(一)显微镜分析法

对血液细胞形态的识别,特别是异常形态,推荐采用人工方法。

(二)血液分析仪法

不能直接提供血细胞质量(形态)改变的确切信息,需进一步用显微镜分析法进行核实。

三、临床意义

(一)正常白细胞形态

瑞氏染色正常白细胞的细胞大小、核和质的特征见表5-3。

表5-3 外周血5种白细胞形态特征

细胞类型	大小(μm)	外形	细胞核		细胞质	
			核形	染色质	着色	颗粒
中性杆状核粒细胞	10～15	圆形	弯曲呈腊肠样,两端钝圆	深紫红色,粗糙	淡橘红色	量多,细小,均匀布满胞质,浅紫红色
中性分叶核粒细胞	10～15	圆形	分为2～5叶,以3叶为多	深紫红色,粗糙	淡橘红色	量多,细小,均匀布满胞质,浅紫红色
嗜酸性粒细胞	11～16	圆形	分为2叶,呈眼镜样	深紫红色,粗糙	淡橘红色	量多,粗大,圆而均匀,充满胞质,鲜橘红色
嗜碱性粒细胞	10～12	圆形	核结构不清,分叶不明显	粗而不均	淡橘红色	量少,大小和分布不均,常覆盖核上,蓝黑色
淋巴细胞	6～15	圆形或椭圆形	圆形或椭圆形,着边	深紫红色,粗块状	透明淡蓝色	小淋巴细胞一般无颗粒,大淋巴细胞可有少量粗大不均匀、深紫红色颗粒
单核细胞	10～20	圆形或不规则形	不规则形,肾形,马蹄形,或扭曲折叠	淡紫红色,细致疏松呈网状	淡灰蓝色	量多,细小,灰尘样紫红色颗粒弥散分布于胞质中

（二）异常白细胞形态

1.中性粒细胞

（1）毒性变化：在严重传染病、化脓性感染、中毒、恶性肿瘤、大面积烧伤等情况下，中性粒细胞有下列形态改变：大小不均（中性粒细胞大小相差悬殊）、中毒颗粒（比正常中性颗粒粗大、大小不等、分布不均匀、染色较深、呈黑色或紫黑色）、空泡（单个或多个，大小不等）、Döhle 体（是中性粒细胞胞质因毒性变而保留的嗜碱性区域，呈圆形、梨形或云雾状，界限不清，染成灰蓝色，直径为 $1\sim2~\mu m$，亦可见于单核细胞）、退行性变（胞体肿大、结构模糊、边缘不清晰、核固缩、核肿胀、核溶解等）。上述变化反映细胞损伤的程度，可以单独出现，也可同时出现。

毒性指数：计算中毒颗粒所占中性粒细胞（100 个或 200 个）的百分率。1 为极度，0.75 为重度，0.5 为中度，<0.25 为轻度。

（2）巨多分叶核中性粒细胞：细胞体积较大，直径为 $16\sim25~\mu m$，核分叶常在5叶以上，甚至在 10 叶以上，核染色质疏松。见于巨幼细胞贫血、抗代谢药物治疗后。

（3）棒状小体（Auer 小体）：细胞质中出现呈紫红色细杆状物质，长为 $1\sim6~\mu m$，一条或数条，见于急性白血病，尤其是颗粒增多型早幼粒细胞白血病（M3 型），可见数条到数十条呈束棒状小体。急性单核细胞白血病可见一条细长的棒状小体，而急性淋巴细胞白血病则不出现棒状小体。

（4）Pelger-Hüet 畸形：细胞核为杆状或分 2 叶，呈肾形或哑铃形，染色质聚集成块或条索网状。为常染色体显性遗传性异常，也可继发于某些严重感染、白血病、骨髓增生异常综合征、肿瘤转移、某些药物（如秋水仙胺、磺胺二甲基异噁唑）治疗后。

（5）Chediak-Higashi 畸形：细胞质内含有数个至数十个包涵体，直径为 $2\sim5~\mu m$，呈紫蓝、紫红色。见于 Chediak-Higashi 综合征，为常染色体隐性遗传。

（6）Alder-Reilly 畸形：细胞质内含有巨大的、深染的、嗜天青颗粒，染深紫色。见于脂肪软骨营养不良、遗传性黏多糖代谢障碍。为常染色体隐性遗传。

（7）May-Hegglin 畸形：细胞质内含有淡蓝色包涵体。为常染色体显性遗传。

2.淋巴细胞

（1）异型淋巴细胞：在淋巴细胞性白血病、病毒感染（如传染性单核细胞增多症、病毒性肺炎、病毒性肝炎、传染性淋巴细胞增多症、流行性腮腺炎、水痘、巨细胞病毒感染）、百日咳、布鲁菌病、梅毒、弓形虫感染、药物反应等情况下，淋巴细胞增生，出现某些形态学变化，称为异型淋巴细胞。分为 3 型。

Ⅰ型（空泡型，浆细胞型）：胞体比正常淋巴细胞稍大，多为圆形、椭圆形、不规则形。核圆形、肾形、分叶状，常偏位。染色质粗糙，呈粗网状或小块状，排列不规则。胞质丰富，染深蓝色，含空泡或呈泡沫状。

Ⅱ型（不规则型，单核细胞型）：胞体较大，外形常不规则，可有多个伪足。核形状及结构与Ⅰ型相同或更不规则，染色质较粗糙致密。胞质丰富，染淡蓝或灰蓝色，有透明感，边缘处着色较深，一般无空泡，可有少数嗜天青颗粒。

Ⅲ型（幼稚型）：胞体较大，核圆形、卵圆形。染色质细致呈网状排列，可见1～2 个核仁。胞质深蓝色，可有少数空泡。

（2）放射线损伤后淋巴细胞形态变化：淋巴细胞受电离辐射后出现形态学改变，核固缩、核破碎、双核、卫星核淋巴细胞（胞质中主核旁出现小核）。

（3）淋巴细胞性白血病时形态学变化：在急、慢性淋巴细胞白血病，出现各阶段原幼细胞，并有形态学变化。

3.浆细胞

正常浆细胞直径为 8～9 μm,胞核圆、偏位,染色质粗块状,呈车轮状或龟背状排列;胞质灰蓝色、紫浆色,有泡沫状空泡,无颗粒。如外周血出现浆细胞,见于传染性单核细胞增多症、流行性出血热、弓形体病、梅毒、结核病等。异常形态浆细胞有以下 3 种。

(1)Mott 细胞:浆细胞内充满大小不等、直径为 2～3 μm 蓝紫色球体,呈桑葚样。见于反应性浆细胞增多症、疟疾、黑热病、多发性骨髓瘤。

(2)火焰状浆细胞:浆细胞体积大,胞质红染,边缘呈火焰状。见于 IgA 型骨髓瘤。

(3)Russell 小体:浆细胞内有数目不等、大小不一、直径为 2～3 μm 红色小圆球。见于多发性骨髓瘤、伤寒、疟疾、黑热病等。

血小板检验

第六章

第一节　血小板计数

一、血小板计数常规法

（一）原理

血小板计数（platelet count，PLT）是测定全血中的血小板数量，与血液红（白）细胞计数相同。普通显微镜直接计数法是根据使用稀释液的不同，血小板计数方法可分为破坏红细胞稀释法和不破坏红细胞稀释法。相差显微镜直接计数法是利用光线通过物体时产生的相位差转化为光强差、从而增强被检物体立体感，有助于识别血小板。

（二）器材和试剂

1.1％草酸铵稀释液

分别用少量蒸馏水溶解草酸铵 1.0 g 和 EDTA-Na$_2$ 0.012 g，合并后加蒸馏水至 100 mL，混匀，过滤后备用。

2.器材

显微镜、改良 Neubauer 计数板和盖玻片、微量吸管等。

（三）操作

（1）取清洁小试管 1 支，加入血小板稀释液 0.38 mL。

（2）准确吸取毛细血管血 20 μL。擦去管外余血，置于血小板稀释液内，吸取上清液洗 3 次，立即充分混匀。待完全溶血后再次混匀 1 min。

（3）取上述均匀的血小板悬液 1 滴，充入计数池内，静置 10～15 min，使血小板下沉。

（4）用高倍镜计数中央大方格内四角和中央共 5 个中方格内血小板数。

（5）计算：血小板数/L＝5 个中方格内血小板数×10^9/L。

（四）方法学评价

1.干扰因素

普通光学显微镜直接计数血小板的技术要点是从形态上区分血小板和小红细胞、真菌孢子及其他杂质。用相差显微镜计数经草酸铵稀释液稀释后的血小板,易于识别,还可照相后核对计数结果,因而国内外将本法作为血小板计数的参考方法。

2.质量保证

质量保证原则是避免血小板被激活、破坏,避免杂物污染。①检测前:采血是否顺利(采血时血流不畅可导致血小板破坏,使血小板计数假性减低)、选用的抗凝剂是否合适(肝素不能用于血小板计数标本抗凝;EDTA 钾盐抗凝血标本取血后 1 h 内结果不稳定,1 h 后趋向平稳)、储存时间是否适当(血小板标本应于室温保存,低温可激活血小板,储存时间过久可导致血小板计数偏低)。②检测中:定期检查稀释液质量;计数前先做稀释液空白计数,以确认稀释液是否存在细菌污染或其他杂质。③检测后:核准结果,常用方法:用同 1 份标本制备血涂片染色镜检观察血小板数量,用参考方法核对;同 1 份标本 2 次计数,误差小于 10%,取 2 次均值报告,误差大于 10%需做第 3 次计数,取 2 次相近结果的均值报告。

二、血小板计数参考方法

血小板计数参考方法见于国际血液学标准委员会 2001 年文件。

(一)血液标本

(1)用合乎要求的塑料注射器或真空采血系统采集健康人的静脉血标本。

(2)使用 EDTA-K$_2$ 抗凝剂,浓度为每升血中含 3.7～5.4 μmol(每毫升血中含 1.5～2.2 mg)。

(3)盛有标本的试管应有足够的剩余空间以便于血标本的混匀操作。标本中不能有肉眼可见的溶血或小凝块。

(4)标本置于 18 ℃～22 ℃室温条件下,取血后 4 h 之内完成检测。

(5)为了保证 RBC 和 PLT 分布的均一性,在预稀释和加标记抗体前动作轻柔地将采血管反复颠倒,充分混匀标本。

(二)试剂和器材

1.器材

为避免血小板黏附于贮存容器或稀释器皿上,在标本检测的整个过程中必须使用聚丙烯或聚苯乙烯容器,不得使用玻璃容器和器皿。

2.稀释液

用磷酸盐缓冲液(PBS)作为稀释液,浓度为 0.01 mol/L,pH 为 7.2～7.4,含 0.1%的牛血清蛋白(BSA)。

3.染色液

使用异硫氰酸荧光素标记的 CD41 和 CD61 抗体,这两种抗体可以与血小板膜糖蛋白Ⅱa/Ⅲb复合物结合,用于检测血小板。实验室应确认该批号抗体是否能得到足够的染上荧光的血小板,抗体应能得到足够高的血小板的荧光信号以便通过 log FL1(528 nm 处的荧光强度)对 log FS(前向散射光)的图形分析,将血小板从噪声、碎片和 RBC 中分辨出来。

(三)仪器性能

(1)使用流式细胞仪,通过前向散射光和荧光强度来检测 PLT 和 RBC。仪器在检测异硫氰酸荧光素标本的直径为 2 μm 的球形颗粒时必须有足够的敏感度。

(2)用半自动、单通道、电阻抗原理的细胞计数仪检测 RBC,仪器小孔管的直径为 80～100 μm,小孔的长度为直径的 70%～100%,计数过程中吸入稀释标本体积的准确度在 1%以内

（溯源至国家或国际计量标准）。

（四）检测方法

（1）用加样器加 5 μL 充分混匀（至少轻柔颠倒标本管 8 次）的血标本于 100 μL 已过滤的 PBS-BSA 稀释液中。

（2）加 5 μL CD41 抗体和 5 μL CD61 抗体染液，在室温 18 ℃～22 ℃、避光条件下放置15 min。

（3）加 4.85 mL PBS-BSA 稀释液制备成 1∶1 000 的稀释标本，轻轻颠倒混匀以保证 PLT 和 RBC 充分混匀。

（4）用流式细胞仪检测时，应至少检测 5 000 个信号，其中 PLT 应多于 1 000，流式细胞仪的设定必须保证每秒计数少于 3 000 个信号。如果同时收集到 RBC 散射光的信号和血小板的荧光信号应被视为 RBC-PLT 重叠，计数结果将被分别计入 RBC 和 PLT。直方图或散点图均可被采用，但推荐使用散点图。检测过程中推荐使用正向置换移液器。

（5）血小板计数值的确定：使用流式细胞仪确定 RBC/PLT 的比值。R＝RBC/PLT，用 RBC 数除以 R 值得到 PLT 计数值。

三、参考值

$(100～300)×10^9/L$。

四、临床意义

血小板数量随时间和生理状态的不同而变化，午后略高于早晨；春季较冬季低；平原居民较高原居民低；月经前减低，月经后增高，妊娠中晚期增高，分娩后减低；运动、饱餐后增高，休息后恢复。静脉血血小板计数比毛细血管高 10％。

血小板减低是引起出血常见的原因。当血小板在$(20～50)×10^9/L$时，可有轻度出血或手术后出血；低于$20×10^9/L$，可有较严重的出血；低于$5×10^9/L$时，可导致严重出血。血小板计数超过$400×10^9/L$为血小板增多。病理性血小板减少和增多的原因及意义见表 6-1。

表 6-1　病理性血小板减少和增多的原因及意义

血小板	原因	临床意义
减少	生成障碍	急性白血病、再生障碍性贫血、骨髓肿瘤、放射性损伤、巨幼细胞贫血等
	破坏过多	原发性血小板减少性紫癜、脾功能亢进、系统性红斑狼疮等
	消耗过多	DIC、血栓性血小板减少性紫癜
	分布异常	脾肿大、血液被稀释
	先天性	新生儿血小板减少症、巨大血小板综合征
增多	原发性	慢性粒细胞白血病、原发性血小板增多症、真性红细胞增多症等
	反应性	急性化脓性感染、大出血、急性溶血、肿瘤等
	其他	外科手术后、脾切除等

第二节　血小板形态学检验

一、原理

当血小板离体后,尚有活性时,可用活体染色法将细胞质内结构显示出来,并观察其活动能力。

二、结果

(一)正常形态

呈圆盘状、圆形或椭圆形,少数呈梭形或形态不整齐;一般有1～3个突起。血小板可分为透明区及颗粒区,无明显界线,颗粒呈深蓝色或蓝绿色折光;透明区为淡蓝色折光,无有形成分。大血小板(>3.4 μm)占11.1%;中型(2.1～3.3 μm)占67.5%;小型(<2.0 μm)占21.4%,颗粒一般<7%。

(二)非典型形态

1.幼年型

大小正常,边缘清晰,浆为淡蓝色或淡紫色,个别含颗粒而无空泡,应与淋巴细胞相区别。

2.老年型

大小正常,浆较少,带红色,边缘不规则,颗粒粗而密,呈离心性,有空泡。

3.病理性幼稚型

通常较大,浆淡蓝色,几乎无颗粒,为未成熟巨核细胞所脱落,无收缩血块作用,可见于原发性和反应性血小板疾病及粒细胞白血病。

4.病理刺激型

血小板可达20～50 μm,形态不一,可呈圆形、椭圆形或香肠型、哑铃形、棍棒形、香烟形、尾形、小链形等。浆蓝色或紫红色,颗粒多。见于血小板无力症。

三、临床意义

血小板形态变化可反映血小板黏附和凝聚功能。形态异常见于再生障碍性贫血、急性白血病、血小板病、血小板无力症、血小板减少性紫癜。巨大血小板综合征中50%～80%的血小板如淋巴细胞大小。

第三节　血小板功能检验

血小板在止凝血方面具有多种功能。当血小板与受损的血管壁、血管外组织接触或受刺激剂激活,血小板被活化,产生黏附、聚集和释放反应,并分泌多种因子,在止血和血栓形成中起着非常重要的作用。血小板功能检查的各项试验,对血小板疾病的诊断和治疗以及血栓前状态与血栓性疾病的诊断、预防、治疗监测等有着重要的意义。

一、血小板黏附试验

(一)原理

血小板黏附试验(platelet adhension test,PAdT)是利用血小板在体外可黏附于玻璃的原理设计的。可用多种方法,包括玻珠柱法、玻球法等。方法为用一定量的抗凝血与一定表面积的玻璃接触一定时间,计数接触前、后的血中血小板数,计算出血小板黏附率。

$$血小板黏附率(\%)=\frac{黏附前血小板数-黏附后血小板数}{黏附前血小板数}\times100\%$$

(二)参考区间

玻璃珠柱法:53.9%～71.1%;旋转玻球法(12 mL 玻瓶):男性为 28.9%～40.9%,女性为34.2%～44.6%。

(三)临床应用

1.方法学评价

本试验是检测血小板功能的基本试验之一,用于遗传性与获得性血小板功能缺陷疾病的诊断、血栓前状态和血栓性疾病检查及抗血小板药物治疗监测。但由于特异性差,操作较复杂,且易受许多人为因素的影响,如静脉穿刺情况、黏附血流经过玻璃的时间、黏附玻璃的面积、试验过程中所用的容器性能、血小板计数的准确性等,致使其在临床的实际应用受限。

2.临床意义

(1)减低:见于先天性和继发性血小板功能异常(以后者多见),如血管性血友病、巨大血小板综合征、爱-唐综合征、低(无)纤维蛋白血症、异常纤维蛋白血症、急性白血病、骨髓增生异常综合征、骨髓增生性疾病、肝硬化、尿毒症、服用抗血小板药物等。

(2)增加:见于血栓前状态和血栓形成性疾病,如高血压病、糖尿病、妊娠期高血压疾病、肾小球肾炎、肾病综合征、心脏瓣膜置换术后、心绞痛、心肌梗死、脑梗死、深静脉血栓形成、口服避孕药等。

二、血小板聚集试验

(一)原理

血小板聚集试验(platelet aggregation test,PAgT)通常用比浊法测定(即血小板聚集仪法,分为单通道、双通道、四通道)。用贫血小板血浆(platelet poor plasma,PPP)及富含血小板血浆(platelet rich plasma,PRP)分别将仪器透光度调整为 100% 和 0%。在 PRP 的比浊管中加入诱导剂激活血小板后,用血小板聚集仪测定 PRP 透光度的变化(即血小板聚集曲线)。通过分析血小板聚集曲线的最大聚集率(MAR)、达到最大幅度的时间、达到 1/2 最大幅度的时间、2 min 的幅度、4 min 的幅度、延迟时间、斜率参数判断血小板的聚集功能。

(二)参考区间

血小板聚集曲线见图 6-1,血小板聚集曲线常有双峰,第一个峰反映了血小板聚集功能,第二个峰反映了血小板的释放和聚集功能。不同浓度的诱导剂诱导的血小板聚集曲线各不相同。每个实验室的参考区间相差较大,各实验室应根据自己的实验具体情况及实验结果调节诱导剂的浓度,建立自己的参考区间。中国医学科学院血液研究所常用的体外诱导剂测得的 MAR 为 11.2 μmol/L ADP 液 53%～87%;5.4 μmoL/L 肾上腺素 45%～85%;20 mg/L 花生四烯酸 56%～82%;1.5 g/L 瑞斯托霉素 58%～76%;20 mg/L 胶原 47%～73%。

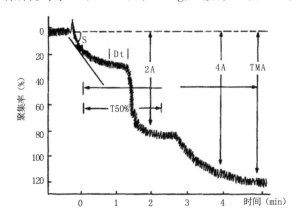

图 6-1　血小板聚集曲线的参数分析

2′A:2 min 幅度;4′A:4 min 的幅度;TMA:达到最大幅度的时间;T50%:达到 1/2 最大的时间;Dt:延迟时间;S:斜率

（三）临床应用

1.方法学评价

本试验也是检测血小板功能的基本试验之一,用于血小板功能缺陷疾病的诊断、血栓前状态和血栓性疾病检查以及抗血小板药物治疗监测。

本试验在临床上开展比较广泛,简便、快速,成本低廉。但由于操作过程需对标本进行离心,可能导致血小板体外低水平活化,且易受试验过程中所用的容器性能、PRP 中血小板数量、测定温度（25 ℃）、诱导剂的质量及某些药物等影响。在一般疾病的诊断中,以至少使用两种诱导剂为宜。

2.临床意义

（1）减低:血小板无力症、血小板贮存池病（无第二个峰）、血管性血友病（瑞斯托霉素作为诱导剂时,常减低）、巨大血小板综合征、低或无纤维蛋白原血症、急性白血病、骨髓增生异常综合征、骨髓增生性疾病、肝硬化、尿毒症、服用抗血小板药物、特发性血小板减少性紫癜、细菌性心内膜炎、维生素 B_{12} 缺乏症等。

（2）增加:见于血栓前状态和血栓形成性疾病,如糖尿病、肾小球肾炎、肾病综合征、心脏瓣膜置换术后、心绞痛、心肌梗死、脑梗死、深静脉血栓形成、抗原-抗体复合物反应、高脂饮食、口服避孕药、吸烟等。

三、血块收缩试验

（一）原理

血块收缩试验（clot retraction test,CRT）分为定性法、定量法和血浆法。其原理为全血或血浆凝固后,由于血小板收缩使血清从纤维蛋白网眼中挤出而使血块缩小,观察血清占原有全血量（如定量法、试管法）或血浆量（如血浆法）的百分比（即血块收缩率）,可反映血块收缩程度。

（二）参考区间

定性法：1 h 开始收缩，24 h 完全收缩；定量法：48%～64%；血浆法：大于 40%。

（三）临床应用

（1）方法学评价：CRT 除与血小板收缩功能有关外，还与血小板数量、纤维蛋白原、纤维蛋白稳定因子量等有关，而且试管清洁度、试验温度对它影响较大，故有时试验结果与血小板功能障碍程度不一定平行，临床上已较少使用。

（2）临床意义：①下降，见于血小板减少症、血小板增多症、血小板无力症、低或无纤维蛋白原血症、严重凝血功能障碍、异常球蛋白血症、红细胞增多症（定量法及试管法）等；②增加，纤维蛋白稳定因子（因子ⅩⅢ）缺乏症、严重贫血（定量法及试管法）。

四、血小板活化指标检测

健康人循环血液中的血小板基本处于静止状态，当血小板受刺激剂激活或与受损的血管壁、血管外组织接触后，血小板被活化。活化血小板膜糖蛋白重新分布，分子结构发生变化，导致血小板发生黏附、聚集，同时发生释放反应。血小板内的储存颗粒与质膜融合，将其内容物释放入血浆。

（一）血浆 β-血小板球蛋白和血小板第 4 因子检测

1.原理

血小板活化后，α-颗粒内的 β-血小板球蛋白（β-TG）和血小板第 4 因子（PF_4）可释放到血浆中，使血浆中 β-TG 和 PF_4 的浓度增高。用双抗体夹心法（ELISA）可进行检测。将 β-TG 或抗 PF_4 抗体包被在酶标板上，加入待测标本（或不同浓度的标准液），再加入酶联二抗，最后加底物显色，显色深浅与β-TG、PF_4 浓度呈正比。根据标准曲线可得出待测标本的 β-TG/PF_4 浓度。

2.参考区间

不同试剂盒略有不同，β-TG：6.6～26.2 μg/L，PF_4：0.9～5.5 μg/L。

3.临床应用

（1）方法学评价：β-TG、PF_4 的半衰期较短，且易受机体代谢功能和血小板破坏的影响，采血及后续实验步骤必须尽可能保证血小板不被体外激活或破坏。在难以确定 β-TG、PF_4 浓度增加是来自体内还是体外激活时，可计算 β-TG/PF_4 比率。一般情况下，来自体内激活者 β-TG/PF_4 之比约为 5∶1，来自体外激活者 β-TG/PF_4 之比约为 2∶1。

（2）临床意义：①减低见于先天性或获得性 α-贮存池病；②增高表明血小板活化，释放反应亢进，见于血栓前状态及血栓性疾病，如糖尿病伴血管病变、妊娠期高血压疾病、系统性红斑狼疮、血液透析、肾病综合征、尿毒症、大手术后、心绞痛、心肌梗死、脑梗死、弥散性血管内凝血、深静脉血栓形成等；③β-TG 主要由肾脏排泄，肾功能障碍时可导致血中 β-TG 明显增加，PF_4 主要由血管内皮细胞清除，内皮细胞的这种功能受肝素的影响，因此肝素治疗时血中 PF_4 增加。

（二）血浆 P-选择素检测

1.原理

P-选择素又称血小板 α-颗粒膜蛋白-140（GMP-140），是位于血小板 α-颗粒和内皮细胞 Weibel-Palade 小体的一种糖蛋白，当血小板被活化后，P-选择素在血小板膜表面表达并释放到血中，故测定血浆或血小板表面的 P-选择素可判断血小板被活化的情况。血浆 P-选择素测定常用 ELISA 法，原理同血浆中 β-TG 或 PF_4 测定。

2.参考区间

9.2～20.8 μg/L。

3.临床应用

(1)方法学评价:由于 P-选择素也存在于内皮细胞的 W-P 小体中,血浆中可溶性 P-选择素,除来源于活化血小板外,也可来源于内皮细胞,分析时应加以注意。测定血小板膜表面 P-选择素的含量,能更真实地反映血小板在体内活化的情况。

(2)临床意义:增加见于血栓前状态及血栓形成性疾病,如心肌梗死、脑血管病变、糖尿病伴血管病变、深静脉血栓形成、自身免疫性疾病等。

(三)血浆血栓烷 B_2(TXB$_2$)和 11-脱氢-血栓烷 B_2(11-DH-TXB$_2$)检测

血小板被激活后,血小板膜磷脂花生四烯酸代谢增强。血栓烷 A_2(TXA$_2$)是代谢产物之一,是血小板活化的标志物。但由于 TXA$_2$ 半衰期短,不易测定,通常通过测定其稳定代谢物 TXB$_2$ 的血浆浓度来反映体内血小板的活化程度。DH-TXB$_2$ 是 TXB$_2$ 在肝脏氧化酶作用下形成的产物。

1.原理

ELISA 法(双抗夹心法)。

2.参考区间

TXB$_2$:28.2～124.4 ng/L;DH-TXB$_2$:2.0～7.0 ng/L。

3.临床应用

(1)方法学评价:血浆 TXB$_2$ 测定是反映血小板体内被激活的常用指标(常与 6-K-PGF$_{1\alpha}$ 同时检测),但采血及实验操作过程中造成的血小板体外活化等因素会影响 TXB$_2$ 的含量。而 DH-TXB$_2$ 不受体外血小板活化的影响,是反映体内血小板活化的理想指标。

(2)临床意义。①减低:见于服用阿司匹林类等非甾体类抗炎药物或先天性环氧化酶缺乏等;②增加:见于血栓前状态及血栓形成性疾病,如糖尿病、肾病综合征、妊娠期高血压疾病、动脉粥样硬化、高脂血症、心肌梗死、心绞痛、深静脉血栓形成、大手术后、肿瘤等。

(四)血小板第 3 因子有效性检测

血小板第 3 因子有效性检测(platelet factor 3 availability test,PF3α test),也称血小板促凝活性测定。PF$_3$ 是血小板活化过程中形成的一种膜表面磷脂成分,是血小板参与凝血过程的重要因子,可加速凝血活酶的生成,促进凝血过程。

1.原理

利用白陶土作为血小板的活化剂促进 PF$_3$ 形成,用氯化钙作为凝血反应的启动剂。将正常人和受检者的 PRP(富含血小板血浆)和 PPP(贫血小板血浆)交叉组合(表 6-2),测定各自的凝固时间,比较各组的时间,了解受检者 PF$_3$ 是否有缺陷。

表 6-2　PF$_3$ 有效性测定分组

组别	患者血浆(mL)		正常血浆(mL)	
	PRP	PPP	PRP	PPP
1	0.1			0.1
2		0.1	0.1	
3	0.1	0.1		
4			0.1	0.1

2.参考区间

第 3 组、第 4 组分别为患者和正常人(作为对照组),患者 PF_3 有缺陷或内源凝血因子有缺陷时,第 3 组凝固时间比第 4 组长。当第 1 组较第 2 组凝固时间延长 5 s 以上,即为 PF_3 有效性减低。

3.临床应用

(1)减低:见于先天性血小板 PF_3 缺乏症、血小板无力症、肝硬化、尿毒症、弥散性血管内凝血、异常蛋白血症、系统性红斑狼疮、特发性血小板减少性紫癜、骨髓增生异常综合征、急性白血病及某些药物影响等。

(2)增加:见于高脂血症、食用饱和脂肪酸、一过性脑缺血发作、心肌梗死、动脉粥样硬化、糖尿病伴血管病变等。

五、血小板膜糖蛋白检测

血小板膜表面糖蛋白(glucoprotein,GP)是血小板功能的分子基础,主要包括 GPⅡb/Ⅲa 复合物(CD41/CD61)、GPIb/Ⅸ/Ⅴ复合物(CD42b/CD42a/CD42c)、GPIa/Ⅱa 复合物(CD49b/CD29)、GPIc/Ⅱa复合物(CD49c/CD49f/CD29)、GPⅣ(CD36)和 GPⅥ。GP 分子数量或结构异常均可导致患者发生出血或血栓形成。活化血小板与静止血小板相比,膜糖蛋白的种类、结构、含量等亦呈现显著变化。

(一)原理

以往大都采用单克隆抗体与血小板膜表面糖蛋白结合后,用放免法测定血小板膜糖蛋白含量。现在由于流式细胞技术的发展以及荧光标记的各种血小板特异性单克隆抗体的成功制备,临床工作中已广泛使用流式细胞术(FCM)分析血小板膜糖蛋白。原理是选用不同荧光素标记的血小板膜糖蛋白单克隆抗体与受检者血小板膜上的特异性糖蛋白结合,在流式细胞仪上检测荧光信号,根据荧光的强弱分析,计算出阳性血小板的百分率或者定量检测血小板膜上糖蛋白含量。

(二)参考区间

GPⅠb(CD42b)、GPⅡb(CD41)、GPⅢa(CD61)、GPⅤ(CD42d)、GPⅨ(CD42a)阳性血小板百分率>98%。

定量流式细胞分析:①GPⅢa(CD61):$(53\pm12)\times10^3$ 分子数/血小板;②GPⅠb(CD42b):$(38\pm11)\times10^3$ 分子数/血小板;③GPⅠa(CD49b):$(5\pm2.8)\times10^3$ 分子数/血小板。

(三)临床应用

1.方法学评价

用 FCM 分析血小板的临床应用还包括:循环血小板活化分析(血小板膜 CD62P(血小板膜 P 选择素)、CD63(溶酶体完整膜糖蛋白,LIMP)、PAC-1(活化血小板 GPⅡb/Ⅲa 复合物)的表达以及血小板自身抗体测定、免疫血小板计数等。

由于血小板极易受到环境因素的影响发生活化,FCM 分析血小板功能时需特别注意样本的采集、抗凝剂的选择、血液与抗凝剂的混匀方式、样本的运送与贮存、固定剂的种类和时间等,尤其还要合理设定各种对照,以避免各种因素可能造成的假阳性或假阴性反应。

2.临床意义

GPⅠb(CD42b)缺乏见于巨大血小板综合征,GPⅡb/Ⅲa(CD41/CD61)缺乏见于血小板无力症。

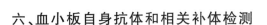

六、血小板自身抗体和相关补体检测

在某些免疫性疾病或因服用某些药物、输血等情况下,机体可产生抗血小板自身抗体或补体(platelet associated complement,PAC),导致血小板破坏过多或生成障碍,使循环血小板数减少,从而引发出血性疾病。血小板自身抗体可分为血小板相关免疫球蛋白(platelet associated immunoglobulin,PAIg),包括 PAIgG、PAIgA、PAIgM 和特异性膜糖蛋白自身抗体、药物相关自身抗体、抗同种血小板抗体等。测定血小板自身抗体或补体的表达有助于判断血小板数减少的原因。

（一）原理

血小板免疫相关球蛋白常用的检测方法为 ELISA 及流式细胞术。抗血小板膜糖蛋白抗体一般用 ELISA 检测,FCM 分析方法尚不成熟。

（二）参考区间

ELISA 法:PAIgG（0～78.8）ng/10^7 血小板;PAIgA（0～2）ng/10^7 血小板;PAIgM（0～7）ng/10^7 血小板;PAC_3（0～129）ng/10^7 血小板。FCM 法:PAIg＜10％。

（三）临床应用

(1)90％以上的特发性血小板减少性紫癜(ITP)患者 PAIgG 增加,同时测定 PAIgA、PAIgM 及 PAC_3 阳性率达 100％。治疗后有效者上述指标下降,复发则增加。ITP 患者在皮质激素治疗后,PAIgG 不下降可作为切脾的指征。其他疾病如同种免疫性血小板减少性紫癜(如多次输血)、Evans 综合征、药物免疫性血小板减少性紫癜、慢性活动性肝炎、结缔组织病、系统性红斑狼疮、恶性淋巴瘤、慢性淋巴细胞白血病、多发性骨髓瘤等 PAIg 也可增加。

(2)特异性抗血小板膜糖蛋白的自身抗体阳性对诊断 ITP 有较高的特异性,其中以抗 GPⅡb/Ⅲa、GPⅠb/Ⅸ复合物的抗体为主。

七、血小板生存时间检测

本试验可反映血小板生成与破坏之间的平衡,是测定血小板在体内破坏或消耗速度的一项重要试验。

（一）原理

阿司匹林可使血小板膜花生四烯酸(AA)代谢中的关键酶(环氧化酶)失活,致血小板 AA 代谢受阻,代谢产物丙二醛(MDA)和血栓烷 B_2(TXB_2)生成减少。而新生血小板未受抑制,MDA 和 TXB_2 含量正常。故根据患者口服阿司匹林后血小板 MDA 和 TXB2 生成量的恢复曲线可推算出血小板的生存时间。MDA 含量可用荧光分光光度计法测定,TXB2 可以用 ELISA 法测定。

（二）参考区间

MDA 法:6.6～15 d;TXB2 法:7.6～11 d。

（三）临床应用

血小板生存期缩短,见于以下疾病。①血小板破坏增多性疾病:如原发性血小板减少性紫癜、同种和药物免疫性血小板减少性紫癜、脾功能亢进、系统性红斑狼疮;②血小板消耗过多性疾病:如 DIC、血栓性血小板减少性紫癜(TTP)、溶血尿毒症综合征(HUS);③各种血栓性疾病:如心肌梗死、糖尿病伴血管病变、深静脉血栓形成、肺梗死、恶性肿瘤等。

八、血小板钙流检测

血小板活化时,储存于血小板致密管道系统和致密颗粒内的 Ca^{2+} 释放出来,胞质内 Ca^{2+} 浓度升高形成 Ca^{2+} 流。Ca^{2+} 流信号随即促进血小板的花生四烯酸代谢、信号传导、血小板的收缩及活化等生理反应。

（一）原理

利用荧光探针如 Fura2、Fluro3-AM 等标记血小板内钙离子,在诱导剂作用下,血小板的钙离子通道打开,用共聚焦显微镜或流式细胞术观察血小板荧光强度变化,以分析血小板胞内钙流的变化。

（二）参考区间

正常血小板内 Ca^{2+} 浓度为 $20\sim90$ nmol/L,细胞外钙浓度为 $1.1\sim1.3$ nmol/L。

（三）临床应用

测定血小板胞内 Ca^{2+} 的方法可用于临床诊断与 Ca^{2+} 代谢有关的血小板疾病,也可用于判断钙通道阻滞剂的药理作用。

第四节　凝血系统检验

凝血系统由内源性凝血途径、外源性凝血途径和共同凝血途径三部分组成,各部分常用的凝血系统检测方法介绍如下。

一、内源凝血系统的检验

（一）全血凝固时间测定

1.原理

静脉血与异物表面(如玻璃、塑料等)接触后,因子Ⅻ被激活,启动了内源凝血系统,最后生成纤维蛋白而使血液凝固,其所需时间即凝血时间(coagulation time,CT),是内源凝血系统的一项筛选试验。目前采用静脉采血法,有 3 种检测方法。

（1）活化凝血时间(activated clotting time,ACT)法:在待检全血中加入白陶土-脑磷脂悬液,以充分激活因子Ⅻ和Ⅺ,并为凝血反应提供丰富的催化表面,启动内源凝血途径,引发血液凝固。

（2）硅管凝血时间测定法(silicone clotting time,SCT):涂有硅油的试管加血后,硅油使血液与玻璃隔离,凝血时间比普通试管法长。

（3）普通试管法(Lee-White 法):全血注入普通玻璃试管而被激活,从而启动内源性凝血。

2.参考区间

每个实验室都应建立其所用测定方法的相应参考区间。ACT 为 $1.2\sim2.1$ min;SCT 为 $15\sim32$ min;普通试管法为 $5\sim10$ min。

3.临床应用

（1）方法学评价:静脉采血法由于血液中较少混入组织液,因此对内源凝血因子缺乏的灵敏度比毛细血管采血法要高。①普通试管法：仅能检出 FⅧ促凝活性水平低于 2% 的重型血友病患者，本法不敏感，目前趋于淘汰；②硅管法：较敏感，可检出 FⅧ促凝活性水平低于 45% 的血友病患者；③ACT 法：是检出内源凝血因子缺陷敏感的筛检试验之一，能检出 FⅧ促凝活性水平低至 45% 的血友病患者，ACT 法也是体外监测肝素治疗用量较好的实验指标之一。

上述测定凝血时间的诸方法，在检测内源性凝血因子缺陷方面，ACT 的灵敏度和准确性最好。

（2）质量控制：ACT 试验不是一个标准化的试验，此试验的灵敏度与准确度受多种因素的影响，如激活剂种类、仪器判定血液凝固的原理（如电流法、光学法和磁珠法等）等。不同的激活剂如硅藻土和白陶土，凝固时间不同，较常用硅藻土作激活剂，因白陶土有抵抗抑肽酶（一种抗纤溶药物，可减低外科手术后出血）的作用，不适宜用于与此药有关的患者。各种方法之间必须与现行的标准方法进行相关性和偏倚分析，以便调节 ACT 监测肝素浓度所允许的测定时间。

理论上，CT 能检出 APTT 所能检出的凝血因子以及血小板磷脂的缺陷，而事实上，只要有微量的Ⅱa 形成，就足以发生血液凝固；即使患者有极严重的血小板减低症，少量 PF3 就足以促进Ⅱa 形成，故血小板减低症患者 CT 可正常，只在极严重的凝血因子缺乏时 CT 才延长。CT 的改良方法如塑料试管法、硅化试管法、活化凝固时间法等，虽然灵敏度有所提高，但不能改变上述的局限性。因此，作为内源凝血筛检试验，CT 测定已被更好的检测内源性凝血异常的指标APTT 所替代。

（3）临床意义：CT 主要反映内源凝血系统有无缺陷。①CT 延长：除 FⅦ和 FⅩⅢ外，所有其他凝血因子缺乏，CT 均可延长，主要见于 FⅧ、FⅨ显著减低的血友病和 FⅪ缺乏症；vWD；严重的 FⅤ、FⅩ、纤维蛋白原和 FⅡ缺乏，如肝病、阻塞性黄疸、新生儿出血症、吸收不良综合征、口服抗凝剂、应用肝素以及低（无）纤维蛋白原血症和纤溶亢进使纤维蛋白原降解增加；DIC，尤其在失代偿期或显性 DIC 时 CT 延长；病理性循环抗凝物增加，如抗 FⅧ抗体或抗 FⅨ抗体、SLE 等。②监测肝素抗凝治疗的用量：行体外循环时，由于 APTT 试验不能反映体内肝素的安全水平，因而用 ACT 监测临床肝素的应用。③CT 缩短见于血栓前状态如 DIC 高凝期等，但敏感性差；血栓性疾病，如心肌梗死、不稳定心绞痛、脑血管病变、糖尿病血管病变、肺梗死、深静脉血栓形成、妊娠期高血压疾病、肾病综合征等。

（二）活化部分凝血活酶时间测定

1.原理

37 ℃条件下，以白陶土（激活剂）激活因子Ⅻ和Ⅺ，以脑磷脂（部分凝血活酶）代替血小板提供凝血的催化表面，在 Ca^{2+} 参与下，观察贫血小板血浆凝固所需时间，即为活化部分凝血活酶时间（activatedpartial thromboplastin time，APTT），是内源凝血系统较敏感和常用的筛选试验。有手工法和仪器法。

仪器法即指血液凝固分析仪，主要有 3 种判断血浆凝固终点的方法。

（1）光学法：当纤维蛋白原逐渐变成纤维蛋白时，经光照射后产生的散射光（散射比浊法）或透射光（透射比浊法）发生变化，根据一定方法判断凝固终点。

（2）电流法（钩方法）：根据纤维蛋白具有导电性，利用纤维蛋白形成时的瞬间电路连通来判断凝固终点。

（3）黏度法（磁珠法）：血浆凝固时血浆黏度增高，使正在磁场中运动的小铁珠运动强度减弱，以此判断凝固终点。

还有一种适用于床边检验的血液凝固仪是采用干化学测定法,其原理是将惰性顺磁铁氧化颗粒(paramagnetic iron oxide particle,PIOP)均匀分布于产生凝固或纤溶反应的干试剂中,血液与试剂发生相应的凝固或纤溶反应时,PIOP随之摆动,通过检测其引起的光量变化即可获得试验结果。

2.参考区间

20~35 s(通常小于35 s),每个实验室应建立所用测定方法相应的参考区间。

3.临床应用

(1)方法学评价:手工法虽重复性差一点,且耗时,但操作简便,有相当程度准确性,现仍作为参考方法。仪器法快速、敏感和简便,所用配套的试剂、质控物、标准品均保证了试验的高精度;但在诊断的准确性方面,仪器法并不比手工法更高;且仪器本身也会产生一定误差。

APTT是一个临床常用、较为敏感的检测内源凝血因子缺乏的简便试验,已替代普通试管法CT测定。但APTT对诊断血栓性疾病和血栓前状态缺乏敏感性,也无特异性,临床价值有限。

新生儿由于凝血系统尚未发育完善,多种凝血因子尤其是维生素 K 依赖凝血因子(FⅡ、FⅦ、FⅨ、FⅩ)和接触系统凝血因子(FⅪ、FⅫ、PK、HMWK)血浆水平不到成人的50%,其APTT检测将延长,一般出生后半年凝血因子可达正常成人水平。

(2)质量控制:标本采集、抗凝剂用量、仪器和试剂、实验温度等均对APTT试验的准确性产生重要的影响,故对实验的要求基本与PT相同(见PT测定)。由于缺乏标准的试剂和技术,APTT测定的参考区间也随所用的检测方法、仪器和试剂而变化,因此,按仪器和试剂要求进行认真检测比选择测定的方法更为重要。①激活剂和部分凝血活酶试剂:来源及制备不同,均可影响测定结果;常用的激活剂有白陶土(此时 APTT 又称为 kaolinpartial thromboplastin time,KPTT),还可以用硅藻土、鞣花酸;应根据不同目的的检验选用合理的激活剂:对凝血因子相对敏感的激活剂是白陶土,对肝素相对敏感的是硅藻土;对狼疮抗凝物相对敏感的是鞣花酸;部分凝血活酶(磷脂)主要来源于兔脑组织(脑磷脂),不同制剂质量不同,一般选用 FⅧ、FⅨ和 FⅪ的血浆浓度为200~250 U/L时敏感的试剂。②标本采集和处理:基本要求同PT试验。注意冷冻血浆可减低APTT对狼疮抗凝物以及对 FⅫ、FⅪ、HMWK、PK 缺乏的灵敏度;室温下,FⅧ易失活,须快速检测;高脂血症可使 APTT 延长。

(3)临床意义:APTT反映内源凝血系统凝血因子(Ⅻ、Ⅺ、Ⅸ、Ⅷ)、共同途径中 FⅡ、FⅠ、FⅤ和FⅩ的水平。虽然,APTT测定的临床意义基本与凝血时间相同,但灵敏度较高,可检出低于正常水平15%~30%凝血因子的异常。APTT对 FⅧ和FⅨ缺乏的灵敏度比对 FⅪ、FⅫ和共同途径中凝血因子缺乏的灵敏度高。必须指出,单一因子(如因子 FⅧ)活性增高就可使 APTT缩短,其结果则可能掩盖其他凝血因子的缺乏。

APTT超过正常对照10 s以上即为延长。主要见于:①轻型血友病,可检出 FⅧ活性低于15%的患者,对 FⅧ活性超过30%和血友病携带者灵敏度欠佳;在中、轻度 FⅧ、FⅨ、FⅪ缺乏时,APTT可正常。②vWD,Ⅰ型和Ⅲ型患者 APTT 可显著延长,但不少Ⅱ型患者 APTT 并不延长。③血中抗凝物如凝血因子抑制物、狼疮抗凝物、华法林或肝素水平增高,FⅡ、FⅨ及 FⅤ、FⅩ缺乏时灵敏度略差。④纤溶亢进,大量纤维蛋白降解产物(FDP)抑制纤维蛋白聚合,使APTT 延长,DIC 晚期时,伴随凝血因子大量被消耗,APTT 延长更为显著。⑤其他如肝病、DIC、大量输入库血等。

APTT 缩短见于血栓前状态及血栓性疾病、DIC 早期(动态观察 APTT 变化有助于 DIC 的诊断)。APTT 对血浆肝素的浓度较敏感,是目前广泛应用的肝素治疗监测指标。此时,要注意 APTT 测定结果必须与肝素治疗范围的血浆浓度呈线性关系,否则不宜使用。一般在肝素治疗期间,APTT 维持在正常对照的 1.5～3.0 倍为宜。

(三)血浆因子Ⅷ、Ⅸ、Ⅺ和Ⅻ促凝活性测定

1.原理

一期法:受检血浆中分别加入乏 FⅧ、FⅨ、FⅪ和 FⅫ的基质血浆、白陶土脑磷脂悬液和钙溶液,分别记录开始出现纤维蛋白丝所需的时间。从各自的标准曲线中,分别计算出受检血浆中 FⅧ∶C,FⅨ∶C,FⅪ∶C 和 FⅫ∶C 相当于正常人的百分率(%)。

2.参考区间

FⅧ∶C,103%±25.7%;FⅨ∶C,98.1%±30.4%;FⅪ∶C,100%±18.4%;FⅫ∶C,92.4%±20.7%。

3.临床应用

(1)方法学评价:本试验是在内源凝血筛选试验的基础上,省略以往逐级筛选和纠正试验,直接检测各相应凝血因子促凝活性的较为理想和直观的实验方法,同时也是血友病评价和分型的重要指标之一。

(2)质量控制:急性时相反应及严重肝实质损伤时,FⅧ∶C 可明显增加,但在 vWF 缺陷时,FⅧ∶C 降低,因此需与 vWF 含量同时测定。加入的基质血浆中缺乏因子应小于 1%,而其他因子水平必须正常,放置于−80 ℃～−40 ℃冰箱中保存,每次测定都应作标准曲线,正常标准血浆要求 20 人以上混合血浆,分装冻干保存于−40 ℃～−20 ℃,可用 2～3 个月。

(3)临床意义:①增高:主要见于血栓前状态和血栓性疾病,如静脉血栓形成、肺栓塞、妊娠期高血压疾病、晚期妊娠、口服避孕药、肾病综合征、恶性肿瘤等;②减低:见于 FⅧ∶C 减低见于血友病甲(其中重型≤1%;中型 2%～5%;轻型 6%～25%;亚临床型 26%～45%)、血管性血友病(尤其是Ⅰ型和Ⅲ型)、DIC、血中存在因子Ⅷ抗体(此情况少见);FⅨ∶C 减低见于血友病乙(临床分型同血友病甲)、肝脏疾病、DIC、维生素 K 缺乏症和口服抗凝剂等;FⅪ∶C 减低见于 FⅪ因子缺乏症、DIC、肝脏疾病等;FⅫ∶C 减低见于先天性 FⅫ缺乏症、DIC 和肝脏疾病等。

二、外源凝血系统的检验

(一)血浆凝血酶原时间测定(一期法)

1.原理

在受检血浆中加入过量的组织凝血活酶(人脑、兔脑、胎盘及肺组织等制品的浸出液)和钙离子,使凝血酶原变为凝血酶,后者使纤维蛋白原转变为纤维蛋白。观察血浆凝固所需时间即凝血酶原时间(prothrombin time,PT)。该试验是反映外源凝血系统最常用的筛选试验。有手工和仪器检测两类方法。仪器法判断血浆凝固终点的方法和原理与 APTT 检测时基本相同。

2.参考区间

每个实验室应建立所用测定方法相应的参考区间。①成人:10～15 s,新生儿延长2～3 s,早产儿延长 3～5 s(3～4 d 后达到成人水平);②凝血酶原时间比值(prothrombin time ratio,PTR):0.85～1.15;③国际标准化比值(international normalized ration,INR):口服抗凝剂治疗不同疾病时,需不同的 INR。

3.临床应用

(1)方法学评价。①手工法:常用普通试管法,曾用毛细血管微量法,后者虽采血量少,但操作较烦琐,已淘汰;也可用表面玻皿法,尽管准确性较试管法高,但操作不如后者方便;手工法虽重复性差一些,耗时,但仍有相当程度的准确性,且操作简便,故仍在临床应用,并可作为仪器法校正的参考方法。②仪器法:血凝仪可连续记录凝血过程引起的光、电或机械运动的变化,其中,黏度法(磁珠法)可不受影响因素(黄疸、乳糜、高脂血症、溶血等)的干扰。

半自动仪器法(加样、加试剂仍为手工操作)提高了PT测定的精确度和速度,但存在标本交叉污染的缺点。全自动仪器法(加样、加试剂全部自动化)使检测更加精确、快速、敏感和简便;同时,仪器法所用的试剂、质控物、标准品均有可靠的配套来源,保证了试验的高精度。但在临床诊断的准确性方面,仪器法并不比手工法更高。凝血仪干化学法测定,操作简单,特别有助于床边DIC的诊断,但价格较贵,尚未能普及。

(2)质量控制:血液标本采集、抗凝剂用量、仪器和试剂、实验温度以及PT检测的报告方式均对PT试验的准确性和实用性产生重要影响。

标本采集和处理:患者应停用影响止凝血试验的药物至少1周。抗凝剂为10^9 mmol/L枸橼酸钠,其与血液的容积比为1∶9。若血标本的Hct异常增高或异常减低,推荐矫正公式:抗凝剂用量=0.00185×血量(mL)×(100-患者Hct)。在采血技术和标本处理时应注意止血带使用时间要短,采血必须顺利快捷,避免凝血、溶血和气泡(气泡可使Fg、FV、FⅧ变性和引起溶血,溶血又可引起FⅦ激活,使PT缩短);凝血检测用的血标本最好单独采集,并立即分离血浆,按规定的离心力除去血小板;创伤性或留置导管的血标本以及溶血、凝血不适宜做凝血试验;对于黄疸、溶血、脂血标本如用光学法测定,结果应扣除本底干扰,标本送检时应注意储存温度和测定时间。低温虽可减缓凝血因子的失活速度,但可活化FⅦ、FⅪ。如储存血标本,也要注意有效时间,储存时间过长,凝血因子(尤其FⅧ)的活性明显减低,因此,从标本采集到完成测定的时间通常不宜超过2 h。

组织凝血活酶试剂质量:该试验灵敏度的高低依赖于组织凝血活酶试剂的质量。试剂可来自组织抽提物,应含丰富的凝血活酶(TF和磷脂);现也用纯化的重组TF(recombinant-tissue factor,r-TF)加磷脂作试剂,r-TF比动物性来源的凝血活酶对FⅡ、FⅦ、FⅩ灵敏度更高。组织凝血活酶的来源及制备方法不同,使各实验室之间及每批试剂之间PT结果差异较大,可比性差,特别影响对口服抗凝剂患者治疗效果的判断,因此,应使用标有国际敏感指数(international sensitivity index,ISI)的试剂。

国际敏感指数和国际标准化比值:为了校正不同组织凝血活酶之间的差异,早在1967年,世界卫生组织就将人脑凝血活酶标准品(批号67/40)作为以后制备不同来源组织凝血活酶的参考物,并要求计算和提供每批组织凝血活酶的ISI。ISI值越低,试剂对有关凝血因子降低的敏感度越高。目前,各国大体是用国际标准品标化本国标准品。对口服抗凝剂的患者必须使用国际标准化比值(international normalization ratio,INR)作为PT结果报告形式,并用以作为抗凝治疗监护的指标。INR=患者凝血酶原时间/正常人平均凝血酶原时间。

正常对照:必须至少来自20名以上男女各半的混合血浆所测结果。目前,许多试剂制造商能提供100名男女各半的混合血浆作为对照用的标准血浆。

报告方式:一般情况下,可同时报告受检者PT(s)和正常对照PT(s)以及凝血酶原比率(PTR),PTR=被检血浆PT/正常血浆PT。当用于监测口服抗凝剂用量时,则必须同时报告

INR值。

(3)临床意义:PT是检测外源性凝血因子有无缺陷较为敏感的筛检试验,也是监测口服抗凝剂用量的有效监测指标之一。

PT延长指PT超过正常对照3 s以上或PTR超过参考区间。主要见于:①先天性FⅡ、FⅤ、FⅦ、FⅩ减低(较为少见,一般在低于参考人群水平的10%以下时才会出现PT延长,PTR增大)、纤维蛋白原缺乏(Fg<500 mg/L)或无纤维蛋白原血症、异常纤维蛋白原血症;②获得性凝血因子缺乏,如DIC、原发性纤溶亢进症、阻塞性黄疸和维生素K缺乏、循环抗凝物质增多等。香豆素治疗(注意药物如氨基水杨酸、头孢菌素等可增强口服抗凝药物的药效,而巴比妥盐等可减弱口服抗凝药物的药效)时,当FⅡ、FⅤ、FⅦ、FⅩ浓度低于正常人水平40%时,PT即延长。

PT对FⅦ、FⅩ缺乏的敏感性较对FⅠ、FⅡ缺乏的要高,但对肝素的敏感性不如APTT。此外,发现少数FⅨ严重缺乏的患者,由于FⅦa活化FⅨ的途径障碍,也可导致PT延长,但其延长程度不如FⅦ、FⅩ、凝血酶原和纤维蛋白原缺乏时显著。

PT缩短见于:①先天性FⅤ增多;②DIC早期(高凝状态);③口服避孕药、其他血栓前状态及血栓性疾病。

PT是口服抗凝药的实验室监测的首选指标。临床上,常将INR为2～4作为口服抗凝剂治疗时剂量适宜范围。当INR大于4.5时,如Fg和血小板数仍正常,则提示抗凝过度,应减低或停止用药。当INR低于4.5而同时伴有血小板减低时,则可能是DIC或肝病等所致,也应减低或停止口服抗凝剂。口服抗凝剂达有效剂量时的INR值:预防深静脉血栓形成为1.5～2.5;治疗静脉血栓形成、肺栓塞、心脏瓣膜病为2.0～3.0;治疗动脉血栓栓塞、心脏机械瓣膜转换、复发性系统性栓塞症为3.0～4.5。

(二)血浆因子Ⅱ、Ⅴ、Ⅶ、Ⅹ促凝活性检测

1.原理

一期法:受检血浆分别与凝血因子Ⅱ、Ⅴ、Ⅶ、Ⅹ基质血浆混合,再加兔脑粉浸出液和钙溶液,分别作血浆凝血酶原时间测定。将受检者血浆测定结果与正常人新鲜混合血浆比较,分别计算出各自的因子FⅡ∶C、FⅤ∶C、FⅦ∶C和FⅩ∶C促凝活性。

2.参考区间

FⅡ∶C,97.7%±16.7%;FⅤ∶C,102.4%±30.9%;FⅦ∶C,103%±17.3%;FX∶C,103%±19.0%。

3.临床应用

(1)方法学评价:本试验是继外源凝血系统筛选试验异常,进而直接检测诸因子促凝活性更敏感、更可靠指标,也是诊断这些因子缺陷的主要依据。

(2)质量控制:同凝血因子Ⅷ、Ⅸ、Ⅺ和Ⅻ促凝活性测定。

(3)临床意义:活性增高主要见于血栓前状态和血栓性疾病。活性减低见于肝病变、维生素K缺乏(FⅤ∶C除外)、DIC和口服抗凝剂;血循环中存在上述因子的抑制物等;先天性上述因子缺乏较罕见。

目前FⅡ∶C,FⅤ∶C,FⅦ∶C,FⅩ∶C的测定主要用于肝脏受损的检查,因子FⅦ∶C下降在肝病的早期即可发生;因子FⅤ∶C的测定在肝损伤和肝移植中应用较多。

（三）血浆组织因子活性测定

1.原理

发色底物法：组织因子(Tissue factor,TF)与FⅦ结合形成 TF-FⅦ复合物,激活 FⅩ 和 FⅨ,活化的FⅩa水解发色底物(S-2222),释放出对硝基苯胺(PNA),405 nm 波长下测其吸光度(A),PNA 颜色的深浅与血浆组织因子活性(TF：A)成正比。

2.参考区间

81%～114%。

3.临床应用

(1)方法学评价：相比于组织因子含量的测定,组织因子活性测定更能反应组织因子在外源性凝血途径中所发挥的作用。发色底物法,技术成熟,操作简单,适用于临床检测。

(2)质量控制：对于黄疸、溶血、脂血标本,读取结果时应扣除本底吸光度值或重新抽血。每次测定前都应作标准曲线,正常标准血浆要求 20 人以上混合血浆,分装冻干保存于－40 ℃～－20 ℃,可用2～3 个月。

(3)临床意义：组织因子活性增加见于内毒素血症、严重创伤、广泛手术、休克、急性呼吸窘迫综合征(acute respiratory distress syndrome,ARDS)、DIC、急性白血病等。

三、共同凝血途径的检查

（一）纤维蛋白原测定

1.原理

(1)Clauss 法(凝血酶法)：受检血浆中加入过量凝血酶,将血浆中的纤维蛋白原(fibrinogen,Fg)转变为纤维蛋白,使血浆凝固,其时间长短与 Fg 含量成负相关。受检血浆的 Fg 含量可从国际标准品 Fg 参比血浆测定的标准曲线中获得。

(2)免疫法：①免疫火箭电泳法(Laurell 法)：在含 Fg 抗血清的琼脂板中,加入一定量的受检血浆(抗原),在电场作用下,抗原体形成火箭样沉淀峰,峰的高度与 Fg 含量成正比；②酶联免疫法：用抗 Fg 的单克隆体、酶联辣根过氧化酶抗体显色、酶联免疫检测仪检测血浆中的 Fg 含量。

(3)比浊法(热沉淀比浊法)：血浆经磷酸二氢钾-氢氧化钠缓冲液稀释后,加热至 56 ℃,使Fg 凝集,比浊测定其含量。

(4)化学法(双缩脲法)：用 12.5%亚硫酸钠溶液将血浆中的 Fg 沉淀分离,然后以双缩脲试剂显色测定。

2.参考区间

成人,2～4 g/L；新生儿,1.25～3 g/L。

3.临床应用

主要用于出血性疾病(包括肝病)或血栓形成的诊断以及溶栓治疗的监测。

(1)方法学评价：①Clauss 法为功能检测,操作简单、结果可靠,故被 WHO 推荐为测定Fg 的参考方法,当凝血仪通过检测 PT 方法来换算 Fg 浓度时,结果可疑,则应用 Clauss 法复核确定；②免疫法、比浊法和化学法操作较烦琐,均非 Fg 功能检测法,故与生理性 Fg 活性不一定总是呈平行关系。

(2)质量控制：Clauss 法参与血浆必须与检测标本同时测定,以便核对结果；如标本中存在肝素、FDP 增加或罕见的异常 Fg,则 Clauss 法测定的 Fg 含量可假性减低,此时,需用其他方法核实。由于凝血酶的活性将直接影响 Clauss 法所测定的 Fg 含量,因此对凝血酶试剂应严格保存,一般应在低温保存。稀释后,在塑料(聚乙烯)试管中置 4 ℃可保存活性 24 h。

(3)临床意义。①增高:见于急性时相反应,可出现高纤维蛋白原血症,如炎症、外伤、肿瘤等,慢性活动性炎症反应,如风湿病、胶原病等,Fg 水平超过参考区间上限是冠状动脉粥样硬化心脏病和脑血管病发病的独立危险因素之一。②减低:见于纤维蛋白原合成减少或结构异常性疾病,如先天性低(无)蛋白原血症;异常纤维蛋白原血症(但用免疫法检测抗原可正常);严重肝实质损伤,如肝硬化、酒精中毒等;纤维蛋白原消耗增多,如 DIC(纤维蛋白原定量可作为 DIC 的筛查试验);原发性纤溶亢进,如中暑、缺氧、低血压等;药物,如雌激素、鱼油、高浓度肝素、纤维蛋白聚合抑制剂等。③可用于溶栓治疗(如用 UK、t-PA)、蛇毒治疗(如用抗栓酶、去纤酶)的监测。

(二)凝血因子ⅩⅢ定性试验和亚基抗原检测

1.凝血因子ⅩⅢ定性试验

(1)原理:受检血浆加入钙离子后,使 Fg 转变成 Fb 凝块,将此凝块置入 5 mol/L 尿素溶液或 2%单氨(碘)醋酸溶液中,如果受检血浆不缺乏因子ⅩⅢ,则形成的纤维蛋白凝块不溶于尿素溶液或 2%单氨(碘)醋酸溶液;反之,则易溶于尿素溶液或 2%单氨(碘)醋酸溶液中。

(2)参考区间:24 h 内纤维蛋白凝块不溶解。

(3)临床应用。①方法学评价:本试验简单、可靠,是十分实用的过筛试验,在临床上,若发现伤口愈合缓慢、渗血不断或怀疑有凝血因子 ⅩⅢ 缺陷者,均可首先选择本试验;②质量控制:由于凝块对结果判断有直接影响,因此抽血时要顺利,不应有溶血及凝血,且采血后应立即检测,不宜久留,加入的钙离子溶液应新鲜配制;③临床意义:若纤维蛋白凝块在 24 h 内,尤其 2 h 内完全溶解,表示因子ⅩⅢ缺乏,见于先天性因子ⅩⅢ缺乏症和获得性因子ⅩⅢ明显缺乏,后者见于肝病、SLE、DIC、原发性纤溶症、转移性肝癌、恶性淋巴瘤以及抗 FⅩⅢ抗体等。

2.凝血因子ⅩⅢ亚基抗原检测

(1)原理(免疫火箭电泳法):分别提纯人血小板和血浆中的ⅩⅢα亚基和ⅩⅢβ亚基,用以免疫家兔,产生抗体。在含 FⅩⅢα亚基和 FⅩⅢβ亚基抗血清的琼脂凝胶板中,加入受检血浆(抗原),在电场作用下,出现抗原抗体反应形成的火箭样沉淀峰,此峰的高度与受检血浆中 FⅩⅢ亚基的浓度成正比。根据沉淀峰的高度,从标准曲线中计算出 FⅩⅢα:Ag 和 FⅩⅢβ:Ag 相当于正常人的百分率。

(2)参考区间:FⅩⅢα 为 100.4%±12.9%;FⅩⅢβ 为 98.8%±12.5%。

(3)临床应用:血浆凝血因子ⅩⅢ亚基抗原的检测,对凝血因子ⅩⅢ四聚体的缺陷性疾病诊断和分类具有十分重要价值。①先天性因子ⅩⅢ缺乏症:纯合子型者的 FⅩⅢα:Ag 明显减低(≤1%),FⅩⅢβ:Ag轻度减低;杂合子型者的 FⅩⅢα:Ag 减低(常≤50%),FⅩⅢβ:Ag 正常。②获得性因子ⅩⅢ减少症:见于肝疾病、DIC、原发性纤溶症、急性心肌梗死、急性白血病、恶性淋巴瘤、免疫性血小板减少紫癜、SLE 等。一般认为,上述疾病的 FⅩⅢα:Ag 有不同程度的降低,而ⅩⅢβ:Ag 正常。

(三)凝血酶生成的分子标志物检测

1.血浆凝血酶原片段 1+2(F_{1+2})测定

(1)原理(ELISA 法):以抗 F_{1+2} 抗体包被酶标板,加入标准品或待测标本后,再加入用辣根过氧化物酶标记的凝血酶抗体,与游离 F_{1+2} 抗原决定簇结合,充分作用后,凝血酶抗体上带有的

辣根过氧化物酶在 H_2O_2 溶液存在的条件下分解加入的邻苯二胺,使之显色,溶液颜色的深浅与样本中的 F_{1+2} 含量成正比。

(2)参考区间:$0.4\sim1.1$ nmol/L。

(3)临床应用。①方法学评价:凝血酶的半衰期极短,因此不能直接测定;凝血酶原被凝血酶(由 FXa、FVa、Ca^{2+} 和磷脂组成)作用转化为凝血酶时,凝血酶原分子的氨基端(N 端)释放出 F_{1+2},通过测定 F_{1+2} 可间接反映凝血酶的形成及活性,是体内凝血酶活化的分子标志物,对血液高凝状态的检查有重要意义;但目前因采用 ELISA 法测定,一般适用于批量标本检测,而且耗时太长,使临床急诊使用时受到一定限制。②质量控制:血液采集与保存将直接影响血浆 F_{1+2} 的测定结果,且止血带太紧或压迫时间太长,都可导致采血过程的人工凝血活化,因此采血过程要求尽量顺利。③临床意义:血浆 F_{1+2} 增高见于高凝状态、血栓性疾病如 DIC、易栓症、急性心肌梗死、静脉血栓形成等;溶栓、抗凝治疗 AMI 时,若溶栓治疗有效,缺血的心肌成功实现再灌注,则 F_{1+2} 可锐减;用肝素治疗血栓性疾病时,一旦达到有效治疗浓度,则血浆 F_{1+2} 可由治疗前的高浓度降至参考区间内;口服华法林,血浆 F_{1+2} 浓度可降至参考区间以下,当用 F_{1+2} 作为低剂量口服抗凝剂治疗的监测指标时,浓度在 0.4 nmol/L~1.2 nmol/L 时,可达到最佳抗凝治疗效果。

2.血浆纤维蛋白肽 A 测定

(1)原理:待检血浆用皂土处理,以除去纤维蛋白原,含纤维蛋白肽 A(FPA)标本先与已知过量的兔抗人 FPA 抗体结合,部分液体被转移至预先包被 FPA 的酶标板上,上步反应中剩余的为结合 FPA 抗体可与 FPA 结合,结合于固相的兔抗人 FPA 抗体被羊抗兔(带有辣根过氧化物酶)IgG 结合,在 H_2O_2 溶液存在的条件下使邻苯二胺(OPD)基质显色,颜色的深浅与 FPA 含量呈负相关关系。

(2)参考区间:男性不吸烟者为 1.83 $\mu g/L\pm0.61$ $\mu g/L$;女性不吸烟、未服用避孕药者为 2.24 $\mu g/L\pm1.04$ $\mu g/L$。

(3)临床应用:FPA 是纤维蛋白原转变为纤维蛋白过程中产生的裂解产物之一,因此,若待检血浆中出现 FPA 则表明有凝血酶生成。FPA 升高见于深静脉血栓形成、DIC、肺栓塞、SLE、恶性肿瘤转移、肾小球肾炎等。

3.可溶性纤溶蛋白单体复合物测定

(1)原理:根据酶免疫或放射免疫的检测原理,用抗纤维蛋白单克隆抗体测定血浆中可溶性纤维蛋白单体复合物(solube fibrin monomer complex,sFMC)的含量。

(2)参考区间:ELISA 法为 48.5 mg/L±15.6 mg/L;放射免疫法为 50.5 mg/L±26.1 mg/L。

(3)临床应用:纤维蛋白单体是纤维蛋白原转变为纤维蛋白的中间体,是凝血酶水解纤维蛋白原使其失去 FPA 和 FPB 而产生的。当凝血酶浓度低时,纤维蛋白单体不足以聚合形成纤维蛋白凝块,它们自行和纤维蛋白原或纤维蛋白降解产物结合形成复合物。sFMC 是凝血酶生成的另一标志物。sFMC 升高多见于肝硬化失代偿期、急性白血病(M_3 型)、肿瘤、严重感染、多处严重创伤、产科意外等。

第五节 抗凝与纤溶系统检测

一、生理性抗凝物质检测

（一）抗凝血酶活性及抗原测定

1.抗凝血酶活性（antithrombin activity，AT：A）检测

（1）检测原理（发色底物法）：受检血浆中加入过量凝血酶，使 AT 与凝血酶形成 1：1 复合物，剩余的凝血酶作用于发色底物 S-2238，释出显色基团对硝基苯胺（PNA）。显色的深浅与剩余凝血酶呈正相关，而与 AT 呈负相关，根据受检者所测得吸光度（A 值）从标准曲线计算出 AT：A。

（2）参考区间：108.5％±5.3％。

（3）临床应用：AT 活性或抗原测定是临床上评估高凝状态良好的指标，尤其是 AT 活性下降。AT 抗原和活性同时检测，是遗传性 AT 缺乏的分型主要依据。

遗传性 AT 缺乏分为两型：①交叉反应物质（cross reaction material，CRM）阴性型（CRM－）即抗原与活性同时下降；②CRM＋型，抗原正常，活性下降。

获得性 AT 缺乏或活性减低主要原因有：①AT 合成降低，主要见于肝硬化、重症肝炎、肝癌晚期等，可伴发血栓形成；②AT 丢失增加，见于肾病综合征；③AT 消耗增加，见于血栓前期和血栓性疾病，如心绞痛、脑血管疾病、DIC 等。在疑难诊断 DIC 时，AT 水平下降具有诊断价值。而急性白血病时 AT 水平下降更可看作是 DIC 发生的危险信号。

AT 水平和活性增高见于血友病、白血病和再生障碍性贫血等疾病的急性出血期以及口服抗凝药治疗过程中。在抗凝治疗中，如怀疑肝素治疗抵抗，可用 AT 检测来确定。抗凝血酶替代治疗时，也应首选 AT 检测来监护。

（二）抗凝血酶抗原（antithrombin antigen，AT：Ag）检测

1.原理

（1）免疫火箭电泳法：受检血浆中 AT 在含 AT 抗血清的琼脂糖凝胶中电泳，抗原和抗体相互作用形成火箭样沉淀峰。沉淀峰的高度与血浆中 AT 的含量成正相关。从标准曲线中计算出受检血浆中 AT 抗原的含量。

（2）酶联免疫吸附法：将抗 AT 抗体包被在固相板上，标本中的 AT 与固相的抗 AT 抗体相结合，再加入酶标的抗 AT 抗体，则形成抗体-抗原-酶标抗体的复合物，加入显色基质后，根据发色的深浅来判断标本中的 AT 含量。

2.参考区间

（0.29±0.06）g/L。

3.临床评价

见血浆 AT 活性检测。在免疫火箭电泳法中样品不可用肝素抗凝，只可用枸橼酸盐抗凝而且样本不可以反复冻融。

（三）凝血酶-抗凝血酶复合物（thrombin-antithrombin，TAT）测定

1.原理

酶联免疫吸附法：抗凝血酶包被于固相，待测血浆中的 TAT 以其凝血酶与固相上的 AT 结合，然后加入过氧化物酶标记的抗 AT，后者与结合于固相的 TAT 结合，并使底物显色。反应液颜色的深浅与 TAT 浓度呈正相关。

2.参考区间

健康成人枸橼酸钠抗凝血浆（n＝196）：1.0～4.1 $\mu g/L$，平均为 1.5 $\mu g/L$。

3.临床应用

（1）方法学评价：TAT 一方面反映凝血酶生成的量，同时也反映抗凝血酶被消耗的量。

（2）质量控制：在 2 ℃～8 ℃环境下，共轭缓冲液、工作共轭液和样本缓冲液可保存 4 周，稀释过的洗涤液可在 1 周内使用。稀释过的标准血浆和质控血浆在 15 ℃～25 ℃下，可放置 8 h。工作底物液须避光保存，且应在 1 h 内使用。共轭缓冲液、标准血浆、质控血浆和样本缓冲液在－20 ℃可保存 3 个月。剩余的工作底物液应在配置后 30 min 内冻存，2 周内使用。血浆样本采集不当可影响检测结果，溶血、脂血、含类风湿因子的血浆样本不可使用。

（3）临床意义：血浆 TAT 含量增高，见于血栓形成前期和血栓性疾病，如 DIC、深静脉血栓形成、急性心肌梗死、白血病、肝病等。脑血栓在急性期 TAT 可较正常值升高 5～10 倍，DIC 时 TAT 升高的阳性率达 95％～98％。

二、病理性抗凝物质检测

（一）复钙交叉试验（cross recalcification test，CRT）

1.原理

血浆复钙时间延长可能是由于凝血因子缺乏或血液中存在抗凝物质所致。延长的复钙时间如能被 1/10 量正常血浆纠正，则提示受检血浆中缺乏凝血因子；如果不被纠正，则提示受检血浆中存在抗凝物质。

2.参考区间

若受检血浆与 1/10 量正常血浆混合，血浆复钙时间不在正常范围内（2.2～3.8 min），则认为受检血浆中存在异常抗凝物质。

3.临床应用

本试验可区别血浆复钙时间延长的原因，除可鉴别有无血液循环抗凝物质外，还可筛选内源性凝血系统的功能异常，但由于其敏感性不如 APTT，同时受血小板数量和功能的影响，目前主要用来筛检病理性抗凝物质增多。另外，复钙交叉试验对受检血浆中低浓度的肝素及类肝素物质不敏感，必要时可考虑做肝素定量试验。

血浆中存在异常的抗凝物质，见于反复输血的血友病患者、肝病患者、系统性红斑狼疮、类风湿关节炎及胰腺疾病等。

抽血应顺利，不应有溶血及凝血；取血后应立即检测，血浆在室温中放置不超过 2 h。

（二）血浆肝素水平测定

1.原理

发色底物法：AT 是血浆中以丝氨酸蛋白酶为活性中心凝血因子（凝血酶、FⅩa 等）的抑制物，在正常情况下，AT 的抑制作用较慢，而肝素可与 AT 结合成 1∶1 的复合物，使 AT 的精氨

酸反应中心暴露,此反应中心与凝血酶、FⅩa的丝氨酸活性部位相作用,从而使激活的因子灭活,这样 AT 的抑制作用会大大增强。低分子量肝素(LMWH)对 FⅩa 和 AT 间反应的催化作用较其对凝血酶和 AT 间反应的催化更容易,而标准肝素对两者的催化作用相同。在 AT 和 FⅩa 均过量的反应中,肝素对 FⅩa 的抑制速率直接与其浓度成正比,用特异性 FⅩa 发色底物法检测剩余 FⅩa 的活性,发色强度与肝素浓度成负相关。

2.参考区间

本法检测肝素的范围是 0~800 U/L,正常人的血浆肝素为 0 U/L。

3.临床应用

在用肝素防治血栓性疾病以及血液透析、体外循环的过程中,可用本试验对肝素的合理用量进行检测。在过敏性休克、严重肝病或 DIC、肝叶切除或肝移植等患者的血浆中,肝素亦增多。另需注意:①采血与离心必须细心,以避免血小板激活,导致血小板第 4 因子(PF$_4$)释放,后者可抑制肝素活力;②反应中温育时间和温度均应严格要求,否则将影响检测结果;③严重黄疸患者检测中应设自身对照;④制作标准曲线的肝素制剂应与患者使用的一致。

(三)凝血酶时间及其纠正试验

1.凝血酶时间(thrombin time,TT)检测

(1)原理:受检血浆中加入"标准化"的凝血酶溶液后,测定开始出现纤维蛋白丝所需要的时间为 TT。

(2)参考区间:10~18 s(手工法和仪器法有很大不同,凝血酶浓度不同差异更大),各实验室应建立适合自己的参考区间。

(3)临床应用:TT 是凝血酶使纤维蛋白原转变为纤维蛋白所需要的时间,它反映了血浆中是否含有足够量的纤维蛋白原以及纤维蛋白原的结构是否符合人体的正常生理凝血要求。在使用链激酶、尿激酶进行溶栓治疗时,可用 TT 作为监护指标,以控制在正常值的 3~5 倍。

凝血酶时间延长:即受检 TT 值延长超过正常对照 3 s 以上,以 DIC 时纤维蛋白原消耗为多见,也有部分属于先天性低(无)纤维蛋白原血症、原发性纤溶及肝脏病变,也可见于肝素增多或类肝素抗凝物质增多及 FDP 增多。

凝血酶时间缩短:主要见于某些异常蛋白血症或巨球蛋白血症时,此外,较多的是技术原因,如标本在 4 ℃环境中放置过久,组织液混入血浆等。另外,血浆在室温下放置不得超过 3 h;不宜用 EDTA 和肝素作抗凝剂;凝血酶时间的终点,若用手工法,以出现浑浊的初期凝固为准。

2.凝血酶时间纠正试验(甲苯胺蓝纠正试验)

(1)原理:甲苯胺蓝可纠正肝素的抗凝作用,在凝血酶时间延长的受检血浆中加入少量的甲苯胺蓝,若延长的凝血酶时间恢复正常或明显缩短,则表示受检血浆中肝素或类肝素样物质增多,否则为其他类抗凝物质或者是纤维蛋白原缺陷。

(2)参考区间:在 TT 延长的受检血浆中,加入甲苯胺蓝后 TT 明显缩短,两者相差 5 s 以上,提示受检血浆中肝素或类肝素样物质增多,否则提示 TT 延长不是由于肝素类物质所致。

(3)临床应用:单纯的甲苯胺蓝纠正试验有时对肝素类物质不一定敏感,而众多的肝素类物质增多的病理状态,往往伴有高水平的 FDP、异常纤维蛋白原增多等情况,因此,最好与正常血浆、鱼精蛋白等纠正物同时检测。

血中类肝素物质增多,多见于过敏性休克、严重肝病、肝叶切除、肝移植、DIC,也可见于使用氮芥以及放疗后的患者。

凝血酶溶液在每次操作时都需要作校正实验,使正常血浆的 TT 值在 16～18 s。

(四)凝血因子Ⅷ抑制物测定

1.原理

受检血浆与一定量正常人新鲜血浆混合,在 37 ℃温育一定时间后,测定混合血浆的Ⅷ因子活性,若受检血浆中存在Ⅷ因子抑制物,则混合血浆的Ⅷ因子活性会降低,以 Bethesda 单位来计算抑制物的含量,1 个Bethesda 单位相当于灭活 50％因子Ⅷ活性。

2.参考区间

正常人无因子Ⅷ抑制物,剩余因子Ⅷ：C 为 100％。

3.临床应用

Bethesda 法不仅可用于因子Ⅷ抑制物检测,还可用于其他因子(Ⅸ、Ⅹ、Ⅺ)抑制物的检测。本法对同种免疫引起的因子抑制物测定较为敏感,对自身免疫、药物免疫、肿瘤免疫和自发性凝血因子抑制物则不敏感。Ⅷ因子抑制物的确定,最终需要进行狼疮样抗凝物质的检测进行排除。

血浆因子Ⅷ抑制物的出现常见于反复输血或接受抗血友病球蛋白治疗的血友病 A 患者,也可见于某些免疫性疾病和妊娠期的妇女。

三、纤维蛋白溶解活性检测

(一)组织纤溶酶原激活物活性及抗原测定

1.组织纤溶酶原激活物活性(t-PA：A)检测

(1)原理(发色底物法):在组织型纤溶酶原激活物(t-PA)和共价物作用下,纤溶酶原转变为纤溶酶,后者使发色 S-2251 释放出发色基团 PNA,显色的深浅与 t-PA：A 呈正比关系。

(2)参考区间:300～600 U/L。

2.组织纤溶酶原激活物抗原(t-PA：Ag)检测

(1)原理(酶联免疫吸附法):将纯化的 t-PA 单克隆抗体包被在固相载体上温育,然后加含有抗原的标本,标本中的 t-PA 抗原与固相载体上的抗体形成复合物,此复合物与辣根过氧化物酶标记的 t-PA 单克隆抗体起抗原抗体结合反应,形成双抗体夹心免疫复合物,后者可使邻苯二胺基质液呈棕色反应,其反应颜色深浅与标本中的 t-PA 含量呈正比关系。

(2)参考区间:1～12 μg/L。

(3)临床应用:①t-PA 抗原或活性增高表明纤溶活性亢进,见于原发及继发性纤溶症,如DIC,也见于应用纤溶酶原激活物类药物;②t-PA 抗原或活性减低表示纤溶活性减弱,见于高凝状态和血栓性疾病。

(二)纤溶酶原活化抑制物活性及抗原测定

1.血浆纤溶酶原活化抑制物活性(PAI：A)检测

(1)原理(发色底物法):过量的纤溶酶原激活物(t-PA)和纤溶酶原加入待测血浆中,部分t-PA 与血浆中的 PAI 作用形成无活性的复合物,剩余的 t-PA 作用于纤溶酶原,使其转化为纤溶酶,后者水解发色底物 S-2251,释放出对硝基苯胺(PNA),显色强度与 PAI 活性呈负相关。

(2)参考区间:100～1 000 U/L。

(3)临床应用:目前,PAI 的检测主要是为观察 PAI 与 t-PA 的比例以及了解机体的潜在纤溶活性。因此,PAI 与 t-PA 应同时检测,单纯检测 PAI,不管是抗原含量还是活性,意义都不大。①增高:见于高凝状态和血栓性疾病;②减低:见于原发性和继发性纤溶。

2.血浆纤溶酶原活化抑制物抗原(PAI：Ag)检测

(1)原理：①酶联免疫吸附法：双抗体夹心法同 t-PA：Ag 检测；②SDS-PAGE 凝胶密度法：受检血浆中加入过量纤溶酶原激活物(PA)与血浆中 PAI 形成 PA-PAI 复合物,然后将作用后的血浆于 SDS 凝胶平板上电泳,同时用已知标准品进行对照,确定复合物的电泳位置,电泳完毕后染色,再置于自动凝胶板密度扫描仪上扫描,可得知样品中 PAI 含量。

(2)参考区间：酶联免疫吸附法 4～43 g/L；SDS-PAGE 凝胶密度法＜100 U/L。

(3)临床应用：同 PAI 活性测定。酶联免疫吸附法应采用缺乏血小板血浆标本,否则将影响检测结果。SDS-PAGE 凝胶密度法试剂中丙烯酰胺、双丙酰胺、TEMED 是有毒物质,操作中应注意避免与皮肤接触。

(三)血浆纤溶酶原活性及抗原测定

1.血浆纤溶酶原活性(PLG：A)检测

(1)原理(发色底物法)：纤溶酶原在链激酶或尿激酶作用下转变为纤溶酶,纤溶酶作用于发色底物S-2251,释放出对硝基苯胺(PNA)而显色。颜色深浅与纤溶酶活性呈正相关。

(2)参考区间：85.55%±27.83%。

(3)临床应用：PLG 测定可替代早先的优球蛋白溶解时间测定和染色法进行的纤溶酶活性测定,尤其是 PLG 活性测定,在单独选用时较为可靠。在溶栓治疗时,因使用的链激酶类不同,在治疗开始阶段 PLG 含量和活性的下降,不一定是纤溶活性增高的标志,应同时进行 FDP 的测定,以了解机体内真正的纤溶状态。先天性纤溶酶原缺乏症必须强调抗原活性和含量同时检测,以了解是否存在交叉反应物质。①增高:表示其激活物的活性(纤溶活性)减低,见于血栓前状态和血栓性疾病；②减低:表示纤溶活性增高,常见于原发性纤溶症和 DIC 外,还见于前置胎盘、胎盘早剥、肿瘤扩散、严重感染、大手术后、重症肝炎、肝硬化、肝移植、门静脉高压、肝切除等获得性纤溶酶原缺乏症；③PLG 缺陷症可分为交叉反应物质阳性(CRM＋)型(PLG：Ag 正常和 PLG：A 减低)和 CRM-型(PLG：Ag 和 PLG：A 均减低)。

2.血浆纤溶酶原抗原(PLG：Ag)检测

(1)原理(酶联免疫吸附法)：将纯化的兔抗人纤溶酶原抗体包被在酶标反应板上,加入受检血浆,血浆中的纤溶酶原(抗原)与包被在反应板上的抗体结合,然后加入酶标记的兔抗人纤溶酶原抗体,酶标抗体与结合在反应板上的纤溶酶原结合,最后加入底物显色,显色的深浅与受检血浆中纤溶酶原的含量呈正相关。根据受检者测得的 A 值,从标准曲线计算标本中 PLG 的抗原含量。

(2)参考区间：0.22 g/L±0.03 g/L。

(3)临床应用：同纤溶酶原活性测定。

四、纤维蛋白降解产物检测

(一)血浆鱼精蛋白副凝固试验(plasma protamine paracoagulation test,3P)

1.原理

在凝血酶的作用下,纤维蛋白原释放出肽 A、B 后转变为纤维蛋白单体(FM),纤维蛋白在纤溶酶降解的作用下产生纤维蛋白降解产物(FDP),FM 与 FDP 形成可溶性复合物,鱼精蛋白可使该复合物中 FM 游离,后者又自行聚合呈肉眼可见的纤维状、絮状或胶冻状,反映 FDP 尤其是碎片 X 的存在。

2.参考区间

正常人为阴性。

3.临床应用

(1)阳性:DIC的早期或中期。本试验假阳性常见于大出血(创伤、手术、咯血、呕血)和样品置冰箱等。

(2)阴性:正常人、DIC晚期和原发性纤溶症。

(二)纤维蛋白(原)降解产物测定

1.原理

胶乳凝集法:用抗纤维蛋白(原)降解产物(FDP)抗体包被的胶乳颗粒与FDP形成肉眼可见的凝集物。

2.参考区间

小于 5 mg/L。

3.临床应用

(1)原发性纤溶亢进时,FDP含量可明显升高。

(2)高凝状态、DIC、器官移植的排异反应、妊娠期高血压疾病、恶性肿瘤,以及心、肝、肾疾病和静脉血栓、溶栓治疗等所致的继发性纤溶亢进时,FDP含量升高。

另外,试剂应储存于 2 ℃～8 ℃,用前取出置于室温中;包被抗体的乳胶悬液,每次用前需充分混悬状态;待测血浆用 0.109 mol/L 枸橼酸钠抗凝,每分钟 3 000 转离心 15 min。当类风湿因子强阳性存在时,可产生假阳性反应。样本保存时间为 20 ℃ 24 h,－20 ℃ 1 个月。

(三)D-二聚体定性及定量测定

1.原理

(1)定性测定(乳胶凝集法):抗 D-二聚体单克隆抗体包被在乳胶颗粒上,受检血浆若含有D-二聚体,通过抗原-抗体反应,乳胶颗粒发生聚集,形成肉眼可见的粗大颗粒。

(2)定量测定(酶联免疫吸附法):一种单抗包被于聚苯乙烯塑料板上,另一种单抗标记辣根过氧化物酶。加入样品后在孔内形成特异抗体-抗原-抗体复合物,可使基质显色,显色深浅与标本中 D-二聚体含量成正比。

2.参考区间

定性:正常人阴性。定量:正常为 0～0.256 mg/L。

3.临床应用

(1)质量控制:定量试验需注意以下几点。①第一份样品与最后一份样品的加入时间相隔不宜超过15 min,包括标准曲线在内不超过 20 min;②加标准品和待测样品温育 90 min 后,第一次洗涤时,切勿使洗涤液漏出,以免孔与孔之间交叉污染而影响定量的准确性;③血浆样品,常温下保存 8 h,4 ℃下 4 d,－20 ℃以下 1 个月,临用前 37 ℃水浴中快速复溶;④所用定量移液管必须精确;⑤操作过程中尽量少接触酶标板的底部,以免影响板的光洁度而给检测带来误差,读数前用软纸轻轻擦去底部可能附着的水珠或纸痕;⑥如样品 D-二聚体含量超过标准品上限值,则将样品作适当稀释后再检测,含量则需再乘稀释倍数。

(2)临床意义:①D-二聚体是交联纤维蛋白降解中的一个特征性产物,在深静脉血栓、DIC、心肌梗死、重症肝炎、肺栓塞等疾病中升高,也可作为溶栓治疗有效的观察指标;②凡有血块形成的出血,D-二聚体均呈阳性或升高,该试验敏感度高,但缺乏特异性,陈旧性血栓患者 D-二聚体并不高;③大量循证医学证据表明,D-二聚体阴性是排除深静脉血栓(DVT)和肺栓塞(PE)的重要试验。

(四)纤维蛋白单体(TM)测定

1.原理

醛化或鞣酸化的"O"型人红细胞作为固相载体与特异性抗纤维蛋白单体 IgG 结合,形成固相抗体,加入血浆后,与可溶性纤维蛋白单体发生抗原抗体反应,使红细胞发生凝聚,从而可间接测得血浆中存在的纤维蛋白单体的含量。

2.参考区间

红细胞凝聚为阳性反应,正常人为阴性。

3.临床应用

临床各种易诱发高凝状态的疾病都可能出现阳性结果,如败血症、感染性疾病(细菌与病毒感染)、休克、组织损伤、肿瘤、急性白血病、肝坏死、急性胰腺炎及妊娠期高血压疾病等。DIC 患者为强阳性反应。

尿 液 检 验

第七章

第一节 尿液的理学检验

一、尿量

尿量主要取决于肾小球的滤过率、肾小管重吸收和浓缩与稀释功能。此外尿量变化还与外界因素如每天饮水量、食物种类、周围环境(气温、湿度)、排汗量、年龄、精神因素、活动量等相关。正常成人 24 h 内排尿为 1~1.5 L/24 h。

24 h 尿量>2.5 L 为多尿,可由饮水过多,特别饮用咖啡、茶或者失眠及使用利尿药、静脉输液过多时引起。病理性多尿常因肾小管重吸收和浓缩功能减退如尿崩症、糖尿病、肾功能不全、慢性肾盂肾炎等引起。

24 h 尿量<0.4 L 为少尿,可因机体缺水或出汗。病理性少尿主要见于脱水、血液浓缩、急性肾小球肾炎、各种慢性肾衰竭、肾移植术后急性排异反应、休克、心功能不全、尿路结石、损伤、肿瘤、尿路先天畸形等。

尿量不增多而仅排尿次数增加为尿频。见于膀胱炎、前列腺炎、尿道炎、肾盂肾炎、体质性神经衰弱、泌尿生殖系统处于激惹状态、磷酸盐尿症、碳酸盐尿症等。

二、外观

尿液外观包括颜色及透明度。正常人新鲜的尿液呈淡黄至橘黄色透明,影响尿液颜色的主要物质为尿色素、尿胆原、尿胆素及卟啉等。此外尿色还受酸碱度、摄入食物或药物的影响。

浑浊度可分为清晰、雾状、云雾状浑浊、明显浑浊几个等级。浑浊的程度根据尿中含混悬物质种类及量而定。正常尿浑浊的主要原因是因含有结晶和上皮细胞所致。病理性浑浊可因尿中含有白细胞、红细胞及细菌所致。放置过久而有轻度浑浊可因尿液酸碱度变化,尿内黏蛋白、核蛋白析出所致。淋巴管破裂产生的乳糜尿也可引起浑浊。在流行性出血热低血压期,尿中可出现蛋白、红细胞、上皮细胞等混合的凝固物,称"膜状物"。常见的外观改变有以下几种。

(一)血尿

尿内含有一定量的红细胞时称为血尿。由于出血量的不同可呈淡红色云雾状,淡洗肉水样或鲜血样,甚至混有凝血块。每升尿内含血量超过 1 mL 可出现淡红色,称为肉眼血尿。主要见于各种原因所致的泌尿系统出血,如肾结石或泌尿系统结石,肾结核、肾肿瘤及某些菌株所致的泌尿系统感染等。洗肉水样外观常见于急性肾小球肾炎。血尿还可由出血性疾病引起,见于血友病和特发性血小板减少性紫癜。镜下血尿指尿液外观变化不明显,而离心沉淀后进行镜检时能看到超过正常数量的红细胞者称镜下血尿。

(二)血红蛋白尿

当发生血管内溶血,血浆中血红蛋白含量增高,超过肝珠蛋白所能结合的量时,未结合的游离血红蛋白便可通过肾小球滤膜而形成血红蛋白尿。在酸性尿中血红蛋白可氧化成为正铁血红蛋白而呈棕色,如含量甚多则呈棕黑色酱油样外观。隐血试验呈强阳性反应,但离心沉淀后上清液颜色不变,镜检时不见红细胞或偶见溶解红细胞之碎屑,可与血尿相区别。卟啉尿症患者,尿液呈红葡萄酒色,碱性尿液中如存在酚红、番茄汁、芦荟等物质,酸性尿液中如存在氨基比林、磺胺等药物也可有不同程度的红色。血红蛋白尿见于蚕豆病、血型不合的输血反应、严重烧伤及阵发性睡眠性血红蛋白尿症等。

(三)胆红素尿

当尿中含有大量的结合胆红素,外观呈深黄色,振荡后泡沫亦呈黄色,若在空气中久置可因胆红素被氧化为胆绿素而使尿液外观呈棕绿色。胆红素见于阻塞性黄疸和肝细胞性黄疸。服用呋喃唑酮、核黄素后尿液亦可呈黄色,但胆红素定性阴性。服用大剂量熊胆粉、牛黄类药物时尿液可呈深黄色。

(四)乳糜尿

外观呈不同程度的乳白色,严重者似乳汁。因淋巴循环受阻,从肠道吸收的乳糜液未能经淋巴管引流入血而逆流进入肾,致使肾盂、输尿管处的淋巴管破裂,淋巴液进入尿液中所致。其主要成分为脂肪微粒及卵磷脂、胆固醇、少许纤维蛋白原和清蛋白等。乳糜尿多见于丝虫病,少数可由结核、肿瘤、腹部创伤或手术引起。乳糜尿离心沉淀后外观不变,沉渣中可见少量红细胞和淋巴细胞,丝虫病者偶可于沉渣中查出微丝蚴。乳糜尿需与脓尿或结晶尿等浑浊尿相鉴别,后二者经离心后上清转为澄清,而镜检可见多数的白细胞或盐类结晶,结晶尿加热加酸后浑浊消失。为确诊乳糜尿还可于尿中加少量乙醚振荡提取,因尿中脂性成分溶于乙醚而使水层浑浊程度比原尿减轻。

(五)脓尿

尿液中含有大量白细胞而使外观呈不同程度的黄色浑浊或含脓丝状悬浮物。见于泌尿系统感染及前列腺炎、精囊炎,脓尿蛋白定性常为阳性,镜检可见大量脓细胞。还可通过尿三杯试验初步了解炎症部位,协助临床鉴别诊断。

(六)盐类结晶尿

外观呈白色或淡粉红色颗粒状浑浊,尤其是在气温寒冷时常很快析出沉淀物。这类浑浊尿可通过在试管中加热、加乙酸进行鉴别。尿酸盐加热后浑浊消失,磷酸盐、碳酸盐则浑浊增加,但加乙酸后二者均变清,碳酸盐尿同时产生气泡。

除肉眼观察颜色与浊度外,还可以通过三杯试验进一步对病理尿的来源进行初步定位。尿三杯试验是在一次排尿中,人为地把尿液分成三段排出,分别盛于 3 个容器内,第 1 杯及第 3 杯每杯约 10 mL,其余大部分排于第 2 杯中。分别观察各杯尿的颜色、浑浊度、并做显微镜检查。多用于男性泌尿生殖系统疾病定位的初步诊断(表 7-1)。

表 7-1　尿三杯试验外观鉴别结果及诊断

第 1 杯	第 2 杯	第 3 杯	初步诊断
有弥散脓液	清晰	清晰	急性尿道炎，且多在前尿道
有脓丝	清晰	清晰	亚急性或慢性尿道炎
有弥散脓液	有弥散脓液	有弥散脓液	尿道以上部位的泌尿系统感染
清晰	清晰	有弥散脓液	前列腺炎、精囊炎、后尿道炎、三角区炎症、膀胱颈部炎症
有脓丝	清晰	有弥散脓液	尿道炎、前列腺炎、精囊炎

尿三杯试验还可鉴别泌尿道出血部位。

1.全程血尿(3 杯尿液均有血液)

血液多来自膀胱颈以上部位。

2.终末血尿(即第 3 杯有血液)

病变多在膀胱三角区、颈部或后尿道(但膀胱肿瘤患者大量出血时,也可见全程血尿)。

3.初期血尿(即第 1 杯有血液)

病变多在尿道或膀胱颈。

三、气味

正常新鲜尿液的气味来自尿内的挥发性酸,尿液久置后,因尿素分解而出现氨臭味。如新排出的尿液即有氨味提示有慢性膀胱炎及慢性尿潴留。糖尿病酮症时,尿液呈烂苹果样气味。此外还有药物和食物,特别是进食蒜、葱、咖喱等,尿液可出现特殊气味。

四、比密

尿比密是指在 4 ℃时尿液与同体积纯水重量之比。尿比密高低随尿中水分、盐类及有机物含量而异,在病理情况下还受尿蛋白、尿糖及细胞成分等影响。如无水代谢失调、尿比密测定可粗略反映肾小管的浓缩稀释功能。

(一)参考值

晨尿或通常饮食条件下:1.015～1.025。

随机尿:1.003～1.035(浮标法)。

(二)临床意义

1.高比密尿

可见于高热、脱水、心功能不全、周围循环衰竭等尿少时,也可见于尿中含葡萄糖和碘造影剂时。

2.低比密尿

可见于慢性肾小球肾炎、肾功能不全、肾盂肾炎、尿崩症、高血压等。慢性肾功能不全者,由于肾单位数目大量减少,尤其伴有远端肾单位浓缩功能障碍时,经常排出比密近于 1.010(与肾小球滤液比密接近)的尿称为等渗尿。

五、血清(浆)和尿渗量的测定

渗量代表溶液中一种或多种溶质中具有渗透活性微粒的总数量,而与微粒的大小、种类及性质无关。只要溶液的渗量相同,都具有相同的渗透压。测定尿渗量可了解尿内全部溶质的微粒总数量,可反映尿内溶质和水的相对排泄速度,以判断肾的浓缩稀释功能。

(一)参考值

血清平均为 290 mOsm/kg H_2O,范围为 280～300 mOsm/kg H_2O。成人尿液 24 h 内为 400～1 400 mOsm/kg H_2O,常见数值为 600～1 000 mOsm/kg H_2O。尿/血清比值应大于 3。

(二)临床意义

(1)血清<280 mOsm/kg H_2O 时为低渗性脱水,>300 mOsm/kg H_2O 时为高渗性脱水。

(2)禁饮 12 h,尿渗量<800 mOsm/kg H_2O 表示肾浓缩功能不全。

(3)急性肾小管功能障碍时,尿渗量降低,尿/血清渗量比值≤1。由于尿渗量仅受溶质微粒数量的影响而改变,很少受蛋白质及葡萄糖等大分子影响。

六、自由水清除率测定

自由水清除率是指单位时间内(每小时或每分钟)尿中排出的游离水量。它可通过血清渗量、尿渗量及单位时间尿量求得。

(一)参考值

—25～—100 mL/h 或—0.4～—1.7 mL/min。

(二)临床意义

(1)自由水清除率为正值代表尿液被稀释,反之为负值时代表尿液被浓缩,其负值越大代表肾浓缩功能越佳。

(2)尿/血清渗量比值常因少尿而影响结果。

(3)急性肾衰竭早期,自由水清除率趋于零值,而且先于临床症状出现之前 2～3 d,常作为判断急性肾衰竭早期诊断指标。在治疗期间,自由水清除率呈现负值,大小还可反映肾功能恢复程度。

(4)可用于观察严重创伤、大手术后低血压、少尿或休克患者髓质功能损害的指标。

(5)肾移植时有助于早期发现急性排异反应,此时可近于零。

(6)用于鉴别非少尿性肾功能不全和肾外性氮质血症,后者往往正常。

第二节 尿液的化学检验

一、尿液蛋白质检查

正常人的肾小球滤液中存在小分子量的蛋白质,在通过近曲小管时绝大部分又被重吸收,因此终尿中的蛋白质含量仅为 30～130 mg/24 h。随机 1 次尿中蛋白质为 0～80 mg/L。尿蛋白定性试验为阴性反应。当尿液中蛋白质超过正常范围时称为蛋白尿。含量大于 0.1 g/L 时定性试验可阳性。正常时分子量 7 万以上的蛋白质不能通过肾小球滤过膜,而分子量 1 万至 3 万的低分子蛋白质虽大多可通过滤过膜,但又为近曲小管重吸收。由肾小管细胞分泌的蛋白如 Tamm-Horsfall 蛋白(T-H 蛋白)、SIgA 等以及下尿路分泌的黏液蛋白可进入尿中。尿蛋白质 2/3 来自血浆蛋白,其中清蛋白约占 40%,其余为小分子量的酶如溶菌酶等、肽类、激素等。可按蛋白质的分子量大小分成 3 组。①高分子量蛋白质:分子量大于 9 万,含量极微,包括由肾髓袢升支及远曲小管上皮细胞分泌的 T-H 糖蛋白及分泌型 IgG 等;②中分子量蛋白质:分子量 4 万至 9 万,是以清蛋白为主的血浆蛋白,可占尿蛋白总数的 1/2～2/3;③低分子量蛋白质:分子量小于 4 万,绝大多数已在肾小管重吸收,因此尿中含量极少,如免疫球蛋白 Fc 片段,游离轻链、α_1 微球蛋白、β_2 微球蛋白等。

蛋白尿形成的机制有以下几点。

(一)肾小球性蛋白尿

肾小球因受炎症、毒素等的损害,引起肾小球毛细血管壁通透性增加,滤出较多的血浆蛋白,超过了肾小管重吸收能力所形成的蛋白尿,称为肾小球性蛋白尿。其机制除因肾小球滤过膜的物理性空间构型改变导致"孔径"增大外,还与肾小球滤过膜的各层特别是足突细胞层的唾液酸减少或消失,以致静电屏障作用减弱有关。

(二)肾小管性蛋白尿

由于炎症或中毒引起近曲小管对低分子量蛋白质的重吸收功能减退而出现以低分子量蛋白质为主的蛋白尿,称为肾小管性蛋白尿。尿中以 β_2 微球蛋白、溶菌酶等增多为主,清蛋白正常或轻度增多。单纯性肾小管性蛋白尿,尿蛋白含量较低,一般低于 1 g/24 h。常见于肾盂肾炎、间质性肾炎、肾小管性酸中毒、重金属(汞、镉、铋)中毒、应用庆大霉素、多黏菌素 B 及肾移植术后等。

(三)混合性蛋白尿

肾脏病变如同时累及肾小球及肾小管,产生的蛋白尿称混合性蛋白尿。在尿蛋白电泳的图谱中显示低分子量的 β_2-微球蛋白(β_2-MG)及中分子量的清蛋白同时增多,而大分子量的蛋白质较少。

(四)溢出性蛋白尿

血循环中出现大量低分子量(分子量小于 4.5 万)的蛋白质如本周蛋白。血浆肌红蛋白(分子量为 1.4 万)增多超过肾小管回吸收的极限于尿中大量出现时称为肌红蛋白尿,也属于溢出性蛋白尿,见于骨骼肌严重创伤及大面积心肌梗死。

(五)偶然性蛋白尿

当尿中混有多量血、脓、黏液等成分而导致蛋白定性试验阳性时称为偶然性蛋白尿。主要见于泌尿道的炎症、药物、出血及在尿中混入阴道分泌物、男性精液等,一般并不伴有肾本身的损害。

(六)生理性蛋白尿或无症状性蛋白尿

由于各种体外环境因素对机体的影响而导致的尿蛋白含量增多,可分为功能性蛋白尿及直立性蛋白尿。

功能性蛋白尿:机体在剧烈运动、发热、低温刺激、精神紧张、交感神经兴奋等所致的暂时性、轻度的蛋白尿。形成机制可能与上述原因造成肾血管痉挛或充血而使肾小球毛细血管壁的通透性增加所致。当诱发因素消失后,尿蛋白也迅速消失。生理性蛋白尿定性一般不超过(＋),定量小于 0.5 g/24 h,多见于青少年期。

体位性蛋白尿:又称直立性蛋白尿,由于直立体位或腰部前突时引起的蛋白尿。其特点为卧床时尿蛋白定性为阴性,起床活动若干时间后即可出现蛋白尿,尿蛋白定性可达(＋＋)甚至(＋＋＋),而平卧后又转成阴性,常见于青少年,可随年龄增长而消失。其机制可能与直立时前突的脊柱压迫肾静脉,或直立时肾的位置向下移动,使肾静脉扭曲而致肾脏处于淤血状态,与淋巴、血流受阻有关。

1.参考值

尿蛋白定性试验:阴性。尿蛋白定量试验:＜0.1 g/L 或≤0.15 g/24 h(考马斯亮蓝法)。

2.临床意义

因器质性变,尿内持续性地出现蛋白,尿蛋白含量的多少,可作为判断病情的参考,但蛋白量的多少不能反映肾脏病变的程度和预后。

(1)急性肾小球肾炎:多数由链球菌感染后引起的免疫反应。持续性蛋白尿为其特征。蛋白定性检查常为(＋)～(＋＋),定量检查大都不超过 3 g/24 h,但也有超过 10 g/24 h 者。一般于病后 2～3 周蛋白定性转为少量或微量,2～3 个月后多消失,也可呈间歇性阳性。成人患者消失较慢,若蛋白长期不消退,应疑及体内有感染灶或转为慢性的趋势。

(2)急进性肾小球肾炎:起病急、进展快。如未能有效控制,大多在半年至 1 年内死于尿毒症,以少尿、甚至无尿、蛋白尿、血尿和管型尿为特征。

(3)隐匿性肾小球肾炎:临床常无明显症状,但有持续性轻度的蛋白尿。蛋白定性检查多为(±)～(＋),定量检查常在 0.2 g/24 h 左右,一般不超过 1 g/24 h,可称为"无症状性蛋白尿"。在呼吸系统感染或过劳后,蛋白可有明显增多,过后可恢复到原有水平。

(4)慢性肾小球肾炎:病变累及肾小球和肾小管,多属于混合性蛋白尿。慢性肾炎普通型,尿蛋白定性检查常为(＋)～(＋＋＋),定量检查多在 3.5 g/24 h 左右;肾病型则以大量蛋白尿为特征,定性检查为(＋＋)～(＋＋＋＋),定量检查为 3.5～5 g/24 h 或以上,但晚期,由于肾小球大部毁坏,蛋白排出量反而减少。

(5)肾病综合征:是由多种原因引起的一组临床症候群,包括慢性肾炎肾病型、类脂性肾病、膜性肾小球肾炎、狼疮性肾炎肾病型、糖尿病型肾病综合征和一些原因不明确的肾病综合征等。临床表现以水肿、大量蛋白尿、低蛋白血症、高脂血症为特征,尿蛋白含量较高,且易起泡沫,定性试验多为(＋＋＋)～(＋＋＋＋),定量试验常为 3.5～10 g/24 h,最多达 20 g 者。

(6)肾盂肾炎:为泌尿系统最常见的感染性疾病,临床上分为急性和慢性两期。急性期尿液的改变为脓尿,尿蛋白多为(±)～(＋＋)。每天排出量不超过 1 g。如出现大量蛋白尿应考虑有否肾炎、肾病综合征或肾结核并发感染的可能性。慢性期尿蛋白可呈间歇性阳性,常为(＋)～(＋＋),并可见混合细胞群和白细胞管型。

(7)肾内毒性物质引起的损害:由金属盐类如汞、镉、铀、铬、砷和铋等或有机溶剂如甲醇、甲苯、四氯化碳等以及抗菌药类如磺胺、新霉素、卡那霉素、庆大霉素、多黏菌素 B、甲氧苯青霉素等,可引起肾小管上皮细胞肿胀、退行性变和坏死等改变,故又称坏死性肾病。系因肾小管对低分子蛋白质重吸收障碍而形成的轻度或中等量蛋白尿,一般不超过 1.5 g/24 h,并有明显的管型尿。

(8)系统性红斑狼疮的肾脏损害:本病在组织学上显示有肾脏病变者高达 90％～100％,但以肾脏病而发病者仅为 3％～5％。其病理改变以肾小球毛细血管丛为主,有免疫复合物沉淀和基底膜增厚。轻度损害型尿蛋白常在(＋)～(＋＋),定量检查为 0.5～1 g/24 h。肾病综合征型则尿蛋白大量增多。

(9)肾移植:肾移植后,因缺血而造成的肾小管功能损害,有明显的蛋白尿,可持续数周,当循环改善后尿蛋白减少或消失,如再度出现蛋白尿或尿蛋白含量较前增加,并伴有尿沉渣的改变,常提示有排异反应发生。

(10)妊娠和妊娠中毒症:正常孕妇尿中蛋白可轻微增加,属于生理性蛋白尿。此与肾小球滤过率和有效肾血流量较妊娠前增加 30％～50％以及妊娠所致的直立性蛋白尿(约占 20％)有关。妊娠中毒症则因肾小球的小动脉痉挛,血管腔变窄,肾血流量减少,组织缺氧使其通透性增加,血浆蛋白从肾小球漏出之故。尿蛋白多为（＋）～（＋＋）,病情严重时可增至（＋＋＋）～（＋＋＋＋）,如定量超过 5 g/24 h,提示为重度妊娠中毒症。

二、本周蛋白尿检查

本周蛋白是免疫球蛋白的轻链单体或二聚体,属于不完全抗体球蛋白,分为 K 型和 λ 型,其分子量分别为 22 000 和 44 000,蛋白电泳时可在 α_2 至 γ 球蛋白区带间的某个部位出现 M 区带,多位于 γ 区带及β-γ区。易从肾脏排出称轻链尿。可通过肾小球滤过膜滤出,若其量超过近曲小管所能吸收的极限,则从尿中排出,在尿中排出率多于清蛋白。肾小管对本周蛋白具有重吸收及异化作用,通过肾排泄时,可抑制肾小管对其他蛋白成分的重吸收,并可损害近曲、远曲小管,因而导致肾功能障碍及形成蛋白尿,同时有清蛋白及其他蛋白成分排出。本周蛋白在加热至40℃～60℃时可发生凝固,温度升至 90 ℃～100 ℃时可再溶解,故又称凝溶蛋白。

(一)原理

尿内本周蛋自在加热 40 ℃～60 ℃时,出现凝固沉淀,继续加热至 90 ℃～100 ℃时又可再溶解,故利用此凝溶特性可将此蛋白与其他蛋白区分。

(二)参考值

尿本周蛋白定性试验:阴性(加热凝固法或甲苯磺酸法)。

(三)临床意义

1.多发性骨髓瘤

多发性骨髓瘤是浆细胞恶性增生所致的肿瘤性疾病,其异常浆细胞(骨髓瘤细胞),在制作免疫球蛋白的过程中,产生过多的轻链且在未与重链装配前即从细胞内分泌排出,经血循环由肾脏排至尿中,有35％～65％的病例本周蛋白尿呈阳性反应,但每天排出量有很大差别,可从 1 g 至数十克,最高达 90 g 者,有时定性试验呈间歇阳性,故一次检验阴性不能排除本病。

2.华氏巨球蛋白血症

属浆细胞恶性增殖性疾病,血清内 IgM 显著增高为本病的重要特征,约有 20％的患者尿内可出现本周蛋白。

3.其他疾病

如淀粉样变性、恶性淋巴瘤、慢性淋巴细胞性白血病、转移瘤、慢性肾炎、肾盂肾炎、肾癌等患者尿中也偶见本周蛋白,可能与尿中存在免疫球蛋白碎片有关。

三、尿液血红蛋白、肌红蛋白及其代谢产物的检查

(一)血红蛋白尿的检查

当血管内有大量红细胞破坏,血浆中游离血红蛋白超过 1.5 g/L(正常情况下肝珠蛋白最大结合力为 1.5 g/L 血浆)时,血红蛋白随尿排出,尿中血红蛋白检查阳性,称血红蛋白尿。血红蛋白尿特点,外观呈脓茶色或透明的酱油色,镜检时无红细胞,但隐血呈阳性反应。

1.原理

血红蛋白中的亚铁血红素有类似过氧化物酶活性,能催化过氧化氢放出新生态的氧,氧化受体氨基比林使之呈色,借以识别血红蛋白的存在。

2.参考值

正常人尿中血红蛋白定性试验:阴性(氨基比林法)。

3.临床意义

(1)阳性可见于各种引起血管内溶血的疾病,如葡萄糖-6-磷酸脱氢酶缺乏在食蚕豆或使用药物伯氨喹、磺胺、菲那西丁时引起的溶血。

(2)血型不合输血引起的急性溶血,广泛性烧伤、恶性疟疾、某些传染病(猩红热、伤寒、丹毒)、毒蕈中毒、毒蛇咬伤等大都有变性的血红蛋白出现。

(3)遗传性或继发性溶血性贫血,如阵发性寒冷性血红蛋白尿症、行军性血红蛋白尿症及阵发性睡眠性血红蛋白尿症。

(4)自身免疫性溶血性贫血、系统性红斑狼疮等。

(二)肌红蛋白尿的检查

肌红蛋白是横纹肌、心肌细胞内的一种含亚铁血红素的蛋白质,其结构及特性与血红蛋白相似,但仅有一条肽链,分子量为 1.6 万～1.75 万。当肌肉组织受损伤时,肌红蛋白可大量释放到细胞外入血流,因分子量小,可由肾排出。尿中肌红蛋白检查阳性,称肌红蛋白尿。

1.原理

肌红蛋白和血红蛋白一样,分子中含有血红素基团,具有过氧化物酶活性,能用邻甲苯胺或氨基比林与过氧化氢呈色来鉴定,肌红蛋白在 80% 饱和硫酸铵浓度下溶解,而血红蛋白和其他蛋白质则发生沉淀,可资区别。

2.参考值

肌红蛋白定性反应:阴性(硫酸铵法)。肌红蛋白定量试验:<4 mg/L(酶联免疫吸附法)。

3.临床意义

(1)阵发性肌红蛋白尿:肌肉疼痛性痉挛发作 72 h 后出现肌红蛋白尿。

(2)行军性肌红蛋白尿:非习惯性过度运动。

(3)创伤:挤压综合征、子弹伤、烧伤、电击伤、手术创伤。

(4)原发性肌疾病:肌肉萎缩、皮肌炎及多发性肌炎、肌肉营养不良等。

(5)组织局部缺血性肌红蛋白尿:心肌梗死早期、动脉梗死。

(6)代谢性肌红蛋白尿:乙醇中毒、砷化氢、一氧化碳中毒、巴比妥中毒、肌糖原积累等。

(三)含铁血黄素尿的检查

含铁血黄素尿为尿中含有暗黄色不稳定的铁蛋白聚合体,是含铁的棕色色素。血管内溶血

时肾在清除游离血红蛋白过程中,血红蛋白大部分随尿排出,产生血红蛋白尿。其中的一部分血红蛋白被肾小管上皮细胞重吸收,并在细胞内分解成含铁血黄素,当这些细胞脱落至尿中时,可用铁染色法检出,细胞解体时,则含铁血黄素颗粒释放于尿中,也可用普鲁士蓝反应予以鉴别。

1.原理

含铁血黄素中的高铁离子,在酸性环境下与亚铁氰化物作用,产生蓝色的亚铁氰化铁,又称普鲁士蓝反应。

2.参考值

含铁血黄素定性试验:阴性(普鲁士蓝法)。

3.临床意义

尿内含铁血红素检查,对诊断慢性血管内溶血有一定价值,主要见于阵发性睡眠性血红蛋白尿症、行军性肌红蛋白尿、自身免疫溶血性贫血、严重肌肉疾病等。但急性溶血初期,血红蛋白检查阳性,因血红蛋白尚未被肾上皮细胞摄取,未形成含铁血黄素,本试验可呈阴性。

(四)尿中卟啉及其衍生物检查

卟啉是血红素生物合成的中间体,为构成动物血红蛋白、肌红蛋白、过氧化氢酶、细胞色素等的重要成分。是由4个吡咯环连接而成的环状化合物。血红素的合成过程十分复杂,其基本原料是琥珀酰辅酶A和甘氨酸,B族维生素也参与作用。正常人血和尿中含有少量的卟啉类化合物。卟啉病是一种先天性或获得性卟啉代谢紊乱的疾病,其产物大量由尿和粪便排出,并出现皮肤、内脏、精神和神经症状。

1.卟啉定性检查

(1)原理:尿中卟啉类化合物(金属卟啉、粪卟啉、原卟啉)在酸性条件下用乙酸乙酯提取,经紫外线照射下显红色荧光。

(2)参考值:尿卟啉定性试验阴性(Haining法)。

2.卟胆原定性检查

(1)原理:尿中卟胆原是血红素合成的前身物质,它与对二甲氨基苯甲醛在酸性溶液中作用,生成红色缩合物。尿胆原及吲哚类化合物亦可与试剂作用,形成红色。但前者可用氯仿将红色提取,后者可用正丁醇将红色抽提除去,残留的尿液如仍呈红色,提示有卟胆原。

(2)参考值:尿卟胆原定性试验阴性(Watson-Schwartz法)。

(3)临床意义:卟啉病引起卟啉代谢紊乱,导致其合成异常和卟啉及其前身物与氨基-γ-酮戊酸及卟胆原的排泄异常,在这种异常代谢过程中产生的尿卟啉、粪卟啉大量排出。其临床应用主要有:①肝性卟啉病呈阳性;②鉴别急性间歇性卟啉病。因患者出现腹疼、胃肠道症状、精神症状等,易与急性阑尾炎、肠梗阻、神经精神疾病混淆,检查卟胆原可作为鉴别诊断参考。

四、尿糖检查

临床上出现在尿液中的糖类,主要是葡萄糖尿,偶见乳糖尿、戊糖尿、半乳糖尿等。正常人尿液中可有微量葡萄糖,每天尿内排出<2.8 mmol/24 h,用定性方法检查为阴性。糖定性试验呈阳性的尿液称为糖尿,尿糖形成的原因为:当血中葡萄糖浓度大于8.8 mmol/L时,肾小球滤过的葡萄糖量超过肾小管重吸收能力("肾糖阈")即可出现糖尿。

尿中出现葡萄糖取决于三个因素:①动脉血中葡萄糖浓度;②每分钟流经肾小球中的血浆量;③近端肾小管上皮细胞重吸收葡萄糖的能力即肾糖阈。肾糖阈可随肾小球滤过率和肾小管葡萄糖重吸收率的变化而改变。当肾小球滤过率减低时可导致"肾糖阈"提高,而肾小管重吸收减少时则可引起肾糖阈降低。葡萄糖尿除因血糖浓度过高引起外,也可因肾小管重吸收能力降低引起,后者血糖可正常。

(一)参考值

尿糖定性试验:阴性(葡萄糖氧化酶试带法)。尿糖定量试验:<2.8 mmol/24 h(<0.5 g/24 h),浓度为0.1~0.8 mmol/L。

(二)临床意义

1.血糖增高性糖尿

(1)饮食性糖尿:因短时间摄入大量糖类(大于200 g)而引起。确诊须检查清晨空腹的尿液。

(2)持续性糖尿:清晨空腹尿中呈持续阳性,常见于因胰岛素绝对或相对不足所致糖尿病,此时空腹血糖水平常已超过肾阈,24 h尿中排糖近于100 g或更多,每天尿糖总量与病情轻重相平行。如并发肾小球动脉硬化症,则肾小球滤过率减少,肾糖阈升高,此时血糖虽已超常,尿糖亦呈阴性,进食后2 h由于负载增加则可见血糖升高,尿糖阳性,对于此型糖尿病患者,不仅需要检查空腹血糖及尿糖定量,还需进一步进行糖耐量试验。

(3)其他疾病血糖增高性糖尿见于:①甲状腺功能亢进,由于肠壁的血流加速和糖的吸收增快,因而在饭后血糖增高而出现糖尿;②肢端肥大症,可因生长激素分泌旺盛而致血糖升高,出现糖尿;③嗜铬细胞瘤,可因肾上腺素及去甲肾上腺素大量分泌,致使磷酸化酶活性增强,促使肝糖原降解为葡萄糖,引起血糖升高而出现糖尿;④库欣综合征,因皮质醇分泌增多,使糖原异生旺盛,抑制己糖磷酸激酶和对抗胰岛素作用,因而出现糖尿。

(4)一过性糖尿:又称应激性糖尿,见于颅脑外伤、脑血管意外、情绪激动等情况下,脑血糖中枢受到刺激,导致肾上腺素、胰高血糖素大量释放,因而可出现暂时性高血糖和糖尿。

2.血糖正常性糖尿

肾性糖尿属血糖正常性糖尿,因近曲小管对葡萄糖的重吸收功能低下所致。其中先天性者为家族性肾性糖尿,见于范可尼综合征,患者出现糖尿而空腹血糖、糖耐量试验均正常;新生儿糖尿是因肾小管功能还不完善;后天获得性肾性糖尿可见于慢性肾炎和肾病综合征时。妊娠后期及哺乳期妇女,出现糖尿可能与肾小球滤过率增加有关。

3.尿中其他糖类

尿中除葡萄糖外还可出现乳糖、半乳糖、果糖、戊糖等,除受进食种类不同影响外,可能与遗传代谢紊乱有关。

(1)乳糖尿:有生理性和病理性两种,前者出现在妊娠末期或产后2~5 d,后者见于消化不良的患儿尿中,当乳糖摄取量在100~150 g以上时因缺乏乳糖酶1,则发生乳糖尿。

(2)半乳糖尿:先天性半乳糖血症是一种常染色体隐性遗传性疾病。由于缺乏半乳糖-1-磷酸尿苷转化酶或半乳糖激酶,不能将食物内半乳糖转化为葡萄糖所致,患儿可出现肝大、肝功损害、生长发育停滞、智力减退、哺乳后不安、拒食、呕吐、腹泻、肾小管功能障碍等,此外还可查出氨基酸尿(精、丝、甘氨酸等)。由半乳糖激酶缺乏所致白内障患者也可出现半乳糖尿。

(3)果糖尿:正常人尿液中偶见果糖,摄取大量果糖后尿中可出现暂时性果糖阳性。在肝脏功能障碍时,肝脏对果糖的利用下降,导致血中果糖升高而出现果糖尿。

(4)戊糖尿:尿液中出现的主要是L-阿拉伯糖和L-木糖。在食用枣、李子、樱桃及其他果汁等含戊糖多的食品后,一过性地出现在尿液中,后天性戊糖增多症,是因为缺乏从L-木酮糖向木糖醇的转移酶,尿中每天排出木酮糖 4～5 g。

五、尿酮体检查

酮体是乙酰乙酸、β-羟丁酸及丙酮的总称,为体内脂肪酸代谢的中间产物。正常人血中丙酮浓度较低,为 2.0～4.0 mg/L,其中乙酰乙酸、β-羟丁酸、丙酮分别约占 20%、78%、2%。一般检查方法为阴性。在饥饿,各种原因引起糖代谢发生障碍、脂肪分解增加及糖尿病酸中毒时,因产生酮体速度大于组织利用速度,可出现酮血症,继而产生酮尿。

（一）原理

尿中丙酮和乙酰乙酸在碱性溶液中与硝普钠作用产生紫红色化合物。

（二）参考值

尿酮体定性试验:阴性(Rothera 法)。

（三）临床意义

1.糖尿病酮症酸中毒

由于糖利用减少、分解脂肪产生酮体增加而引起酮症,尿内酮体呈强阳性反应。当肾功能严重损伤而肾阈值增高时,尿酮体可减少,甚至完全消失。

2.非糖尿病性酮症者

如感染性疾病发热期、严重腹泻、呕吐、饥饿、禁食过久、全身麻醉后等均可出现酮尿。妊娠妇女常因妊娠反应,呕吐、进食少,以致体脂降解代谢明显增多,发生酮病而致酮尿。

3.中毒

如氯仿、乙醚麻醉后、磷中毒等。

4.服用双胍类降糖药

如苯乙双胍等,由于药物有抑制细胞呼吸的作用,可出现血糖降低,但酮尿阳性的现象。

六、脂肪尿和乳糜尿检查

尿液中混有脂肪小滴时称为脂肪尿。尿中含有淋巴液、外观呈乳糜状称乳糜尿。由呈胶体状的乳糜微粒和蛋白质组成,其形成原因是经肠道吸收的脂肪皂化后成乳糜液,由于种种原因致淋巴引流不畅而未能进入血液循环,以至逆流在泌尿系统淋巴管中时,可致淋巴管内压力升高、曲张破裂、乳糜液流入尿中呈乳汁样。乳糜尿中混有血液,则称乳糜血尿。乳糜尿中主要含卵磷脂、胆固醇、脂酸盐及少量纤维蛋白原、清蛋白等。如合并泌尿道感染,则可出现乳糜脓尿。

（一）原理

乳糜由脂肪微粒组成,较大的脂粒在镜下呈球形,用苏丹Ⅲ染成红色者为乳糜阳性。过小的脂粒,不易在镜下观察,可利用其溶解乙醚的特性,加乙醚后使乳白色浑浊尿变清,即为乳糜阳性。

（二）参考值

乳糜定性试验:阴性。

（三）临床意义

1.淋巴管阻塞

常见于丝虫病,乳糜尿是慢性期丝虫病的主要临床表现之一。这是由丝虫在淋巴系统中,引起炎症反复发作,大量纤维组织增生,使腹部淋巴管或胸导管广泛阻塞所致。

2.过度疲劳、妊娠及分娩后等因素

诱发出现间歇性乳糜尿,偶尔也见少数病例呈持续阳性。

3.其他

先天性淋巴管畸形、腹内结核、肿瘤、胸腹部创伤、手术伤、糖尿病、高脂血症、肾盂肾炎、棘球蚴病、疟疾等也可引起乳糜尿。

七、尿液胆色素检查

尿中胆色素包括胆红素、尿胆原及尿胆素。由于送检多为新鲜尿,尿胆原尚未氧化成尿胆素,故临床多查尿胆红素及尿胆原。

(一)胆红素检查

胆红素是血红蛋白分解代谢的中间产物,是胆汁中的主要成分,可分为未经肝处理的未结合胆红素和经肝与葡萄糖醛酸结合形成的结合胆红素。未结合胆红素不溶于水,在血中与蛋白质结合不能通过肾小球滤膜。结合胆红素分子量小,溶解度高,可通过肾小球滤膜,由尿中排出。由于正常人血中结合胆红素含量很低(小于 4 μmol/L),滤过量极少,因此尿中检不出胆红素,如血中结合胆红素增加可通过肾小球滤膜使尿中结合胆红素增加,尿胆红素试验阳性反应。

1.原理

尿液中的胆红素与重氮试剂作用,生成红色的偶氮化合物。红色的深浅大体能反应胆红素含量的多少。

2.参考值

胆红素试验:阴性(试带法)。

(二)尿胆原检查

1.原理

尿胆原在酸性溶液中与对二甲氨基苯甲醛作用,生成樱红色化合物。

2.参考值

尿胆原定性试验:正常人为弱阳性,其稀释度在 1∶20 以下(改良 Ehrlich 法)。

(三)尿胆素检查

1.原理

在无胆红素的尿液中,加入碘液,使尿中尿胆原氧化成尿胆素,当与试剂中的锌离子作用,形成带绿色荧光的尿胆素-锌复合物。

2.参考值

尿胆素定性试验:阴性(Schilesinger 法)。

3.临床意义

临床上根据黄疸产生的机制可区分为溶血性黄疸、肝细胞性和阻塞性黄疸三型。尿三胆检验在诊断鉴别三型黄疸上有重要意义。

(1)溶血性黄疸:见于体内大量溶血时,如溶血性贫血、疟疾、大面积烧伤等。由于红细胞破坏时未结合胆红素增加,使血中含量增高,未结合胆红素不能通过肾,尿中胆红素检查为阴性。未结合胆红素增加,导致肝细胞代偿性产生更多的结合胆红素。当将其排入肠道后转变为粪胆原的量亦增多,尿胆原的形成也增加,而肝脏重新利用尿胆原的能力有限(肝功能也可能同时受损)所以尿胆原的含量也增加可呈阳性或强阳性。

(2)肝细胞性黄疸:肝细胞损伤时其对胆红素的摄取、结合、排除功能均可能发生障碍。由于肝细胞坏死、肝细胞肿胀、毛细胆管受压,而在肿胀与坏死的肝细胞间弥散经血窦使胆红素进入血液循环,导致血中结合胆红素升高,因其可溶于水并经肾排出,使尿胆红素试验呈阳性。但由于肝细胞处理未结合胆红素及尿胆原的能力下降,故血中未结合胆红素及尿胆原均可增加,此外经肠道吸收的粪胆原也因肝细胞受损不能将其转变为胆红素,而以尿胆原形式由尿中排出,因此在肝细胞黄疸时尿中胆红素与尿胆原均呈明显阳性,而粪便中尿胆原则往往减少。在急性病毒性肝炎时,尿胆红素阳性可早于临床黄疸。其他原因引起的肝细胞黄疸,如药物、毒物引起的中毒性肝炎也出现类似结果。

(3)阻塞性黄疸:胆汁淤积使肝胆管内压增高,导致毛细胆管破裂,结合胆红素不能排入肠道而逆流入血由尿中排出,尿胆红素检查呈阳性。由于胆汁排入肠道受阻,故尿胆原、粪胆原均显著减少。可见于各种原因引起的肝内外完全或不完全梗阻,如胆石症、胆管癌、胰头癌、原发性胆汁性肝硬化等。

八、尿液氨基酸检查

尿中有一种或数种氨基酸增多称为氨基酸尿。随着对遗传病的认识,氨基酸尿的检查已受到重视。由于血浆氨基酸的肾阈较高,正常尿中只能出现少量氨基酸。即使被肾小球滤出,也很易被肾小管重吸收。尿中氨基酸分为游离和结合二型,其中游离型排出量约为 1.1 g/24 h,结合型约为 2 g/24 h。结合型是氨基酸在体内转化的产物如甘氨酸与苯甲酸结合生成马尿酸;N-乙酰谷氨酸与苯甲酸结合生成苯乙酰谷氨酸。正常尿中氨基酸含量与血浆中明显不同,尿中氨基酸以甘氨酸、组氨酸、赖氨酸、丝氨酸及氨基乙磺酸为主。排泄量在年龄组上有较大差异,某些氨基酸儿童的排出量高于成人,可能由于儿童肾小管发育未成熟,重吸收减少之故。但成人的β-氨基异丁酸、甘氨酸、门冬氨酸等又明显高于儿童。尿氨基酸除与年龄有关外,也因饮食、遗传和生理变化而有明显差别,如妊娠期尿中组氨酸、苏氨酸可明显增加。检查尿中氨基酸及其代谢产物,可作为遗传性疾病氨基酸异常的筛选试验。血中氨基酸浓度增加,可溢出在尿中,见于某些先天性疾病。如因肾受毒物或药物的损伤,肾小管重吸收障碍,肾阈值降低,所致肾型氨基酸尿时,患者血中氨基酸浓度则不高。

(一)胱氨酸尿检查

胱氨酸尿是先天性代谢病,主要原因是肾小管对胱氨酸、赖氨酸、精氨酸和鸟氨酸的重吸收障碍导致尿中这些氨基酸排出量增加。由于胱氨酸难溶解,易达到饱和,易析出而形成结晶,反复发生结石,尿路梗阻合并尿路感染;严重者可形成肾盂积水、梗阻性肾病,最后导致肾衰竭。

1.原理

胱氨酸经氰化钠作用后,与亚硝基氰化钠产生紫红色反应。

2.参考值

胱氨酸定性试验:阴性或弱阳性。胱氨酸定量试验:正常尿中胱氨酸、半胱氨酸为 83~830 μmol(10~100 mg)/24 h 尿(硝普钠法)。

3.临床意义

定性如呈明显阳性为病理变化,见于胱氨酸尿症。

（二）酪氨酸尿检查

酪氨酸代谢病是一种罕见的遗传性疾病。由于缺乏对羟基苯丙酮酸氧化酶和酪氨酸转氨酶，尿中对羟基苯丙酮酸和酪氨酸显著增加，临床表现为结节性肝硬化、腹部膨大、脾大、多发性肾小管功能障碍等。

1.原理

酪氨酸与硝酸亚汞和硝酸汞反应生成一种红色沉淀物。

2.参考值

尿酪氨酸定性试验：阴性（亚硝基苯酚法）。

3.临床意义

临床见于急性磷、氯仿或四氯化碳中毒，急性重型肝炎或肝硬化、白血病、糖尿病性昏迷或伤寒等。

（三）苯丙酮尿检查

苯丙酮尿症是由于患者肝脏中缺乏苯丙氨酸羟化酶，使苯丙氨酸不能氧化成酪氨酸，只能变成苯丙酮酸。大量苯丙氨酸和苯丙酮酸累积在血液和脑脊液中，并随尿液排出。

1.原理

尿液中的苯丙酮酸在酸性条件下，与三氯化铁作用，生成蓝绿色。

2.参考值

尿液苯丙酮酸定性试验：阴性（三氯化铁法）。

3.临床意义

苯丙酮酸尿见于先天性苯丙酮酸尿症。大量的苯丙酮酸在体内蓄积，对患者的神经系统造成损害并影响体内色素的代谢。此病多在小儿中发现，患者的智力发育不全，皮肤和毛发颜色较淡。

（四）尿黑酸检查

尿黑酸是一种罕见的常染色体隐性遗传病，本病是由于患者体内缺乏使黑酸转化为乙酰乙酸的尿黑酸氧化酶，而使酪氨酸和苯丙氨酸代谢终止在尿黑酸阶段。尿黑酸由尿排出后，暴露在空气中逐渐氧化成黑色素。其早期临床症状为尿呈黑色，皮肤色素沉着，在儿童期和青年期往往被忽视，但在中老年期常发生脊柱和大关节炎等严重情况。

1.原理

尿液中的尿黑酸与硝酸银作用，遇上氨产生黑色沉淀，借以识别尿黑酸的存在。

2.参考值

尿黑酸定性试验：阴性（硝酸银法）。

3.临床意义

黑酸尿在婴儿期易观察，因其尿布上常有黑色污斑。患者一般无临床症状，至老年时可产生褐黄病（即双颊、鼻、巩膜及耳郭呈灰黑色或褐色），是尿黑酸长期在组织中储积所致。

（五）Hartnup 病的检查

Hartnup 病是一种先天性常染色体隐性遗传病。由于烟酰胺缺乏，患者常表现为糙皮病性皮疹及小脑共济失调。这是由于肾小管对色氨酸重吸收发生障碍所致。可用薄层法予以确证，在层析图上可见 10 种以上的氨基酸。

1.原理

2,4-二硝基苯肼与尿中存在的 α-酮酸（由异常出现的单氨基单羧基中性氨基酸经代谢所致）

作用生成一种白色沉淀物。

2.参考值

Hartnup 病的检查:阴性(2,4-二硝基苯肼法)。

3.临床意义

当发生先天性或获得性代谢缺陷时,尿中一种或数种氨基酸量比正常增多,称为氨基酸尿。

(1)肾性氨基酸尿:这是由于肾小管对某些氨基酸的重吸收发生障碍所致。非特异性:Fanconi 综合征(多发性肾近曲小管功能不全)、胱氨酸病、Wilson 病(进行性肝豆状核变性)、半乳糖血症。特异性:胱氨酸尿、甘氨酸尿。

(2)溢出性氨基酸尿:由于氨基酸中间代谢的缺陷,导致血浆中某些氨基酸水平的升高,超过正常肾小管重吸收能力,使氨基酸溢入尿中。非特异性:肝病、早产儿和新生儿、巨幼细胞性贫血、铅中毒、肌肉营养不良、Wilson 病及白血病等。遗传性或先天性:槭糖尿病、Hartnup 病(遗传性烟酰胺缺乏)、苯丙酮尿。

(3)由氨基酸衍生物的异常排泄所致:黑酸尿、草酸盐沉积症、苯丙酮尿及吡哆醇缺乏。

九、尿酸碱度检查

尿液酸碱度即尿的 pH,可反映肾脏调节体液酸碱平衡的能力。尿液 pH 主要由肾小管泌 H^+、分泌可滴定酸、铵的形成、重碳酸盐的重吸收等因素决定,其中最重要的是酸性磷酸盐及碱性磷酸盐的相对含量,如前者多于后者,尿呈酸性反应,反之呈中性或碱性反应。尿 pH 受饮食种类影响很大,如进食蛋白质较多,则由尿排出的磷酸盐及硫酸盐增多,尿 pH 较低;而进食蔬菜多时尿 pH 常大于 6。当每次进食后,由于胃黏膜要分泌多量盐酸以助消化,为保证有足够的 H^+ 和 Cl^- 进入消化液,则尿液泌 H^+ 减少和 Cl^- 的重吸收增加,而使尿 pH 呈一过性增高,称之为碱潮。其他如运动、饥饿、出汗等生理活动,夜间入睡后呼吸变慢,体内酸性代谢产物均可使尿 pH 降低。药物、不同疾病等多种因素也影响尿液 pH。

(一)原理

甲基红和溴麝香草酚蓝指示剂适当配合可反映 pH4.5～9.0 的变异范围。

(二)参考值

尿的 pH:正常人在普通膳食条件下尿液 pH 为 4.6～8.0(平均 6.0)(试带法)。

(三)临床意义

1.尿 pH 降低

酸中毒、慢性肾小球肾炎、痛风、糖尿病等排酸增加;呼吸性酸中毒,因 CO_2 潴留等,尿多呈酸性。

2.尿 pH 升高

频繁呕吐丢失胃酸、服用重碳酸盐、尿路感染、换氧过度及丢失 CO_2 过多的呼吸性碱中毒,尿呈碱性。

3.尿液 pH 一般与细胞外液 pH 变化平行

但应注意:①低钾血症性碱中毒时,由于肾小管分泌 H^+ 增加,尿酸性增强,反之,高钾性酸中毒时,排 K^+ 增加,肾小管分泌 H^+ 减少,可呈碱性尿;②变形杆菌性尿路感染时,由于尿素分解成氨,呈碱性尿;③肾小管性酸中毒时,因肾小管形成 H^+、排出 H^+ 及 H^+-Na^+ 交换能力下降,尽管体内为明显酸中毒,但尿 pH 呈相对偏碱性。

十、尿路感染的过筛检查

尿路感染的频度仅次于呼吸道感染,其中有 70%～80%因无症状而忽略不治,成为导致发展成肾病的一个原因。无症状性尿路感染的发生率很高,18%的妇女有潜在性尿路感染。

(一)氯化三苯四氮唑还原试验

此法是利蒙(Limon)在 1962 年提出的一种尿路感染诊断试验。当尿中细菌在 10^5 个/mL 时,本试验为阳性,肾盂肾炎的阳性为 68%～94%。

原理:无色的氯化三苯四氮唑,可被大肠埃希菌等代谢产物还原成三苯甲腙,呈桃红色至红色沉淀。

(二)尿内亚硝酸盐试验

本试验又称 Griess 试验。当尿路感染的细菌有还原硝酸盐为亚硝酸盐的能力时,本试验呈阳性反应。大肠杆菌属、枸橼酸杆菌属、变形杆菌属、假单胞菌属等皆有还原能力,肾盂肾炎的阳性率可达 69%～80%。

原理:大肠埃希菌等革兰氏阴性杆菌,能还原尿液中的硝酸盐为亚硝酸盐,使试剂中的对氨基苯磺酸重氮化,成为对重氮苯磺酸。对氨基苯磺酸再与 α-萘胺结合成 N-α-萘胺偶氮苯磺酸,呈现红色。

十一、泌尿系统结石检查

泌尿系统结石是指在泌尿系统内因尿液浓缩沉淀形成颗粒或成块样聚集物,包括肾结石、输尿管结石、膀胱结石和尿路结石,为常见病,好发于青壮年,近年来发病率有上升趋势。尿结石病因较复杂,近年报道的原因:①原因不明、机制不清的尿结石称为原发性尿石;②微小细菌引起的尿石:近年由芬兰科学家证明形成肾结石的原因是由自身能够形成矿物外壳的微小细菌;③代谢性尿石:是由体内或肾内代谢紊乱而引起,如甲状腺功能亢进、特发性尿钙症引起尿钙增高、痛风的尿酸排泄增加、肾小管酸中毒时磷酸盐大量增加等,其形成结石多为尿酸盐、碳酸盐、胱氨酸、黄嘌呤结石;④继发性或感染性结石:主要为泌尿系统细菌感染,特别是能分解尿素的细菌如变形杆菌将尿素分解为游离氨使尿液碱化,促使磷酸盐、碳酸盐以菌团或脓块为核心而形成结石。此外,结石的形成与种族(黑人发病少)、遗传(胱氨酸结石有遗传趋势)、性别、年龄、地理环境、饮食习惯、营养状况以及尿路本身疾病如尿路狭窄、前列腺增生等均有关系。

结石的成分主要有 6 种,按所占比例高低依次为草酸盐、磷酸盐、尿酸盐、碳酸盐、胱氨酸及黄嘌呤。多数结石混合两种或两种以上成分。因晶体占结石重量常超过 60%,因此临床常以晶体成分命名。

第三节 尿液的沉渣检验

尿沉渣检查是用显微镜对尿沉淀物进行检查,识别尿液中细胞、管型、结晶、细菌、寄生虫等各种病理成分,辅助对泌尿系统疾病做出诊断、定位、鉴别诊断及预后判断的重要试验项目。

一、尿细胞成分检查

（一）红细胞

正常人尿沉渣镜检红细胞为 0～3 个/HP。若红细胞＞3 个/HP 以上，尿液外观无血色者，称为镜下血尿，应考虑为异常。

新鲜尿中红细胞形态对鉴别肾小球源性和非肾小球源性血尿有重要价值，因此除注意红细胞数量外还要注意其形态，正常红细胞直径为 7.5 μm。异常红细胞：小红细胞直径＜6 μm；大细胞直径＞9 μm；巨红细胞＞10 μm。用显微镜观察，可将尿中红细胞分成四种。

1.均一形红细胞

红细胞外形及大小正常，以正常红细胞为主，在少数情况下也可见到丢失血红蛋白的影细胞或外形轻微改变的棘细胞，整个尿沉渣中不存在两种以上的类型。一般通称为 O 型细胞。

2.多变形红细胞

红细胞大小不等，外形呈两种以上的多形性变化，常见以下形态：胞质从胞膜向外突出呈相对致密小泡，胞膜破裂，部分胞质丢失；胞质呈颗粒状，沿细胞膜内侧间断沉着；细胞的一侧向外展，类似葫芦状或发芽的酵母状；胞质内有散在的相对致密物，成细颗粒状；胞质向四周集中形似炸面包圈样以及破碎的红细胞等，称为 I 型。

3.变形红细胞

多为皱缩红细胞，主要为膜皱缩、血红蛋白浓缩，呈高色素性，体积变小，胞膜可见棘状突起，棘突之间看不到膜间隔，有时呈桑葚状、星状、多角形，是在皱缩基础上产生的，称为 II 型。

4.小形红细胞

直径约在 6 μm 以下，细胞膜完整，血红蛋白浓缩，呈高色素性。体积变小，细胞大小基本一致称为 III 型。

肾小球源性血尿多为 I、II、III 型红细胞形态，通过显微镜诊断，与肾活检的诊断符合率可达 96.7％。非肾小球疾病血尿，则多为均一性血尿，与肾活检诊断符合率达 92.6％。

肾小球性血尿红细胞形态学变化的机制目前认为可能是由于红细胞通过有病理改变的肾小球滤膜时，受到了挤压损伤；以后在通过各段肾小管的过程中又受到不同的 pH 和不断变化着的渗透压的影响；加上介质的张力，各种代谢产物（脂肪酸、溶血、卵磷脂、胆酸等）的作用，造成红细胞的大小、形态和血红蛋白含量等变化。而非肾小球性血尿主要是肾小球以下部位和泌尿通路上毛细血管破裂的出血，不存在通过肾小球滤膜所造成的挤压损伤，因而红细胞形态正常。来自肾小管的红细胞虽可受 pH 及渗透压变化的作用，但因时间短暂，变化轻微，多呈均一性血尿。

临床意义：正常人特别是青少年在剧烈运动、急行军、冷水浴、久站或重体力劳动后可出现暂时性镜下血尿，这种一过性血尿属生理性变化范围。女性患者应注意月经污染问题，需通过动态观察加以区别。引起血尿的疾病很多，可归纳为三类原因。

（1）泌尿系统自身疾病：泌尿系统各部位的炎症、肿瘤、结核、结石、创伤、肾移植排异、先天性畸形等均可引起不同程度的血尿，如急、慢性肾小球肾炎、肾盂肾炎、肾结石等都是引起血尿的常见原因。

（2）全身其他系统疾病：主要见于各种原因引起的出血性疾病，如特发性血小板减少性紫癜、血友病、DIC、再生障碍性贫血和白血病合并有血小板减少时，某些免疫性疾病如系统性红斑狼疮等也可发生血尿。

(3)泌尿系统附近器官的疾病:如前列腺炎、精囊炎、盆腔炎等患者尿中也偶尔见到红细胞。

（二）白细胞、脓细胞、闪光细胞

正常人尿沉渣镜检白细胞<5 个/HP,若白细胞超过 5 个/HP 即为增多,称为镜下脓尿。白细胞系指无明显退变的完整细胞,尿中以中性粒细胞较多见,也可见到淋巴细胞及单核细胞。其细胞质清晰整齐,加 1％醋酸处理后细胞核可见到。中性粒细胞常分散存在。脓细胞系指在炎症过程中破坏或死亡的中性粒细胞,外形不规则,细胞质内充满颗粒,细胞核不清,易聚集成团,细胞界限不明显,此种细胞称为脓细胞。急性肾小球肾炎时,尿内白细胞可轻度增多。若发现多量白细胞,表示泌尿系统感染如肾盂肾炎、膀胱炎、尿道炎及肾结核等。肾移植手术后 1 周内尿中可出现较多的中性粒细胞,随后可逐渐减少而恢复正常。成年女性生殖系统有炎症时,常有阴道分泌物混入尿内。除有成团脓细胞外,并伴有多量扁平上皮细胞及一些细长的大肠埃希菌。闪光细胞是一种在炎症感染过程中,发生脂肪变性的多形核白细胞,其胞质中充满了活动的闪光颗粒,这种颗粒用 Sternheimer-Malbin 法染色时结晶紫不着色而闪闪发光,故称为闪光细胞,有时胞质内可有空泡。

临床意义有以下几点。

(1)泌尿系统有炎症时均可见到尿中白细胞增多,尤其在细菌感染时多见,如急、慢性肾盂肾炎、膀胱炎、尿道炎、前列腺炎、肾结核等。

(2)女性阴道炎或宫颈炎、附件炎时可因分泌物进入尿中,而见白细胞增多,常伴大量扁平上皮细胞。

(3)肾移植后如发生排异反应,尿中可出现大量淋巴及单核细胞。

(4)肾盂肾炎活动期或慢性肾盂肾炎的急性发作期可见闪光细胞,膀胱炎、前列腺炎、阴道炎时也偶尔可见到。

(5)尿液白细胞中单核细胞数增多,可见于药物性急性间质性肾炎及新月形肾小球肾炎,急性肾小管坏死时单核细胞减少或消失。

(6)尿中出现大量嗜酸性粒细胞时称为嗜酸性粒细胞尿,见于某些急性间质性肾炎患者,药物所致变态反应,在尿道炎等泌尿系统其他部位的非特异性炎症时,也可出现嗜酸性粒细胞。

（三）混合细胞群

混合细胞群是一种泌尿系统上尿路感染后多种细胞黏附聚集成团的细胞群体,在上尿路感染过程中特殊条件下多种细胞的组合,多为淋巴细胞、浆细胞、移行上皮细胞及单核细胞紧密黏附聚集在一起,经姬瑞染色各类细胞形态完整。荧光染色各类细胞出现较强的橘黄色荧光,机械振荡不易解离,我们命名为混合细胞群（MCG）。这种混合细胞群多出现在上尿路感染的尿液中,尤其在慢性肾盂肾炎患者的尿中,阳性检出率达 99.8％。

（四）巨噬细胞

巨噬细胞比白细胞大,卵圆形、圆形或不规则形,有一个较大不明显的核,核常为卵圆形偏于一侧,胞质内有较多的颗粒和吞噬物,常有空泡。在泌尿道急性炎症时出现,如急性肾盂肾炎、膀胱炎、尿道炎等,并伴有脓细胞,其出现的多少,决定于炎症的程度。

（五）上皮细胞

由于新陈代谢或炎症等原因,泌尿生殖道的上皮细胞脱落后可混入尿中排出,从组织学上讲有来自肾小管的立方上皮,有来自肾、肾盂、输尿管、膀胱和部分尿道的移行上皮,也有来自尿道中段的假复层柱状上皮以及尿道口和阴道的复层鳞状上皮,其形态特点及组织来源如下。

1.小圆上皮细胞

来自肾小管立方上皮或移行上皮深层,在正常尿液中不出现,此类细胞形态特点为:较白细胞略大,呈圆形或多边形,内含一个大而明显的核,核膜清楚,胞质中可见脂肪滴及小空泡。因来自肾小管,故亦称肾小管上皮细胞或肾细胞。肾小管上皮细胞,分曲管上皮与集合管上皮,二者在形态上有不同,曲管上皮为肾单位中代谢旺盛的细胞,肾小管损伤时,最早出现于尿液中,其特征为曲管上皮胞体(20~60 μm),含大量线粒体,呈现多数粗颗粒,结构疏松如网状,核偏心易识别。集合管上皮胞体小,8~12 μm,核致密呈团块,着色深,单个居中央,界膜清楚。浆内有细颗粒。这种细胞在尿液中出现,常表示肾小管有病变,急性肾小球肾炎时最多见。成堆出现,表示肾小管有坏死性病变。细胞内有时充满脂肪颗粒,此时称为脂肪颗粒细胞或称复粒细胞。当肾脏慢性充血、梗死或血红蛋白沉着时,肾小管细胞内含有棕色颗粒,亦即含铁血黄素颗粒也可称为复粒细胞,此种颗粒呈普鲁士蓝反应阳性。肾移植后 1 周内,尿中可发现较多的肾小管上皮细胞,随后可逐渐减少而恢复正常。当发生排异反应时,尿液中可再度出现成片的肾上皮细胞,并可见到上皮细胞管型。

2.变性肾上皮细胞

这类细胞常见在肾上皮细胞内充满粗颗粒或脂肪滴的圆形细胞,胞体较大,核清楚称脂肪颗粒变性细胞。苏丹Ⅲ染色后胞质中充满橙红色脂肪晶体和脂肪滴,姬瑞染色后胞质中充满不着色似空泡样脂肪滴。这种细胞多出现于肾病综合征、肾炎型肾病综合征及某些慢性肾脏疾病。

3.尿液肾小管上皮细胞计数

参考值:正常人尿液<0。肾小管轻度损伤曲管上皮细胞>10 个/10HP;肾小管中度损伤曲管上皮细胞>50 个/10HP;肾小管严重损伤曲管上皮细胞>100 个/10HP;肾小管急性坏死曲管上皮细胞>200 个/10HP。

临床意义:正常人尿液一般见不到肾上皮,肾小管上皮的脱落,其数量与肾小管的损伤程度有关。在感染、炎症、肿瘤、肾移植或药物中毒累及肾实质时,都会导致肾小管上皮细胞的脱落。

4.移行上皮细胞

正常时少见,来自肾盂、输尿管、近膀胱段及尿道等处的移行上皮组织脱落而来。此类细胞由于部位的不同和脱落时器官的缩张状态的差异,其大小和形态有很大的差别。

(1)表层移行上皮细胞:在器官充盈时脱落,胞体大,为正常白细胞 4~5 倍,多呈不规则的圆形,核较小常居中央,有人称此为大圆形上皮细胞。如在器官收缩时脱落,形成细胞体积较小,为正常白细胞的2~3 倍,多呈圆形,自膀胱上皮表层及阴道上皮外底层皆为此类形态的细胞。这类细胞可偶见于正常尿液中,膀胱炎时可成片脱落。

(2)中层移行上皮细胞:体积大小不一,呈梨形、纺锤形,又称尾形上皮细胞,核稍大,呈圆形或椭圆形。多来自肾盂,也称肾盂上皮细胞,有时也可来自输尿管及膀胱颈部,此类细胞在正常尿液中不易见到,在肾盂、输尿管及膀胱颈部炎症时,可成片地脱落。

(3)底层移行上皮细胞:体积较小,反光性强,因与肾小管上皮细胞相似,有人称此细胞也为小圆上皮细胞,为输尿管、膀胱、尿道上皮深层的细胞。此细胞核较小,但整个胞体又较肾上皮细胞为大,以此加以区别。

5.复层鳞状上皮

复层鳞状上皮又称扁平上皮细胞,来自尿道口和阴道上皮表层,细胞扁平而大,似鱼鳞样,不规则,细胞核较小呈圆形或卵圆形。成年女性尿液中易见,少量出现无临床意义,尿道炎时可大

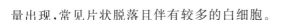

量出现,常见片状脱落且伴有较多的白细胞。

6.多核巨细胞及人巨细胞病毒包涵体

为 20～25 μm,呈多角形、椭圆形,有数个椭圆形的核,可见嗜酸性包涵体。一般认为是由尿道而来的移形上皮细胞。多见于麻疹、水痘、腮腺炎、流行性出血热等病毒性感染者的尿中。巨细胞病毒是一种疱疹病毒,含双股 DNA,可通过输血、器官移植等造成感染,婴儿可经胎盘、乳汁等感染,尿中可见含此病毒包涵体的上皮细胞。

二、尿管型检查

管型是蛋白质在肾小管、集合管中凝固而成的圆柱形蛋白聚体。原尿中少量的清蛋白和由肾小管分泌的 Tamm-Horsfall 黏蛋白(TH 黏蛋白)是构成管型的基质。1962 年 Mcqueen 用免疫方法证实透明管型是由 TH 黏蛋白和少量清蛋白为主的血浆蛋白沉淀而构成管型的基质。TH 黏蛋白是在肾单位髓襻的上行支及远端的肾小管所分泌,仅见于尿中。正常人分泌很少(每天 40 mg)。在病理情况下,因肾小球病变,血浆蛋白滤出增多或肾小管回吸收蛋白质的功能减退等原因,使肾小管内的蛋白质增高,肾小管有使尿液浓缩(水分吸收)酸化(酸性物增加)能力及软骨素硫酸酯的存在,蛋白质在肾小管腔内凝聚、沉淀,形成管型。

(一)透明管型

透明管型主要由 TH 蛋白构成,也有清蛋白及氯化钠参与。健康人参考值为 0～1 个/HP。为半透明、圆柱形、大小、长短很不一致,通常两端平行、钝圆、平直或略弯曲,甚至扭曲。在弱光下易见。正常人在剧烈运动后或老年人的尿液中可少量出现。发热、麻醉、心功能不全、肾受到刺激后尿中也可出现。一般无临床意义,如持续多量出现于尿液中,同时可见异常粗大的透明管型和红细胞及肾小管上皮细胞有剥落现象,说明肾有严重损害。见于急、慢性肾小球肾炎、肾病、肾盂肾炎、肾瘀血、恶性高血压、肾动脉硬化等。此管型在碱性尿液中或稀释时,可溶解消失。

近年来有人将透明管型分单纯性和复合性两种,前者不含颗粒和细胞,后者可含少量颗粒和细胞(如红细胞、白细胞和肾上皮细胞)以及脂肪体等,但其量应低于管型总体的一半。复合性透明管型的临床意义较单纯性透明管型为大。透明红细胞管型是肾出血的主要标志,透明白细胞管型是肾炎症的重要标志,透明脂肪管型是肾病综合征的特有标志。

(二)颗粒管型

管型基质内含有颗粒,其量超过 1/3 面积时称为颗粒管型,是因肾实质性病变之变性细胞的分解产物或由血浆蛋白及其他物质直接聚集于 TH 蛋白管型基质中形成的。可分为粗颗粒管型和细颗粒管型两种。开始是多数颗粒大而粗,由于在肾停留时间较长,粗颗粒碎化为细颗粒。

1.粗颗粒管型

在管型基质中含有多数粗大而浓密的颗粒,外形较宽、易吸收色素呈淡黄褐色。近来也有人认为粗颗粒管型是由白细胞变性而成,因粗颗粒过氧化物酶染色一般为阳性;而细颗粒管型是由上皮细胞衍化而成,因粒细胞脂酶染色阳性而过氧化物酶染色一般为阴性。多见于慢性肾小球肾炎、肾病综合征、肾动脉硬化、药物中毒损伤肾小管及肾移植术发生急性排异反应时。

2.细颗粒管型

在管型基质内含有较多细小而稀疏的颗粒,多见于慢性肾小球肾炎、急性肾小球肾炎后期,偶尔也出现于剧烈运动后,发热及脱水正常人尿液中。如数量增多,提示肾实质损伤及肾单位内淤滞的可能。

（三）细胞管型

管型基质内含有多量细胞,其数量超过管型体积的 1/3 时,称细胞管型。这类管型的出现,常表示肾病变在急性期。

1.红细胞管型

管型基质内含有较多的红细胞,通常细胞多已残损,此种管型是由于肾小球或肾小管出血,或血液流入肾小管所致。常见于急性肾小球肾炎、慢性肾小球肾炎急性发作期、急性肾小管坏死、肾出血、肾移植后急性排异反应、肾梗死、肾静脉血栓形成等。

2.白细胞管型

管型基质内充满白细胞,由退化变性坏死的白细胞聚集而成,过氧化物酶染色呈阳性,此种管型表示肾中有中性粒细胞的渗出和间质性炎症。常见于急性肾盂肾炎、间质性肾炎、多发性动脉炎、红斑狼疮肾炎、急性肾小球肾炎、肾病综合征等。

3.肾上皮细胞管型

管型基质内含有多数肾小管上皮细胞。此细胞大小不一,并呈瓦片状排列。此种管型出现,多为肾小管病变,表示肾小管上皮细胞有脱落性病变。脂酶染色呈阳性,过氧化物酶染色呈阴性。常见于急性肾小管坏死、急性肾小球肾炎、间质性肾炎、肾病综合征、子痫、重金属、化学物质、药物中毒、肾移植后排异反应及肾淀粉样变性等。

4.混合细胞管型

管型基质内含有白细胞、红细胞、肾上皮细胞和颗粒等,称为混合型管型。此管型出现表示肾小球肾炎反复发作,出血和缺血性肾坏死,常见于肾小球肾炎、肾病综合征进行期、结节性动脉周围炎、狼疮性肾炎及恶性高血压,在肾移植后急性排异反应时,可见到肾小管上皮细胞与淋巴细胞的混合管型。

5.血小板管型

管型基质内含有血小板,称为血小板管型。由于在高倍镜下难以鉴别,需用 4.4％清蛋白液洗渣,以4.0％甲醛液固定涂片后瑞-吉姆萨染色液染色。此管型是当弥散性血管内凝血(DIC)发生时,大量血小板在促使管型形成的因素下,组成血小板管型,随尿液排出。对确诊 DIC 有重要临床意义,尤其在早期更有价值。

（四）变形管型

包括脂肪管型、蜡样管型及血红蛋白管型。

1.脂肪管型

管型基质内含有多量脂肪滴称脂肪管型。脂肪滴大小不等,圆形、折光性强,可用脂肪染色鉴别。此脂肪滴为肾上皮细胞脂肪变性的产物。见于类脂性肾病、肾病综合征、慢性肾炎急性发作型、中毒性肾病等。常为病情严重的指征。

2.蜡样管型

蜡样管型常呈浅灰色或淡黄色,折光性强、质地厚、外形宽大,易断裂,边缘常有缺口,有时呈扭曲状。常与肾小管炎症有关,其形成与肾单位慢性损害、阻塞、长期少尿、无尿、透明管型、颗粒管型或细胞管型长期滞留于肾小管中演变而来,是细胞崩解的最后产物;也可由发生淀粉样变性的上皮细胞溶解后形成,见于慢性肾小球肾炎晚期、肾功能不全及肾淀粉样变性时;亦可在肾小管炎症和变性、肾移植慢性排异反应时见到。

3.血红蛋白管型

管型基质中含有破裂的红细胞及血红蛋白,多为褐色呈不整形,常见于急性出血性肾炎、血红蛋白尿、骨折及溶血反应引起的肝胆系统疾病等患者的尿液中,肾出血、肾移植术后产生排异反应时,罕见于血管内溶血患者。

(五)肾功能不全管型

该管型又称宽幅管型或肾衰竭管型。其宽度可为一般管型2～6倍,也有较长者,形似蜡样管型但较薄,是由损坏的肾小管上皮细胞碎屑在明显扩大的集合管内凝聚而成,或因尿液长期淤积使肾小管扩张,形成粗大管型,可见于肾功能不全患者尿中。急性肾功能不全者在多尿早期这类管型可大量出现,随着肾功能的改善而逐渐减少消失。在异型输血后由溶血反应导致急性肾衰竭时,尿中可见褐色宽大的血红蛋白管型。挤压伤或大面积烧伤后急性肾功能不全时,尿中可见带色素的肌红蛋白管型。在慢性肾功能不全,此管型出现时,提示预后不良。

(六)微生物管型

常见的包括细菌管型和真菌管型。

1.细菌管型

管型的透明基质中含大量细菌。在普通光镜下呈颗粒管形状,此管型出现提示肾有感染,多见于肾脓毒性疾病。

2.真菌管型

管型的透明基质中含大量真菌孢子及菌丝。需经染色后形态易辨认。此管型可见于累及肾的真菌感染,对早期诊断原发性及播散性真菌感染和抗真菌药物的药效监测有重要意义。

(七)结晶管型

管型透明基质中含尿酸盐或草酸盐等结晶,1930年 Fuller Albright 首先描述甲状旁腺功能亢进患者的尿中可有结晶管型。常见于代谢性疾病、中毒或药物所致的肾小管内结晶沉淀伴急性肾衰竭,还可见于隐匿性肾小球肾炎、肾病综合征等。

(八)难以分类管型(不规则管型)

外形似长方形透明管型样物体,边缘呈锯齿样凸起,凸起间隔距离规律似木梳,极少数还可见到未衍变完全的细胞及上皮,免疫荧光染色后,形态清晰。多见于尿路感染或肾受到刺激时,有时也可在肾小球肾炎患者的尿液沉渣中发现。

(九)易被认为管型的物质

1.黏液丝

形为长线条状,边缘不清,末端尖细卷曲。正常尿中可见,尤其妇女尿中可多量存在,如大量存在时表示尿道受刺激或有炎症反应。

2.类圆柱体

外形似透明管型,尾端尖细,有一条尖细螺旋状尾巴。可能是肾小管分泌的物体,其凝固性发生改变,而未能形成形态完整的管型。常和透明管型同时存在,多见于肾血循环障碍或肾受到刺激时,偶见于急性肾炎患者尿中。

3.假管型

黏液状纤维状物黏附于非晶形尿酸盐或磷酸盐圆柱形物体上,形态似颗粒管型,但两端不圆、粗细不均、边缘不整齐,若加温或加酸可立即消失。

三、尿结晶检查

尿中出现结晶称晶体尿。尿液中是否析出结晶,取决于这些物质在尿液中的溶解度、浓度、pH、温度及胶体状况等因素。当种种促进与抑制结晶析出的因子和使尿液过饱和状态维持稳定动态平衡的因素失衡时,则可见结晶析出。尿结晶可分成代谢性的盐类结晶,多来自饮食,一般无临床意义。但要经常出现在尿液中伴有较多的新鲜红细胞,应考虑有结石的可能;另一种为病理性的结晶如亮氨酸、酪氨酸、胱氨酸、胆红素和药物结晶等,具有一定的临床意义。

（一）酸性尿液中结晶

1.尿酸结晶

尿酸为机体核蛋白中嘌呤代谢的终末产物,常以尿酸、尿酸钙、尿酸铵、尿酸钠的盐类形式随尿排出体外。其形态光镜下可见呈黄色或暗棕红色的菱形、三棱形、长方形、斜方形、蔷薇花瓣形的结晶体,可溶于氢氧化钠溶液。正常情况下如多食含高嘌呤的动物内脏可使尿中尿酸增加。在急性痛风症、小儿急性发热、慢性间质性肾炎、白血病时,因细胞核大量分解,也可排出大量尿酸盐。如伴有红细胞出现时,提示有膀胱或肾结石的可能,或肾小管对尿酸的重吸收发生障碍等。

2.草酸钙结晶

草酸是植物性食物中的有害成分,正常情况下与钙结合,形成草酸钙经尿液排出体外。其形态为哑铃形、无色方形、闪烁发光的八面体,有两条对角线互相交叉等。可溶于盐酸但不溶于乙酸内,属正常代谢成分,如草酸盐排出增多,患者有尿路刺激症状或有肾绞痛合并血尿,应考虑尿路结石症的可能性。

3.硫酸钙结晶

形状为无色针状或晶体状结晶,呈放射状排列,无临床意义。

4.马尿酸结晶

形状为无色针状、斜方柱状或三棱状,在尿沉渣中常有色泽。为人类和草食动物尿液中的正常成分,是由苯甲酸与甘氨酸结合而成,一般无临床意义。

5.亮氨酸和酪氨酸结晶

尿中出现亮氨酸和酪氨酸结晶为蛋白分解产物,亮氨酸结晶为淡黄色小球形油滴状,折光性强,并有辐射及同心纹,溶于乙酸不溶于盐酸。酪氨酸结晶为略带黑色的细针状结晶,常成束成团,可溶于氢氧化铵而不溶于乙酸。正常尿液中很少出现这两种结晶。可见于急性磷、氯仿、四氯化碳中毒、急性重型肝炎、肝硬化、糖尿病性昏迷、白血病或伤寒的尿液中。

6.胱氨酸结晶

形状无色六角形片状结晶,折光性很强,系蛋白质分解产物。可溶于盐酸不溶于乙酸,迅速溶解于氨水中。正常尿中少见,在先天性氨基酸代谢异常,如胱氨酸病时,可大量出现有形成结石的可能性。

7.胆红素结晶

形态为黄红色成束的小针状或小片状结晶,可溶于氢氧化钠溶液中,遇硝酸可显绿色,见于阻塞性黄疸、急性重型肝炎、肝硬化、肝癌、急性磷中毒等。有时在白细胞及上皮细胞内可见到此种结晶。

8.胆固醇结晶

形状为无色缺角的方形薄片状结晶,大小不一,单个或叠层,浮于尿液表面,可溶于乙醚、氯仿及酒精。见于乳糜尿内、肾淀粉样变、肾盂肾炎、膀胱炎、脓尿等。

（二）碱性尿液中结晶

1.磷酸盐类结晶

磷酸盐类一部分来自食物一部分来自含磷的有机化合物（磷蛋白类、核蛋白类），在组织分解时生成，属正常代谢产物。包括无定形磷酸盐、磷酸镁铵、磷酸钙等。其形状为无色透明闪光，呈屋顶形或棱柱形，有时呈羊齿草叶形，可溶于乙酸。如长期在尿液中见到大量磷酸钙结晶，则应与临床资料结合考虑甲状旁腺功能亢进、肾小管性酸中毒，或因长期卧床骨质脱钙等。如患者长期出现磷酸盐结晶，应考虑有磷酸盐结石的可能。有些草酸钙与磷酸钙的混合结石，与碱性尿易析出磷酸盐结晶及尿中黏蛋白变化因素有关。感染引起结石，尿中常出现磷酸镁铵结晶。

2.碳酸钙结晶

形态为无色哑铃状或小针状结晶，也可呈无晶形颗粒状沉淀。正常尿内少见，可溶于乙酸并产生气泡，无临床意义。

3.尿酸铵结晶

形状为黄褐色不透明，常呈刺球形或树根形，是尿酸和游离铵结合的产物，又称重尿酸铵结晶。见于腐败分解的尿中，无临床意义。若在新鲜尿液中出现此种结晶，表示膀胱有细菌感染。

4.尿酸钙结晶

形状为球形，周围附有突起或呈菱形。可溶于乙酸及盐酸，多见于新生儿尿液或碱性尿液中，无临床意义。

（三）药物结晶

随着化学治疗的发展，尿中可见药物结晶日益增多。

1.放射造影剂

使用放射造影剂患者如合并静脉损伤时，可在尿中发现束状、球状、多形性结晶。可溶于氢氧化钠，不溶于乙醚、氯仿。尿的比密可明显升高（>1.050）。

2.磺胺类药物结晶

磺胺类药物的溶解度小，在体内乙酰化率较高，服用后可在泌尿道内以结晶形式排出。如在新鲜尿内出现大量结晶体伴有红细胞时，有发生泌尿道结石和导致尿闭的可能。应即时停药予以积极处理。在出现结晶体的同时除伴有红细胞外可见到管型，表示有肾损害，应立即停药，大量饮水，服用碱性药物使尿液碱化。现仅将2000年中国药典记载的允许使用的几种磺胺药物的结晶形态介绍如下。

（1）磺胺嘧啶（SD）：其结晶形状为棕黄不对称的麦秆束状或球状，内部结构呈紧密的辐射状，可溶于丙酮。

（2）磺胺甲基异噁唑：结晶形状为无色透明、长方形的六面体结晶，似厚玻璃块，边缘有折光阴影，散在或集束成"＋""X"形排列，可溶于丙酮。

（3）磺胺多辛：因在体内乙酰化率较低，不易在酸性尿中析出结晶。

3.解热镇痛药

退热药如阿司匹林、磺基水杨酸也可在尿中出现双折射性斜方形或放射状结晶。由于新药日益增多，也有一些可能在尿中出现结晶如诺氟沙星等，应识别其性质及来源。

四、其他有机沉淀物

（一）寄生虫

尿液检查可发现丝虫微丝蚴、血吸虫卵、刚地弓形虫滋养体、溶组织阿米巴滋养体、并殖吸虫幼虫、蛔虫（成虫、幼虫）、棘颚口线虫幼虫、蛲虫（成虫、幼虫）、肾膨结线虫（卵、成虫）、裂头蚴、棘头蚴、某蝇类幼虫及螨。常在妇女尿中见到阴道毛滴虫，有时男性尿中也可见到。

（二）细菌

在新鲜尿液中发现多量细菌，表示泌尿道有感染。在陈旧性尿液中出现细菌或真菌时应考虑容器不洁及尿排出时间过久又未加防腐剂，致细菌大量繁殖所致，无临床意义。

（三）脂肪细胞

尿液中混有脂肪小滴时称为脂肪尿，脂肪小滴在显微镜下可见大小不一圆形小油滴，用苏丹Ⅲ染成橙红色者为脂肪细胞。用瑞吉染色脂肪不着色呈空泡样。脂肪细胞出现常见于糖尿病高脂血症、类脂性肾病综合征、脂蛋白肾病、肾盂肾炎、腹内结核、肿瘤、棘球蚴病、疟疾、长骨骨折骨髓脂肪栓塞及先天性淋巴管畸形等。

五、尿液沉渣计数

尿液沉渣计数是尿液中有机有形沉淀物计数，计算在一定时间内尿液各种有机有形成分的数量，借以了解肾损伤情况。正常人尿液也含有少数的透明管型、红细胞及白细胞等有形成分。在肾疾病时，其数量可有不同程度的增加，增加的幅度与肾损伤程度相关，因此，通过定量计数尿中的有机有形成分，为肾疾病的诊断提供依据。

（一）12 h 尿沉渣计数（Addis 计数）

Addis 计数是测定夜间 12 h 浓缩尿液中的红细胞、白细胞及管型的数量。为防止沉淀物的变性需加入一定量防腐剂，患者在晚 8 时，排尿弃去，取以后 12 h 内全部尿液，特别是至次晨 8 时，必须将尿液全部排空。

1.参考值

红细胞：<50 万/12 h；白细胞及肾上皮细胞：<100 万/12 h；透明管型：<5 000 个/12 h。

2.临床意义

（1）肾炎患者可轻度增加或显著增加。

（2）肾盂肾炎患者尿液中的白细胞显著增高，尿路感染和前列腺炎等患者的尿中白细胞也明显增高。

（二）1 h 细胞排泄率检查

准确留取 3 h 全部尿液，将沉渣中红细胞、白细胞分别计数，再换算成 1 h 的排泄率。检查时患者可照常生活，不限制饮食，但不给利尿药及过量饮水。

1.参考值

男性：红细胞<3 万/h；白细胞<7 万/h。女性：红细胞<4 万/h；白细胞<14 万/h。

2.临床意义

（1）肾炎患者红细胞排泄率明显增高。

（2）肾盂肾炎患者白细胞排泄率增高，可达 40 万/h。

第八章 粪便检验

第一节 粪便的理学检验

一、量

正常成人大多每天排便一次,其量为 100～300 g,随食物种类、食量及消化器官的功能状态而异。摄取细粮及肉食为主者,粪便细腻而量少;进食粗粮特别是多量蔬菜后,因纤维素多致粪便量增加。当胃、肠、胰腺有炎症或功能紊乱时,因炎性渗出,肠蠕动亢进,消化吸收不良,可使粪便量增加。

二、外观

粪便的外观包括颜色与性状。正常成人的粪便为黄褐色成形便,质软;婴儿粪便可呈黄色或金黄色糊状。久置后,粪便的胆色素被氧化可致颜色加深。病理情况下可见如下改变。

(一)黏液便

正常粪便中的少量黏液,因与粪便均匀混合不易察觉,若有肉眼可见的黏液,说明其量增多。小肠炎时增多的黏液均匀地混于粪便之中;如为大肠炎,由于粪便已逐渐成形,黏液不易与粪便混合;来自直肠的黏液则附着于粪便的表面。单纯黏液便黏液无透明、稍黏稠,脓性黏液则呈黄白色不透明,见于各类肠炎、细菌性痢疾、阿米巴痢疾、急性血吸虫病。

(二)溏便

便呈粥状且内容粗糙,见于消化不良、慢性胃炎、胃窦潴留。

(三)胨状便

肠易激综合征患者常于腹部绞痛后排出黏胨状、膜状或纽带状物,某些慢性菌痢疾患者也可排出类似的粪便。

(四)脓性及脓血便

说明肠道下段有病变。常见于痢疾、溃疡性结肠炎、局限性肠炎、结肠或直肠癌。脓或血多少取决于炎症的类型及其程度,在阿米巴痢疾以血为主,血中带脓,呈暗红色稀果酱样,此时要注意与食入大量咖啡,巧克力后的酱色粪便相鉴别。细菌性痢疾则以黏液及脓为主,脓中带血。

（五）鲜血便

直肠息肉、结肠癌、肛裂及痔疮等均都可见鲜红色血便。痔疮时常在排便之后有鲜血滴落,而其他疾病多见鲜血附着于粪便的表面。过多地食用西瓜、番茄、红辣椒等红色食品,粪便亦可呈鲜血色,但很易与以上鲜血便鉴别。

（六）柏油样黑便

上消化道出血时,红细胞被胃肠液消化破坏,释放血红蛋白并进一步降解为血红素、卟啉和铁等产物,在肠道细菌的作用下铁与肠内产生的硫化物结合成硫化铁,并刺激小肠分泌过多的黏液。上消化道出血为 50~75 mL 时,可出现柏油样便,粪便呈褐色或黑色,质软,富有光泽,宛如柏油。如见柏油样便,且持续 2~3 d,说明出血量至少为 500 mL。当上消化道持续大出血时,排便次数可增多,而且稀薄,因而血量多,血红素不能完全与硫化物结合,加之血液在肠腔内推进快,粪便可由柏油样转为暗红色。服用活性炭、铁剂等之后也可排黑色便。但无光泽且隐血试验阴性。

（七）稀糊状或稀汁样便

常因肠蠕动亢进或分泌物增多所致,见于各种感染或非感染性腹泻,尤其是急性胃肠炎。小儿肠炎时肠蠕动加速,粪便很快通过肠道,以致胆绿素来不及转变为粪便胆素而呈绿色稀糊样便。遇大量黄绿色的稀汁样便并含有膜状物时应考虑到伪膜性肠炎;艾滋病伴发肠道隐孢子虫感染时也可排出大量稀汁样便。副溶血性弧菌食物中毒可排洗肉水样便,出血性小肠炎可见红豆汤样便。

（八）米泔样便

呈淘米水样,内含黏液片块,量大,见于重症霍乱、副霍乱患者。

（九）白陶土样便

由于各种原因引起的胆管梗阻,进入肠内的胆汁减少或缺失,以致无粪便胆素产生,使粪便呈灰白色,主要见于梗阻性黄疸。钡餐造影术后可因排出钡剂使粪便呈黄白色。

（十）干结便

常由于习惯性便秘,粪便在结肠内停留过久,水分过度吸收而排出羊粪便样的硬球或粪便球积成的硬条状粪便。于老年排便无力时多见。

（十一）细条状便

排便形状改变,排出细条或扁片状粪便,说明直肠狭窄,常提示有直肠肿物存在。

（十二）乳凝块

婴儿粪便中见有黄白色乳凝块,亦可能见蛋花样便,提示脂肪或酪蛋白消化不完全,常见于消化不良、婴儿腹泻。

三、气味

正常粪便有臭味,主要因细菌作用的产物如吲哚、粪臭素、硫醇、硫化氢等引起的。

肉食者臭味重,素食者臭味轻,粪便恶臭且呈碱性反应时,乃因未消化的蛋白质发生腐败所致;患者患慢性肠炎、胰腺疾病、消化道大出血,结肠或直肠癌溃烂时,粪便亦有腐败恶臭味。阿米巴性肠炎粪便呈鱼腥臭味,如脂肪及糖类消化或吸收不良时,由于脂肪酸分解及糖的发酵而使粪便呈酸臭味。

四、酸碱反应

正常人的粪便为中性、弱酸性或弱碱性。食肉多者呈碱性,高度腐败时为强碱性,食糖类及脂肪多时呈酸性,异常发酵时为强酸性。细菌性痢疾、血吸虫病粪便常呈碱性;阿米巴痢疾粪便常呈酸性。

五、病毒

目前研究最多的是轮状病毒和甲型肝炎病毒的检验。有研究报告指出轮状病毒是我国婴幼儿秋冬季节流行性腹泻的主要致病病原,由于这种腹泻没有特征性的病变指标,从大便中检出轮状病毒就是重要的诊断依据。而粪便中甲肝病毒的检出则是该患者具有传染性的可靠依据。由于病毒体积微小、生命形式不完善,这使得普通显微镜和无生命培养基在病毒检验中无用武之地。可用的检验方法有:血清学方法、电镜观察与分离培养(用动物接种、组织培养、细胞培养等)等。临床上往往采用免疫学方法进行快速诊断,且准确性和灵敏度都较高。电子显微镜或分离培养的方法比较费时、费事,往往在研究中采用。

六、寄生虫

在目视检查和显微镜检查中,已经有大部分寄生虫感染能被检出。蛔虫、蛲虫、带绦虫等较大虫体或其片段肉眼即可分辨,钩虫虫体须将粪便冲洗过方可看到。但是,由于虫卵和虫体在粪便中的分布高度不均一,使得目视检查和普通的涂片镜检结果重复性很差。在高度怀疑寄生虫感染的病例,应采用集卵法以及虫卵孵化实验等以提高检出率和重复性。服驱虫剂后应查找有无虫体,驱绦虫后应仔细寻找其头节。

七、结石

粪便中可见到胆石、胰石、粪石等,最重要且最多见的是胆石。常见于应用排石药物或碎石术之后,较大者肉眼可见到,较小者需用铜筛淘洗粪便后仔细查找才能见到。

第二节 粪便的化学检验

一、隐血试验

隐血是指消化道出血量很少,肉眼不见血色,而且少量红细胞又被消化分解致显微镜下也无从发现的出血状况而言。隐血试验对胃癌和大肠癌等消化道肿瘤持续的消化道出血可能是其早期出现的唯一特征,且大便隐血检查属无创检查,试验方便、费用低廉,适合进行长期观察,因而大便隐血试验则目前仍旧是消化道疾病早期发现的较好试验。

(一)方法学评价

隐血试验(occult blood test,OBT)目前主要采用化学法。如邻联甲苯胺法、还原酚酞法、联苯胺法、氨基比林法、无色孔雀绿法、愈创木酯法等。其实验设计原理基于血红蛋白中的含铁血红素部分有催化过氧化物分解的作用,能催化试剂中的过氧化氢,分解释放新生态氧,氧化上述色原物质而呈色。呈色的深浅反映了血红蛋白多少,亦即出血量的大小。经上试验方法虽然原理相同,但在实际应用中却由于粪便的成分差别很大,各实验室具体操作细节如粪便取材多少、试剂配方、观察时间等不同,而使结果存在较大差异。多数文献应用稀释度的血红蛋白液对这些方法灵敏度的研究表明,邻联甲苯胺法、还原酚酞法最灵敏,可检测 0.2～1 mg/L 的血红蛋白,只要消化道有 1～5 mL 的出血就可检出。还原酚酞法由于试剂极不稳定,放置可自发氧化变红而被摒弃。高度灵敏的邻联甲苯胺法常容易出现假阳性结果,中度灵敏的试验包括联苯胺法、无色孔雀绿法,可检出 1～5 mg/L 的血红蛋白,消化道有 5～10 mL 出血即为阳性。联苯胺法由于有致癌作用而无色孔雀绿法在未加入异喹啉时灵敏度差,需 20 mg/L 血红蛋白,试剂配制和来源均不如拉米洞方法方便。愈创木酯法灵敏度差,需 6～10 mL/L 血红蛋白才能检出,此时消化道出血可达 20 mL 但假阳性很少,如此法为阳性,基本可确诊消化道出血。目前国内外生产应用四甲基联苯胺和愈创木酯为显色基质的隐血试带,使隐血试验更为方便。

以上各种隐血试验化学法虽简单易行,但均基于血红蛋白中的血红素可促使双氧水分解释放新生态氧,使色原物质氧化这一原理,方法上缺乏特异准确性。此外,化学试剂不稳定,久置后可使反应减弱。外源性动物仪器如含有血红蛋白、肌红蛋白,其血红素的作用均可使试验呈阳性,大量生食蔬菜中含有活性的植物过氧化物酶也可催化双氧水分解,出现假阳性反应,所以除愈创木酯法外均要求素食 3 d,为此有人提出将粪便用水作 1:3 稀释加热煮沸再加冰乙酸和乙醚提取血红蛋白测定可排除干扰。此法虽然可靠,但不适用于常规工作。另外,血液如在肠道停留过久,血红蛋白被细菌降解,血红素不复存在,则会出现与病情不符的阴性结果,患者服用大量维生素 C 或其他具有还原作用的药物,在实验中可使过氧化物还原,不能再氧化色原物质,亦可使隐血试验呈假阴性。除上述干扰隐血试验外亦可由于检验人员取材部位不同,标本反应时间不同,检验员对显色判断不同,故在不同方法的试验中,还可产生误差等,致使目前国内外尚无统一公认的推荐的方法,更谈不到实验的标准化。

为解决传统隐血试验的特异性问题及鉴别消化道出血部位,人们探索了一些新的隐血试验方法,如同位素铬(^{51}Cr)法等同位素法和各种免疫学方法。

1.同位素方法

(1)铬(^{51}Cr)法测定大便隐血量。①原理:^{51}Cr-红细胞经静脉注射后,正常不进入消化道,消化道出血时则进入并不被吸收,随大便排出;将大便中的放射性与每毫升血液中放射性比较计算可求出胃肠道出血量。②方法:静脉注射 ^{51}Cr-RBC 7.4 MBq 后,收集 72 h 大便,称重测放射性,并在开始时和收集大便结束时抽静脉血测每毫升放射性计数。按公式计算结果:72 h 出血量(mL)=大便总放射性/每毫升血放射性。

(2)锝标记红细胞法定位诊断胃肠道出血。①原理:当胃肠道出血时,锝标记红细胞或胶体随血液进入胃肠道;②方法:静脉注射显像剂后以 2～5 min 一帧的速度连续显像 0.5～1 h,必要时延迟显像;③临床应用:适应于活动性胃肠道出血的诊断和大致定位。急性活动出血用锝标胶体显像,间歇出血者用锝标 RBC 显像。诊断准确率在 80% 左右,能够探测出血率高于每分钟 0.1 mL 的消化道出血。

尽管同位素方法的灵敏度和特异性无可非议,甚至还可以对出血点进行准确定位,但临床很难接受将一种应用放射性同位素的、操作复杂的、需要特殊仪器的方法普遍用来进行一个没有特异性的指标的检验。

2.免疫学方法

免疫学方法以其特异性和灵敏度而广受临床检验的欢迎,如免疫单扩法、免疫电泳、酶联免疫吸附试验、免疫斑点法、胶乳免疫化学凝聚法,放射免疫扩散法、反向间接血凝法、胶体金标记夹心免疫检验法等。此类试验所用抗体分为两大类,一种为抗人血红蛋白抗体,另一种为抗人红细胞基质抗体。免疫学方法具有很好的灵敏度,一般血红蛋白为 0.2 mg/L,0.03 mg/g 粪便就可得到阳性结果,且有很高的特异性,各种动物血血红蛋白在 500 mg/L 辣根过氧化物酶在2 000 mg/L时不会出现干扰,因而不需控制饮食。据赫索格和卡梅隆等研究,正常人 24 h 胃肠道生理性失血量为 0.6 mL,若每天多于 2 mL,则属于病理性出血。由于免疫学方法的高度敏感性,又由于有正常的生理性失血,如此高的灵敏度,要在某些正常人特别是服用刺激肠道药物后可造成假阳性。但免疫学法隐血试验主要检测下消化道的优点,目前被认为是对大肠癌普查最适用的试验。免疫学法隐血试验主要检测下消化道出血,约有 40%～50% 的上消化道出血不能检出。原因是:①血红蛋白或红细胞经过消化酶降解或消化殆尽已不具有原来免疫原性;②过量大出血而致反应体系中抗原过剩出现前带现象;③患者血红蛋白的抗原与单克隆抗体不配。因此,有时外观为柏油样便而免疫法检查却呈阴性或弱阳性,此需将原已稀释的粪便再稀释50～100 倍重做或用化学法复检。近年来某些实验室还采用卟啉荧光法血红蛋白定量试验,用紫草酸试剂使血红素变为卟啉进行荧光检测,这样除可测粪便未降解的血红蛋白外,还可测血红素衍化物卟啉,从而克服了化学法和免疫法受血红蛋白降解影响缺点,可对上、下消化道出血同样敏感,但外源性血红素、卟啉类物质具有干扰性,且方法较复杂,故不易推广使用。此外,免疫学的方法也从检测血红蛋白与人红细胞基质扩展到测定粪便中其他随出血而出现的带有良好的抗原性而又不易迅速降解的蛋白质,如清蛋白、转铁蛋白等,灵敏度达2 mg/L。

为了使免疫学方法在检测粪便潜血时尽可能简便,以适应大规模大肠癌普查的需要和临床快速报告的要求,有的公司已经推出单克隆抗体一步法试验,如美国万华普曼生物工程有限公司。他们所采用的粪便潜血免疫一步法是一种快速简便、无嗅无味的三明治夹心免疫检验法。具有特异性强、高灵敏度(0.03 mgHb/g 粪)、检验快速(1～5 min)、操作简单(一步检验)、试剂易保存(室温)和结果简单易读的优点,在诊断和治疗引起肠胃道出血的疾病有重要意义。特别是消化道癌肿患者 87% 大便隐血为阳性。

3.其他方法

近年来某些实验室还采用卟啉荧光法血红蛋白定量试验,用紫草酸试剂使血红素变为卟啉进行荧光检测,这样除可测粪便未降解的血红蛋白外,可对上、下消化道出血同样敏感,但外源性血红素、卟啉类物质具有干扰性,且方法较复杂,故不易推广使用。

(二)临床意义

粪便隐血检查对消化道出血的诊断有重要价值。消化性溃疡、药物致胃黏膜损伤(如服用吲哚美辛、糖皮质激素等)、肠结核、克罗恩病、溃疡性结肠炎、结肠息肉、钩虫病及胃癌、结肠癌等消化肿瘤时,粪便隐血试验均常为阳性,故须结合临床其他资料进行鉴别诊断。在消化性溃疡时,阳性率为 40%～70%,呈间断性阳性。消化性溃疡治疗后当粪便外观正常时,隐血试验阳性仍可持续 5～7 d,此后如出血完全停止,隐血试验即可转阴。消化道癌症时,阳性率可达 95%,呈持续性阳性,故粪便隐血试验常作为消化道恶性肿瘤诊断的一个筛选指标。尤其对中老年人早期发现消化道恶性肿瘤有重要价值。此外,在流行性出血热患者的粪便中隐血试验也有 84% 的阳性率,可作为该病的重要佐证。

二、粪胆色素检查

正常粪便中无胆红素而有粪胆原及粪胆素。粪胆色素检查包括胆红素、粪胆原、粪胆素检查。

(一)粪胆红素检查

婴儿因正常肠道菌群尚未建立或成人因腹泻致肠蠕动加速,使胆红素来不及被肠道菌还原时,粪便可呈金黄色或深黄色,胆红素定性试验为阳性,如部分被氧化成胆绿素。为快速检测粪便中的胆红素可用 Harrison 法,如呈绿蓝色为阳性。

(二)粪胆原定性或定量

粪便中的粪胆原在溶血性黄疸时,由于大量胆红素排入肠道被细菌还原而明显增加;梗阻性黄疸时由于排向肠道的胆汁少而粪便胆原明显减少;肝细胞性黄疸时粪胆原则可增加也可减少,视肝内梗阻情况而定。粪便胆原定性或定量对于黄疸类型的鉴别具有一定价值。无论定性或定量均采用 Ehrlich 方法,生成红色化合物,正常人每 100 g 粪便中胆原量为 75~350 mg。低于或高于参考值可助诊为梗阻性或溶血性黄疸。

(三)粪胆素检查

粪便胆素是由粪便胆原在肠道中停留被进一步氧化而成,粪便由于粪胆素的存在而呈棕黄色,当胆管结石、肿瘤而致完全阻塞时,粪便中因无胆色素而呈白陶土色。可用氯化汞试剂联合检测胆红素及粪便胆素,如粪便悬液呈砖红色表示粪胆素阳性,如显绿色则表示有胆红素被氧化为胆绿素,如不变色,表示无胆汁入肠道。

三、消化吸收功能试验

消化吸收功能试验是一组用以检查消化道功能状态的试验。近年来由于采用了各种放射性核素技术而取得了很大进展,这组试验包括脂肪消化吸收试验,蛋白质消化吸收试验和糖类消化吸收试验等,但操作技术复杂,不便常规使用。因此更要强调在粪便一般镜检中观察脂肪小滴,以此作为胰腺功能不全的一种筛选指标。

此外,还可做脂肪定量测定,即在普通膳食情况下,每人每 24 h 粪便中的总脂肪为 2~5 g(以测定的总脂肪酸计量)或为干粪便的 7.3%~27.6%。粪便脂质主要来源是食物,小部分系来源于胃肠道分泌、细胞脱落和细菌的代谢的产物。在疾病情况下,由于脂肪的消化或吸收能力减退,粪便中的总脂量可以大为增加,若 24 h 粪便中总脂量超过 6 g 时,称为脂肪泻。慢性胰腺炎、胰腺癌、胰腺纤维囊性变等胰腺疾病,梗阻性黄疸,胆汁分泌不足的肝胆疾病,小肠病变如肠性脂质营养不良病,蛋白丧失性肠病时均可引起脂肪泻。

脂肪定量可协助诊断以上疾病。常用的方法有称量法和滴定法。称量法是将粪便标本经盐酸处理后,使结合脂肪酸变为游离的脂肪酸,再用乙醚萃取中性脂肪及游离脂肪酸,经蒸发除去乙醚后在分析天平上精确称其重量。滴定法原理是将粪便中脂肪与氢氧化钾溶液一起煮沸皂化,冷却后加入过量的盐酸使脂皂变为脂酸,再以石英钟油醚提取脂酸,取一份提取液蒸干,其残渣以中性乙醇溶解,以氢氧化钠滴定,计算总脂肪酸含量。

利用脂肪定量也可计算脂肪吸收率,以估计消化吸收功能。具体做法是在测定前 2~3 d 给予脂肪含量为 100 g 的标准膳食,自测定日起,仍继续给予标准膳食连续 3 d,每天收集 24 h 晨粪便做总脂测定。

脂肪吸收率(%)=(膳食总脂量-粪便总脂量)/膳食总脂量×100%。

正常人每天摄入脂肪 100 g,其吸收率在 95%以上,脂肪泻量明显减低。

目前检测有无胰蛋白缺乏的试验有 X 线胶消化法。由于该法准确度和精密性都很差,而很少应用。

第三节　粪便的显微镜检验

粪便直接涂片显微镜检查是临床常规检验项目。可以从中发现病理成分,如各种细胞、寄生虫卵、真菌、细菌、原虫等,并可通过观察各种食物残渣以了解消化吸收功能。为此,必须熟悉这些成分的形态。

一般采用生理盐水涂片法,以竹签取含黏液脓血的部分,若为成形便则取自粪便表面,混悬于载有一滴生理盐水的载玻片上,涂成薄片,厚度以能透视纸上字迹为度,加盖玻片,先用低倍镜观察全片有无虫卵、原虫疱囊、寄生虫幼虫及血细胞等,再用高倍镜详细检查病理成分的形态及结构。

一、细胞

(一)白细胞

正常粪便中不见或偶见,多在带黏液的标本中见到,主要是中性分叶核粒细胞。肠炎一般少于15 个/HP,分散存在。具体数量多少与炎症轻重及部位有关。小肠炎症时白细胞数量不多,均匀混于粪便内,且因细胞部分被消化而不易辨认。结肠炎症如细菌性痢疾时,可见大量白细胞或成堆出现的脓细胞,亦可见到吞有异物的吞噬细胞。在肠易激综合征、肠道寄生虫病(尤其是钩虫病及阿米巴痢疾)时,粪便涂片还可见较多的嗜酸性粒细胞,可伴有夏科-莱登结晶。

(二)红细胞

正常粪便中无红细胞。肠道下段炎症或出血量可出现,如果痢疾、溃疡性结肠炎、结肠癌、直肠息肉、急性吸虫病等。粪便中新鲜红细胞为草黄色、稍有折光性的圆盘状。细菌性痢疾红细胞少于白细胞,多分散存在且形态正常;阿米巴痢疾者红细胞多于白细胞,多成堆存在并有残碎现象。

(三)巨噬细胞(大吞噬细胞)

为一种吞噬较大异物的单核细胞,在细菌性痢疾和直肠炎症时均可见到。其胞体较中性粒细胞为大,或为其 3 倍或更大,呈圆形、卵圆形或不规则形,胞核为 1～2 个,大小不等,常偏于一侧。无伪足伸出者,内外质界限不清。常含有吞噬的颗粒及细胞碎屑,有时可见含有红细胞、白细胞、细菌等,此类细胞多有不同程度的退化变性现象。若其胞质有缓慢伸缩时,应特别注意与溶组织内阿米巴滋养体区别。

(四)肠黏膜上皮细胞

整个小肠、大肠黏膜的上皮细胞均为柱状上皮,只有直肠齿状线处由复层立方上皮未角化的复层鳞状上皮所被覆。生理情况下,少量脱落的柱状上皮多已被破坏,故正常粪便中见不到。结肠炎症时上皮细胞增多,呈卵圆形或短柱形状,两端钝圆,细胞较厚,结构模糊,夹杂于白细胞之间,伪膜性肠炎的肠黏膜小块中可见到成片存在的上皮细胞,其黏液胨状分泌物中亦可大量存在。

（五）肿瘤细胞

取乙状结肠癌、直肠癌患者的血性粪便及时涂片染色,可能见到成堆的具异形性的癌细胞。

在进行细胞镜检时,至少要观察 10 个高倍镜视野,然后就所见对各类细胞的多少给予描述,报告方式见表 8-1。

表 8-1　粪便涂片镜检时细胞成分的报告方式

10 个高倍视野(HP)中某种细胞所见情况	报告方式(某种细胞数/HP)
10 个高倍视野中只看到 1 个	偶见
10 个高倍视野中有时不见,最多在一个视野见到 2～3 个	0～3
10 个高倍视野中每视野最少见 5 个,多则 10 个	5～10
10 个高倍视野中每视野都在 10 个以上	多数
10 个高倍视野中细胞均匀分布满视野,难以计数	满视野

二、食物残渣

正常粪便中的食物残渣均系已充分消化后的无定形细小颗粒,可偶见淀粉颗粒和脂肪小滴等未经充分消化的食物残渣,常见有以下几种。

（一）淀粉颗粒

一般为具有同心性纹或不规则放射线纹的大小不等的圆形、椭圆形或棱角状颗粒,无色,具有一定折光性。滴加碘液后呈黑蓝色,若部分水解为糊精者则呈棕红色,腹泻者的粪便中常易见到,在慢性胰腺炎、胰腺功能不全、碳水化合物消化不良时可在粪便中大量出现,并常伴有较多的脂肪小滴和肌肉纤维。

（二）脂肪

粪便中的脂肪有中性脂肪、游离脂肪酸和结合脂肪酸三种形式,中性脂肪亦即脂肪小滴,呈大小不一、圆形折光强的小球状。用苏丹Ⅲ染色后呈朱红色或橘色。大量存在时,提示胰腺功能不全,因缺乏脂肪酶而使脂肪水解不全所致见于急、慢性胰腺炎,胰头癌,吸收不良综合征,小儿腹泻等。游离脂肪酸为片状、针束状结晶,加热溶化,片状者苏丹Ⅲ染为橘黄色,而针状者染色,其增多表示脂肪吸收障碍,可见于阻塞性黄疸,肠道中缺乏胆汁时,结合脂肪酸是脂肪酸与钙、镁等结合形成不溶性物质,呈黄色不规则块状或片状,加热不溶解,不被苏丹Ⅲ染色。

正常人食物中的脂肪经胰脂肪酶消化分解后大多被吸收,粪便中很少见到。如镜检脂肪小滴＞6 个/高倍视野,视为脂肪排泄增多,如大量出现称为脂肪泻,常见于腹泻患者。此外,食物中脂肪过多,胆汁分泌失调,胰腺功能障碍也可见到,尤其在慢性胰腺炎患者排出有特征性的粪便:量多,呈泡沫状,灰白色有恶臭,镜检有较多的脂肪小滴。

（三）肌纤维

日常食用的肉类主要是动物的横纹肌,经蛋白酶消化分解后多消失。大量肉食后可见到少量肌纤维,但在一张盖片范围内(18 mm×18 mm)不应超过 10 个,为淡黄色条状、片状、带纤维的横纹,如加入伊红可染红色。在肠蠕动亢进、腹泻或蛋白质消化不良时可增多,当胰腺外分泌功能减退时,不但肌肉纤维增多,且其纵横纹均易见,甚至可见到细胞核,这是胰腺功能严重不全的佐证。

（四）胶原纤维和弹性纤维

为无色或微黄色束状边缘不清晰的线条状物,正常粪便中很少见到。有胃部疾病而缺乏胃蛋白酶时可较多出现。加入 30％醋酸后,胶原纤维膨胀呈胶状而弹性纤维的丝状形态更为清晰。

（五）植物细胞及植物纤维

正常粪便中仅可见少量的形态多样化。植物细胞可呈圆形、长圆形、多角形、花边形等,无色或淡黄色、双层细胞壁,细胞内有多数叶绿体,须注意与虫卵鉴别。植物纤维为螺旋形或网格状结构。植物毛为细长、有强折光、一端呈尖形的管状物,中心有贯通两端的管腔。肠蠕动亢进、腹泻时此类成分增多,严重者肉眼即可观察到粪便中的若干植物纤维成分。

三、结晶

在正常粪便中,可见到少量磷酸盐、牙齿酸钙、碳酸钙结晶,均无病理意义。夏科-莱登结晶为无色透明的菱形结晶。两端尖长,大小不等,折光性强,常在阿米巴痢疾、钩虫病及过敏性肠炎粪便中出现,同时可见到嗜酸性粒细胞。血晶为棕黄色斜方形结晶,见于胃肠道出血后的粪便内。不溶于氢氧化钾溶液,遇硝酸呈蓝色。

四、细菌

（一）正常菌群与菌群失调

正常菌群与菌群失调粪便中细菌极多,占干重 1/3,多属正常菌群。在健康婴儿粪便中主要有双歧杆菌、拟杆菌、肠杆菌、肠球菌、少量芽孢菌（如梭状菌属）、葡萄球菌等。成人粪便中以大肠埃希菌、厌氧菌和肠球菌为主要菌群,约占 80％;产气杆菌、变形杆菌、铜绿假单胞菌等多为过路菌,不超过 10％。此外,尚可有少量芽孢菌和酵母菌。正常人粪便中菌量和菌谱处于相对稳定状态,保持着细菌与宿主间的生态平衡。若正常菌群突然消化或比例失调,临床上称为肠道菌群失调症。其确证方法需通过培养及有关细菌学鉴定。但亦可作粪便涂片,行革兰氏染色后油浸镜观察以初步判断。正常粪便中球菌和杆菌的比例大致为 1∶10。长期使用广谱抗生素、免疫抑制剂及慢性消耗性疾病患者,粪便中球/杆菌比值变大,若比值显著增大,革兰氏阴性杆菌严重减少,甚至消失,而葡萄球菌或真菌等明显增多,常提示有肠道菌群紊乱或发生二重感染,此种类型菌群失调症称伪膜性肠炎,此时粪便多呈稀汁样,量很大,涂片革兰氏染色常见培养证明为金黄色溶血性葡萄球菌,其次为假丝酵母菌。由厌氧性难辨梭状芽孢杆菌引起的伪膜性肠炎近年来日渐增多,应予以重视。

（二）霍乱弧菌初筛

霍乱在我国《急性传染病管理条例》中列为"甲类",其发病急,病程进展快,因此要求快速、准确报告。霍乱弧菌肠毒素具有极强的致病力,作用于小肠黏膜引起的肠液大量分泌,导致严重水、电解质平衡紊乱而死亡。用粪便悬滴检查和涂片染色有助于初筛此菌。取米泔样粪便生理盐水悬滴检查可见呈鱼群穿梭样运动活泼的弧菌,改用霍乱弧菌抗血清悬滴检查,即做制动试验时呈阳性反应弧菌不再运动。粪便黏液部分涂片革兰氏染色及稀释苯酚品红染色后,油浸镜观察若见到革兰氏阴性红色鱼群样排列,呈现逗点状或香蕉样形态的弧菌,则需及时报告和进行培养与鉴定。

(三)其他致病菌分离培养

目前已认识到的能从粪便中发现的病原微生物达数十种之多,如沙门氏菌属、志贺氏菌属、酵母菌以及致病性大肠埃希菌和绿脓杆菌等。要从大便标本的大量菌群中分离这几十种致病菌,检验科一般采用选择性培养基如 SS 琼脂、GN 增菌液、麦康凯琼脂等。但是目前没有一种能用于所有致病菌的选择培养基(事实上很难或不可能做到),因此临床上往往采用多种选择性培养基联用以提高检出率。

五、肠道真菌

(一)普通酵母菌

普通酵母菌是一种环境中常见的真菌,可随环境污染而进入肠道,也可见于服用酵母片后。胞体小,常呈椭圆形,两端略尖,微有折光性,不见其核,如繁殖可见侧芽,常见于夏季已发酵的粪便中。其形态有时与微小阿米巴包囊或红细胞相混合但加入稀醋酸后不消失,而红细胞则被溶解。在菌群失调症患者,尚需与白色假丝酵母菌相区别,后者须见到假菌丝与厚膜孢子方可诊断,否则只能报告酵母菌。

(二)人体酵母菌

为一种寄生于人体中的真菌,亦称人体酵母菌。呈圆形或卵圆形,直径 $5\sim15~\mu m$,大小不一。内含一个大而透明的圆形体,称为液泡。此菌幼稚期液泡很小,分散于胞质之中,成熟时液泡聚合成一个大球体,占细胞的大部分。在液泡周围的狭小的胞质带,内有数颗反光性强的小点。此菌有时易与原虫包囊,特别有人芽囊原虫和白细胞相混淆,可用蒸馏水代替生理盐水进行涂片,此时人体酵母菌迅速破坏消失而原虫包囊及白细胞则不被破坏。水代替生理盐水进行涂片,此时人体酵母菌迅速破坏消失而原虫包囊及白细胞则不被破坏。亦可用碘染色,液泡部分不着色,胞质内可见 $1\sim2$ 核,此菌一般无临床意义。大量出现时可致轻微腹泻。

(三)假丝酵母菌

过去也译作念珠菌。正常粪便中极少见,如见到首先应排除由容器污染或粪便在室温放置过久引起的污染,病理粪便中出现的假丝酵母菌以白色假丝酵母菌最为多见,常见于长期使用广谱抗生素、激素、免疫抑制剂和放、化疗之后。粪便中可见卵圆形、薄壁、折光性强、可生芽的酵母样菌,革兰氏染色阳性,可见分支状假菌丝和厚壁孢子。

六、寄生虫卵

从粪便中检查寄生虫卵,是诊断肠道寄生虫感染的最常用的化验指标。粪便中常见的寄生虫的卵有蛔虫卵、钩虫卵、鞭虫卵、蛲虫卵、华支睾吸虫卵、血吸虫卵、姜片虫卵、带绦虫卵等。寄生虫卵的检验一般用生理盐水涂片法,除华支睾吸虫需用高倍镜辨认外,其他均可经低倍镜检出。在识别寄生虫卵时应注意虫卵大小、色泽、形态,卵壳的厚薄、内部结构特点,认真观察予以鉴别,观察 10 个低倍视野,以低倍镜所见虫卵的最低数和最高数报告。为了提高寄生虫卵的检出阳性率,还可采用离心沉淀法,静置沉淀集卵法,通过去除粪渣,洗涤沉淀后涂片镜检,此种集卵法适用于检出各种虫卵,也可采用饱和盐水浮聚法,此法适用于检查钩虫卵、蛔虫卵及鞭虫卵。

七、肠寄生原虫

肠寄生原虫包括阿米巴原虫、隐孢子虫、鞭毛虫、纤毛虫和人芽囊原虫。

(一)肠道阿米巴

包括溶组织内阿米巴、脆弱双核阿米巴和结肠内阿米巴等。检查阿米巴时可直接用生理盐水涂片查滋养体,用碘染色法查包囊。溶组织内阿性痢疾患者粪便中可见大滋养体;带虫者和慢性间歇型阿米巴痢疾粪便中常见小滋养体、包囊前期及包囊,应注意与结肠内阿米巴鉴别。脆弱双核阿米巴通常寄生在人体结肠黏膜腺窝里,只有滋养体,尚未发现包囊,具有一定的致病力,可引起腹泻,易与白细胞混淆,应注意鉴别。结肠内阿米巴寄生在大肠腔,为无致病性共生阿米巴,对人感染较溶组织阿米巴普遍,无论滋养或包囊均需与后者区分。

(二)隐孢子虫

属肠道完全寄生性原虫。主要寄生于小肠上皮细胞的微绒毛中。目前至少存在着大型种和小型种两种不同形态的种别,在人体和多种动物体内寄生的均属小型种,即微小隐孢子虫。自1982 年为获得性免疫缺陷综合征的重要病原。已列为艾滋病重要检测项目之一。人体感染隐孢子虫其临床表现因机体免疫状况而异,在免疫功能健全的人主要为胃肠炎症状,呕吐、腹痛、腹泻,病程1～2 周可自愈;在免疫功能缺陷或 AIDS 患者则有发热、嗳气、呕吐,持续性腹泻,排稀汁样大便,每天多达 70 多次,排水量每天达12～17 L,导致严重脱水、电解质紊乱和营养不良而死亡。隐孢子虫病的诊断主要靠从粪便中查该虫卵囊。由于卵囊直径仅为 4.5～5.5 μm,且透明反光,不易识别,需用比密 1.20 蔗糖水浓集法于 600 倍放大条件下始可看到,换用 1 000～1 500 倍放大,易于看到内部结构(有 4 个弯曲密迭的子孢子及一个圆形的球状残体)。吉姆萨染色卵囊呈淡蓝色,伴有红色颗粒状内含物。用相差显微镜观察时效果更佳。

(三)鞭毛虫和纤毛虫

人体常见的鞭毛虫及纤毛虫有蓝氏贾第鞭毛虫、迈氏唇鞭毛虫、人肠毛滴虫、肠内滴虫、中华内滴虫和结肠小袋纤毛虫等。蓝氏贾第鞭毛虫寄生在小肠内(主要在十二指肠),可引起慢性腹泻;如寄生在胆囊,可致胆囊炎。结肠小袋纤毛虫寄生于结肠内,多呈无症状带虫状态。当滋养体浸入肠壁可引起阿米巴样痢疾。人肠毛滴虫一般认为列致病性,迈氏唇鞭毛虫及中华肠内滴虫较少见,一般不致病,除人肠毛滴虫仅见到滋养体外,其他鞭毛虫、纤毛虫都可见到滋养体与包囊。在粪便直接涂片观察时要注意它们的活动情况,并以鞭毛、波动膜、口隙、细胞核等作为鉴别的依据,必要时可在涂片尚未完全干燥时用瑞特染色或碘液、铁苏木精染色进行形态学鉴别。

(四)人芽囊帮原虫

人芽囊帮原虫于 1912 年由 Brumpt 首先命名,其后分类位置一直很乱。1967 年以前曾被误认为酵母菌、鞭毛虫的包囊等。目前认为人芽囊原虫是寄生在高等灵长类动物和人体消化道内的原虫。可引起腹泻。其形态多样,有空泡型、颗粒型、阿米巴型和复分裂型虫体,只有阿米巴型为致病性虫体。

第四节　粪便的基因检验

近年来,大肠癌发病率有上升趋势,全世界每年新增病例高达 57 万,占全部确诊癌症的 4％。大肠癌的症状、体征均无特异性,致使临床上确诊的大肠癌大部分为中、晚期,临床治疗效果差,5 年生存率极低。如能早期诊断出大肠癌,可使 90％以上的患者得到治愈。因此,大肠癌的筛选诊断工作非常重要。既往应用最普遍的筛选检查是大便潜血实验(FOBT),虽然 FOBT 在筛选大肠癌方面取得一些进展,但有很高的假阳性率和假阴性率。纤维结肠镜检查是检出大肠癌的可靠方法,但该方法为侵入性且需要一定的设备和仪器,操作要求也较高,目前尚不能用于大范围人群筛选普查。肿瘤标志物检查,如癌胚抗原(CEA)、CA19-9 及肿瘤相关抗原 T、Tn 及 TAG-T2 等,虽然对大肠癌的临床诊断及预后判断有帮助,但对早期大肠癌诊断的特异性及敏感性均不高。随着分子生物学的发展,人们认识到肿瘤的发生发展归因于相关基因突变,而粪便中的脱落细胞包含着与大肠癌关系密切的突变基因,粪便中基因检测可望成为筛选诊断大肠癌的新方法。

一、粪便基因筛检的分子生物学基础

分子生物学研究表明,肿瘤的产生是多能干细胞向正常细胞增殖、分化的过程中,受环境因素和遗传因素的影响,相关基因发生改变的结果。肿瘤细胞的基因与基因表达与正常细胞有显著区别,因此如能检出这种基因改变就能为肿瘤的诊断和预防提供条件。肿瘤不是单基因疾病,肿瘤的发生发展是肿瘤相关基因的多阶段积累的改变过程,涉及多种癌基因激活和多种抑癌基因失活。如能在早期检出基因突变信息,就可以获得细胞癌变的信号,从而对肿瘤的早期诊断和预防带来积极意义。

目前认为一种肿瘤的产生需要 4～5 个相关癌基因的改变;与大肠癌相关的癌基因主要有 ras、c-myc、c-erb2 等,与大肠癌相关的抑癌基因主要有 APC/MCC、DCC、p53 及 RB 等。在大肠癌形成过程中,ras、c-myc 癌基因和 APC、MCC 抑癌基因的改变是早期事件。Ras 基因改变主要发生在 12、13 或 16 密码子,大约 50％的大肠癌和 50％的大肠腺癌(直径＞1 cm)发现有 ras 基因突变。等位基因的丢失最常见于 17p 染色体等位基因的缺失。虽然这种缺失在大肠腺瘤的各个时期都很少见到,但有人发现 17p 等位基因丢失与腺瘤向癌转变有关。17p 染色体等位基因丢失的常见部位为 p53 基因,K-ras、p53 基因是人类癌症最常见的突变基因,两者的检出对大肠癌的诊断很有帮助。包含 APC 基因和 MCC 基因的 5q 等位基因的缺失占散发性大肠癌的 35％。这些基因的特异性改变可成为诊断肿瘤的标记。

人们很早就发现,结肠黏膜上皮不断脱落入肠腔随粪便排出,其更新周期约为每 h1％,整个大肠黏膜 3～4 d 即可重新更换一次,而生长旺盛的肿瘤组织更新更快。虽然这些黏膜细胞脱落后很快从粪便中排出,但由于粪便物质的存在,用脱落细胞学手段难以发现异常细胞。要进行细胞学分析,只有从直肠、结肠的灌洗液中才能得到比较干净的细胞,这无疑又增加了方法的难度和患者的痛苦。然而,应用分子生物学技术检测粪便中的相关基因突变,则不受粪便其他物质的影响,且可以批量筛查,可望成为大肠癌的筛选和早期诊断的一种敏感而有效的方法。

二、粪便基因突变检测方法

有学者于 1992 年首次阐述可以从大肠癌粪便脱落细胞检出 K-ras 基因突变,但他所采用的方法比较复杂,因而不能用于常规例行诊断。目前检测粪便基因突变的方法主要有:①免疫组织化学检测(IHC);②印迹杂交;③DNA 直接测序;④PCR 产物单链 DNA 泳动变位技术和错配 PCR 技术。传统的印迹杂交和 DNA 直接测序,虽然可准确地确定突变的类型及部位,但操作复杂、技术要求高、时间长、费用较高,不适用于临床筛检基因突变。目前多采用的是免疫组织化学法检测癌相关基因产物,如检测 p53 蛋白、ras 基因的 p21 蛋白及 c-myc 的 p62 蛋白。虽然该技术简单,但有相当一部分基因改变检测不到,且运用不同的抗体需要不同的解释标准,临床意义也不同。用 IHC 检测 p53 蛋白和用 PCR-SSCP 检测 $p53$ 基因突变发现,IHC 对大肠癌的 p53 蛋白检测率为 23%,而 PCR-SSCP 分析技术检出 $p53$ 基因突变率为 39%,两者的符合率为 68%,不符合率为 32%,说明 p53 蛋白积累不能代表有 $p53$ 基因突变,反之亦然。有研究者认为 p53 蛋白免疫组化阳性并不一定是突变的 $p53$ 积累,还可能是稳定的野生型 p53 蛋白在起作用。因为当正常细胞的 DNA 受损害时,野生型 p53 蛋白也会过量表达。在其他种类的癌组织中也发现 p53 蛋白增加并没有相应的 $p53$ 基因突变。

PCR 及其相关技术的迅速发展也为快速、简便、灵敏地筛选突变基因带来了可能。其中 PCR 产物的单链 DNA 泳动变位技术(mobility shifls)在诊断基因突变方面有满意的敏感性(90%～100%)并能筛选大量样本。该技术包括变性梯度凝胶电泳(DGGE)、温度梯度凝胶电泳(TGGE)、限制性片段多态性分析(RFCP)、单链构象多态性分析(SSCP),其中,DGGE 和 TGGE 法价格昂贵,其临床应用受限制。

目前,PCR-SSCP 是最受重视的分析技术,该技术利用相同长度的单链 DNA 在非变性的凝胶电泳中不同迁移位置仅取决于单链二级空间构象——碱基排列结构,从而将突变基因片断与正常基因片断区分开来。其优点为:①操作简单,不需要特殊仪器,技术容易掌握;②实验周期短,最快可在 24 h 内得到检测结果,并不受 PCR 扩增差错的影响;③不仅可检查出单碱基置换,还可检出数个碱基插入或缺失;④可采用放射性同位素标记,使其更容易在临床上推广使用。日本学者于 1996 年开始对粪便标本中的 $p53$ 基因进行 PCR-SSCP 分析,结果发现在 11 例有 p53 基因突变的手术标本中有 7 例在粪便中查出 $p53$ 基因突变;在 5 例潜血试验阳性的患者中有 3 例粪便标本检出 $p53$ 基因突变,故认为利用 PCR-SSCP 对粪便肿瘤脱落细胞的基因突变进行分析可在临床推广应用。但该技术易产生假阳性,为其不足之处。这可能是由于在扩增的片断中,大部分为正常的基因片段,突变的基因片段较少,因此在电泳泳动变位上显示不佳。为了确定 PCR-SSCP 检测的敏感性,将肿瘤细胞混以正常细胞,浓度依次由 0%～90% 递增,然后进行 PCR-SSCP 分析,结果发现当采用放射性标记时肿瘤细胞浓度须达 5%,PCR-SSCP 分析才能检出 p53 基因突变,而当用非放射性标记时肿瘤细胞浓度必须达到 10%～15% 才能显示出阳性结果。

在大肠癌患者粪便中,特别是早期癌患者的粪便中,正常的 DNA 片断常超出异常 DNA 片段 100～1 000 倍,使用 SSCP 分析时肿瘤相关基因的泳动变位不清楚。

近年有人用特异等位基因 PCR 扩增(ASA)可以解决这一难题。其主要原理是当特异性引物与模板之间出现错配(mismatch),特别是 3′末端碱基与模板之间出现错配时,由于 TagDNA 聚合酶缺乏 3-5′核酸外切酶活性,因此对错误配对的碱基不能进行修改,故该引物的 PCR 扩增速率将急剧下降甚至扩增中断。有人设计出一个能与突变的基因片段正常配对而与正常片段错误配对的引物,主要是在 3′末端的碱基进行修改。该方法的优点是敏感性、特异性很高,可以从 10 000 个正常和不正常细胞中检出一个突变细胞。此外,该技术不需要限制性酶消化及与特异性等位基因相结合的寡核苷酸,也不需要对 PCR 产物进行测序分析。由该原理还可产生其他方法,如 misnatched PCR/ARMS(amplificatation refraitory mulation system)、mutent enriched PCR。该技术对单基因疾病如遗传病效果好,但肿瘤涉及到多基因改变,并且每个基因有多种突变,例如 p53 突变种类达 350 种,因此目前该技术主要应用于对 *K-ras* 基因突变的检测。因为 *K-ras* 基因的突变几乎总是发生于三个密码中的一个,所以设计检出 *K-ras* 基因的敏感试验要设计检出其他肿瘤相关基因改变要简单得多。德国学者于 1996 年彩突变体富集 PCR 技术检测粪便中 *K-ras* 基因的 12、13 密码子的基因改变,16 例大肠癌手术标本经用 PCR-SSCP 分析后证实无 K-ras 突变的患者粪便中,经突变体富集 PCR 技术检测有 2 例 *K-ras* 突变,通过对手术标本再次作 PCR-SSCP 分析检测发现,确有 1 例手术标本中有 *K-ras* 突变。该作者认为该技术具有简便、灵敏性、特异性高等优点,临床上可用于检测粪便中的 *K-ras* 突变,有助于大肠癌的早期诊断。

除在粪便中检出基因突变以期早期诊断大肠癌外,人们还开始在尿液、胰液、痰液、支气管肺泡灌洗液、CSF 等排泄物、分泌物中查找相关基因突变,以便能早期诊断相关部位癌症。相信随着技术的改进,应用分子生物学技术检测肿瘤特异性基因将成为诊断肿瘤的重要方法。

第九章

体液及分泌物检验

第一节　脑脊液检验

一、颜色检查

（一）适应证

用于中枢神经系统疾病的辅助诊断、鉴别诊断和监测。

（二）参考区间

无色、透明的液体。

（三）临床意义

病理状态下脑脊液颜色可能发生变化，不同颜色常反映一定的疾病。但是脑脊液颜色正常不能排除神经系统疾病。脑脊液可有如下颜色改变。

1.红色

因出血引起，主要见于穿刺损伤、蛛网膜下腔或脑室出血。前者在留取 3 管标本时，第 1 管为血性，以后 2 管颜色逐渐变浅，离心后红细胞全部沉至管底，上清液则无色透明。如为蛛网膜下腔或脑室出血，3 管均呈血性，离心后上清液为淡红色或黄色。

2.黄色

常因脑脊液中含有变性血红蛋白、胆红素或蛋白量异常增高引起，见于蛛网膜下腔出血，进入脑脊液中的红细胞溶解、血红蛋白破坏，释放氧合血红蛋白而呈现黄变；血清中胆红素超过 256 $\mu mol/L$ 或脑脊液中胆红素超过 8.6 $\mu mol/L$ 时，可使脑脊液黄染；椎管阻塞（如髓外肿瘤）、多神经炎和脑膜炎时，由于脑脊液中蛋白质含量升高（>1.5 g/L）而呈黄变症。

3.乳白色

因白细胞增多所致，常见于各种化脓性菌引起的化脓性脑膜炎。

4.微绿色

见于铜绿假单胞菌、肺炎链球菌、甲型链球菌引起的脑膜炎等。

5.褐色或黑色

见于脑膜黑色素瘤等。

二、透明度检查

（一）适应证

用于中枢神经系统疾病的辅助诊断、鉴别诊断和监测。

（二）参考区间

正常脑脊液清晰透明。

（三）临床意义

病毒性脑膜炎、流行性乙型脑膜炎、中枢神经系统梅毒等由于脑脊液中细胞数仅轻度增加，脑脊液仍清晰透明或微浊；结核性脑膜炎时细胞数中度增加，呈毛玻璃样浑浊；化脓性脑膜炎时，脑脊液中细胞数极度增加，呈乳白色浑浊。

三、凝块或薄膜检查

（一）适应证

用于中枢神经系统疾病的辅助诊断、鉴别诊断和监测。

（二）参考区间

放置 24 h 后不形成薄膜及凝块。

（三）临床意义

当有炎症渗出时，因纤维蛋白原及细胞数增加，可使脑脊液形成薄膜及凝块。急性化脓性脑膜炎时，脑脊液静置 1～2 h 即可出现凝块或沉淀物；结核性脑膜炎的脑脊液静置 12～24 h 后，可见液面有纤细的薄膜形成，取此膜涂片检查结核分枝杆菌阳性率极高。蛛网膜下腔阻塞时，由于阻塞远端脑脊液蛋白质含量常高达 15 g/L，使脑脊液呈黄色胶冻状。

四、蛋白质测定

（一）适应证

用于中枢神经系统疾病的辅助诊断、鉴别诊断和监测。

（二）参考区间

(1)Pandy 试验：阴性或弱阳性。

(2)定量测定腰椎穿刺：0.20～0.45 g/L；小脑延髓池穿刺：0.10～0.25 g/L；脑室穿刺：0.05～0.15 g/L。

（三）临床意义

在生理状态下，由于血-脑屏障的作用，脑脊液中蛋白含量甚微，不到血浆蛋白含量的 1%，主要为清蛋白。病理情况下脑脊液中蛋白质含量增加，通过对脑脊液中蛋白质的测定，有助于对神经系统疾病的诊断。

蛋白含量增高：见于脑膜炎（化脓性脑膜炎时显著增加，结核性脑膜炎时中度增加，病毒性脑膜炎时轻度增加）、出血（蛛网膜下腔出血和脑出血等）、内分泌或代谢性疾病（糖尿病性神经病变，甲状腺及甲状旁腺功能减退，尿毒症及脱水等）、药物中毒（乙醇、吩噻嗪、苯妥英中毒等）、脑部肿瘤或椎管内梗阻（脊髓肿瘤、蛛网膜下腔粘连等）、鞘内免疫球蛋白合成增加伴血-脑屏障通透性增加(如格林-巴利综合征、胶原血管疾病、慢性炎症性脱髓鞘性多发性神经根病等)。

五、葡萄糖测定

(一)适应证

用于中枢神经系统疾病的辅助诊断、鉴别诊断和监测。

(二)参考区间

成年人:2.8~4.5 mmol/L;儿童:3.1~4.4 mmol/1;婴儿:3.9~5.0 mmol/L。

(三)临床意义

脑脊液中葡萄糖主要来自血糖,其含量约为血糖的60%,它受血糖浓度、血-脑屏障通透性及脑脊液中糖酵解速度的影响。较理想的脑脊液中糖检测应在禁食4 h后作腰穿检查。

1.降低

见于化脓性脑膜炎、结核性脑膜炎、脑膜的肿瘤(如脑膜白血病)、结节病、梅毒性脑膜炎、风湿性脑膜炎、症状性低血糖等。

2.增高

见于病毒性神经系统感染、脑出血、下丘脑损害、糖尿病等。

六、氯化物测定

(一)适应证

用于中枢神经系统疾病的辅助诊断、鉴别诊断和监测。

(二)参考区间

成人:120~130 mmol/L;儿童:111~123 mmol/L;婴儿:110~122 mmol/L。

(三)临床意义

由于正常脑脊液中的蛋白质含量较少,为了维持脑脊液和血液渗透的平衡,脑脊液中氯化物的含量较血浆高20%左右。病理情况下脑脊液中氯化物含量可发生变化。

1.降低

见于结核性脑膜炎(脑脊液中氯化物明显减少,可降至102 mmol/L以下)、化脓性脑膜炎(减少不如结核性脑膜炎明显,多为102~116 mmol/L)、非中枢系统疾病(如大量呕吐、腹泻、脱水等造成血氯降低时,脑脊液中氯化物亦可减少)。

2.增高

见于慢性肾功能不全、肾炎、尿毒症、呼吸性碱中毒等。

七、蛋白电泳

(一)适应证

用于中枢神经系统疾病的辅助诊断、鉴别诊断和监测。

(二)参考区间

前清蛋白:0.02~0.07(2%~7%);清蛋白:0.56~0.76(56%~76%);α_1-球蛋白:0.02~0.07(2%~7%);α_2-球蛋白:0.04~0.12(4%~12%);β-球蛋白:0.08~0.18(8%~18%);γ-球蛋白:0.03~0.12(3%~12%)。

（三）临床意义

1.前清蛋白增加

见于脑积水、脑萎缩及中枢神经系统变性疾病。

2.清蛋白增加

见于脑血管病变、椎管阻塞及脑肿瘤等。

3.α_1-球蛋白和 α_2-球蛋白增加

见于急性化脓性脑膜炎、结核性脑膜炎急性期、脊髓灰质炎等。

4.β-球蛋白增加

见于动脉硬化、脑血栓等脂肪代谢障碍性疾病,若同时伴有 α_1-球蛋白明显减少或消失,多见于中枢神经系统退行性病变,如小脑萎缩或脊髓变性等。

5.γ-球蛋白增加

见于脱髓鞘病,尤其是多发性硬化症。寡克隆蛋白带大多见于多发性硬化症、亚急性硬化性全脑炎、病毒性脑炎等。

八、谷氨酰胺定量测定

（一）适应证

用于中枢神经系统疾病的辅助诊断、鉴别诊断和监测。

（二）参考区间

谷氨酰胺定量测定参考区间为 0.4～0.96 mmol/L。

（三）临床意义

增高见于肝硬化晚期,进入肝昏迷期时可高达 3.4 mmol/L,出血性脑膜炎患者呈轻度增高。

九、乳酸脱氢酶测定

（一）适应证

用于中枢神经系统疾病的辅助诊断、鉴别诊断和监测。

（二）参考区间

成年人乳酸脱氢酶（LDH）参考区间为 3～40 U/L。

（三）临床意义

LDH 活性增高见于细菌性脑膜炎、脑血管病、脑瘤及脱髓鞘病等有脑组织坏死时。

十、细胞总数检查

（一）适应证

用于中枢神经系统疾病的辅助诊断、鉴别诊断和监测。

（二）参考区间

成年人：$(0～8)×10^6/L$；儿童：$(0～15)×10^6/L$；新生儿：$(0～30)×10^6/L$。

（三）临床意义

正常脑脊液中无红细胞,仅有少量白细胞,当穿刺损伤引起血性脑脊液时,白细胞计数须经校正后才有价值。

1.细胞数明显增高(>200×10⁶/L)

见于化脓性脑膜炎、流行性脑脊髓膜炎。

2.中度增高(<200×10⁶/L)

见于结核性脑膜炎。

3.正常或轻度增高

见于浆液性脑膜炎、流行性脑炎(病毒性脑炎)、脑水肿等。

十一、白细胞计数

(一)适应证

用于中枢神经系统疾病的辅助诊断、鉴别诊断和监测。

(二)参考区间

成年人:(0~8)×10⁶/L;儿童:(0~15)×10⁶/L;新生儿:(0~30)×10⁶/L。

(三)临床意义

1.各种脑膜炎、脑炎

化脓性脑膜炎细胞数显著增加,白细胞总数常在(1000~20 000)×10⁶/L,以中性粒细胞为主;结核性和真菌性脑膜炎时亦增高,但多不超过500×10⁶/L,早期以中性粒细胞为主,后期以淋巴细胞为主;病毒性脑膜炎细胞数仅轻度增加,一般不超过100×10⁶/L,以淋巴细胞为主,其中流行性乙型脑炎的早期以中性粒细胞为主。

2.脑出血或蛛网膜下腔出血

亦见白细胞增多,但其来源于血液。对于血性脑脊液,白细胞计数须经校正后才有价值。

3.中枢神经系统肿瘤性疾病

细胞数可正常或稍高,以淋巴细胞为主,脑脊液中找到白血病细胞,可诊断为脑膜白血病。

4.脑寄生虫病或过敏性疾病

脑脊液中细胞数可升高,以嗜酸性粒细胞增高为主。脑脊液离心沉淀镜检可发现血吸虫卵、阿米巴原虫、弓形虫、旋毛虫的幼虫等。

十二、细胞分类计数

(一)适应证

用于中枢神经系统疾病的辅助诊断、鉴别诊断和监测。

(二)参考区间

红细胞:无或少量;淋巴及单核细胞:少量;间皮细胞:偶见;其他细胞:无。

(三)临床意义

(1)红细胞增多:见于脑出血、蛛网膜下腔出血、脑血栓、硬膜下血肿等。

(2)淋巴细胞增多:见于结核性脑膜炎、真菌性脑膜炎、病毒性脑膜炎、乙型脑炎后期、脊髓灰质炎、脑肿瘤、脑出血、多发性神经炎等。

(3)中性粒细胞增多:见于化脓性脑膜炎、流行性脑脊髓膜炎、流行性脑炎、脑出血、脑脓肿、结核性脑膜炎早期。

(4)嗜酸性粒细胞增多:见于寄生虫性脑病等。

(5)单核细胞增多:见于浆液性脑膜炎。

(6)吞噬细胞:见于麻痹性痴呆、脑膜炎。

(7)肿瘤细胞:见于脑、脊髓肿瘤。

(8)白血病细胞:见于中枢神经系统白血病。

十三、肿瘤细胞检查

(一)适应证

用于中枢神经系统肿瘤性疾病的辅助诊断、鉴别诊断和监测。

(二)参考区间

肿瘤细胞检查参考区间为阴性。

(三)临床意义

脑脊液中发现肿瘤细胞,对诊断中枢神经系统肿瘤或转移性肿瘤有重要临床价值。

十四、细菌及真菌检查

(一)适应证

用于中枢神经系统疾病的辅助诊断、鉴别诊断和监测。

(二)参考区间

细菌及真菌检查参考区间为阴性。

(三)临床意义

脑脊液中有细菌,可引起细菌性脑膜炎。如急性化脓性脑膜炎常由脑膜炎奈瑟菌、肺炎链球菌、溶血性链球菌、葡萄球菌等引起;病程较慢的脑膜炎常由结核分枝杆菌、新型隐球菌等引起。

十五、寄生虫检查

(一)适应证

用于中枢神经系统寄生虫疾病的辅助诊断、鉴别诊断和监测。

(二)参考区间

寄生虫检查参考区间为阴性。

(三)临床意义

脑脊液中若发现血吸虫卵或肺吸虫卵等,可诊断为脑型血吸虫病或脑型肺吸虫病等。

第二节　痰液检验

一、量测定

(一)适应证

用于呼吸系统疾病的辅助诊断和监测。

（二）参考区间

无痰或仅有少量泡沫痰。

（三）临床意义

当呼吸道有病变时痰量增多,见于慢性支气管炎、支气管扩张、肺脓肿、肺结核等。在疾病过程中如痰量逐渐减少,表示病情好转;反之,则表示病情有所发展。痰量突然增加并呈脓性,见于肺脓肿或脓胸破入支气管腔。

二、颜色检查

（一）适应证

用于呼吸系统疾病的辅助诊断和监测。

（二）参考区间

无色或灰白色。

（三）临床意义

病理情况下痰色改变如下。

1.红色或棕红色

系痰液中含有血液或血红蛋白。血性痰见于肺癌、肺结核、支气管扩张等;粉红色泡沫样痰见于急性肺水肿;铁锈色痰是由于血红蛋白变性所致,见于大叶性肺炎、肺梗死等。

2.黄色或黄绿色

黄痰见于呼吸道化脓性感染,如化脓性支气管炎、金黄色葡萄球菌肺炎、支气管扩张、肺脓肿及肺结核等。黄绿色见于铜绿假单胞菌感染或干酪性肺炎时。

3.棕褐色

见于阿米巴肺脓肿及慢性充血性心力衰竭肺淤血时。

4.灰色、黑色

见于矿工及长期吸烟者。

三、黏稠度检查

（一）适应证

用于呼吸系统疾病的辅助诊断和监测。

（二）参考区间

无色或灰白色黏液痰。

（三）临床意义

1.黏液性痰

黏稠外观呈灰白色,见于支气管炎、支气管哮喘和早期肺炎等。

2.浆液性痰

稀薄而有泡沫,是肺水肿的特征,或因血浆由毛细血管渗入肺泡内致痰液略带淡红色,见于肺淤血。

3.脓性痰

将痰液静置,分为三层,上层为泡沫和黏液,中层为浆液,下层为脓细胞及坏死组织。见于呼吸系统化脓性感染,如支气管扩张、肺脓肿及脓胸向肺组织溃破等。

4.血性痰

痰中混有血丝或血块。如咳出纯粹的血液或血块称为咯血,外观多为鲜红色泡沫状,陈旧性痰呈暗红色凝块。血性痰常提示肺组织有破坏或肺内血管高度充血,见于肺结核、支气管扩张、肺癌、肺吸虫病等。

四、气味检查

(一)适应证

用于呼吸系统疾病的辅助诊断和监测。

(二)参考区间

无特殊气味。

(三)临床意义

血性痰可带有血腥气味,见于各种原因所致的呼吸道出血。肺脓肿、支气管扩张合并厌氧菌感染时痰液有恶臭,晚期肺癌的痰液有特殊臭味。

五、异物检查

(一)适应证

用于呼吸系统疾病的辅助诊断和监测。

(二)参考区间

异物检查无参考区间。

(三)临床意义

痰中可见的异物主要如下所示。

(1)支气管管型:见于支气管炎、纤维蛋白性支气管炎、大叶性肺炎等。

(2)干酪样小块:见于肺结核、肺坏疽等。

(3)硫磺样颗粒:见于放线菌感染。

(4)虫卵或滋养体:可见相应的寄生虫感染。

六、结石检查

(一)适应证

用于呼吸系统疾病的辅助诊断和监测。

(二)参考区间

结石检查正常人为阴性。

(三)临床意义

阳性:见于肺石。肺石为淡黄色或白色的碳酸钙或磷酸钙结石小块,表面不规则,呈丘状突起。可能为肺结核干酪样物质的钙化产生,亦可由侵入肺内的异物钙化而成。

七、白细胞检查

(一)适应证

用于呼吸系统疾病的辅助诊断和监测。

(二)参考区间

白细胞检查正常值为 $0\sim5/HP$。

(三)临床意义

(1)中性粒细胞增多:见于呼吸系统有细菌感染时,常成堆存在。

(2)淋巴细胞增多:见于肺结核时。

(3)嗜酸粒细胞增多:见于支气管哮喘、过敏性支气管炎、肺吸虫病时。

八、红细胞检查

（一）适应证

用于呼吸系统疾病的辅助诊断和监测。

（二）参考区间

红细胞检查无参考区间。

（三）临床意义

红细胞增多:见于支气管扩张、肺癌及肺结核时。

九、上皮细胞检查

（一）适应证

用于呼吸系统疾病的辅助诊断和监测。

（二）参考区间

偶见。

（三）临床意义

急性喉炎、咽炎和支气管黏膜发炎时可有大量上皮细胞混入痰液;当肺组织遭到严重破坏时还可出现肺泡上皮细胞。

十、肿瘤细胞检查

（一）适应证

用于呼吸系统恶性肿瘤的诊断、鉴别诊断和监测。

（二）参考区间

肿瘤细胞检查无参考区间。

（三）临床意义

肺癌及其他肺部转移性肿瘤时可检出肿瘤细胞。

十一、吞噬细胞检查

（一）适应证

用于呼吸系统疾病的辅助诊断和监测。

（二）参考区间

吞噬细胞检查无参考区间。

（三）临床意义

吞噬细胞增多可见于肺炎、肺梗死及肺出血等。

十二、结晶检查

（一）适应证

用于呼吸系统疾病的辅助诊断和监测。

（二）参考区间

结晶检查无参考区间。

（三）临床意义

1.夏科-雷登结晶

见于支气管哮喘、肺吸虫病时。

2.胆固醇结晶

见于肺结核、肺脓肿、肺部肿瘤时。

十三、病原体检查

（一）适应证

用于呼吸系统感染性疾病的辅助诊断和监测。

（二）参考区间

病原体检查无参考区间。

（三）临床意义

相应病原体感染时，可在显微镜下观察到相应病原体，如金黄色葡萄球菌、链球菌、放线菌、结核分枝杆菌、寄生虫等。

第三节　胃液检验

一、量测定

（一）适应证

用于胃、十二指肠等疾病的辅助诊断、鉴别诊断和监测。

（二）参考区间

正常空腹 12 h 后胃液残余量约为 50 mL。

（三）临床意义

1.增多

胃液大于 100 mL，多见于十二指肠溃疡、卓-艾综合征、胃蠕动功能减退及幽门梗阻。

2.减少

胃液量少于 10 mL，主要见于胃蠕动功能亢进、萎缩性胃炎等。

二、颜色检查

（一）适应证

用于胃、十二指肠等疾病的辅助诊断、鉴别诊断和监测。

（二）参考区间

无色透明液体。

（三）临床意义

胃液如有大量黏液，则呈浑浊灰白色；如有鲜红血丝，多系抽胃液时伤及胃黏液所致。病理性出血时，血液与胃液均匀混合，且多因胃酸作用及出血量多少而呈深浅不同的棕褐色，可见于胃炎、溃疡、胃癌等。咖啡残渣样外观提示胃内有大量陈旧性出血,常见于胃癌,可用隐血试验证实。插管时引起恶心呕吐、幽门闭锁不全、十二指肠狭窄等均可引起胆汁逆流。胃液混有新鲜胆汁呈现黄色,放置后则变为绿色。

三、黏液检查

(一)适应证

用于胃、十二指肠等疾病的辅助诊断、鉴别诊断和监测。

(二)参考区间

正常胃液含有少量分布均匀的黏液。

(三)临床意义

黏液增多提示胃可能有炎症。

四、食物残渣检查

(一)适应证

用于胃、十二指肠等疾病的辅助诊断、鉴别诊断和监测。

(二)参考区间

无食物残渣及微粒。

(三)临床意义

空腹胃液中出现食物残渣及微粒,提示胃蠕动功能不足,如胃下垂、幽门梗阻、胃扩张等。

五、酸碱度测定

(一)适应证

用于胃、十二指肠等疾病的辅助诊断、鉴别诊断和监测。

(二)参考区间

pH 为 0.9～1.8。

(三)临床意义

胃液 pH 在 3.5～7.0 时,见于萎缩性胃炎、胃癌、继发性缺铁性贫血、胃扩张、甲状腺功能亢进等。pH 大于 7 时,见于十二指肠壶腹部溃疡、胃泌素瘤、幽门梗阻、慢性胆囊炎、十二指肠液反流等。

六、组织碎片检查

(一)适应证

用于胃、十二指肠等疾病的辅助诊断、鉴别诊断和监测。

(二)参考区间

组织碎片检查正常人为阴性。

(三)临床意义

胃癌、胃溃疡患者胃液中可见多少不等的组织碎片。

七、胃酸分泌量测定

(一)适应证

用于胃、十二指肠等疾病的辅助诊断、鉴别诊断和监测。

（二）参考区间

（1）基础胃酸排泌量（BAO）：（3.9±2.0）mmol/h，很少超过 5 mmol/h。

（2）最大胃酸分泌量（MAO）：3～23 mmol/L，女性略低。

（3）高峰胃酸分泌量（PAO）：（20.6±8.4）mmol/h。

（4）BAO/MAO 比值：0.2。

（三）临床意义

1.胃酸分泌增加

见于十二指肠溃疡。高酸是十二指肠溃疡的临床特征，其 BAO 与 MAO 多明显增高。BAO 超过40 mmol/h时对十二指肠溃疡有诊断意义。胃泌素瘤或称卓-艾综合征以 BAO 升高为特征，可以高达10～100 mmol/h 或更高，MAO 一般比 BAO 高出 40%～60%。胃已经接近于最大的被刺激状态。BAO/MAO 比值大于 0.6 是胃泌素瘤病理表现之一。此外，在诊断胃泌素瘤时还应测定血中胃泌素浓度。

2.胃酸分泌减少

与胃黏膜受损害的程度及范围有关。胃炎时 MAO 轻度降低，萎缩性胃炎时可明显下降，严重者可无酸，部分胃溃疡患者胃酸分泌也可降低。胃癌时胃酸分泌减少或缺如，但胃酸测定对鉴别良性溃疡或胃癌意义不大。胃酸减少还可见于恶性贫血。

八、乳酸测定

（一）适应证

用于胃、十二指肠等疾病的辅助诊断、鉴别诊断和监测。

（二）参考区间

乳酸测定参考区间为<5 g/L。

（三）临床意义

增高见于胃癌、幽门梗阻、萎缩性胃炎、慢性胃炎、慢性胃扩张等。

九、隐血试验

（一）适应证

用于胃、十二指肠等疾病的辅助诊断、鉴别诊断和监测。

（二）参考区间

隐血试验参考区间为阴性。

（三）临床意义

胃炎、胃溃疡、胃癌时可因不同程度的出血而使隐血试验呈阳性。

十、胆汁检查

（一）适应证

用于胃、十二指肠等疾病的辅助诊断、鉴别诊断和监测。

（二）参考区间

胆汁检查参考区间为阴性。

（三）临床意义

阳性：见于幽门闭锁不全、十二指肠乳头以下梗阻等。

十一、尿素检查

(一)适应证

用于胃幽门螺杆菌感染的辅助诊断、鉴别诊断和监测。

(二)参考区间

尿素检查参考区间为>1 mmol/L。

(三)临床意义

幽门螺杆菌是人胃内唯一产生大量尿素酶的细菌。利用尿素酶可以分解尿素的原理,测定胃液中尿素浓度可以判断是否感染幽门螺杆菌。感染幽门螺杆菌的患者胃液中尿素浓度明显降低。如胃液中尿素浓度低于1 mmol/L 提示有感染,尿素浓度为"0"时可以确诊。

十二、红细胞检查

(一)适应证

用于胃、十二指肠等疾病的辅助诊断、鉴别诊断和监测。

(二)参考区间

红细胞检查参考区间为阴性。

(三)临床意义

出现大量红细胞时,提示胃部可能有溃疡、恶性肿瘤等。

十三、白细胞检查

(一)适应证

用于胃、十二指肠等疾病的辅助诊断、鉴别诊断和监测。

(二)参考区间

少量(每微升 100～1 000 个),多属中性粒细胞。

(三)临床意义

每微升胃液白细胞增加>1 000 个时多属病理现象,见于胃黏膜各种炎症时。鼻咽部分泌物和痰液混入时可见成堆白细胞,同时还可见柱状上皮细胞,无临床意义。胃酸高时细胞质被消化只剩裸核,低酸或无酸时其白细胞形态完整。

十四、上皮细胞检查

(一)适应证

用于胃、十二指肠等疾病的辅助诊断、鉴别诊断和监测。

(二)参考区间

可见少量鳞状上皮细胞,不见或偶见柱状上皮细胞。

(三)临床意义

胃中鳞状上皮细胞来自口腔、咽喉、食管黏膜,无临床意义。柱状上皮细胞来自胃黏膜,胃炎时增多。胃酸高时上皮细胞仅见裸核。

十五、肿瘤细胞检查

（一）适应证

用于胃恶性肿瘤的诊断、鉴别诊断和监测。

（二）参考区间

肿瘤细胞检查参考区间为阴性。

（三）临床意义

镜检时如发现有成堆的大小不均、形态不规则、核大、多核的细胞时,应该高度怀疑是癌细胞,需做染色等进一步检查。

十六、细菌检查

（一）适应证

用于胃、十二指肠等疾病的辅助诊断、鉴别诊断和监测。

（二）参考区间

细菌检查参考区间为阴性。

（三）临床意义

胃液有高酸性不利于细菌生长,正常胃液中检不出确定的菌群。胃液中能培养出的细菌,通常反映是吞咽的唾液或鼻咽分泌物中的细菌,无临床意义。在低酸、有食物滞留时可出现一些有意义的细菌,如八叠球菌可见于消化性溃疡及幽门梗阻时;博-奥杆菌可见于胃酸缺乏合并幽门梗阻时,对胃癌的诊断有一定的参考价值;抗酸杆菌多见于肺结核患者;化脓性球菌培养阳性,若同时伴有胃黏膜柱状上皮细胞增多时,提示胃黏膜有化脓性感染;若伴有胆道上皮细胞则可能有胆道炎症。

第四节 精 液 检 验

一、量测定

（一）适应证

用于男性不育症、生殖系统疾病的诊断、鉴别诊断和监测。

（二）参考区间

一次射精量为 $2\sim5$ mL。

（三）临床意义

1.减少

（1）精液减少:数天未射精而精液量少于 1.5 mL 者。可致不孕,但不能肯定为男性不育症的原因。

（2）无精液症:精液量减少至 $1\sim2$ 滴,甚至排不出。精液量减少常见于睾丸功能不全、睾丸炎、精囊炎、淋病、前列腺切除等。

2.增多

一次射精的精液量超过 8 mL,称为精液过多。精液过多可导致精子数量相对减少,影响生育。常由于垂体促性腺激素分泌功能亢进,雄激素水平增高所致,也可见于长时间禁欲者。

二、外观检查

(一)适应证

用于男性不育症、生殖系统疾病的诊断、鉴别诊断和监测。

(二)参考区间

灰白色或乳白色黏稠状,久未射精者可呈淡黄色。

(三)临床意义

(1)血性:见于前列腺和精囊的非特异性炎症、生殖系统结核、肿瘤、结石,也可见于生殖系统损伤等。

(2)脓性:呈黄色或棕色,常见于精囊炎、前列腺炎等。

三、液化时间检查

(一)适应证

(1)用于男性不育症、生殖系统疾病的诊断、鉴别诊断和监测。

(2)用于计划生育、科研、精子库筛选优质精子。

(二)参考区间

室温下<60 min。

(三)临床意义

精液不液化见于前列腺炎。

四、黏稠度检查

(一)适应证

(1)用于男性不育症、生殖系统疾病的诊断、鉴别诊断和监测。

(2)用于计划生育、科研、精子库筛选优质精子。

(二)参考区间

精液拉丝长度不超过 2 cm 或在移液管口形成连续的小滴。

(三)临床意义

(1)增高:与附属性腺功能异常有关。见于前列腺炎、附睾炎。

(2)降低:刚射出的精液黏稠度低,似米汤,可能为先天性精囊缺如、精囊液流出受阻所致,也可见于生殖系统炎症所致的精子数量减少或无精子症。

五、酸碱度检查

(1)适应证:①用于男性不育症、生殖系统疾病的诊断、鉴别诊断和监测;②用于计划生育、科研、精子库筛选优质精子。

(2)参考区间:7.2～8.0。

(3)临床意义:弱碱性的精液射入阴道后可中和阴道分泌物中的有机酸,利于精子游动。当pH<7 并伴少精子症,可能是由于输精管、精囊或附睾发育不全所致。当 pH>8 时,可能为急性附属性腺炎或附睾炎所致。

六、精子活动率检查

(一)适应证

(1)用于男性不育症、生殖系统疾病的诊断、鉴别诊断和监测。

(2)用于计划生育、科研、精子库筛选优质精子。

(二)参考区间

射精 30~60 min 内应>60%。

(三)临床意义

精子活动率和精子活动力与受精关系密切。当精子活动率<40%,可致不育。

下降:常见于精索静脉曲张、生殖系统感染(如淋病、梅毒等)、物理因素(如高温环境、放射线因素等)、化学因素(如应用某些抗代谢药物、抗疟药、雌激素、氧化氮芥、乙醇等)、免疫因素(如存在抗精子抗体)等。

七、精子存活率检查

(一)适应证

(1)用于男性不育症、生殖系统疾病的诊断、鉴别诊断和监测。

(2)用于计划生育、科研、精子库筛选优质精子。

(二)参考区间

射精 30~60 min 应>50%。

(三)临床意义

下降:见于精索静脉曲张,生殖道非特异性感染及使用某些抗代谢药、抗疟药、雌激素、氧化氮芥时。

八、精子活动力检查

(一)适应证

(1)用于男性不育症、生殖系统疾病的诊断、鉴别诊断和监测。

(2)用于计划生育、科研、精子库筛选优质精子。

(二)参考区间

射精后 60 min 内,精子总活动力(前向运动和非前向运动)≥40%,前向运动≥32%。

(三)临床意义

精子活动力减弱或死精子过多是导致不育的主要原因。精子活动力下降,主要见于以下几种情况。

(1)睾丸生精上皮不完全成熟或受损,产生的精子质量差,活动能力弱。

(2)精液量少。

(3)精浆变异,如附睾、精囊、前列腺等有炎症时,酸碱度、供氧、营养、代谢等均不利于精子的活动和存活;若存在抗精子抗体,可以使精子凝集,从而失去了活动能力。

九、精子数量检查

（一）适应证

（1）用于男性不育症、生殖系统疾病的诊断、鉴别诊断和监测。

（2）用于计划生育、科研、精子库筛选优质精子。

（二）参考区间

精子浓度：$\geq 15 \times 10^9/L$；精子总数：$\geq 39 \times 10^6/$次。

（三）临床意义

正常人的精子数量存在着明显的个体差异。精子浓度持续$< 15 \times 10^9/L$时为少精子症，连续 3 次检查（离心沉淀物）无精子时为无精子症。少精子症、无精子症常见于精索静脉曲张，先天性或后天性睾丸疾病（如睾丸畸形、萎缩、结核、炎症、肿瘤等），理化因素损伤（如抗癌药、重金属、乙醇、放射线等损伤），输精管、精囊缺陷，长期食用棉酚等，内分泌疾病（如垂体、甲状腺、性腺功能亢进或减退、肾上腺病变等）。

十、精子形态检查

（一）适应证

（1）用于男性不育症、生殖系统疾病的诊断、鉴别诊断和监测。

（2）用于计划生育、科研、精子库筛选优质精子。

（二）参考区间

精子形态检查参考区间为$> 4\%$。

（三）临床意义

正常精子由头部、体部和尾部组成。凡是精子头部、体部和尾部任何部位出现变化，均为异常精子。正常形态精子低于 15% 时，体外受精率降低。

异常形态精子增多：常见于精索静脉曲张，睾丸、附睾功能异常，生殖系统感染，应用某些化学药物（如卤素、乙二醇、重金属、雌激素等），放射线损伤等。

十一、非精子成分检查

（一）适应证

用于男性不育症、生殖系统疾病的诊断、鉴别诊断和监测。

（二）参考区间

未成熟生殖细胞：$< 1\%$；红细胞：偶见；白细胞：少量（$< 5/HP$）；上皮细胞：少量。

（三）临床意义

1.未成熟生殖细胞

即生精细胞。增多见于睾丸曲细精管受到某些药物或其他因素影响或损害时。

2.红细胞增多

常见于睾丸肿瘤、前列腺癌等，此时精液中还可出现肿瘤细胞。

3.白细胞

当白细胞大于 5/HP 时为异常，常见于前列腺炎、精囊炎和附睾炎等。当精液中白细胞数大于 $1 \times 10^9/L$，称为脓精症或白细胞精液症。白细胞通过直接吞噬作用或释放和分泌细胞因子、蛋白酶以及自由基等破坏精子,引起精子的活动率和活动力降低,导致男性不育。

十二、精子凝集检查

（一）适应证

用于男性不育症、生殖系统疾病的诊断、鉴别诊断和监测。

（二）参考区间

阴性。

（三）临床意义

凝集的精子数超过 10 个为阳性。阳性提示可能存在免疫性不育。

十三、精子低渗肿胀试验

（一）适应证

用于男性不育症、生殖系统疾病的诊断、鉴别诊断和监测。

（二）参考区间

精子低渗肿胀率＞60％。

（三）临床意义

精子低渗肿胀试验（HOS)可作为体外精子膜功能及完整性的评估指标,预测精子潜在的受精能力。精子尾部肿胀现象是精子膜功能的正常表现,不育症男性的精子肿胀试验肿胀率明显降低。

十四、病原微生物检查

(1)适应证:用于男性生殖系统感染性疾病的诊断、鉴别诊断和监测。

(2)参考区间:阴性。

(3)临床意义:阳性,提示存在生殖系统感染。

十五、精浆果糖测定

(1)适应证:用于精囊腺炎、无精子症的辅助诊断、鉴别诊断和监测。

(2)参考区间:9.11～17.67 mmol/L。

(3)临床意义:精液中的果糖由精囊产生,为精子的代谢提供营养,供给精子能量,维持精子的活动力。同时,它与雄性激素相平行,可间接反映睾酮水平。果糖阴性可见于先天性双输精管完全阻塞及精囊缺如时;精浆果糖含量降低,见于精囊腺炎时。

在无精子症和射精量少于 1 mL 者,若精浆中无果糖为精囊阻塞;有果糖,则为射精管阻塞。

十六、精浆 α-葡糖苷酶测定

(1)适应证:用于无精子症、远端输精管阻塞的辅助诊断、鉴别诊断和监测。

(2)参考区间:35.1～87.7 U/mL。

(3)临床意义:α-葡糖苷酶主要由附睾上皮细胞分泌,该酶对鉴别输精管阻塞和睾丸生精障碍所致的无精子症有一定意义。当输精管结扎后,该酶活力显著降低;阻塞性无精子症时,该酶活性下降。

十七、精浆游离左旋肉毒碱测定

(1)适应证:用于附睾功能评价和监测。

(2)参考区间:(461.56±191.63)nmol/L。

(3)临床意义:精浆肉毒碱是评价附睾功能的指标,精浆肉毒碱含量正常,表明附睾功能正常。精浆中肉毒碱含量下降,表示附睾功能发生障碍。若将精浆肉毒碱与果糖联合检测,对附睾和精囊腺功能判断更有价值。

十八、精浆乳酸脱氢酶同工酶 X 测定

(一)适应证
用于男性不育症、生殖系统疾病的诊断、鉴别诊断和监测。

(二)参考区间
LDH-X1:248~1 376 U/L;LDH-X2:10.96~32.36 mU/10^6精子。精浆/全精子 LDH-X 比值:0.21~0.56。

(三)临床意义
LDH-X 活性与精子浓度特别是活精子浓度呈良好的正相关,活性降低可致生育力下降,是评价睾丸生精功能的良好指标。

LDH-X 活性下降:见于睾丸萎缩、精子生成缺陷及少精或无精子症患者。精子发生障碍时,则无 LDH-X 形成。

十九、精浆酸性磷酸酶测定

(1)适应证:用于前列腺疾病的辅助诊断和监测。

(2)参考区间:48.8~208.6 U/mL。

(3)临床意义:①酸性磷酸酶(ACP)活性降低见于前列腺炎,另外,ACP 有促进精子活动的作用,精浆中 ACP 降低,精子活动力减弱,可使受孕率下降;②ACP 活性增高见于前列腺癌和前列腺肥大。

二十、精子顶体酶活性测定

(1)适应证:用于男性不育症的辅助诊断和监测。

(2)参考区间:48.2~218.7 μU/10^6精子。

(3)临床意义:顶体酶对于精子的运动和受精过程都是不可缺少的,顶体酶活力不足可导致男性不育。因此精子顶体酶活性测定可作为精子受精能力和诊断男性不育症的参考指标。

二十一、精浆锌测定

(一)适应证
用于男性不育症、睾丸萎缩等疾病的辅助诊断和监测。

(二)参考区间
一次射精≥2.4 μmol。

（三）临床意义

1.缺乏

可影响性腺的发育,使性功能减退,睾丸萎缩,精子数目减少、弱精、死精等。

2.严重缺乏

可使精子发生处于停顿状态,造成不育。

3.青春期缺锌

影响男性生殖器官和第二性征的发育。

此外,锌含量与前列腺液杀菌能力和抗菌机制有关,前列腺能合成具有抗菌作用的含锌多肽。

二十二、精浆抗精子抗体检查

（1）适应证:用于男性免疫性不育的辅助诊断和监测。

（2）参考区间:阴性。

（3）临床意义:抗精子抗体的出现及滴度升高无论在男性或女性,均可导致不育。因此,抗精子抗体的检测可以作为不育症患者临床治疗及预后判断的重要指标。阳性:提示存在免疫性不育。

二十三、精浆免疫抑制物测定

（1）适应证:用于男性免疫性不育的辅助诊断和监测。

（2）参考区间:(430 ± 62)U/mL。

（3）临床意义:精浆免疫抑制物活性降低与不育、习惯性流产、女性对配偶精液过敏的发生有密切关系。

二十四、精浆免疫球蛋白测定

（1）适应证:用于男性免疫性不育的辅助诊断和监测。

（2）参考区间:IgA,(90.3 ± 57.7)mg/L;IgG,(28.6 ± 16.7)mg/L;IgM,(90.3 ± 57.7)mg/L;IgA,(2.3 ± 1.9)mg/L;补体 C3、C4,无。

（3）临床意义:抗精子抗体浓度增高者,其精浆免疫球蛋白也升高,生殖系统感染者精浆免疫球蛋白升高。

第五节　前列腺液检验

一、量测定

（1）适应证:用于前列腺疾病的辅助诊断。

（2）参考区间:数滴至 1 mL。

（3）临床意义:减少见于前列腺炎。多次按摩无前列腺液排出,提示前列腺分泌功能严重不足,见于前列腺的炎性纤维化和某些功能低下。

二、外观检查

(1)适应证:用于前列腺疾病的辅助诊断。

(2)参考区间:稀薄、不透明、乳白色液体。

(3)临床意义。①黄色浑浊:呈脓性或脓血性,见于严重的化脓性前列腺炎;②血性:见于精囊炎、前列腺炎、前列腺结核、结石和肿瘤等,也可为按摩前列腺用力过重所致。

三、酸碱度测定

(1)适应证:用于前列腺疾病的辅助诊断。

(2)参考区间:弱酸性,pH 在 6.3～6.5。

(3)临床意义:增高见于 50 岁以上者或混入较多精囊液时。

四、红细胞检查

(1)适应证:用于前列腺疾病的辅助诊断。

(2)参考区间:偶见(<5/HP)。

(3)临床意义:增多见于前列腺结核、结石和恶性肿瘤等,也可为按摩前列腺用力过重所致。

五、白细胞检查

(1)适应证:用于前列腺疾病的辅助诊断。

(2)参考区间:<10/HP,散在。

(3)临床意义:增多见于前列腺炎。若 WBC>10/HP,成簇分布,即可诊断为前列腺炎。

六、磷脂酰胆碱小体检查

(1)适应证:用于前列腺疾病的辅助诊断。

(2)参考区间:数量较多,分布均匀。

(3)临床意义:前列腺炎时磷脂酰胆碱小体减少,分布不均,有成簇分布现象;严重者磷脂酰胆碱小体可消失。

七、前列腺颗粒细胞检查

(1)适应证:用于前列腺疾病的辅助诊断。

(2)参考区间:<1/HP。

(3)临床意义:增多见于老年人或前列腺炎。

八、淀粉样小体检查

(1)适应证:用于前列腺疾病的辅助诊断。

(2)参考区间:少量。

(3)临床意义:前列腺液中的淀粉样小体随年龄增长递增,一般无临床意义。

第六节　阴道分泌物检验

一、外观检查

（一）适应证

用于女性生殖系统疾病的辅助诊断、鉴别诊断。

（二）参考区间

白色、糊状，无气味；近排卵期：清澈透明，稀薄似蛋清，量多；排卵期 3 d 后：浑浊黏稠，量减少；经前：量增加；妊娠期：量较多。

（三）临床意义

阴道分泌物是女性生殖系统分泌的液体，又称为白带。

1.黄色脓性

见于滴虫性阴道炎、化脓性细菌感染、慢性子宫颈炎、老年性阴道炎、子宫内膜炎和阴道内有异物等。

2.红色血性

见于肿瘤、息肉、子宫黏膜下肌瘤、老年性阴道炎、严重的慢性子宫颈炎和子宫内节育器产生的不良反应等。

3.豆腐渣样

见于真菌性阴道炎。

4.黄色水样

见于子宫黏膜下肌瘤、子宫颈癌、子宫癌和输卵管癌等。

5.大量、无色透明

见于卵巢颗粒细胞瘤或女性激素分泌功能异常。

6.脓血样白带

脓血样白带为阿米巴性阴道炎的特征。

二、pH 测定

（1）适应证：用于女性生殖系统疾病的辅助诊断、鉴别诊断。

（2）参考区间：3.8～4.5。

（3）临床意义：增高见于以下情况。①阴道炎：由于病原微生物消耗糖原，阴道杆菌酵解糖原减少所致；②幼女和绝经期女性：由于缺乏雌激素，阴道上皮变薄，且上皮细胞不含糖原，以及阴道内无阴道杆菌所致。

三、清洁度检查

（一）适应证

（1）用于女性生殖系统疾病的辅助诊断、鉴别诊断。

(2)用于雌激素水平的判断。

（二）参考区间

Ⅰ～Ⅱ度。

（三）临床意义

阴道清洁度是阴道炎症和生育期女性卵巢性激素分泌功能的判断指标。

当卵巢功能低下,雌激素水平降低时,阴道上皮细胞增生较差,阴道分泌物中的阴道杆菌减少,易感染杂菌,使阴道清洁度分度增高。当阴道分泌物清洁度为Ⅳ、Ⅲ度,且有大量病原生物,如细菌、真菌或寄生虫时,见于各种原因的阴道炎。

四、阴道毛滴虫检查

(1)适应证:①用于女性生殖系统疾病的辅助诊断、鉴别诊断;②用于性传播疾病的诊断和监测。

(2)参考区间:阴性。

(3)临床意义:阳性见于滴虫性阴道炎。

五、真菌检查

(1)适应证:①用于女性生殖系统疾病的辅助诊断、鉴别诊断;②用于性传播疾病的诊断和监测。

(2)参考区间:阴性。

(3)临床意义:阳性见于真菌性阴道炎。真菌性阴道炎的阴道分泌物呈凝乳状或"豆腐渣"样。

六、加德纳氏菌检查

(1)适应证:①用于女性生殖系统疾病的辅助诊断、鉴别诊断;②用于性传播疾病的诊断和监测。

(2)参考区间:阴性。

(3)临床意义:阳性见于由阴道加德纳氏菌(GV)和某些厌氧菌共同引起的细菌性阴道病。除引起阴道病外,尚可引起早产、产褥热、新生儿败血症、绒毛膜羊膜炎、产后败血症和脓毒血症等。寻找阴道分泌物中的线索细胞,是诊断加德纳氏菌性阴道病的重要指标。

七、淋病奈瑟菌检查

(1)适应证:①用于女性生殖系统疾病的辅助诊断、鉴别诊断;②用于性传播疾病的诊断和监测。

(2)参考区间:阴性。

(3)临床意义:阳性见于淋病患者。

八、衣原体检查

(1)适应证:①用于女性生殖系统疾病的辅助诊断、鉴别诊断;②用于性传播疾病的诊断和监测。

(2)参考区间:阴性。

(3)临床意义:阳性见于沙眼衣原体感染引起的急性阴道炎和子宫颈炎。

九、病毒检查

(1)适应证:①用于女性生殖系统疾病的辅助诊断、鉴别诊断;②用于性传播疾病的诊断和监测。

(2)参考区间:阴性。

(3)临床意义:阳性见于由单纯疱疹病毒(HSV)、人巨细胞病毒(HCMV)、人乳头状病毒(HPV)引起的生殖道感染。

十、梅毒螺旋体检查

(1)适应证:①用于女性生殖系统疾病的辅助诊断、鉴别诊断;②用于性传播疾病的诊断和监测。

(2)参考区间:阴性。

(3)临床意义:阳性见于梅毒螺旋体感染所致的梅毒。可引起胎儿死亡或流产。

十一、阴道分泌物五联试验

(一)适应证

用于阴道炎性疾病的辅助诊断、鉴别诊断。

(二)参考区间

干化学酶法 pH 为 3.8～4.5;过氧化氢:阴性;白细胞酯酶:阴性;唾液酸苷酶:阴性;脯氨酸氨基肽酶:阴性;乙酰氨基葡糖糖苷酶:阴性。

(三)临床意义

1.pH

pH>4.5,提示细菌性阴道炎;pH>5,提示滴虫性阴道炎;pH 在 4.0～4.6,提示真菌性阴道炎。

2.过氧化氢

阴性:表示乳酸杆菌多;阳性:提示阴道环境处于病理或亚健康状态。

3.白细胞酯酶

阳性:表示白细胞多于 15/HP,提示有阴道炎。

4.唾液酸苷酶

阳性:提示为细菌性阴道炎。

5.脯氨酸氨基肽酶

阳性:提示为细菌性阴道炎。

6.乙酰氨基葡糖糖苷酶

阳性:若同时 pH≥4.8,提示滴虫感染;若同时 pH≤4.6,提示真菌感染。

第七节 关节腔积液检验

一、理学检查

关节腔积液理学检查主要包括肉眼观察颜色、透明度、黏稠度及做凝块形成试验。

（一）颜色

正常关节液呈淡黄色或无色，且清澈。关节液呈红色和棕色是因有新鲜或陈旧性关节出血，或与关节穿刺术引起损伤有关，或与损伤滑膜疾病相关，如关节骨折、肿瘤、创伤性关节炎。采样时发现关节液内血量少，或观察到关节液里有少量血，提示操作过程引起创伤。有些关节病（如关节炎）时，关节液会呈绿色或脓状。有些疾病，如结核性关节炎、系统性红斑狼疮，关节液可呈乳白色。

（二）透明度

多种物质会影响关节液透明度，如白细胞、红细胞、滑膜细胞、结晶、脂肪颗粒、纤维蛋白、细胞碎片、米粒样小体和尿黑酸。关节腔积液浑浊多表明可能存在微生物、白细胞或结晶等。通过镜检可鉴别这些引起关节液浑浊的物质。有些甚至肉眼也可见。米粒样小体是白色、悬浮的、由胶原纤维组织构成，形似发光的米粒、体积差异较大。多种关节炎都可见米粒样小体，但在类风湿性关节炎中最多见。尿黑酸是黑色粉末状颗粒，见于褐黄病性关节病，是尿黑酸尿症的特征，这些黑色粉末状颗粒侵蚀软骨并进入关节液。

（三）黏稠度

关节液含高浓度透明质酸，因此其黏稠度比水高。滑膜细胞分泌这种高分子聚合物是由两个双糖单位组成的大型多糖类，可起到润滑关节作用。炎症时，中性粒细胞透明质酸酶和一些细菌（如金黄色葡萄球菌、化脓性链球菌、产气荚膜梭菌）都可水解透明质酸。此外，部分疾病会抑制滑膜细胞分泌透明质酸。

可通过观察关节液从采集针筒中推出时的拉丝长度来评估其黏稠度。正常关节液一滴就可拉出4 cm长黏丝，如不到4 cm，或性状呈不连续水滴样，则认为黏稠度异常偏低。对黏稠度更精确检测的临床意义不大。低黏度可见于炎症性关节炎。

过去认为黏蛋白凝块形成试验可显示透明质酸含量，是一种间接评估黏稠度的方法，但该试验已被更精确方法取代。

（四）凝块形成试验

关节液发生自凝说明存在异常纤维蛋白原。纤维蛋白原分子量大（340 000），不能通过正常滑膜。穿刺创伤或病理情况下，血液中纤维蛋白原进入关节液，引起凝块形成。为防止凝块影响镜检，采集后关节液标本应使用肝素或液体 EDTA 抗凝。

二、显微镜检查

关节腔积液显微镜检查，对细胞计数、分类，以及结晶识别尤为重要。区分炎症性和非炎症性关节病和确定特定性疾病均有极大价值。关节腔积液细胞学检查可早期诊断炎症性疾病、快速诊断急性关节病,尤其临床鉴别诊断急性化脓性关节炎和急性结晶性关节病。

使用血细胞计数板可对充分混匀的、未经稀释处理的关节液进行手工显微镜检查。如关节液非常浑浊,须用0.85%的生理盐水或透明质酸缓冲液对其进行稀释。不可使用乙酸,会引起透明质酸形成黏蛋白凝块,使血细胞聚集,影响镜检。因关节液黏稠度高,计数前要让标本在血细胞计数板上静置一段时间,使细胞稳定。可使用透明质酸缓冲液来稀释标本,以降低黏稠度,使细胞均匀分布在计数池内。

为鉴别关节液细胞应进行染色。可使用细胞离心机浓缩关节腔积液细胞,涂片经特殊染色可评估不同类别细胞。细胞涂片制备推荐方法:将关节腔积液用无菌生理盐水稀释成细胞400个/微升,100 mL悬浮液置入滤纸和玻片离心室,80 rpm,离心30 min,玻片上形成干/湿单层细胞。空气干燥后甲醇固定至少5分钟。稀释液可用于显微镜细胞计数,同时,还可除去透明质酸钠,以免染色时遮掩细胞,使背景减少、染色更清晰。单层细胞固定后用吉姆萨或其他方法染色。如诊断为化脓性关节炎,则有必要用革兰氏染色。

湿片制备检查单层染色细胞:随计算机成像技术发展,细胞计数更为准确。如有核细胞用吖啶橙溶液染色,取20 μL细胞悬液充入一次性塑料计数板,后者置于仪器上,使用紫外光照射,获取成像并自动计数,较手工法计数快速、准确。

(一)细胞计数

正常情况下,关节液中红细胞计数<2 000个/微升。血性积液含大量红细胞,外观红棕色,有些是采样过程引起的。红细胞数量过多时,可用低渗盐水(0.3%)稀释标本,因其可选择性地溶解红细胞,保留白细胞,而不影响白细胞计数和分类计数。

正常关节液中WBC计数<200个/微升。计数WBC可评估炎症程度。关节腔积液有核细胞增高是炎症的主要指标。WBC<500个/微升,认为非炎症性关节病,而WBC>1 500个/微升,表明为炎症性关节病。细胞数在两者之间,如中性粒细胞计数>50%为炎症性,如中性粒细胞计数<50%则为非炎症性。WBC>2 000个/微升常与细菌性关节炎有关,WBC增多也与急性痛风性关节炎、类风湿性关节炎有关。所以,WBC计数对特定疾病诊断价值很有限。

(二)分类计数

关节腔积液与其他体液的细胞学分析有3点不同:首先,滑膜关节极少受原发肿瘤影响;其次,关节腔积液显微镜检查,许多诊断特征非细胞性,而是颗粒性如软骨、结晶和关节置换后磨损;第三,诊断信息主要来自各细胞类型识别及其数量变化。

滑膜上有两种滑膜细胞。关节细胞在滑膜上排列松散,不同于其他内衬膜,没有基底膜,相邻细胞没有桥粒连接。关节细胞下是薄薄的结缔组织层,含大量血管、淋巴管、神经和许多单个核细胞。

浓缩关节液通常采用细胞离心机制片,比常规离心技术能更好保留细胞形态。正常关节液中约60%白细胞是单核细胞或巨噬细胞,约30%是淋巴细胞,约10%是中性粒细胞。分类计数的临床价值有限,因细胞比例在病程中及疾病各阶段中会发生变化。

1.中性粒细胞

炎症性关节病和关节内出血;化脓性关节炎中性粒细胞的比例>95%,细胞计数>30 000个/微升时,即使未见微生物,也有诊断性。无论细胞总数多少,中性粒细胞>80%与细菌性关节炎和痛风相关。类风湿关节炎早期可见淋巴细胞比例增加,后期以中性粒细胞为主。

2.淋巴细胞

可为典型小淋巴型,在炎症性关节炎约占 10%,在风湿病表明长期预后较好。如同时见到狼疮细胞,强烈提示系统性红斑狼疮。转化中的淋巴细胞体积可达 30 μm,核质比例约为 1:1。

3.单核(巨噬)细胞

可见于所有类型关节炎,在非炎症性关节炎最常见,出现结晶时,特别是一些骨关节炎,或置换关节的分解,有核细胞计数很高,以巨噬细胞为主;其次,应疑为病毒性关节炎。巨噬细胞伴嗜酸性粒细胞,表明关节出血缓解。吞噬细胞的单个核细胞(cytophagocytic mononuclear cells,CPM)吞噬凋亡的中性粒细胞,是关节去除中性粒细胞的主要途径。然而,在血清阴性脊柱关节病时,可见有核细胞计数,中性粒细胞<50%。此组疾病包括周围关节炎相关疾病,如银屑病、炎症性肠病、白塞病和强直性脊柱炎;如中性粒细胞>50%,出现 CPM,为反应性关节炎,与关节外特别是胃肠道和泌尿生殖道感染相关的单关节病。此型也见于儿童全身性病毒性疾病后,如CPM>5% 则可诊断血清阴性脊柱关节病,CPM 未见于类风湿疾病。

4.嗜酸性粒细胞

增加(>2%)与多种疾病相关,最常见于关节内出血、关节病及药物注射变态反应如人工关节腔积液;以及风湿热、寄生虫感染、转移癌、莱姆病、关节摄片后和放疗后。

5.狼疮细胞(lupus erythematosus cell,LE)

此细胞吞噬胞质含核物质的包涵体,并不少见,但与血液中所见并无相同意义。然而,如关节腔积液淋巴细胞增多,强烈提示系统性红斑狼疮。

6.滑膜细胞

滑膜组织的组成,内层为滑膜细胞,为 1~3 个细胞的厚度,内层下为结缔组织、血管、淋巴管和神经,并混合有外部关节囊的纤维组织。滑膜液衬里细胞呈不连续分布,其间充满独特理化性质的底物。滑膜组织没有基底膜。滑膜上有两种滑膜细胞。最常见细胞有吞噬功能和合成降解酶功能(如胶原酶),另一种细胞合成透明质酸(含 2% 蛋白质的黏多糖)。电镜下,A 型细胞具有丰富高尔基体、大量空泡、胞饮泡和丝状伪足,可产生具润滑作用的透明质酸;B 型细胞具有丰富内质网,不常见。

A 型滑膜细胞功能为巨噬细胞,胞体>20 μm,胞质常有空泡,核小,约为细胞的 20%。B 型滑膜细胞为成纤维细胞,参与专门的基质物质如透明质酸的生成,约 20 μm,胞质嗜碱性点彩样,周边淡嗜酸性,胞核占 20%~50%。最常见于血清阴性的关节病。

7.肥大细胞

可见于大多数关节病,最常见于血清阴性脊柱关节病和创伤相关的非炎症性关节病。

8.肿瘤细胞

原发性关节肿瘤特别罕见,但有关节腔积液细胞形态改变。关节腔积液偶见白血病细胞。肿瘤浸润关节甚少见,有时可见细胞有丝分裂,但无论有丝分裂形态如何怪异,通常无诊断或预后意义。

9.类风湿细胞

可用薄湿片检查类风湿细胞。此细胞为胞质内含折射球形物,可随显微镜聚焦不同呈黑色到绿色变化。原认为是类风湿疾病的一个标志物,随着治疗改善,现不常见到此类细胞。类风湿细胞计数,按湿片法有核细胞计数百分率报告;如>90%,则强烈疑似化脓性关节炎。

关节腔积液检查还可见溶血引起的细胞内含铁血黄素颗粒、骨关节炎时的多核软骨细胞等。

（三）结晶检查

关节液镜检的一项重要工作是查找结晶。识别关节病出现特征性结晶有助于快速诊断。关节液标本应放置于室温,采集后应尽快送检,因温度和 pH 改变会影响结晶形成和溶解。镜检前延误时间太长会导致白细胞数减少(细胞溶解),并降低白细胞对结晶吞噬作用。偏振光显微镜可区分结晶类型,针状尿酸钠结晶见于痛风,焦磷酸钙结晶与假痛风有关。

1.涂片制备

关节液可通过细胞离心机制片或湿片进行镜检。细胞离心机制片有许多优点。首先,细胞离心可使体液成分聚集在玻片上很小一块区域,可提高含结晶量少的标本检出率,并增加仪器回收细胞灵敏性。其次,制片可长久保存,用于镜检、示教及能力评估。最后,对经染色或未染色的细胞离心涂片采用偏光镜镜检,其结晶外观和双折射比湿片中观察到的更典型。唯一缺点是成本较高。

手工制作涂片时将 1 滴关节液滴在无酒精玻片上,加 1 块盖玻片,标本应充满盖玻片覆盖区域,标本量过多会引起盖玻片浮动。盖玻片边缘可用指甲油或石蜡封住,防止液体蒸发,为充分镜检做好时间上的准备,并增强生物安全性,因关节腔积液有潜在感染性。

有观察背景的对照对识别形态帮助很大。如在黑色下,易发现软骨碎片。很重要的是,见到纤维蛋白凝块多次出现,而非游离关节腔积液中。第二次制片应更薄一些,避免颗粒干扰,并仅数微升关节腔积液。如使用盖玻片,则可见类风湿细胞胞质内的包涵体。筛检结晶时,玻片中应包括纤维蛋白和其他颗粒,因这些微小凝块常含有结晶,即使周围可能无液体和细胞。

对关节液涂片镜检依赖于检验人员专业技术,以保证关节液结晶正确鉴别。这项检查很有必要,理由为:①不同疾病结晶数量差距很大(如有的疾病只有少量结晶);②不同结晶形态可能很相似,区分有难度;③游离结晶可能被纤维蛋白或细胞碎片包裹,易被忽视;④许多人为污染物也有双折光性,须正确识别。此外,感染性关节炎和晶体性关节炎检查结果很相似,所以镜检结晶是鉴别疾病的重要方法。

可直接用偏光镜和补偿偏光镜对涂片镜检。偏光镜下有双折光物质在黑色背景下呈现光亮。不同物质双折光强度也不同。如单钠尿酸盐结晶和胆固醇结晶的双折光很亮,比焦磷酸钙结晶更易识别。使用偏光镜可根据结晶与偏光方向平行还是垂直,以及所呈颜色不同,来鉴别和区分负性双折射和正性双折射。

2.特征性结晶

(1)单钠尿酸盐结晶:关节液中单钠尿酸盐结晶(monosodium urate,MSU)提示痛风性关节炎。急性期位于白细胞内,可使胞质肿胀,呈细针样、细杆状结晶,或丛集的结晶呈中心放射状,沙滩球样。也有游离的结晶被纤维蛋白包裹。偏光镜下,发出强烈的双折射,在黑色背景下呈现光亮。加红光补偿或全波后,尿酸盐结晶方向与偏光方向平行时呈黄色,与偏光方向垂直时呈蓝色。据此特性与其他形状相似的结晶(如 EDTA 结晶、醋酸倍他米松结晶)相鉴别。结晶常常被细胞吞噬,成为细胞内含物。如 WBC＞1 500 个/微升,诊断为急性痛风,如 WBC＜1 000 个/微升,则诊断为间歇性痛风。

(2)焦磷酸钙结晶:许多关节病与焦磷酸钙结晶(calcium pyrophosphate dehydrate,CPPD)相关。此病(常称假痛风或软骨钙化症)与关节软骨钙化相关,包括退行性关节炎、关节炎联合代谢性疾病(如甲状腺功能减退、甲状旁腺功能亢进、糖尿病)。CPPD 结晶与 MSU 结晶有许多不同,焦磷酸钙结晶体积更小,棒状不尖细,常呈斜长方形或立方形。用补偿偏光镜观察,CPPD 结晶呈弱正性双折射,颜色与MSU结晶相反。CPPD结晶方向与偏光方向平行时呈蓝色,与偏光方向垂直时呈黄色。如WBC>1 500个/微升时,可见于假痛风,而WBC<1 000个/微升时,则见于骨关节炎。如在<50岁患者中确定为假痛风,则应排除系统性代谢性疾病如甲状腺功能减低症、血色素病或低镁血症。MSU和CPPD两种结晶如同时存在见于混合型关节病。

(3)胆固醇结晶:胆固醇结晶最好鉴别方式是对湿片或未经染色涂片镜检,因瑞氏染色会使胆固醇结晶溶解。胆固醇结晶扁平状、形状为有缺角矩形。但关节液中也曾观察到类似于MSU和CPPD结晶类似的针状和偏菱形胆固醇结晶。偏光镜下其双折射会随晶体厚度而变。胆固醇结晶与慢性感染(如类风湿性关节炎)相关,没有特异性诊断价值,慢性病时也存在于其他体腔体液中。

(4)羟基磷灰石结晶:罕见于关节腔积液。羟基磷灰石结晶位于白细胞内,体积非常小、细针状、无双折射性,须使用电镜观察。羟基磷灰石结晶与钙沉积类疾病相关统称为磷灰石关节病。磷灰石是骨的主要成分,软骨中也有。羟基磷灰石结晶可诱导急性炎症反应,与MSU结晶和CPPD结晶相似。

(5)类固醇结晶:关节内注射类固醇后,可连续数月在关节液内找到类固醇结晶。类固醇结晶形态上与MSU或CPPD结晶类似,但双折射相反。可使用醋酸倍他米松结晶作为镜检质控品,与MSU结晶形态上最相近,呈负性双折射。类固醇结晶没有临床意义,只是显示过去关节处注射过药物。

(6)人为污染物:关节液中许多人为污染物在偏光镜下有双折光性,须区分人为污染物和结晶。双折光性污染物包括抗凝剂形成结晶、手套中淀粉颗粒、软骨和假肢碎片、胶原纤维、纤维蛋白和灰尘。有经验检验人员可凭借不规则或模糊的形态来辨别人为污染物。注意抗凝剂(如草酸钙、粉末状EDTA)形成结晶在采样和储存后会被白细胞吞噬。只有肝素或液体EDTA不会形成结晶,可作为关节液抗凝剂。

抽吸关节腔积液时,滑膜绒毛可进入关节。在骨关节炎,滑膜绒毛形成蕨状或叶状。镜检分析可识别个体假体失效。假体磨损典型特征是出现塑料成分碎片或缠结,通常是由超高分子量聚乙烯塑料成分组成。粒子可见折射、有时双折射,通常在纤维蛋白凝块内。

三、病原体检查

关节腔积液病原体检查主要包括微生物革兰氏染色和培养。

(一)微生物检验

1.革兰氏染色

为帮助诊断关节病,常规检测方法包括革兰氏染色和微生物培养。革兰氏染色显微镜下可直接观察细菌或真菌。革兰氏染色结果阳性,可快速为临床诊断提供信息。大多数关节液感染微生物是细菌,且源于血液。其他微生物还包括真菌、病毒和分枝杆菌。革兰氏染色结果敏感性取决于感染微生物。感染率为葡萄球菌约75%,革兰氏阴性菌约50%,淋球菌约40%,是通过革兰氏染色鉴别。其他与感染性关节炎相关细菌,包括化脓性链球菌、肺炎链球菌和流感嗜血杆菌。

2.微生物培养和药敏试验

无论革兰氏染色结果如何,关节液标本应行微生物培养。大多数细菌性关节炎培养结果是阳性的。采样须谨慎并使用新鲜采集关节液标本,使微生物复苏繁殖。如疑为真菌、分枝杆菌和厌氧菌感染,应使用特殊培养基。临床医师与检验人员的沟通很关键。微生物培养可指导抗菌治疗。如未见微生物,也不排除感染;可能之前因使用抗生素治疗而抑制细菌之故。现不常使用抗酸杆菌涂片及培养诊断结核病,而用分子生物学方法检测结核分枝杆菌,比传统培养更灵敏、更特异。

关节化脓可危及生命,细菌可从术后感染关节播散进入血循环,或可导致潜在致命性败血症。关节腔积液经细胞离心机离心后,用显微镜仔细检查,可识别87%临床感染性关节炎的微生物。研究表明,只有2%炎性关节病为化脓性,故只有败血症临床指证较强,实验室关节腔积液检查才可能有所发现。应注意,炎性关节腔积液合并类胆红素结晶表明关节内长期化脓。

（二）分子生物学方法

使用聚合酶链式反应（polymerase chain reaction,PCR）分子生物学方法,目前用于鉴别难以用常规方法检测的微生物,如引起莱姆关节炎的伯氏疏螺旋体,引起结核性关节炎的结核分枝杆菌。

四、化学与免疫学检查

关节液中可检测的化学成分很多,但对临床诊断有价值的并不多。无论关节是何种病变,有些物质（如尿酸）在血浆和关节液中浓度相同,常对血浆进行检测。而有些关节病部分分析物（如葡萄糖）血浆和关节液中浓度不同。对此类疾病,检测血液和关节液浓度差值对诊断和鉴别诊断有帮助。目前,对关节液中脂类（胆固醇、甘油三酯）和酶类检测临床意义不大,因此很少开展。

在关节液检验中,葡萄糖、尿酸、乳酸、脂类（胆固醇和甘油三酯）、蛋白质和各种酶成分的化学分析可能有助于对特定病例的诊治。除非炎症性关节积液外,总蛋白质水平均超过30 g/L,所以总蛋白质诊断和预后临床价值不大。因此,不推荐对关节积液中总蛋白质水平进行检测。

（一）葡萄糖

与脑脊液一样,对关节积液葡萄糖水平与同期血清/血浆水平作对比相当有效。餐后血浆与关节液间重新恢复动态平衡需几小时。在动态平衡状态下,关节液葡萄糖水平在5.5 mmol/L（100 mg/dL）或略低于血浆水平。正常关节腔液葡萄糖略低于血葡萄糖,而炎症和感染明显降低。通常,非炎症性和出血性关节病变（如骨关节炎、色素沉着绒毛结节性滑膜炎、外伤、血管瘤等）关节液葡萄糖水平在5.5～11.1 mmol/L（100～200 mg/dL）,或相应略低于同时检测血浆水平。炎症性关节病中关节液葡萄糖水平为0～22.2 mmol/L（0～400 mg/dL）,低于血浆水平,感染或由结晶引发的关节病的关节液葡萄糖水平在11.1～55.5 mmol/L（200～1 000 mg/dL）和0～44.4 mmol/L（0～800 mg/dL）,相应低于同期血浆水平。

关节液和血浆葡萄糖检测并非常规检测,当怀疑感染性或结晶引发关节病时,革兰氏染色检测呈阴性或未检出结晶,检测其葡萄糖水平可能有助于鉴别诊断。需引起重视的是,因白细胞分解反应会引起检测值略低现象,关节液葡萄糖水平检测应在1 h内完成。如血清和关节液中葡萄糖水平差距在11.1～13.9 mmol/L（200～250 mg/dL）甚至更大,表明可能出现了上述病变中某种情况。在细菌培养结果出来前,应考虑针对细菌性感染的治疗手段。

要评估关节液葡萄糖浓度,必须在采样时,同时采集血液。正常情况下,空腹血糖和关节液葡萄糖浓度应相同。也就是说,血糖和关节液葡萄糖差值应<5.5 mmol/L（<100 mg/dL）。因体内达到动态平衡需时间,所以不空腹情况下,血糖和关节液葡萄糖差值可>5.5 mmol/L（>100 mg/dL）。

发生关节病时,关节液葡萄糖浓度降低,血糖和关节液葡萄糖差值加大。非炎性和出血性关节病,血糖和关节液葡萄糖差值＜11.1 mmol/L（＜200 mg/dL）。当差值＞11.1 mmol/L（＞200 mg/dL）时,提示炎性关节炎或化脓性关节炎。非空腹时检测,如关节液葡萄糖浓度低于血糖浓度一半时,认为关节液葡萄糖浓度过低。

关节液葡萄糖浓度检测须在采样后1 h内完成,如在规定时间内不能完成检测,应将标本放置在氟化钠抗凝管。以免白细胞对糖分解引起检测值假性减低。

（二）尿酸

通过镜下对针状尿酸盐结晶进行确认,对痛风诊断相当可靠。对关节炎检验不仅在小型实验室不常见,在没有合适显微镜设备（有红光补偿偏振光显微镜）的实验室也同样少见。此外,检验人员缺少结晶识别技术和经验。即使由结晶引发关节炎,镜检也可能为阴性。关节液结晶检测需在室温中操作。某些报道建议,冷藏能提高检测率,但也有些研究反对,认为此手段针对痛风确诊并不可靠。有关节液结晶检测质量调查发现,约21%标本未检出尿酸盐,定量尿酸分析可能有助于某些痛风诊断验证。

血清中尿酸水平常会反映关节液尿酸水平,早期研究发现,在伴有痛风关节积液中尿酸盐浓度基本与血清尿酸盐浓度一致。但也有其他研究发现,痛风患者关节液中尿酸水平通常会超过血清尿酸水平,因此,尿酸水平是一个更佳标志物。Beutle 等认为,关节液中尿酸盐水平相比血清高,很大程度上反映晶体在关节中溶解情况。

关节液和血浆尿酸浓度基本相同,因此血浆尿酸水平增高,结合患者症状,医师就能确诊痛风。痛风时关节液常含单钠尿酸盐结晶,镜下未检出结晶,血浆或关节液尿酸检测很重要。须注意许多痛风患者血浆尿酸不增高。

（三）乳酸

早期研究发现,单关节化脓性关节炎相比非化脓性关节炎,关节液中乳酸水平常会增高。Brook 等在一项27例非淋球菌性化脓性关节炎研究中发现,平均乳酸浓度为112 mmol/L（约为参考区间40倍）,在45例炎症性关节炎和关节退变病中平均乳酸浓度仅为3.4 mmol/L。在12例淋球菌性化脓性关节炎中均值（2.7 mmol/L）是正常的,这一结果也被其他研究证实。同样,Borenstein 等研究发现,除淋病奈瑟菌病变外,其他所有化脓性关节炎的关节液乳酸水平超过25 mmol/L（参考区间9～10倍）。当关节液乳酸水平超过11.2 mmol/L（参考区间4倍）时,大部分病变都能被确诊。

近期研究证实了早期研究,关节液乳酸水平检测是一种针对细菌性关节炎快速、可靠的诊断检测。如65例关节液细菌培养阳性病例进行乳酸分析,发现其均值为13.5 mmol/L,而细菌培养阴性病例中均值为5.5 mmol/L。因此,一旦均值超过9 mmol/L,细菌性关节炎概率非常高,并建议尽快予以治疗。

关节液乳酸浓度增高认为是滑膜糖无氧酵解引起。炎症时对能量需求增加,会发生组织缺氧。关节液乳酸浓度检测操作简单,临床用途不明。目前认为,有些关节病,特别是化脓性关节炎的关节液乳酸水平明显增高。淋球菌性关节炎乳酸水平正常或偏低。虽研究很多,但关节液中乳酸定量检测的临床价值不明。

（四）总蛋白

正常关节液总蛋白浓度约为血浆总蛋白浓度1/3。关节液蛋白量增高是因滑膜渗透性改变或关节内蛋白合成增加。许多关节病（如类风湿性关节炎、结晶性关节炎、化脓性关节炎）蛋白浓度常会增高。关节液蛋白检测对关节病鉴别或对其预后意义不大。关节液总蛋白浓度增加仅提示关节有炎症。所以,关节液蛋白测定不必作为常规检测。

（五）脂类（胆固醇和甘油三酯）

关节液中普遍存在各种脂类物质,其浓度明显低于血浆中脂类物质。实际上,脂蛋白测定均值约为血浆中40%。在出现炎症和晶体性关节炎(如类风湿性关节炎、系统性红斑狼疮、痛风)时,脂类水平明显高于非炎症性关节炎(如骨关节炎)。脂类溢出大致分为3种情况:①高胆固醇;②高脂类微粒;③乳糜型。

Viilari 等对 30 例类风湿性关节炎患者胆固醇和甘油三酯水平进行检测,发现胆固醇均值为(1.063±0.313) g/L(为血清均值的 51%),甘油三酯均值为(0.283±0.115) g/L(为血清均值的 35%)。实际上,关节液中胆固醇水平从血清胆固醇水平增高到 26 g/L 水平(血清 10～15 倍)。

乳糜型关节积液很少伴类风湿性关节炎、系统性红斑狼疮、外伤、丝虫病和胰腺炎(胰腺炎关节炎综合征)。但这些积液渗出可能会出现化脓,白细胞计数仅轻微增高。此时,甘油三酯定量可确定积液渗出类型,因水平可达血清 2～3 倍。在类风湿性关节炎患者中,化脓性关节积液同样可能伴高胆固醇积液溢出。

（六）酶

在不同关节炎中对乳酸脱氢酶(lactate dehydrogenase,LDH)、天冬氨酸氨基转移酶、酸性磷酸酶(acid phosphatase,ACP)、碱性磷酸酶、γ-谷氨酰基转移酶、腺苷脱氨酶(adenosine deaminase,ADA)、溶菌酶和胞核嘧啶核苷脱氨酶已有长期研究。目前,对关节液中酶的检测常认为不具临床价值,部分研究发现,部分酶的检测有助于预测关节炎程度和判断预后。

Pejovic 等对类风湿性关节炎患者血清和关节液中 LDH 及同工酶进行检测,发现 LDH 在 400～700 U/L 水平相当于中度病变,超过 750 U/L 表明出现重度炎症。因中性粒细胞富含 LDH4 和 LDH5 两种同工酶,重度炎症与轻度炎症相比,这些同工酶含量显著增高。

Messieh 曾对关节液中 LDH 活性有助于无菌性关节置换术聚乙烯磨损术前评估的可能性进行研究,发现关节液 LDH 水平可用于关节炎标志。在使用 LDH 作为关节炎标志物研究发现,在膝关节造型术失败病例中,相比于封闭膝盖骨关节炎,其 LDH 水平有明显增高,LDH 可作为正在进行关节造型术患者有用的预后指标。

研究发现,类风湿性关节炎患者 ACP 水平增高。Luukkainen 等人研究了 30 例膝关节水肿类风湿性关节炎患者,对 15 例关节液检测,发现总蛋白和 ACP 水平增高预示预后较差。对 29 例腐蚀性类风湿性关节炎患者长达 7 年半跟踪研究发现,ACP 水平增高在受类风湿影响的关节中预后较差。在一项独立研究,对 82 例关节炎患者关节液中 ACP 进行检测,其中 39 位腐蚀性类风湿性关节炎呈血清阳性,其他43 位呈阴性。阳性患者组平均关节液水平为 11.6 U/L,而阴性患者组平均关节液水平为 6.5 U/L。研究证明,ACP 是类风湿性关节炎严重程度和预后判断非常有效标志物。

ADA 也常在不同关节病变中测出,如关节液 ADA 活性在类风湿性关节炎、反应性关节炎和骨关节炎患者中进行检测,其中 ADA 活性最高值出现在类风湿性关节炎,在反应性关节炎患者 ADA 活性也会增加,比类风湿性关节炎患者偏低。与正常对照相比,骨关节炎患者 ADA 活性未明显增高。研究者对 98 位不同原因关节渗出患者进行 ADA 活性检测,同骨关节炎相比,在类风湿性关节炎、慢性血清阴性多关节炎、幼年型关节炎和反应性关节炎患者中,ADA 活性显著增高。研究者认为,关节液 ADA 活性结合一般病症,可提供判断关节病中炎症程度的一个补充手段。但 ADA 在临床实验室内很少检测,因为 LDH 和 ACP 两者普遍存在,所以某些病例作为关节炎程度和预后评价标志更为有用。

（七）pH

通常,关节液 pH 和动脉血相同。炎症性关节积液中,由于葡萄糖利用增加,乳酸浓度增高,氢离子浓度增加。pH 下降与白细胞计数呈负相关。临床上,pH 检测不能为患者诊断和治疗增加更多信息,近期研究不推荐检测 pH。

五、关节腔积液检验与疾病诊断

关节腔积液首选检验为理学检查、显微镜检查和微生物学检查。其中,理学检查包括观察积液量、外观和黏稠度,病理情况下通常液体量会增多、黏稠度会减低、外观呈黄色、白色、红色浑浊;显微镜检查可发现与疾病相关特征性细胞,如类风湿细胞、Reiter 细胞和 LE 细胞等,最重要的检查是偏光镜下观察各类病理性结晶,若出现尿酸单钠、二水合焦磷酸钙结晶等常用于痛风和假痛风诊断;微生物涂片和培养常见致病菌包括链球菌、葡萄球菌、大肠埃希菌和厌氧菌等。

次选检验为化学检查和免疫学检查等。其中,化学检查血浆与关节液葡萄糖差值增大常提示炎症性病变,乳酸增高可用于细菌性关节炎诊断,尿酸增高常有助于痛风诊断,LDH 增高是关节炎标志物,是评价关节成形术预后指标,ACP 增高能反映类风湿性关节炎严重程度和预后差,ADA 增高与关节病活动性和严重程度相关。免疫学检查包括流式细胞术对调节性 T 细胞免疫表型分析和抗原特异性细胞特征分析,比浊法或化学法测定 C3、C4 和 CH50,补体活性减低与类风湿性关节炎和系统性红斑狼疮等疾病有关。

关节腔积液（滑膜积液）检验主要用于诊断关节因疼痛和/或肿胀等症状所致的各种炎症性、非炎症性关节炎等。关节腔积液分析包括一组基本试验,根据其结果可进一步选择有关试验。基本试验主要是理学检查,主要用于评价关节腔积液外观;化学检查,检测关节腔积液部分化学成分的变化;显微镜检查,对可能存在的细胞和结晶进行计数或识别;微生物检查,主要是检测感染性疾病可能存在的微生物。关节腔积液性疾病可主要分为以下 4 大类。①感染性疾病:由细菌、真菌或病毒引起,可能源于关节或由人体其他部位播散至关节,包括急、慢性化脓性关节炎;②出血性疾病:出血性疾病和/或关节损伤可导致关节腔积液出血,如血友病或血管性血友病;③炎症性疾病:如导致结晶形成和积聚的痛风结晶（有针状尿酸结晶和假痛风）,引起关节炎症如滑膜炎,其他免疫应答性关节炎,如对自身免疫性疾病的反应,包括类风湿性关节炎、系统性红斑狼疮;④退行性疾病:如骨关节炎。

（一）常见关节炎和关节病分类

关节炎和其他关节病很常见,实验室对关节液检测有助于临床对这类疾病的诊断与分类。常见关节炎和关节病分为 4 大类:非炎性、炎症性、化脓性和出血性,分类有助于鉴别诊断。须注意几点:①不同类型部分内容有重叠;②可同时患几种关节病;③检测结果会随疾病不同阶段而变。此分类原则只是为临床评估和诊断关节病提供大致方向。关节液中发现微生物（化脓性关节炎）或结晶（结晶性关节炎）时,则可明确诊断。

在各种病因引起急性关节炎的鉴别诊断中,关节腔积液检查结果的变化情况见表 9-1。

表 9-1 急性关节炎关节腔积液检查结果

疾病	WBC	补体活性	类风湿因子	结晶和其他
急性痛风	增高	增高	阴性	单钠尿酸盐结晶
急性软骨钙质沉着症	增高	增高	阴性	焦磷酸钙结晶
Reiter 综合征	明显增高	明显增高	阴性	出现巨噬细胞
类风湿性关节炎	增高	减低	阳性	—
青年型类风湿性关节炎	增高	减低	阴性	出现大量淋巴细胞、反应性淋巴细胞
系统性红斑狼疮	明显减低	明显减低	不定	出现 LE 细胞
银屑病、强直性关节炎、溃疡性关节炎	增高	增高	—	—

（二）炎症性和非炎症性关节腔积液诊断

炎症性和非炎症性关节腔积液诊断流程见图 9-1 和图 9-2。

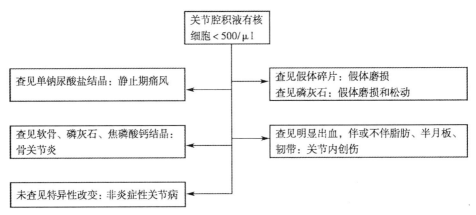

图 9-1 非炎症性关节腔积液诊断流程

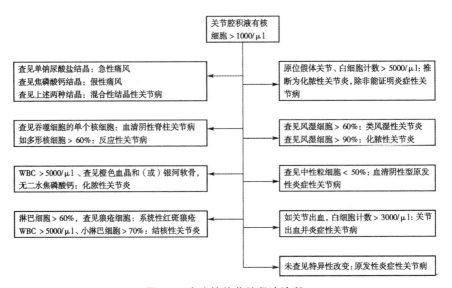

图 9-2 炎症性关节腔积液诊断

第十章　糖类检验及糖代谢紊乱

第一节　葡萄糖的代谢与调节

葡萄糖是人体能量的主要来源,神经系统包括大脑不能储存碳水化合物,完全依靠外周体液的葡萄糖为能量来源,保持稳定的葡萄糖供应对其有重要意义。外周循环中的葡萄糖浓度必须保持在一个有限宽度的范围,如果低于一定水平,神经组织就会失去能量来源,导致不能保持正常功能。

一、葡萄糖的代谢

葡萄糖进入细胞后,可进入包括有氧氧化、无氧氧化在内的糖酵解途径、磷酸己糖支路以及糖原合成途径。糖酵解是葡萄糖供能的重要途径,磷酸己糖途径的意义在于产生磷酸核糖、NADPH 和 CO_2,糖原合成是葡萄糖储能的重要方式,进入哪种代谢途径取决于物质供给及细胞状态。

三种代谢途径的第一步都是在己糖激酶的作用下,葡萄糖转化为葡萄糖-6-磷酸,消耗 1 分子 ATP,葡萄糖-6-磷酸进入糖酵解或磷酸己糖途径,或转化为糖原。

糖酵解途径中,葡萄糖分解成为两个三碳分子丙酮酸。丙酮酸可进入三羧酸循环转化生成乙酰辅酶 A,这个途径需氧参加称为有氧氧化,也可以在缺氧情况下转化为乳酸,获取能量,称无氧氧化。肌肉组织常在缺氧情况下需要能量供应,产生的乳酸从肌肉组织中扩散出来,进入循环系统后由肝脏摄取利用。葡萄糖无氧氧化过程中,一分子葡萄糖消耗两分子 ATP,产生 4 分子 ATP,净生成 2 分子 ATP。丙酮酸进入三羧酸循环,NADH 传递电子链进一步产生更多 ATP。其他物质也能在几个节点进入有氧氧化途径:甘油三酯水解释放的甘油可在三磷酸甘油酸环节进入,脂肪酸、酮体和部分氨基酸可以转化或分解为乙酰辅酶 A,其他氨基酸可转化为丙酮酸盐或脱氨基 α-酮酸。氨基酸的转化可在肝脏、肾脏等组织内进行。

磷酸己糖支路即磷酸戊糖途径,实际上是从糖酵解途径的葡萄糖-6-磷酸分支转化为 6-磷酸葡萄糖酸。氧化反应的产物是 5-磷酸核糖及 NADPH。对于缺乏线粒体及三羧酸循环的红细胞,NADPH 具有重要意义,其还原性可以帮助细胞防止氧及自由基的损害。缺乏 NADPH 时,磷脂双层细胞膜及重要的酶类受损,可导致细胞死亡。磷酸戊糖途径还可使戊糖,例如核糖进入糖酵解途径。

当细胞的能量需求得到满足后,葡萄糖可以被储存为糖原,即糖原合成途径。葡萄糖-6-磷酸转化为葡萄糖-1-磷酸,然后转化为尿苷二磷酸葡萄糖,在糖原合成酶的作用下合成糖原。肝脏和肌肉是合成糖原的主要组织。肝细胞能从糖原或其他来源释放葡萄糖以保持血糖水平,也能够合成葡萄糖-6-磷酸酶,使葡萄糖-6-磷酸进入糖异生途径。肌肉细胞不合成葡萄糖-6-磷酸酶,不能使葡萄糖去磷酸化。所以葡萄糖进入肌肉细胞后以糖原形式保存,除非被分解。糖原分解是糖原转化为葡萄糖-6-磷酸,进入糖酵解途径。

当较长时间葡萄糖供给缺乏时,除了组织减少对葡萄糖的利用外,还依赖肝脏将非糖化合物如乳酸、甘油、生糖氨基酸等转变为葡萄糖或糖原,称为糖异生(gluconeogenesis)。糖异生途径与糖酵解途径的多数反应是共有、可逆的,糖酵解途径中磷酸烯醇式丙酮酸→丙酮酸,6-磷酸果糖→1,6-二磷酸果糖,葡萄糖→葡萄糖-6-磷酸的三个反应为不可逆。糖异生途径中丙酮酸→磷酸烯醇式丙酮酸、1,6-二磷酸果糖→6-磷酸果糖,葡萄糖-6-磷酸→葡萄糖的三个反应不可逆。糖异生的主要生理意义是维持血糖稳定,补充或恢复肝糖原储备。

二、血糖浓度的调节

肝脏、胰腺以及其他内分泌腺体共同调节血糖浓度,使血糖维持于 $3.89\sim6.11$ mmol/L 的正常范围之间。

(一)血糖的来源与去路

血糖主要来源于食物中糖类的消化和吸收、肝糖原分解、非糖物质糖异生。血糖消耗于氧化分解供能、糖原合成肝糖原和肌糖原、磷酸戊糖途径转化为其他糖类、转化合成脂肪氨基酸等。

(二)内分泌激素调节

血糖水平主要由两类激素调节:一类是降低血糖的激素,主要包括胰岛素和胰岛素样生长因子;另一类是升高血糖的激素,主要包括胰高血糖素、肾上腺素、糖皮质激素、甲状腺素、生长激素抑制素等。血糖水平是这些激素共同调节的结果。

1.胰岛素

胰岛素(Insulin)由胰腺 β 细胞产生,是人体内降低血糖的唯一激素。当人体食入碳水化合物时,通过肠道吸收,葡萄糖进入外周循环,血糖升高。$GLUT_4$ 载体将葡萄糖运输至 β 细胞,进入糖酵解途径,ATP 增加导致细胞膜上 ATP 调控的 K^+ 通路关闭。K^+ 外流减少使细胞膜去极化,细胞膜上电压调控的 Ca^{2+} 通路开放,Ca^{2+} 的流入触发细胞外排释放胰岛素。血糖因胰岛素的作用降低,己糖激酶及糖酵解减弱,β 细胞检测到后减少胰岛素的分泌。

胰岛素能够促进葡萄糖通过非特异性受体进入肝脏、肌肉、脂肪等组织,用于氧化分解、合成肝糖原、转化成非糖物质。胰岛素激活糖酵解途径,促进葡萄糖氧化成为丙酮酸、乙酰辅酶 A,乙酰辅酶 A 在肝脏中被合成脂肪酸,脂肪酸生成甘油三酯,以血浆极低密度脂蛋白(VLDL)的形式输出至全身组织。胰岛素还能够通过抑制胰高血糖素分泌抑制肝糖原分解和糖异生。胰岛素也有促进蛋白合成、抑制蛋白降解的作用。

2.胰岛素样生长因子

胰岛素样生长因子(insulin-like growth factors,IGF)是一种多肽,与胰岛素结构相似,主要为 ICF Ⅰ 和 IGF Ⅱ,IGF Ⅱ 的生理作用尚不清楚,IGF Ⅰ 主要在生长激素的调控下由肝脏产生,又称为生长调节素 C,是细胞生长和分化的主要调节因子之一,通过特异的 IGF 受体或胰岛素受体而发挥作用。血液中的 IGF 浓度约比胰岛素高 1 000 倍,大部分以蛋白结合的形式存在。

IGF 外源性注入可导致低血糖,缺乏可引起生长迟缓。胰腺外肿瘤时会导致 IGF 生成过量,出现饥饿性低血糖。测定 IGF Ⅰ 可帮助评价生长激素的缺乏或过量,监测机体的营养状况。IGF 在正常糖代谢中的作用尚不清楚。

3.胰高血糖素

胰高血糖素由胰腺 α 细胞产生,是 29 个氨基酸的多肽,是促进分解代谢的激素,具有很强的促进糖原分解和糖异生作用,是升高血糖的主要激素。胰高血糖素的主要靶器官是肝脏和脂肪组织。胰高血糖素通过 cAMP-PK 系统,激活肝细胞的磷酸化酶,加速糖原分解。胰高血糖素加速氨基酸进入肝细胞,激活糖异生有关的酶。胰高血糖素还可以激活脂肪酶,促进脂肪分解。胰高血糖素的分泌受血中葡萄糖浓度和氨基酸浓度的调节,胰岛素可以通过调节血糖间接调节胰高血糖素的分泌,β 细胞分泌的胰岛素直接作用于邻近的 α 细胞抑制胰高血糖素的分泌。胰岛素和胰高血糖素是一对作用相反的激素,当机体处于不同的功能状态时,血中两者的摩尔比值(I/G)是不同的,由两者哪一种分泌占优势决定。

4.其他激素

肾上腺素(Epinephrine,E)产生于肾上腺髓质,是强有力的升血糖的激素,在应激状态下发挥调节血糖的作用,可以抑制胰岛素分泌、促进糖原分解,促进脂类分解。糖皮质激素主要是皮质醇,在促肾上腺皮质激素(Adrenocorticotropic hormone,ACTH)的刺激下从肾上腺皮质释放,可以通过减少葡萄糖进入肝外组织,促进糖异生、脂肪动员升高血糖。另外,生长激素可抑制葡萄糖进入组织细胞,促进血糖浓度升高,甲状腺素可以通过促进小肠糖吸收、肝糖原分解、糖原合成来提高血糖浓度。

(三)神经系统调节

神经系统主要通过下丘脑-垂体-靶腺轴和自主神经系统调控激素分泌。在下丘脑存在食欲中枢(腹内侧核和外侧核),对机体血糖水平存在两种相反的效应,它们通过自主神经系统(交感神经和副交感神经),控制胰岛素、胰高血糖素、肾上腺素的分泌从而影响糖代谢途径中关键酶活性,影响糖代谢过程,以达到调控血糖水平的目的。

第二节 血糖测定

一、概念

血糖是指血清(或血浆)中的葡萄糖含量,通常以 mmol/L(mg/dL)计。血糖检测是诊断糖尿病(diabetes mellitus,DM)的主要方法和依据,空腹血糖浓度反映胰岛 β 细胞分泌胰岛素的能力。部分患者尤其是疑有 T_2DM 患者,如果空腹血糖不高,应测定餐后 2 h 血糖或行口服葡萄糖耐量试验(OGTT)。

二、方法

血糖测定分为空腹血糖与餐后血糖,空腹血糖测定要求隔夜空腹(至少 8 h 未进食任何糖类,饮水除外),餐后血糖指从第一口进餐开始计算时间到 2 h 准时抽血测定血糖值。

三、正常参考值

(一)空腹血糖
葡萄糖氧化酶法 3.9~6.1 mmol/L,邻甲苯胺法 3.9~6.4 mmol/L。
(二)餐后血糖
餐后血糖<7.8 mmol/L。

四、注意事项

(一)取样时间及取样部位
测静脉血糖一般从肘静脉取血,止血带压迫时间不宜过长,应在几秒钟内抽出血液,以免血糖数值不准。若用血浆或全血,将血样品放入含有枸橼酸钠及氟化钠混合物的试管中,以防止血液凝固及红细胞内葡萄糖的分解。血标本最好立即测定,若要过夜,需将血浆样品冰冻。毛细血管血糖测定一般从耳垂、手指或足趾由针刺取血。毛细血管血的成分与动脉血相近,其血糖含量在清晨空腹时与静脉血基本相符;而在进食碳水化合物后 2 h 内比静脉血高,因此时组织正在利用餐后升高的血糖。正常人口服葡萄糖 100 g 后,毛细血管血和静脉血葡萄糖含量的差值为0.4~3.4 mmol/L(8~61 mg/dL),平均 1.33 mmol/L(24 mg/dL)。在服糖 3 h 后一般两者差别很小,但也有报道空腹时两者的差别也很大[范围 0~1.1 mmol/L,(0~20 mg/dL)]。

(二)全血与血浆血糖、血清糖
因葡萄糖只能溶于水,红细胞含水量比血浆少,因此红细胞内的葡萄糖含量比血浆要低。而且红细胞又占据一定的容积,故全血糖含量受血细胞比容的影响。血细胞比容下降 10%,血糖值增加 0.17~0.22 mmol/L(3~4 mg/dL);相反,如比积增高,测得的结果相反。若采用血浆则没有这种影响。用全血糖折算成血浆糖时,可将全血血糖数值增加 15%(注意不是 15 mg/dL)。血浆与血清糖数值相等,但血浆比血清稳定。如用枸橼酸钠及氟化钠抗凝,则离心后血浆含有除血细胞以外的全部物质。当血浆通过自动分析仪时,纤维蛋白容易沉淀使管道阻塞。若用血清不会出现此种现象。在收集血清时,全血的凝固和血凝块收缩需 2~3 h,在此期间有 1.7~2.2 mmol/L(30~40 mg/L)的血糖降解而损失。为避免这种损失,取血后应迅速冰冻。最好在30 min 内(最多不超过 1 h)离心取出血清。若用肝素或 EDTA 抗凝,血浆也要迅速离心,以减少糖的自然降解所产生的误差。

(三)引起血糖变化的药物
引起血糖升高的药物主要有 TRH、ACTH、GH、甲状腺激素、糖皮质激素、儿茶酚胺、可乐定、可的松、咖啡因、氯噻酮、二氯甲嗪、呋塞米、依他尼酸、噻嗪类利尿药、吲哚美辛、胰高血糖素、生长抑素、异烟肼、口服避孕药、酚妥拉明、三环抗抑郁药、苯妥英钠等。引起血糖下降的药物主要有胰岛素、IGF-1、Amylin、双胍类、促泌剂、格列酮类、α-糖苷酶抑制剂、乙醇、单胺氧化酶抑制剂、甲巯咪唑、保泰松、对氨基水杨酸类、丙磺舒、普萘洛尔、磺胺类等。

五、临床评估

空腹血糖高于 6.1 mmol/L,称为高血糖,餐后 2 h 血糖高于 7.8 mmol/L,也可以称为高血糖。高血糖不是一种疾病的诊断,只是一种血糖监测结果的判定,血糖监测是一时性的结果,高血糖不完全等于糖尿病。

(一)血糖升高的原因

(1)肝炎、肝硬化等各种肝脏疾病引起肝糖原储备减少时,可出现餐后血糖一过性升高。如积极治疗肝脏疾病,血糖便可恢复正常。

(2)应激状态下的急性感染、创伤、脑血管意外、烧伤、心肌梗死、剧烈疼痛等,使血糖升高。当应激状态消除后血糖会降至正常。

(3)饥饿时和慢性疾病患者体力下降时,可引起糖耐量减低,使血糖升高。积极治疗慢性疾病,改善体质可使血糖恢复正常。

(4)一些内分泌性疾病如肢端肥大症、皮质醇增多症、甲状腺功能亢进症等,可引起继发性血糖升高。原发病得到有效控制后,血糖可逐渐降至正常。

(5)服用某些药物,如泼尼松、地塞米松等会引起高血糖。

(6)当空腹血糖≥7.0 mmol/L 和/或餐后 2 h 血糖≥11.1 mmol/L,并排除上述原因导致的血糖升高,即可考虑糖尿病的诊断。

(二)血糖降低

1.生理性或暂时性低血糖

运动后和饥饿时、妊娠、哺乳期、注射胰岛素后和服降糖药后,血糖会降低。

2.病理性低血糖

(1)胰岛素分泌过多,如胰岛 β 细胞瘤。

(2)升高血糖激素分泌减少,如垂体功能减退、肾上腺功能减退和甲状腺功能减退。

(3)血糖来源减少,肝糖原贮存不足,如长期营养不良、肝炎、肝坏死、肝癌、糖原累积病等。

第三节 口服糖耐量测定

口服葡萄糖耐量试验(oral glucose tolerance test,OGTT)是在口服一定量葡萄糖后 2 h 内做系列血糖测定,可用于评价个体的血糖调节能力,判断有无糖代谢异常,是诊断糖尿病的指标之一,有助于早期发现空腹血糖轻度增高但未达到糖尿病诊断标准的糖耐量异常患者。

一、原理

正常人在服用一定量葡萄糖后,血液葡萄糖浓度升高(一般不超过 8.9 mmol/L 或 160 mg/dL),刺激胰岛素分泌增多,使血液葡萄糖浓度短时间内恢复至空腹水平,此现象称为耐糖现象。若因内分泌失调等因素引起糖代谢异常时,口服一定量葡萄糖后,血液葡萄糖浓度可急剧升高或升高不明显,而且短时间内不能恢复至空腹血葡萄糖浓度水平,称为糖耐量异常。

二、操作

WHO 推荐的标准化 OGTT 如下。

(1)试验前 3 d,受试者每天食物中含糖量不低于 150 g,且维持正常活动,停用影响试验的药物(如胰岛素)。

(2)空腹 10~16 h 后,坐位抽取静脉血,测定血葡萄糖浓度(称空腹血浆葡萄糖,FPG)。

(3)将 75 g 无水葡萄糖(或 82.5 g 含 1 分子水的葡萄糖)溶于 250~300 mL 水中,5 min 之内饮完。妊娠妇女用量为 100 g;儿童按 1.75 g/kg 体质量计算口服葡萄糖用量,总量不超过 75 g。

(4)服糖后,每隔 30 min 取血 1 次,测定血浆葡萄糖浓度共 4 次,历时 2 h(必要时可延长血标本的收集时间,可长达服糖后 6 h)。其中,2 h 血浆葡萄糖浓度(2 hPG)是临床诊断的关键。

(5)根据各次测得的血葡萄糖浓度与对应时间作图,绘制糖耐量曲线。

三、参考区间

成人(酶法):FPG<6.1 mmol/L;服糖后 0.5~1 h 血糖升高达峰值,但<11.1 mmol/L;2 h PG<7.8 mmol/L。

四、结果计算

(一)正常糖耐量

FPG<6.1 mmol/L,且 2 hPG<7.8 mmol/L。

(二)空腹血糖受损(IFG)

FPG≥6.1 mmol/L,但<7.0 mmol/L,2 hPG<7.8 mmol/L。

(三)糖耐量减低(IGT)

FPG<7.0 mmol/L,同时 2 hPG≥7.8 mmol/L,但<11.1 mmol/L。

(四)糖尿病(DM)

FPG≥7.0 mmol/L,且 2 hPG≥11.1 mmol/L。

五、注意事项

(一)试验前准备

整个试验过程中不可吸烟、喝咖啡、喝茶或进食。

(二)影响因素

对于糖尿病的诊断,OGTT 比空腹血糖测定更灵敏,但易受样本采集时间、身高、体质量、年龄、妊娠和精神紧张等多因素影响,重复性较差,除第一次 OGTT 结果明显异常外,一般需多次测定。

(三)临床应用

临床上大多数糖尿病患者会出现空腹血糖增高,且血糖测定步骤简单,准确性较高,因此首先推荐空腹血糖测定用于糖尿病的诊断。但我国流行病学研究结果提示仅查空腹血糖,糖尿病的漏诊率较高(40%),所以建议只要是已达到糖调节受损(IGR)的人群,即空腹血糖受损(IFG)或糖耐量受损(IGT)的患者均应行 OGTT 检查,以降低糖尿病的漏诊率。但 OGTT 检查不能用于监测血糖控制的效果。

（四）静脉葡萄糖耐量试验

对于不能承受大剂量口服葡萄糖、胃切除后及其他可致口服葡萄糖吸收不良的患者，为排除葡萄糖吸收因素的影响，可按 WHO 的方法进行静脉葡萄糖耐量试验。

六、临床意义

（1）OGTT 是诊断糖尿病的指标之一，其中 FPG 和 2 hPG 是诊断的主要依据。糖尿病患者FPG 往往超过正常，服糖后血糖更高，恢复至空腹血糖水平的时间延长。

（2）有无法解释的肾病、神经病变或视网膜病变，其随机血糖＜7.8 mmol/L，可用 OGTT 了解糖代谢状况。

（3）其他内分泌疾病如垂体功能亢进症、甲状腺功能亢进、肾上腺皮质功能亢进等均可导致糖耐量异常，且各有不同的特征性 OGTT 试验曲线。

（4）急性肝炎患者服用葡萄糖后在 0.5～1.5 h 血糖会急剧增高，可超过正常。

第四节 糖化血红蛋白测定

一、概念

糖化血红蛋白（glycosylated hemoglobin，GHb）是血红蛋白 A 组分的某些特殊分子部位和葡萄糖经过缓慢而不可逆的非酶促反应结合而形成的。被糖化的血红蛋白部分称为 HbA_1，HbA_1 由 HbA_{1a}、HbA_{1b} 和 HbA_{1c} 组成。前两部分代表其他己糖和 Hb 互相作用的产物，HbA_{1c}是结合葡萄糖的 HbA_1。它与血糖浓度成正比，由于红细胞在血循环中的寿命约为 120 d，如果血糖的水平波动不大，则 3 个月内的平均血糖和 HbA_{1c} 的水平有很好的相关性，其代表了测定前2～3 个月的血糖平均水平。

二、方法

EDTA 试管，静脉取血送检。

三、正常参考值

HbA_{1c}：4％～6％。

四、注意事项

（1）如果糖尿病患者经常监测血糖都显示控制较好，而糖化血红蛋白偏高，则需考虑是否平时监测血糖不够全面（如只测空腹血糖而忽略了餐后血糖），或者可能血糖仪测出的数值不够准确（如机器老化，试纸受潮、过期等）。

（2）由于糖化血红蛋白是反映血糖的平均值，如果糖尿病患者血糖波动较大，经常发生低血糖，继而又发生高血糖，其糖化血红蛋白完全有可能维持在正常范围。在这种情况下，它的数值就不能反映真正的血糖变化了。同时,糖化血红蛋白还受红细胞的影响,在合并影响红细胞质和量的疾病(如肾脏疾病、溶血性贫血等)时,所测得的糖化血红蛋白也不能反映真正的血糖水平。

(3)当空腹血糖超过患者糖化血红蛋白对应的预测值时,则显示近期血糖控制不好,可能与采血时紧张、劳累、晚餐进食过多、治疗不当、急性并发症等有关,需要调整治疗方案。

(4)同时还应该注意各种贫血、出血性疾病或用普萘洛尔、吗啡、氢氯噻嗪等药物可使糖化血红蛋白下降,而用大量阿司匹林、维生素 D 以及肾功能不全、甲亢者可使其增高。

(5)检测的方法是影响 HbA_{1c} 的重要因素之一,目前使用最多的是 NGSP 标化方法。另外,HbA_{1c} 存在种族差异。

(6)在我国糖化血红蛋白不推荐作为诊断糖尿病的依据,也不能取代糖耐量试验,可作为糖尿病的普查和健康检查的项目。

(7)血糖控制未达到目标或治疗方案调整后,应每 3 个月检查一次糖化血红蛋白。血糖控制达到目标后也应每年至少检查两次糖化血红蛋白。

(8)进餐不影响糖化血红蛋白测定,故可以在任意时间抽血。血中浓度在取血后保持相对稳定,在室温下放置 3~14 d 也不会明显影响测定结果(静脉血糖浓度随血样留置时间延长而逐渐下降)。

五、临床评估

HbA_{1c} 代表近 2~3 个月内的血糖平均水平,与血糖值相平行,血糖越高,HbA_{1c} 就越高。HbA_{1c} 在糖尿病监测中的意义如下。

(一)HbA_{1c} 是 DM 患者血糖总体控制情况的指标

HbA_{1c} 的测定目的在于消除血糖波动对病情控制观察的影响,因而对血糖波动较大的 T_1DM 患者,测定 HbA_{1c} 是一个有价值的血糖控制指标。HbA_{1c} 是目前评价血糖控制的金指标。4%~6%:血糖控制正常;6%~7%:血糖控制比较理想;7%~8%:血糖控制一般;8%~9%:控制不理想,需加强血糖控制,多注意饮食结构及运动,并在医师指导下调整治疗方案;>9%:血糖控制很差,是慢性并发症发生发展的危险因素,可能引发糖尿病性肾病、动脉硬化、白内障等并发症,并有可能出现酮症酸中毒等急性并发症。

由于糖尿病患者 HbA_{1c} 水平与平均血糖的控制相关,国际糖尿病联合会(IDF)建议大多数糖尿病患者将 HbA_{1c} 控制在 6.5% 以下,而美国糖尿病协会(ADA)的推荐标准则是 7.0% 以下。医疗人员在制定 HbA_{1c} 控制目标时,必须考虑患者个人的健康状况、低血糖风险、特殊健康风险等具体情况。例如,对于青少年和儿童 1 型糖尿病患者,HbA_{1c} 的控制目标和成人有所不同,因为这部分人群血糖多变不易控制,而且在发育中的大脑比成年人的大脑更容易受到低血糖的损害,所以血糖控制不宜过分严格,美国糖尿病协会(ADA)给出的建议可参考表 10-1。

表 10-1 不同年龄段青少年儿童控制目标

年龄	糖化血红蛋白(HbA_{1c})控制目标
<6 岁	7.5%~8.5%
6~12 岁	<8.0%
13~19 岁	<7.5%

（二）有助于糖尿病慢性并发症的认识

HbA$_{1c}$升高,是心肌梗死、脑卒中死亡的一个高危因素。在男性患者中,糖化血红蛋白每增加1%,病死率的相对危险性增加24%,女性患者增加28%。一旦HbA$_{1c}$超过7%,发生心脑血管疾病的危险性就增加50%以上。反之,随着HbA$_{1c}$水平的降低,越接近正常值,糖尿病的并发症降低越明显。英国前瞻性糖尿病研究(United Kingdom Prospective Diabetes Study,UKPDS)证实:HbA$_{1c}$每下降1%,糖尿病相关的病死率降低21%;心肌梗死发生率下降14%;脑卒中发生率下降12%;微血管病变发生率下降37%;白内障摘除术下降19%;周围血管疾病导致的截肢或病死率下降43%;心力衰竭发生率下降16%。因此,HbA$_{1c}$对糖尿病患者来说是一项非常重要的监测指标,它的高低直接决定将来各种严重影响糖尿病患者生活质量的慢性并发症的发生和发展。

（三）指导对血糖的治疗方案的调整

根据HbA$_{1c}$可推算出平均血糖的水平,可预测出近期血糖控制的好坏。

HbA$_{1c}$与估计的平均血糖水平的对应关系可由以下的近似公式得出。

估计的平均血糖(mg/dL)=28.7×糖化血红蛋白-46.7;估计的平均血糖(mmol/L)=1.59×糖化血红蛋白-2.59。HbA$_{1c}$<7.3%时,餐后血糖对HbA$_{1c}$的水平影响较大;当在7.3%～8.4%时,空腹和餐后血对HbA$_{1c}$的功效差不多;当>8.5%时空腹血糖所扮演的角色更重要。因此,HbA$_{1c}$在7%～8%者要更多干预餐后血糖,减少低血糖反应;>8%者要兼顾空腹和餐后血糖。因此,HbA$_{1c}$可以更好地全面判断病情,指导治疗。

（四）区别应激性血糖增高和糖尿病

在心、脑血管急症时,由于应激反应可使血糖增高,HbA$_{1c}$检测正常。若HbA$_{1c}$增高预示患者存在糖尿病。

（五）在妊娠糖尿病中的检测意义

妊娠糖尿病(gestational diabetesm ellitus,GDM)仅测定血糖是不够的,一定要监测糖化血红蛋白,并使其保持在8%以下。如此可避免巨大胎儿、死胎和畸形胎儿的发生。

（六）用于DM的诊断

2009年美国糖尿病协会(ADA)、欧洲糖尿病研究协会(EASD)和国际糖尿病联盟(IDF)共同组成的国际专家委员会一致同意推荐使用HbA$_{1c}$检测用于非妊娠期人群糖尿病的诊断,建议采用HbA$_{1c}$≥6.5%作为诊断2型糖尿病的切点,将在≥6.0%和≤6.5%范围内个体定义为"高危的亚糖尿病状态",并推荐:当HbA$_{1c}$≥6.5%时可诊断糖尿病,需重复检测以证实诊断;症状典型的个体血糖水平>11.1 mmol/L时无须进行确证试验;国内有学者研究指出HbA$_{1c}$的诊断切点选择在6.3%可能更符合中国人的体质,这有待于我们进一步研究确认。

（七）HbA$_{1c}$是筛查糖尿病的重要指标

HbA$_{1c}$除了可以用来诊断糖尿病外,它还可以用来筛查糖尿病。索德克等把筛查糖尿病的HbA$_{1c}$的切点定为6.0%,敏感性在63%～67%,特异性在97%～98%。布尔等制订的切点分别是正常≤6.0%,糖尿病≥7.0%,糖尿病前期为6.1%～6.9%,启动其他检查为≥5.8%。

第五节 血糖调节激素测定

调节血糖的激素主要有胰岛素、胰高血糖素、肾上腺皮质激素、生长激素、甲状腺激素等多种,本节仅介绍胰岛素、胰高血糖素和胰岛素抵抗的检测及临床意义。

一、胰岛素原、胰岛素和 C-肽测定

(一)生理和生物化学

胰岛素是第一个被纯化的蛋白类激素,是放射免疫法检测到的第一种物质,是重组 DNA 技术应用的第一个实践案例。人胰岛素分子量 5 808 Da,包含 51 个氨基酸。人胰岛素由 A、B 两条链组成,两条链之间以两个二硫键连接,A 链本身含有第三个二硫键。人胰岛素与很多哺乳动物胰岛素具有相似的免疫学和生物学特性,在人重组胰岛素广泛应用以前,长期在临床治疗中使用牛和猪源胰岛素。

胰岛 β 细胞粗面内质网的核糖体首先合成 100 个氨基酸组成的前胰岛素,很快被酶切去信号肽,生成 86 个氨基酸的胰岛素原,其生物活性只有胰岛素生物活性的 1/10,储存于高尔基体的分泌颗粒中,最后在蛋白水解酶的作用下水解成 51 个氨基酸的胰岛素和无生物活性的 31 个氨基酸的 C-肽(C-peptide)。正常人的胰岛素释放呈脉冲式,基础分泌量约 1U/h,每天总量约 40 U。健康人摄入葡萄糖后,胰岛素呈双时相脉冲式分泌,葡萄糖入血后的 1～2 min 是第一时相,储存胰岛素快速释放,在 10 min 内结束,第二时相可持续 60 到 100 min,直到血糖水平回到正常,为胰岛素合成和持续释放时相。胰岛素主要在肝脏摄取并降解,半衰期 5～10 min。

正常情况下在外周循环中无法检测到前胰岛素。仅有少量胰岛素原(胰岛素的 3%)和中间剪切体入血,因肝脏清除胰岛素原率仅是清除胰岛素的 1/4,胰岛素原的半衰期是胰岛素的 2～3 倍,空腹时循环胰岛素原是胰岛素浓度的 10%～15%。C-肽对于维持胰岛素正常结构必需,半衰期长(35 min),空腹时循环 C-肽是胰岛素浓度的 5～10 倍。肝脏不代谢 C-肽,C-肽在肾脏中降解并从循环中清除,具有较稳定的尿液清除率。

(二)胰岛素原测定

1.测定方法

胰岛素原准确检测存在一些困难,包括:在血中浓度低,不易获得抗体,很多抗血清与胰岛素、C-肽有交叉反应,同时胰岛素原转化中间体也会干扰检测结果,目前还不具备纯胰岛素原检测的方法。目前已经将生物合成的胰岛素原应用于制备单克隆抗体,将能提供可靠的胰岛素原标准品和检测方法。

2.临床意义

高浓度胰岛素原见于良性或恶性胰岛 β 细胞瘤,同时胰岛素、C-肽血清水平升高或不升高,伴低血糖症。也有少见疾病如胰岛素转换障碍引起的家族性高胰岛素原。测量胰岛素原有助于判断胰岛素原类似物对胰岛素检测的干扰程度。在部分 2 型糖尿病患者血清中检测到高胰岛素原及其类似物水平,并且与心血管危险因子关联。在慢性肾功能不全、肝硬化、甲状腺功能亢进患者血清中也可能检测到高胰岛素原及其类似物水平。

（三）胰岛素测定

1.标本采集与保存

所有测定方法均可采用血清标本,血浆标本(EDTA 和肝素抗凝)可用于一些免疫分析法。由于红细胞中存在胰岛素降解酶,故可致胰岛素含量降低,使用夹心免疫技术可观察到异嗜性抗体或类风湿因子可引起胰岛素假性升高。胰岛素测定的血清标本应在取血后 5 h 内分离,分离血清中的胰岛素在室温下可稳定 12 h,在 4 ℃可稳定 1 周,在-10 ℃可稳定 1 个月。

2.检测方法

虽然胰岛素测定历史已经有 40 年,目前仍然没有高度精确、准确和可靠的方法。目前有很多胰岛素检测商业试剂盒,包括 RIA、ELISA、化学发光免疫法等,其基本原理是免疫分析法,检测免疫反应性胰岛素。除了胰岛素,与胰岛素有共同抗原表位的物质如胰岛素原、胰岛素原转换中间产物、糖基化及二聚体化的胰岛素衍生物等都可能被检测到。胰岛素抗血清与胰岛素原有交叉反应,但不与 C-肽反应。对于健康人体来说,胰岛素检测的特异性不是问题,因健康人血清中低浓度的胰岛素原不会影响胰岛素测量结果。但在某些情况,如糖尿病、胰岛细胞瘤患者,胰岛素原以较高浓度存在,会使胰岛素检测结果偏高,而胰岛素原的活性很低,会得到不准确的具有活性的胰岛素检测结果。

3.胰岛素检测的标准化

ADA 曾经评估 9 个生产商的 12 种不同试剂,结果显示方法内变异达到 3.7%～39%,方法间变异达到 12%～66%,平均变异 24%。一般的胰岛素参考测量程序不能够达到优化方法间变异、使检测结果一致的目的。最近,ADA 胰岛素测量标准工作组与美国糖尿病消化病肾病研究所(National Institute of Diabetes and Digestive and Kidney Diseases)、CDC、欧洲糖尿病研究协会(European Association for the Study of Diabetes)联合,建立以同位素稀释液相色谱-串联质谱法(isotopedilution liquid chromatography-tandom mass spectrometry,IDMS)为参考方法的溯源链,以标准化胰岛素检测。标准化、同质化胰岛素检测对于临床诊疗具有实际意义。

4.参考区间

因方法的批间差异大,目前情况下实验室应建立自己的参考区间,以 SI 单位(pmol/L)报告结果。过夜空腹后,正常健康无肥胖人群的胰岛素范围是 12～150 pmol/L(3～25 μU/mL)。部分特异性较好、减少胰岛素原干扰的方法得到的空腹胰岛素水平是小于 60 pmol/L(9 μU/mL)。在肥胖人群,胰岛素水平偏高,非糖尿病患者群及运动员胰岛素水平偏低。

5.临床意义

胰岛素是降低血糖的主要激素,胰岛素测定可用于空腹低血糖症患者的评估,也是 2 型糖尿病患者治疗方案选择的参考指标,如果胰岛素水平低,选择胰岛素治疗的可能性增加。另外,胰岛素测定是多囊卵巢综合征的评估指标,因为这种疾病的患者常伴胰岛素抵抗及碳水化合物代谢异常。虽然有研究者建议在 OGTT 检测的同时测定胰岛素,作为糖尿病的早期诊断指标之一,目前 ADA 所建议的糖尿病诊断指标并不包括胰岛素测定。

（1）胰岛素增高:常见于非胰岛素依赖型糖尿病(2 型糖尿病),此类患者常较肥胖,其早期与中期均有高胰岛素血症;胰岛 β 细胞瘤、胰岛素自身免疫综合征、脑垂体功能减退、甲状腺功能减退、Addison 病也有异常增高。此外,怀孕妇女、应激状态下如外伤、电击与烧伤等患者胰岛素的水平也较高。

（2）胰岛素降低:常见于胰岛素依赖型糖尿病(1 型糖尿病)及晚期非胰岛素依赖型糖尿病

（2型糖尿病）；胰腺炎、胰腺外伤、β细胞功能遗传性缺陷病的患者及服用噻嗪类药、β受体阻滞剂者常见血胰岛素降低。

（四）C-肽测定

1.标本采集与保存

采用血清标本。如果血清标本不能立即测定，须保存于−20 ℃，并避免反复冻融。标本溶血可影响胰岛素，而不影响C-肽（C-P）的测定。标本贮存的时间越短越好。测定C-肽的血清加入抑肽酶，−20 ℃贮存3个月对测定结果无明显影响。

C-肽抗体不能识别胰岛素原，但当血中存在大量胰岛素原时（如胰岛细胞瘤或血浆胰岛素抗体结合大量胰岛素原）也会影响C-肽的测定，使结果偏高。这时测定C-肽须将血清样品先经25%～30%的聚乙二醇（PEG）或葡萄珠结合胰岛素抗体处理，除去胰岛素原后再行测定。

2.测定方法

C-肽检测的基本原理是免疫分析法，包括放射免疫分析（RIA）、酶免疫分析（ELISA）、化学发光免疫分析（CLIA）和电化学发光免疫分析（ECLIA）等。不同方法间变异较大，其原因包括不同的抗血清、与胰岛素原的交叉反应不同、不同的C-肽校准品等。比较15个实验室9种不同的C-肽常规检测方法，批内、批间变异高达10%及18%，美国CDC成立了C-肽检测标准化工作组。

3.参考区间

健康人群空腹血清C-肽水平为0.25～0.6 nmol/L（0.78～1.89 ng/mL），葡萄糖或胰高血糖素刺激后，血清C-肽水平为0.9～1.87 nmol/L（2.73～5.64 ng/mL），是刺激前的3～5倍。尿C-肽的参考范围为25±8.8 pmol/L（74±26 μg/L）。

4.临床意义

C-肽测定比胰岛素测定有更多优点，因其肝脏代谢可以忽略，外周血C-肽浓度与胰岛素相比是更好的β细胞功能指示项目，C-肽检测不受外源性胰岛素的干扰，与胰岛素抗体无交叉反应，而这些都会影响胰岛素检测结果。

（1）评估空腹低血糖：对于某些β细胞瘤患者，特别是胰岛素间歇分泌过多时，胰岛素水平可以正常，但C-肽水平升高。当注射外源性胰岛素导致低血糖时，胰岛素浓度升高，C-肽水平降低，因C-肽检测方法不识别外源性胰岛素，且外源性胰岛素可抑制β细胞功能。

（2）评估胰岛素分泌能力和速率：检测基础或刺激后的C-肽浓度，但在常规糖尿病监测中作用不大。

（3）用于监测胰腺手术效果：在胰腺切除后应该检测不到C-肽，在胰腺或胰岛细胞成功移植后，C-肽浓度应该升高。

（五）胰岛素和C-肽释放试验

1.胰岛素释放试验

主要用于了解胰岛β细胞的功能状态，协助判断糖尿病类型并决定治疗方案。

（1）方法：口服葡萄糖75 g分别在空腹及服葡萄糖开始后30 min、60 min、120 min、180 min采血测定血糖和胰岛素水平。可与OGTT同时进行。

（2）参考区间：通常为空腹3～25 mU/L，服糖后分泌高峰在30～60 min，峰值比空腹升高4～6倍，峰值应<130 mU/L，120 min<100 mU/L，180 min后基本恢复到空腹水平。

(3)临床意义:①空腹胰岛素>25 mU/L,服糖后 2~3 h 仍持续高水平(往往>100 mU/L),提示可能存在胰岛素抵抗。②糖尿病患者胰岛素释放高峰往往后延,1 型糖尿病患者胰岛素分泌能力降低,分泌曲线呈低平;空腹血浆胰岛素浓度很低,一般<3 μU/mL(正常为 3~25 μU/mL),甚至测不出;血及 24 h 尿中 C-肽均很低,常不能测出。③2 型糖尿病患者视胰岛素缺乏或抵抗的类型不同,患者空腹胰岛素水平正常或高于正常,刺激后曲线上升迟缓,高峰在 2 h 或 3 h,多数在 2 h 达到高峰,其峰值明显高于正常值,提示胰岛素分泌相对不足。

2.C-肽释放试验

是反映自身胰岛素分泌能力的一个良好指标,有助于鉴别 1 型和 2 型糖尿病患者。

(1)实验方法:同胰岛素释放试验。可与 OGTT 同时进行。

(2)参考区间:正常人空腹血浆 C-肽值为 0.8~4.0 μg/L,餐后 1~2 h 增加 4~5 倍,3 h 后基本恢复到空腹水平。

(3)临床意义:C-肽释放试验与胰岛素释放试验的临床意义相同。

C-肽测定常用于糖尿病的分型,它与胰岛素测定的意义是一样的。1 型糖尿病由于胰岛 β 细胞大量破坏,C-肽水平低,对血糖刺激基本无反应,整个曲线低平;2 型糖尿病 C-肽水平正常或高于正常;服糖后高峰延迟或呈高反应。

C-肽测定还用于指导胰岛素用药的治疗,可协助确定患者是否继续使用胰岛素还是只需口服降糖药或饮食治疗。糖尿病患者胰岛素水平相对或绝对不足的原因比较复杂,所以胰岛素水平既可表现为高,也可表现为低。前者用胰岛素治疗无效,后者不用胰岛素则加速糖尿病并发症的出现。若患者接受过胰岛素治疗 6 周后则可产生胰岛素抗体,这时测定胰岛素常不能反映患者体内胰岛素的真实水平。

C-肽可用于低血糖的诊断与鉴别诊断,特别是医源性胰岛素引起的低血糖。

由于胰岛 β 细胞在分泌胰岛素的同时也等分子地释放 C-肽,C-肽与外源性胰岛素无抗原交叉,且生成量不受外源性胰岛素影响,很少被肝脏代谢,因此 C-肽测定可以更好地反映 β 细胞生成和分泌胰岛素的能力。

二、胰高血糖素测定

常采用竞争 RIA 法测定胰高血糖素,校正值由厂商提供,其根据是 WHO 胰高血糖素国际标准(69/194)。空腹时血浆胰高血糖素浓度范围为 20~52 pmol/L(70~80 ng/L)。胰腺 α 细胞瘤患者外周血中的胰高血糖素极度升高,浓度最高可达正常参考值上限的 500 倍,并常伴有体质量减轻、(表皮)松解坏死型游走性红斑、糖尿病、口腔炎、腹泻等症状。低胰高血糖素血症见于慢性胰腺炎、长期使用磺酰脲类治疗。

三、胰岛素抵抗的检测

(一)生理与生物化学

胰岛素抵抗(insulin resistance,IR)又称胰岛素不敏感(Insulin insensitivity),是胰岛素对外周组织,主要是肝脏、肌肉、脂肪的作用减弱。20 世纪 30 年代开始使用动物胰岛素制剂治疗糖尿病不久,就已经发现有些患者对胰岛素敏感,有些不敏感,并通过同一患者注射和不注射胰岛素 OGTT 血糖下面积之差,不同患者存在较大差异证明了胰岛素抵抗的存在。20 世纪 50 年代末胰岛素的放射免疫分析法建立后,胰岛素抵抗的检测有了突破性进展。目前胰岛素抵抗的检测方法多适用于科研检测。

（二）测定方法

1.血胰岛素浓度测定

当存在 IR 时,组织利用血糖减低致高血糖趋向,高血糖又刺激胰岛 β 细胞分泌更多的胰岛素以使血糖恢复正常或不能使血糖恢复正常,表现为高胰岛素血症伴正常血糖或高血糖。可空腹采血或常规口服糖耐量试验,同时查血糖和胰岛素,当空腹或餐后胰岛素峰值大于正常人均值＋2SD时可诊断为高胰岛素血症。由于个体间基础及餐后胰岛素存在较大差异,不同胰岛素检测方法也存在较大差异,各实验室应设置自己的参考区间,应选择中年、非肥胖的健康人,也可作不同年龄组的参考区间,例数至少在 30～50 人。未检出高胰岛素水平,也不能排除 IR 的存在,高胰岛素血症是 IR 的参考指标。

2.胰岛素作用指数

由于血糖与胰岛素相互作用,有研究者提出以空腹血糖与空腹胰岛素之间的关系作为判断 IR 的参数。

3.葡萄糖耐量加胰岛素释放试验

用 OGTT 加胰岛素释放试验的 G 曲线下面积与 I 曲线下面积之比作为 IR 的比较参数,又称闭环模型。

4.胰岛素抑制试验

是开环模型方法的一种,其原理是用药物抑制受试者葡萄糖刺激的 β 细胞分泌胰岛素(β 细胞致盲),然后给受试者输注葡萄糖及胰岛素,调整输速,达到血糖稳态及血胰岛素稳态,达到稳态时的血糖浓度和血胰岛素浓度之比值,可作为胰岛素敏感度的参考指标。

5.葡萄糖钳夹试验(GCT)

开环模型方法的一种,是目前测定胰岛素抵抗的"金标准"。空腹时,血糖浓度相对稳定,机体葡萄糖的生成主要来自肝葡萄糖输出,与葡萄糖的利用是相等的。此时如果输注一定量的胰岛素,造成高胰岛素血症,会增加葡萄糖利用,同时抑制肝糖输出,血糖将降低,但如果同时输注葡萄糖可以使血糖得到补充,使肝糖输出与葡萄糖利用达到平衡,并可调节葡萄糖输速使血糖达到预先设计的靶水平。在输注的胰岛素也达稳态的情况下,此时葡萄糖的输注速度应等于其清除率,这个清除率可以作为胰岛素敏感性的参考指标。

6.最小模型法测定胰岛素敏感度

静脉注射一个剂量的葡萄糖,接下来频繁地检查血糖和血胰岛素约 30 个样本,根据葡萄糖与胰岛素浓度的动力学关系求得胰岛素敏感度指数,又称频繁采血的静脉葡萄糖耐量试验。

第六节　胰岛自身抗体测定

大多数 1 型糖尿病患者的胰岛 β 细胞因自身免疫攻击而损伤和缺失,被称为免疫介导糖尿病,不同胰岛自身抗体不断被发现,给 1 型糖尿病的诊断及预期提供更多检测指标。目前可以常规检测的胰岛自身抗体包括抗胰岛细胞抗体(autoantibody to islet cell cytoplasm,ICA)、抗胰岛素抗体(insulin autoantibodies,IAA)、谷氨酸脱羧酶抗体(autoantibody to the 65-kDa isoform of glutamic acid decarboxylase,GAD65A)、胰岛素瘤抗原 2 蛋白抗体(autoantibody to 2 insulinoma antigen 2 proteins,IA-2A/IA-2βA)、抗锌运载体 8 变异体 3 抗体(autoantibody to 3 variants of zinc transporter 8,ZnT8A)。

一、检测原理及方法

(一)抗胰岛素抗体测定

IAA 目前可以使用放射性核素法检测,加入过量的放射标记胰岛素,计算胰岛素放射性配体结合率的变化。当特异性抗体结合大于 99 百分位数或超过健康人平均值 2～3SD 时,结果报告为阳性。每个实验室需检测 100～200 个健康个体得到胰岛素自身抗体结合率。对于 IAA 检测需注意的是在胰岛素治疗后人体会产生胰岛素抗体,即便使用人源性胰岛素治疗。从美国糖尿病自身抗体检测标准化计划(Diabetes Autoantibody Standardization Program,DASP)得到的数据显示,IAA 检测的实验室间不精密度较大。

(二)谷氨酸脱羧酶抗体测定

GAD65A、IA-2A 可通过标准放射结合试验检测,使用 35S 标记的重组人源 GAD65 或 IA-2(体外转录产生,掺入^{35}S 或^{3}H 标记氨基酸)。商业化的 GAD65A、IA-2A 试剂盒为放射免疫法,分别使用^{125}I 标记 GAD65 及 IA-2。另外,目前也有商业化的非放射标记 GAD65A、IA-2A 检测试剂盒。WHO 建立了 GAD65A、IA-2A 检测标准,要求使用国际单位报告结果。Cutoff 值应该从检测 100～200 个健康人样本得到,其结果超过 99 百分位数者报为阳性。DASP 进行了全球多家实验室间的比对,在美国糖尿病免疫协会的支持下,CDC 组织了能力验证计划。GAD65A、IA-2A 商业检测试剂盒也参加 DASP 计划,说明 GAD65A、IA-2A 可能趋向于标准化。

(三)抗胰岛细胞抗体测定

ICAs 可以使用人胰腺冷冻切片间接免疫荧光法,检测免疫球蛋白与胰岛结合的程度,其结果可与美国生物标准及质量控制研究所(National Institute of Biological Standards and Control)提供的 WHO 标准血清检测结果比较,结果以 JDF(Juvenile Diabetes Foundation)单位表示。两次检测≥10JDF 或一次检测≥20JDF 患 1 型糖尿病风险显著增加。这种方法使用不便且很难标准化,检测 ICA 的实验室数量明显减少,且不再纳入 DASP 计划。

二、临床意义

(一)在糖尿病筛查与诊断中的意义

85%～90%的 1 型糖尿病患者在检测到空腹高血糖症时已经检测到胰岛细胞自身抗体。自身免疫在高血糖症及糖尿病继发症状出现数月到数年以前就已经存在。1 型糖尿病发病数年后,一些自身抗体浓度降低到最低检测限以下,但 GAD65A 常保持增高。1 型糖尿病患者患其他自身免疫病的风险性也明显高于正常人,如乳糜泻、毒性弥漫性甲状腺肿病、甲状腺炎、原发性慢性肾上腺皮质功能减退症、恶性贫血,仅少数 1 型糖尿病患者没有发现明显病因及自身免疫证据。

新诊断 1 型糖尿病患者中 15%有一级亲属具有 1 型糖尿病病史。1 型糖尿病患者亲属的发病为 5%,是正常人群的 15 倍。对于 1 型糖尿病患者亲属进行胰岛自身抗体筛查有助于找到高风险者。但是,约1%的健康个体也具有胰岛自身抗体,但对于1型糖尿病为低风险。1型糖尿病的患病率为0.3%,单一种胰岛自身抗体的阳性预测值将很低。多种胰岛自身抗体的存在伴随大于90%的1型糖尿病患病风险率,但是没有任何治疗干预措施能够阻止糖尿病的发生,所以虽然1型糖尿病患者体内检测到了数种胰岛自身抗体,它们多用于临床研究,并未能够用于糖尿病患者的诊疗管理。在建立针对儿童的高性价比筛查策略、建立有效预防及干预治疗措施以延缓糖尿病发生之前,胰岛自身抗体的检测不能被推荐在研究以外的范围广泛使用。

对于确定具有HLA-DR和/或HLADQB1链的儿童,一般不会患1型糖尿病,但仍可能有胰岛自身抗体升高,这时胰岛自身抗体已经失去了预期作用,不能再作为预防试验。少数具有2型糖尿病症状的成人同样可检测到胰岛自身抗体,特别是GAD65A,预示着胰岛素依赖性,这种情况被称为潜在成人自身免疫糖尿病(latent autoimmune diabetes of adulthood,LADA)或1.5型糖尿病(type 1.5 diabetes),或慢性进展性1型糖尿病(slowly progressive IDDM)。虽然GAD65A阳性糖尿病患者比阴性患者更快进展到胰岛素依赖状态,很多抗体阴性的2型糖尿病患者纵然较慢,也随病程延长进展到胰岛素依赖状态,部分患者表现出胰岛成分的T细胞反应性。胰岛自身抗体检测对于2型糖尿病患者用途有限,临床医师一般根据血糖控制水平制定胰岛素治疗方案。

(二)在糖尿病监测中的意义

对于胰岛自身抗体阳性个体,目前并没有可接受的有效治疗措施能在糖尿病确诊后延长胰岛细胞存活及避免糖尿病发生。因此,目前重复检测胰岛自身抗体以监测胰岛细胞自身免疫情况没有临床意义。对于胰岛或胰腺移植个体,存在或缺乏胰岛自身抗体可以澄清移植失败是由于自身免疫病复发还是由于排斥反应。如果部分胰腺从同卵双生个体或其他HLA相同同胞移植,胰岛自身抗体检测有助于免疫抑制剂治疗措施的制定,以阻止糖尿病复发,但目前只停留于理论上,尚无具体治疗措施确定下来。

总之,胰岛细胞自身抗体检测可能对于以下情况有利:定义糖尿病亚型,这类患者的初始诊断是2型糖尿病,但有1型糖尿病的胰岛细胞自身抗体标志,且进展到胰岛素依赖;筛查拟捐献部分肾脏或胰腺的非糖尿病家族成员;筛查妊娠糖尿病患者是否具有进展至1型糖尿病的风险;糖尿病确诊后,鉴别1型、2型糖尿病患儿,以制定胰岛素治疗措施,如可能是2型糖尿病的患儿给予口服降糖药,胰岛细胞自身抗体阳性的患儿立即给予胰岛素治疗。目前,检测胰岛细胞自身抗体对监测病情仍无临床实际意义,多在研究方案中出现。

三、临床检测建议

美国临床生物化学学会(National Academy of Clinical Biochemistry,NACB)建议:①胰岛细胞自身抗体检测推荐用于筛选希望捐献部分胰腺给1型糖尿病终末期患者的非糖尿病家庭成员;②胰岛自身抗体检测不推荐用于糖尿病诊断,标准化的胰岛细胞自身抗体试验可用于成人糖尿病患者分类、出生后HLA分型1型糖尿病遗传高风险儿童预后研究;③目前不推荐在2型糖尿病患者中进行胰岛自身抗体筛查,但标准化的胰岛自身抗体检测技术可用于研究2型糖尿病患者再次治疗失败的可能机制;④目前不推荐在1型糖尿病患者亲属及正常人群中筛查胰岛自身抗体,标准化的胰岛自身抗体检测技术仅用于预后临床研究;⑤在具有质量控制系统的、经认证的实验室检测胰岛细胞自身抗体,并且参加能力验证活动。

第十一章 血脂检验

第一节 胆固醇检验

一、概述

（一）生化特性及病理生理

胆固醇（CHO）是人体的主要固醇，是非饱和固醇，基本结构为环戊烷多氢体（甾体）。正常人体含胆固醇量约为 2 g/kg 体质量，外源性 CHO（约占 1/3）来自食物经小肠吸收，内源性 CHO（约占 2/3）由自体细胞合成。人体胆固醇除来自食物以外，90％的内源性胆固醇在肝内由乙酰辅酶 A 合成，且受食物中胆固醇多少的制约。CHO 是身体组织细胞的基本成分，除特殊情况外（如先天性 β 脂蛋白缺乏症等），人体不会缺乏 CHO。除脑组织外，所有组织都能合成 CHO。在正常情况下，机体的 CHO 几乎全部由肝脏和远端小肠合成，因此临床和预防医学较少重视研究低胆固醇血症。一般情况下，血清 CHO 降低临床表现常不明显，但长期低 CHO 也是不正常的，能影响生理功能，如记忆力和反应能力降低等。

胆固醇的生理功能：主要用于合成细胞膜、类固醇激素和胆汁酸。

血浆胆固醇主要存在于低密度脂蛋白（LDL）中，其次存在于高密度脂蛋白（HDL）和极低密度脂蛋白（VLDL）中，而乳糜微粒（CM）中含量最少。胆固醇主要是以两种脂蛋白形式（LDL 和 HDL）进行转运的，它们在脂类疾病发病机制中作用相反。

个体内胆固醇平均变异系数（CV）为 8％。总胆固醇浓度提供一个基值，它提示是否应该进一步进行脂蛋白代谢的实验室检查。一般认为在胆固醇水平＜4.1 mmol/L（160 mg/dL）时冠心病不太常见；同时将 5.2 mmol/L（200 mg/dL）作为阈值，超过该值时冠心病发生的危险性首先适度地增加，当胆固醇水平高于 5.4 mmol/L（250 mg/dL）时其危险性将大大增加。Framingham 的研究结果表明，与冠心病危险性相关的总胆固醇浓度其个体预期值则较低。总胆固醇浓度只有在极值范围内才有预测意义，即＜4.1 mmol/L（160 mg/dL）和＞8.3 mmol/L（320 mg/dL）。临床对高胆固醇血症极为重视，将其视为发生动脉粥样硬化最重要的原因和危险因素之一。

（二）总胆固醇检测

1.测定方法

采用胆固醇氧化酶——过氧化物酶耦联的 CHOD-PAP 法。

（1）检测原理：胆固醇酯被胆固醇酯酶分解成游离胆固醇和脂肪酸。游离胆固醇在胆固醇氧化酶的辅助下消耗氧，然后被氧化，导致 H_2O_2 增加。应用 Trinder 反应，即由酚和 4-氨基安替比林形成的过氧化物酶的催化剂形式的红色染料，通过比色反应检验胆固醇浓度。

（2）稳定性：血浆或血清样本在 4 ℃时可保存 4 d。长期保存应置于 −20 ℃。

2.参考范围

我国"血脂异常防治对策专题组"1997 年提出的《血脂异常防治建议》规定：

理想范围<5.2 mmol/L,边缘性增高 5.23～5.69 mmol/L,增高>5.72 mmol/L。

美国胆固醇教育计划（NCEP）成人治疗组（ATP）1994 年提出的医学决定水平：①理想范围<5.1 mmol/L；②边缘性增高：5.2～6.2 mmol/L；③增高：>6.21 mmol/L。

据欧洲动脉粥样硬化协会的建议,血浆 CHO>5.2 mmol/L 时与冠心病发生的危险性增高具有相关性。CHO 越高,这种危险增加的越大,它还可因其他危险因素如抽烟、高血压等而增强。

3.检查指征

以下疾病应检测血清胆固醇：①动脉粥样硬化危险性的早期确诊；②使用降脂药治疗后的监测反应；③高脂蛋白血症的分型和诊断。

二、血清胆固醇异常常见原因

见表 11-1。

表 11-1　胆固醇增高与减低的常见原因

增高	减低
原发性	原发性
家族性高胆固醇血症[低密度脂蛋白受体(LDL-R)缺陷]	无 β 脂蛋白血症
	低 β 脂蛋白血症
混合性高脂蛋白血症	α 脂蛋白缺乏症
家族性Ⅲ型高脂蛋白血症	家族性卵磷脂-胆固醇酯酰基转移酶（LCAT）缺乏病
继发性	继发性
内分泌疾病	严重肝脏疾病
甲状腺功能减退	急性重型肝炎
糖尿病(尤其昏迷时)	肝硬化
库欣综合征	内分泌疾病
肝脏疾病	甲状腺功能亢进
阻塞性黄疸	艾迪生病
肝癌	严重营养不良
肾脏疾病	吸收不良综合征
肾病综合征	严重贫血

续表

增高	减低
慢性肾炎肾病期	白血病
类脂性肾病	癌症晚期
药物性	
应用固醇类制剂	

三、临床思路

见图11-1。

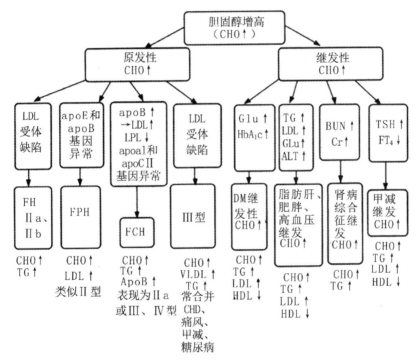

图11-1　血清胆固醇分析临床思路图

(一)除外非疾病因素

血清CHO水平受年龄、家族、民族、性别、遗传、饮食、工作性质、劳动方式、精神因素、饮酒、吸烟和职业的影响。

1.性别和年龄

血浆胆固醇水平,男性较女性高,两性的CHO水平都随年龄增加而上升,但70岁后下降,中青年女性低于男性。女性在绝经后CHO可升高,这与妇女绝经后雌激素减少有关。美国妇女绝经后,血浆CHO可增高大约0.52 mmol/L(20 mg/dL)。

2.妊娠

女性妊娠中、后期可见生理性升高,产后恢复原有水平。

3.体质量

有研究提示:血浆CHO增高可因体质量增加所致,并且证明肥胖是血浆CHO升高的一个重要因素。一般认为体质量增加,可使人体血浆 CHO 升高 0.65 mmol/L(25 mg/dL)。

4.运动

体力劳动较脑力劳动为低。血浆 CHO 高的人可通过体力劳动使其下降。

5.种族

白种人较黄种人高。正常水平较高的人群往往有家族倾向。

6.饮食

临界 CHO 升高的一个主要原因是较高的饱和脂肪酸的饮食摄入,一般认为,饱和脂肪酸摄入量占总热卡的 14%,可使血浆 CHO 增高大约 0.52 mmol/L(20 mg/dL),其中多数为 LDL-C。但是 CHO 含量不像 TG 易受短期食物中脂肪含量的影响而上升,一般讲,短期食用高胆固醇食物对血中 CHO 水平影响不大,但长期高 CHO、高饱和脂肪酸和高热量饮食习惯可使血浆 CHO 上升。素食者低于非素食者。

7.药物

应用某些药物可使血清胆固醇水平升高,如环孢霉素、糖皮质激素、苯妥英钠、阿司匹林、某些口服避孕药、β 受体阻滞剂等。

8.血液的采集

静脉压迫 3 min 可以使胆固醇值升高 10%。在受试者站立体位测得的值相对于卧位也出现了相似的增加。在进行血浆检测时推荐使用肝素或 EDTA 作为抗凝剂。

9.干扰因素

血红素>2 g/L 和胆红素 70%mol/L(42 mg/dL)时,会干扰全酶终点法测定。抗坏血酸和 α-甲基多巴等类还原剂会引起胆固醇值假性降低,因为它们能和过氧化氢反应,阻断显色反应(即阻断偶联终点比色反应过程)。

(二)血清胆固醇病理性增高

临界高胆固醇血症的原因:除了其基础值偏高外,主要是饮食因素即高胆固醇和高饱和脂肪酸摄入以及热量过多引起的超重,其次包括年龄效应和女性的更年期影响。

轻度高胆固醇血症原因:轻度高胆固醇血症是指血浆胆固醇浓度为 6.21~7.49 mmol/L(240~289 mg/dL),大多数轻度高胆固醇血症,可能是由于上述临界高胆固醇血症的原因所致,同时合并有基因的异常。已知有几种异常原因能引起轻度高胆固醇血症:①LDL-C 清除低下和 LDL-C 输出增高;②LDL-C 颗粒富含胆固醇酯,这种情况会伴有 LDL-C 与 apoB 比值(LDL-C/apoB)增高。

重度高胆固醇血症原因:重度高胆固醇血症原因是指 CHO>7.51 mmol/L(290 mg/dL)。许多重度高胆固醇血症是由于基因异常所致,绝大多数情况下,重度高胆固醇血症是下列多种因素共同所致:①LDL-C分解代谢减低,LDL-C 产生增加;②LDL-apoB 代谢缺陷,LDL-C 颗粒富含胆固醇酯;③上述引起临界胆固醇血症的原因。大多数重度高胆固醇血症很可能是多基因缺陷与环境因素相互作用所致。

1.成人胆固醇增高与冠心病

血清胆固醇的水平和发生心血管疾病危险性间的关系,在年轻男性和老年女性有相关性,女性出现冠心病的临床表现和由冠心病导致死亡的年龄一般比男性晚 15 年。因此,区分未绝经和已绝经的妇女尤为重要。对成人高脂血症的筛选是针对心血管危险因素的常规检查程序的一部分。

2.儿童期胆固醇增高与冠心病

成人血清胆固醇水平升高和冠心病死亡率增加间的密切关系已经明确,儿童时期还不确定,因为儿童期胆固醇增高不会维持到成人期,相反,儿童期的低水平到成人期以后可能变为较高的水平。

儿童期的研究有助于识别和治疗那些很有可能发展成为高脂血症和冠心病高危因素的人群。欧洲动脉粥样硬化协会提出了以下建议来识别儿童的脂质紊乱。

以下情况需测定血清胆固醇水平:①父母或近亲中有人 60 岁以前就患有心血管疾病的儿童和青少年;②父母中的一方有高胆固醇血症,胆固醇水平＞7.8 mmol/L(300 mg/dL)的家族史的儿童,胆固醇水平＞5.2 mmol/L(200 mg/dL),年龄在 2 和 19 岁之间的儿童和青少年则考虑为高水平且将来需要复查。

3.高胆固醇血症病理状态

高胆固醇血症有原发性与继发性两类。原发性见于家族性高胆固醇血症、多基因家族性高胆固醇血症、家族性 apoB 缺陷症、混合性高脂蛋白血症等基因遗传性疾病。继发性见于如动脉粥样硬化、冠心病、糖尿病、肾病综合征、甲状腺功能减退和阻塞性黄疸等疾病在病理改变过程中引发脂质代谢紊乱时所形成的异常脂蛋白血症。

(1)家族性高胆固醇血症:原发性高胆固醇血症主要见于家族性高胆固醇血症(FH)。家族性高胆固醇血症是单基因常染色体显性遗传性疾病,由于 LDL-C 受体先天缺陷造成体内 LDL-C 清除延缓而引起血浆胆固醇水平升高,患者常有肌腱黄色瘤。在心肌梗死存活的患者中占 5%。家族性高胆固醇血症患者发生动脉粥样硬化的危险性与其血浆胆固醇水平升高的程度和时间有着密切关系。

家族性高胆固醇血症的临床特征可分为四方面:高胆固醇血症、黄色瘤及角膜环、早发的动脉粥样硬化和阳性家族史。①血浆胆固醇增高:高胆固醇血症是该病最突出的血液表现,即在婴幼儿时期即已明显。杂合子患者血浆胆固醇水平为正常人的 2~3 倍,多超过 7.76 mmol/L(300 mg/dL);纯合子患者为正常人的 4~6 倍,多超过 15.5 mmol/L(600 mg/dL)。血浆 TG 多正常,少数可有轻度升高。因此患者多属Ⅱa 型高脂蛋白血症,少数可为Ⅱb 型高脂蛋白血症。②黄色瘤和角膜环:黄色瘤是家族性高胆固醇血症常见而又重要的体征。依其好发部位、形态特征可分为腱黄瘤、扁平黄瘤和结节性黄瘤。其中以腱黄瘤对本病的诊断意义最大。杂合子型患者黄色瘤多在 30 岁以后出现,纯合子型患者常在出生后前 4 年出现,有的出生时就有黄色瘤。角膜环合并黄色瘤常明显提示本病的存在。③早发的动脉粥样硬化:由于血浆胆固醇异常升高,患者易早发动脉粥样硬化。杂合子型患者冠心病平均发病年龄提前 10 岁以上,纯合子型患者多在 30 岁前死于冠心病,文献报告曾有年仅 18 个月幼儿患心肌梗死的报告。④阳性家族史:家族性高胆固醇血症是单基因常染色体显性遗传性疾病。因此杂合子患者的父母至少有一个是该病的患者,而家族性高胆固醇血症仅占高胆固醇血症的大约 1/20,并且不是所有的病例均有特征性的黄色瘤,故家系分析对该病的诊断是十分重要和必不可少的,对年轻的杂合子患者的诊断尤其是如此。

(2)多基因家族性高胆固醇血症:在临床上这类高胆固醇血症相对来说较为常见,其患病率可能是家族性高胆固醇血症的 3 倍。

该病是由多种基因异常所致,研究提示可能相关的异常基因包括 apoE 和 apoB。更为重要的是这些异常基因与环境因素相互作用,引起血浆胆固醇(CHO)升高。环境因素中以饮食的影响最明显,经常进食高饱和脂肪酸、高 CHO 和高热量饮食者是血浆 CHO 升高的主要原因。由于是多基因缺陷所致,其遗传方式也较为复杂,有关的基因缺陷尚不清楚。这类患者的 apoE 基因型多为 E4 杂合子或 E4 纯合子。其主要的代谢缺陷是 LDL-C 过度产生或 LDL-C 降解障碍。多基因家族性高胆固醇血症的临床表现类似于 Ⅱ 型高脂蛋白血症,主要表现为:血浆胆固醇水平轻度升高,偶可中度升高。患者常无黄色瘤。

诊断:在家族调查中,发现有两名或两名以上的成员血浆胆固醇水平升高,而家庭成员中均无黄色瘤。

(3)家族性混合型高脂蛋白血症(FCH):为常染色体遗传,在 60 岁以下患有冠心病者中,这种类型的血脂异常最常见(占 11.3%),在一般人群中 FCH 的发生率为 1%~2%。另有研究表明,在 40 岁以上原因不明的缺血性脑卒中患者中,FCH 为最多见的血脂异常类型。

有关 FCH 的发病机制尚不十分清楚,目前认为可能与以下几方面有关:①apoB 产生过多,因而 VLDL 的合成是增加的,这可能是 FCH 的主要发病机制之一;②小而密颗粒的 LDL-C 增加,LDL-C 颗粒中含 apoB 相对较多,因而产生小颗粒致密的 LDL-C,这种 LDL-C 颗粒的大小是与空腹血浆 TG 浓度呈负相关,而与 HDL-C 水平呈正相关;③酯酶活性异常和脂质交换障碍,脂蛋白酯酶(LPL)是脂蛋白代谢过程中一个关键酶,LPL 活性下降引起血浆 VLDL 清除延迟,导致餐后高脂血症;④apoAⅠ 和 apoCⅢ 基因异常;⑤脂肪细胞脂解障碍。

临床表现与诊断:FCH 的血脂异常特点是血浆 CHO 和 TG 均有升高,其生化异常类似于 Ⅱb 型高脂蛋白血症,临床上 FCH 患者很少见到各种类型的黄色瘤,但合并有早发性冠心病者却相当常见。FCH 的临床和生化特征及提示诊断要点如下:①第一代亲属中有多种类型高脂蛋白血症的患者;②早发性冠心病的阳性家族史;③血浆 TG、CHO 和 apoB 水平升高;④第一代亲属中无黄色瘤检出;⑤家族成员 20 岁以下者无高脂血症患者;⑥表现为 Ⅱa、Ⅱb、Ⅳ 或 Ⅴ 型高脂蛋白血症;⑦LDL-C/apoB 比例降低。一般认为,只要存在第①、②和③点就足以诊断 FCH。

4.继发性高胆固醇血症

(1)血浆胆固醇增高与动脉粥样硬化:CHO 高者发生动脉硬化、冠心病的频率高,但冠心病患者并非都有 CHO 增高。高血压与动脉粥样硬化是两种不同、又可互为因果、相互促进的疾病,高血压病时,血浆 CHO 不一定升高,升高可能伴有动脉粥样硬化。因此,高胆固醇作为诊断指标来说,它不够特异,也不够敏感,只能作为一种危险因素。因此,血浆 CHO 测定最常用做动脉粥样硬化的预防、发病估计、疗效观察的参考指标。

(2)血浆胆固醇增高与糖尿病:胰岛素的生理功能是多方面的,它可以促进脂蛋白酯酶(LPL)的活性,抑制激素敏感脂肪酶的活性,此外,它还能促进肝脏极低密度脂蛋白胆固醇(VLDL)的合成与分泌,促进 LDL-C 受体介导的 LDL-C 降解等。由于胰岛素可通过多种方式和途径影响和调节脂质和脂蛋白代谢,据统计大约 40% 的糖尿病患者并发有异常脂蛋白血症,其中 80% 左右表现为高甘油三酯血症即 Ⅳ 型高脂蛋白血症。患者血脂的主要改变是 TG、CHO 和 LDL-C 的升高及 HDL-C 的降低,WHO 分型多为 Ⅳ 型,也可为 Ⅱb 型,少数还可表现为 Ⅰ 或 Ⅴ 型。流行病学调查研究发现,糖尿病伴有继发性异常脂蛋白血症的患者比不并发的患者冠心病的发病率高 3 倍,因此有效地防治糖尿病并发异常脂蛋白血症是降低糖尿病并发冠心病的关键之一。值得注意的是,并非发生于糖尿病患者的异常脂蛋白血症均是继发性的,其中一部分可能是糖尿病并发原发性异常脂蛋白血症。单纯的血脂化验很难完成对两者的鉴别,主要的鉴别还是观察对糖尿病治疗的反应。

（3）血浆胆固醇增高与甲状腺功能减退：甲状腺素对脂类代谢的影响是多方面的，它既能促进脂类的合成，又能促进脂质的降解，但综合效果是对分解的作用强于对合成的作用。该病患者的血脂改变主要表现为 TG、CHO 和 LDL-C 水平的提高。血脂变化的严重程度主要与甲状腺素的缺乏程度平行，而不依赖于这种缺乏的病理原因。甲状腺素能激活胆固醇合成的限速酶——HMG-CoA 还原酶，也可促进 LDL 受体介导的 LDL-C 的降解，还能促进肝脏胆固醇向胆汁酸的转化。这些作用的综合是降解和转化强于合成，故甲亢患者多表现为 CHO 和 LDL-C 降低，而甲状腺功能减退者表现为二者升高。

（4）血浆胆固醇增高与肾病综合征：肾病综合征患者血脂的主要改变为胆固醇和甘油三酯（TG）显著升高。血浆胆固醇与血浆清蛋白的浓度呈负相关。如果蛋白尿被纠正，肾病的高脂蛋白血症是可逆的。肾病综合征并发脂蛋白异常的机制尚不完全清楚，多数学者认为是由于肝脏在增加清蛋白合成的同时，也刺激了脂蛋白尤其是 VLDL 的合成。VLDL 是富含 TG 的脂蛋白，它又是 LDL-C 的前体，另一可能原因是 VLDL 和 LDL-C 降解减慢。由于 VLDL 和 LDL-C 合成增加，降解减慢，故表现为 CHO 和 TG 的明显升高。

（5）血浆胆固醇增高与肝脏疾病：肝脏是机体 LDL-C 受体最丰富的器官，也是机体合成胆固醇最主要的场所，它还能将胆固醇转化为胆汁酸。由于肝脏在脂质和脂蛋白的代谢中发挥有多方面的重要作用，因此许多肝病并发有异常脂蛋白血症。

（三）血浆胆固醇病理性降低

低胆固醇血症较高胆固醇血症为少，低胆固醇血症也有原发与继发，前者如家族性 α 和 β 脂蛋白缺乏症，后者如消耗性疾病、恶性肿瘤的晚期、甲状腺功能亢进、消化和吸收不良、严重肝损伤、巨幼红细胞性贫血等。低胆固醇血症易发生脑出血，可能易患癌症（未证实）。雌激素、甲状腺激素、钙通道阻滞剂等药物使血浆胆固醇降低。此外，女性月经期可降低。

第二节 甘油三酯检验

一、概述

（一）生化特征及病理生理

和胆固醇一样，由于甘油三酯（TG）低溶解度，它们和载脂蛋白结合在血浆中运送。富含甘油三酯的脂蛋白是乳糜微粒（来源于饮食的外源性甘油三酯）和极低密度脂蛋白（内源性甘油三酯）。

血浆 TG 来源有二：一为外源性 TG，来自食物；二是内源性 TG，是在肝脏和脂肪等组织中合成。主要途径有：①摄入的高热量食物中的葡萄糖代谢提供多余的甘油和脂肪酸，身体将其以脂肪形式贮存；②外源性 TG 超过机体能量需要，过剩的甘油和脂肪酸在组织（主要是脂肪组织）中再酯化为甘油三酯。肝脏合成 TG 的能力最强，但不能贮存脂肪，合成的 TG 与 apoB-100、apoC 等以及磷脂、胆固醇结合为 VLDL，由细胞分泌入血而至其他组织。如有营养不良、中毒、缺乏必需脂肪酸、胆碱与蛋白时，肝脏合成的 TG 不能组成 VLDL，而聚集在胞质，形成脂肪肝。

甘油三酯是一种冠心病危险因素，当 TG 升高时，应该给予饮食控制或药物治疗。另一方面,TG 具有促血栓形成作用和抑制纤维蛋白溶解系统,TG 的促凝作用使体内血液凝固性增加与冠心病(CHD)的发生有一定的关系,TG 可能通过影响血液凝固性而成为 CHD 的危险因素。

血浆 TG 升高一般没有 CHO 升高那么重要,对于 TG 是否是 CHD 的危险因子还有不同意见,TG 浓度和 HDL-C 浓度关系呈负相关。其显著增加(11.3 mmol/L)时易发生间歇性腹痛、皮肤脂质沉积和胰腺炎。大多数 TG 增高是由饮食引起。许多器官的疾病如肝病、肾脏病变、甲状腺功能减退、胰腺炎可并发继发性高甘油三酯血症。

(二)甘油三酯的检测

1.测定方法

TG 测定方法主要分化学法和酶法两大类,目前酶法测定为推荐方法。

TG 酶法的测定原理:TG 的测定首先用酯酶将 TG 水解为脂肪酸和甘油,再用甘油激酶催化甘油磷酸化为甘油-3-磷酸,后者可耦联甘油磷酸氧化酶-过氧化物酶的 GPO-PAP 比色法或丙酮酸激酶-乳酸脱氢酶的动力学紫外测定法检测。

稳定性:血清置密闭瓶内 4 ℃～8 ℃可贮存一周,如加入抗生素和叠氮钠混合物保存,可存放1～2周,－20 ℃可稳定数月。脂血症血清浑浊时可用生理盐水稀释后测定。

2.参考范围

正常人 TG 水平受生活条件的影响,个体间 TG 水平差异比 CHO 大,呈明显正偏态分布。我国关于《血脂异常防治建议》中提出:理想范围≤1.7 mmol/L(150 mg/dL);边缘增高 1.7～2.25 mmol/L(150～200 mg/dL);增高 2.26～5.64 mmol/L(200～499 mg/dL);很高≥5.65 mmol/L(500 mg/dL)。

3.检查指征

(1)早期识别动脉粥样硬化的危险性和高脂蛋白血症的分类。

(2)对使用降脂药物治疗的监测。

二、引起 TG 病理性异常的常见疾病

(一)引起 TG 病理性增高的常见疾病

(1)饮食性:高脂肪高热量饮食、低脂肪高糖饮食、饮酒等。

(2)代谢异常:糖尿病、肥胖症、动脉粥样硬化、痛风等。

(3)家族性高甘油三酯血症。

(4)内分泌疾病:甲状腺功能减退症、Cushing 综合征、肢端肥大症等。

(5)肝胆道疾病:梗阻性黄疸、脂肪肝、Zieve 综合征。

(6)胰腺疾病:急性、慢性胰腺炎。

(7)肾疾病:肾病综合征。

(8)药物影响:ACTH、可的松、睾酮、利尿剂等。

(二)引起 TG 病理性降低的常见疾病

(1)内分泌疾病:甲状腺功能亢进病、艾迪生病、垂体功能减退症。

(2)肝胆道疾病:重症肝实质性损害(肝硬化等)。

(3)肠疾病:吸收不良综合征。

(4)恶病质:晚期肿瘤、晚期肝硬化、慢性心功能不全终末期。

(5)先天性 β-脂蛋白缺乏症。

三、临床思路

见图 11-2。

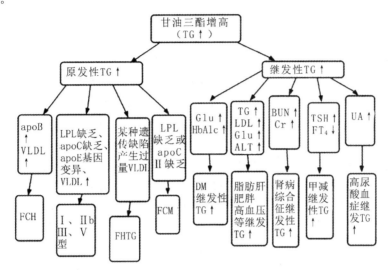

图 11-2　血清甘油三酯分析临床思路图

（一）非疾病因素

健康人群 TG 水平受生活习惯、饮食条件、年龄等影响,TG 水平在个体内和个体间的波动均较大。

1.营养因素

许多营养因素均可引起血浆甘油三酯水平升高,大量摄入单糖亦可引起血浆甘油三酯水平升高,这可能与伴发的胰岛素抵抗有关;也可能是由于单糖可改变 VLDL 的结构,从而影响其清除速度。因我国人群的饮食脂肪量较西方国家为低,所以血清 TG 水平较欧美为低,与日本较接近。饭后血浆 TG 升高,并以 CM 的形式存在,可使血浆浑浊,甚至呈乳糜样,称为饮食性脂血。因此,TG 测定标本必须在空腹12～16 h后静脉采集。进食高脂肪后,外源性 TG 可明显上升,一般在餐后 2～4 h 达高峰,8 h 后基本恢复至空腹水平,有的甚至在 2～3 d 后仍有影响;进高糖和高热量饮食,因其可转化为 TG,也可使 TG 升高,故在检查时要排除饮食的干扰,一定要空腹采集标本。较久不进食者也可因体脂被动员而使内源性 TG 上升。

2.年龄与性别

儿童 TG 水平低于成人。30 岁以后,TG 可随年龄增长稍有上升。成年男性稍高于女性,60 岁以后可有下降,更年期后女性高于男性。

3.血液的采集

静脉压迫时间过长和将带有血凝块的血清保存时间太长都会造成 TG 升高。

4.干扰因素

血红蛋白＞120 g/L 时会刺激甘油三酯增高。抗坏血酸＞30 mg/L 和胆红素＞342 μmol/L（20 mg/dL）时会引起甘油三酯假性降低,因为它们能和过氧化氢反应,阻断显色反应。

5.药物

某些药物会导致某些个体的异常脂蛋白血症。如果怀疑有这些影响,应考虑暂时停止使用相关药物并且要监测它对脂类的作用。常见有 β 受体阻滞剂、利尿药、糖皮质激素及口服避孕药等可对异常脂蛋白血症形成影响。

6.酒精

过度饮酒是造成高甘油三酯血症的最常见的原因之一,常伴酒精性脂肪肝,均呈现Ⅳ型和Ⅴ型高脂蛋白血症,有时还并发胰腺炎和暴发性黄色瘤。在少数病例发生高脂血症的同时还伴发黄疸和溶血性贫血。即使是适度持续饮酒也会导致甘油三酯有明显升高,高甘油三酯血症的影响在Ⅳ型出现前最明显,且由于同时摄入了饮食中脂肪而进一步加重。肝脏中的乙醇代谢抑制了脂肪酸的氧化,还导致了甘油三酯合成中游离脂肪酸的有效利用。特异的病征是脂质和 GGT 同时升高。戒酒会造成甘油三酯快速下降。

7.生活方式

习惯于静坐的人血浆甘油三酯浓度比坚持体育锻炼者要高。无论是长期或短期体育锻炼均可降低血浆甘油三酯水平。锻炼尚可增高脂蛋白酯酶活性,升高 HDL 水平特别是 HDL2 的水平,并降低肝酯酶活性。长期坚持锻炼,还可使外源性甘油三酯从血浆中清除增加。

8.吸烟

吸烟可增加血浆甘油三酯水平。流行病学研究证实,与正常平均值相比较,吸烟可使血浆甘油三酯水平升高 9.1%。然而戒烟后多数人有暂时性体质量增加,这可能与脂肪组织中脂蛋白酯酶活性短暂上升有关,此时应注意控制体质量,以防体质量增加而造成甘油三酯浓度的升高。

(二)血清 TG 病理性增高

血浆中乳糜微粒(CM)的甘油三酯含量在 90%～95%,极低密度脂蛋白(VLDL)中甘油三酯含量也在 60%～65%,因而这两类脂蛋白统称为富含甘油三酯的脂蛋白。血浆甘油三酯浓度升高实际上是反映了 CM 和/或 VLDL 浓度升高。凡引起血浆中 CM 和/或 VLDL 升高的原因均可导致高甘油三酯血症。病理性因素所致的 TG 升高称为病理性高脂血症。通常将血脂 TG 高于 2.2 mmol/L(200 mg/dL)称为高脂血症,我国关于《血脂异常防治建议》中提出,TG 升高是指 TG 大于 1.65 mmol/L。研究证实:富含 TG 的脂蛋白系 CHD 独立的危险因素,TG 增高表明患者存在代谢综合征,需进行治疗。

高甘油三酯血症有原发性和继发性两类,前者多有遗传因素,包括家族性高甘油三酯血症与家族性混合型高脂蛋白血症等。继发性见于肾病综合征、甲状腺功能减退、失控的糖尿病。但往往不易分辨原发或继发。高血压、脑血管病、冠心病、糖尿病、肥胖与高脂蛋白血症等往往有家族性积聚现象。例如,糖尿病患者胰岛素抵抗和糖代谢异常,可继发 TG(或同时有胆固醇)升高,但也可能同时有糖尿病和高 TG 两种遗传因素。

1.原发性高甘油三酯血症

通常将高脂蛋白血症分为Ⅰ、Ⅱa、Ⅱb、Ⅲ、Ⅳ、Ⅴ六型,除Ⅱa型外,都有高 TG 血症。原发性高脂蛋白血症Ⅰ和Ⅲ型,TG 明显升高;原发性高脂蛋白血症Ⅳ和Ⅴ型,TG 中度升高。这些患者多有遗传因素。

(1)Ⅰ型高脂蛋白血症:是极为罕见的高乳糜微粒(CM)血症,为常染色体隐性遗传。正常人禁食12小时后,血浆中已几乎检测不到 CM。但是,当有脂蛋白酯酶和/或apoCⅡ缺陷时,将引起富含甘油三酯的脂蛋白分解代谢障碍,且主要以 CM 代谢为主,造成空腹血浆中出现 CM。

病因:①脂蛋白酯酶(LPL)缺乏,影响了外源性 TG 的分解代谢,血浆 TG 水平通常在 11.3mmol/L(1 000 mg/dL)以上;由于绝大多数的 TG 都存在于 CM 中,因而血浆 VLDL 水平可正常或稍有增高,但是 LDL-C 和 HDL-C 水平是低下的;CM 中所含 CHO 很少,所以血浆 CHO 并不升高或偏低。②apoCⅡ缺乏,apoCⅡ是 LPL 的激活剂,LPL 在 TG 的分解代谢中起重要作用,需要 apoCⅡ的同时存在。

临床特征:外源性脂蛋白代谢障碍,血浆中 CM 浓度显著升高。乳糜微粒(CM)血症患者常诉有腹痛发作,多在进食高脂或饱餐后发生。严重的高乳糜微粒(CM)血症时常伴有急性胰腺炎的反复发作。

(2)Ⅱb 型高脂蛋白血症:此型同时有 CHO 和 TG 增高,即混合型高脂蛋白血症。

(3)Ⅲ型高脂蛋白血症:亦称为家族性异常 β 脂蛋白血症,是由于 apoE 的基因变异,apoE 分型多为 E2/E2 纯合子,造成含 apoE 的脂蛋白如 CM、VLDL 和 LDL-C 与受体结合障碍,因而引起这些脂蛋白在血浆中聚积,使血浆 TG 和 CHO 水平明显升高,但无乳糜微粒血症。

(4)Ⅳ型高脂蛋白血症:此型只有 TG 增高,反映 VLDL 增高。但是 VLDL 很高时也会有 CHO 轻度升高,所以Ⅳ型与Ⅱb 型有时难以区分,主要是根据 LDL-C 水平做出判断。家族性高 TG 血症属于Ⅳ型。

(5)Ⅴ型高脂蛋白血症:与Ⅰ型高脂蛋白血症相比较,TG 和 CHO 均升高,但以 TG 增高为主,Ⅰ型高脂蛋白血症患者的空腹血浆中乳糜微粒升高的同时伴有 VLDL 浓度升高。鉴别Ⅰ型和Ⅴ型高脂蛋白血症很困难,最大的区别是Ⅴ型高脂蛋白血症发生年龄较晚,且伴有糖耐量异常。此型可发生在原有的家族性高 TG 血症或混合型高脂血症的基础上,继发因素有糖尿病、妊娠、肾病综合征、巨球蛋白血症等,易于引发胰腺炎。

(6)家族性高甘油三酯血症(FHTG):该病是常染色体显性遗传。原发性高甘油三酯血症是因过量产生 VLDL 引起。

原因:由于某种独特遗传缺陷,干扰体内 TG 的代谢。

临床表现:①FHTG 易发生出血性胰腺炎,这与血浆中乳糜微粒浓度有直接的关系,推测是由于乳糜微粒栓子急性阻塞了胰腺的微血管的血流所致。②FHTG 患者常同时合并有肥胖、高尿酸血症和糖耐量异常。③高 TG,若血浆甘油三酯浓度达到 11.3 mmol/L(1 000 mg/dL)或更高时,常可发现脾大,伴有巨噬细胞和肝细胞中脂肪堆积。④严重的高甘油三酯血症患者,空腹血浆中亦可存在乳糜微粒血症,而血浆 TG 浓度可达 56 mmol/L(5 000 mg/dL);中度高甘油三酯血症患者合并糖尿病时,常引起血浆中 VLDL 明显增加,并会出现空腹乳糜微粒血症;轻到中度高甘油三酯血症患者常无特别的症状和体征。⑤在躯干和四肢近端的皮肤可出现疹状黄色瘤。

(7)家族性混合型高脂血症:这是一种最常见的高脂血症类型,主要表现为血浆胆固醇和甘油三酯浓度同时升高,其家族成员中常有多种不同的高脂蛋白血症表型存在。该症的主要生化特征是血浆 apoB 水平异常升高。

(8)HDL 缺乏综合征:见于一组疾病,如鱼眼病、apoAⅠ缺乏或 Tangier 病。大多数受累患者中,血浆甘油三酯仅轻度升高[2.26~4.52 mmol/L(200~400 mg/dL)],而血浆 HDL-C 浓度则显著降低。患者都有不同程度的角膜浑浊,其他临床表现包括黄色瘤(apoAⅠ缺乏症)、肾功能不全、贫血、肝脾大、神经病变。

(9)家族性脂质异常性高血压:这是近年来提出的一个新的综合病症,主要表现为过早发生家族性高血压、高血压伴富含甘油三酯的脂蛋白代谢异常。

(10)家族性脂蛋白酯酶缺乏病:家族性 LPL 缺乏病是一种较罕见的常染色体隐性遗传性疾

病。儿童期间发病,显著的特征为空腹血存在明显的乳糜微粒,TG 极度升高,表现为 I 型高脂蛋白血症。临床特点为经常的腹痛和反复的胰腺炎发作,皮疹性黄色瘤及肝脾大等。特异性检查显示肝素后血 LPL 活性极度降低,不足正常人的 10%,而 apoCⅡ 正常。

2.基因异常所致血浆 TG 水平升高

(1)CM 和 VLDL 装配的基因异常:人类血浆 apoB 包括两种,即 $apoB_{48}$ 和 $apoB_{100}$,这两种 apoB 异构蛋白是通过 apoB mRNA 的单一剪接机制合成。$apoB_{100}$ 通过肝脏以 VLDL 形式分泌,而 $apoB_{48}$ 则在肠道中合成,并以 CM 的形式分泌。由于 apoB 在剪接过程中有基因缺陷,造成 CM 和 VLDL 的装配异常,由此而引起这两种脂蛋白的代谢异常,引起高 TG 血症。

(2)脂蛋白酯酶和 apoCⅡ 基因异常:血浆 CM 和 VLDL 中的甘油三酯有效地水解需要脂蛋白酯酶(LPL)和它的复合因子 apoCⅡ 参与。脂蛋白酯酶和 apoCⅡ 的基因缺陷将导致甘油三酯水解障碍,因而引起严重的高甘油三酯血症。部分 apoCⅡ 缺陷的患者可通过分析肝素化后脂蛋白酯酶活性来证实。

(3)apoE 基因异常:apoE 基因异常,可使含有 apoE 的脂蛋白代谢障碍,这主要是指 CM 和 VLDL。CM 的残粒是通过 apoE 与 LDL 受体相关蛋白结合而进行分解代谢,而 VLDL 则是通过 apoE 与 LDL 受体结合而进行代谢。apoE 基因有三个常见的等位基因即 E2、E3 和 E4。apoE2 是一种少见的变异,由于 E2 与上述两种受体的结合力都差,因而造成 CM 和 VLDL 残粒的分解代谢障碍。所以 apoE2 等位基因携带者血浆中 CM 和 VLDL 残粒浓度增加,因而常有高甘油三酯血症。

3.继发性高甘油三酯血症

许多代谢性疾病,某些疾病状态、激素和药物等都可引起高甘油三酯血症,这种情况一般称为继发性高甘油三酯血症。继发性高 TG 血症见于肾病综合征、甲状腺功能减退、失控的糖尿病、饥饿等。

(1)高甘油三酯血症与糖尿病:糖尿病患者胰岛素抵抗和糖代谢异常,可继发 TG(或同时有胆固醇)升高,这主要决定于血糖控制情况。由于病程及胰岛素缺乏程度不同,有较多的研究观察到高 TG 血症与胰岛素抵抗(IR)综合征之间存在非常密切的关系。青少年的 1 型糖尿病、重度胰岛素缺乏常伴有显著的高 TG 血症,这是由于胰岛素不足和来自脂肪组织的脂肪酸增加引起脂蛋白酯酶(LPL)缺乏,使 CM 在血浆中聚积的结果。这促进了 TG 的合成。HDL-C 通常降低,LDL-C 升高。胰岛素治疗后很快回复到正常水平。在 2 型糖尿病患者(T_2DM)的高胰岛素血症常引起内源性胰岛素过度分泌以补偿原有的胰岛素抵抗,大多数胰岛素抵抗综合征患者合并 TG 水平升高。同样部分高 TG 血症患者同时有肥胖及血浆胰岛素水平升高,更重要的是,胰岛素抵抗综合征也可引起 LDL-C 结构异常,若与高 TG 血症同时存在时,具有很强的致动脉粥样硬化作用。2 型糖尿病时 TG 和 VLDL(50%~100%)会出现中度增高,特别在肥胖患者尤为明显,可能是由于 VLDL 和 $apoB_{100}$ 合成的多,血浆 LDL-C 水平通常正常,但 LDL-C 富含甘油三酯。HDL-C 通常会减少且富含甘油三酯。

(2)高甘油三酯血症与冠心病:冠心病患者血浆 TG 偏高者比一般人群多见,但这种患者 LDL-C 偏高与 HDL-C 偏低也多见,一般认为单独的高甘油三酯血症不是冠心病的独立危险因素,只有伴以高胆固醇、高 LDL-C、低 HDL-C 等情况时,才有意义。

(3)高甘油三酯血症与肥胖:在肥胖患者中,由于肝脏过量合成 apoB,因而使 VLDL 的产生明显增加。此外肥胖常与其他代谢性疾病共存,如肥胖常伴有高甘油三酯血症,葡萄糖耐量受损,胰岛素抵抗和血管疾病,这些和 2 型糖尿病类似。腹部肥胖者比臀部肥胖者 TG 升高更为明显。

(4)高甘油三酯血症与肾脏疾病:高脂血症是肾病综合征主要临床特征之一。肾脏疾病时的血脂异常发生机制,主要是因 VLDL 和 LDL-C 合成增加,但也有人认为可能与这些脂蛋白分解代谢减慢有关。低清蛋白血症的其他原因也会产生相同的结果。中度病例通常会出现低水平的高胆固醇血症(Ⅱa 型),严重病例会出现高甘油三酯血症(Ⅱb 型)。如果蛋白尿被纠正,肾病的高脂蛋白血症是可逆的。

高脂蛋白血症在慢性肾衰包括血液透析中常见,但和肾病综合征不同的是,它以高甘油三酯血症为主。其原因是脂肪分解障碍,推测可能是由于尿毒症患者血浆中的脂蛋白酯酶被一种仍然未知的因子所抑制,血液透析后患者会表现出 CM 浓度升高和 HDL-C 水平下降。接受过慢性流动腹膜透析(CAPD)治疗的患者也常出现高脂蛋白血症。肾移植以后接受血液透析更容易出现 LDL-C 和 VLDL 的升高。此时免疫抑制药物起主要作用。

(5)高甘油三酯血症与甲状腺功能减退症:此症常合并有血浆 TG 浓度升高,这主要是因为肝脏甘油三酯酶减少而使 VLDL 清除延缓所致。

(6)高甘油三酯血症与高尿酸血症:大约有 80% 的痛风患者有高 TG 血症,反之,高 TG 血症患者也有高尿酸血症。这种关系也受环境因素影响,如过量摄入单糖、大量饮酒和使用噻嗪类药物。

(7)异型蛋白血症:这种情况可见于系统性红斑狼疮或多发性骨髓瘤的患者,由于异型蛋白抑制血浆中 CM 和 VLDL 的清除,因而引起高甘油三酯血症。

4.TG 的病理性降低

低 TG 血症是指 TG 低于 0.55 mmol/L(50 mg/dL)。见于遗传性原发性无或低 β 脂蛋白血症;继发性 TG 降低常见于代谢异常、吸收不良综合征、慢性消耗、严重肝病、甲状腺功能亢进、恶性肿瘤晚期和肝素应用等。

第三节 高密度脂蛋白检验

一、概述

(一)生化特征和病理生理

高密度脂蛋白胆固醇(HDL-C)是血清中颗粒最小、密度最大的一组脂蛋白。HDL-C 的主要蛋白质是 apoAⅠ。血清总胆固醇中大约有 25% 是以 HDL-C 的形式运送的。

HDL-C 的合成有三条途径:①直接由肝和小肠合成,由小肠合成分泌的 HDL-C 颗粒中主要含apoAⅠ,而肝脏合成分泌的 HDL-C 颗粒则主要含 apoE;②由富含甘油三酯脂蛋白、乳糜微粒和 VLDL 发生脂溶分解时衍生而来;③周围淋巴中亦存在磷脂双层结构,可能是细胞膜分解衍生而来。

HDL-C 生理功能:HDL-C 是把外周组织过剩的胆固醇重新运回肝脏,或者将其转移到其他脂蛋白,如乳糜微粒、VLDL残粒上,然后这些物质又被肝摄取,进行代谢,因此称为胆固醇的逆向转运。在肝内,胆固醇或者是直接分泌入胆汁,变成胆汁酸,或者在合成脂蛋白时又被利用。HDL-C可以促进和加速胆固醇从细胞和血管壁的清除以及将它们运送到肝脏。因此,它们的功能在很多方面和LDL-C相反。一般认为HDL-C有抗动脉粥样硬化(AS)形成作用。除上述功能外,HDL-C的重要功能还包括作为apoC和apoE的储存库。它们的apoC和apoE不断地穿梭于CM、VLDL和HDL-C之间。如前所述,这不仅对CM和VLDL的甘油三酯水解,而且对这些脂蛋白的代谢,特别是为肝细胞结合和摄取都发挥重要作用。

(二)HDL-C的检测

近年来关于HDL-C测定的方法进展很快,从各种沉淀法已发展到化学修饰、酶修饰、抗体封闭、化学清除等多种方法,目前主要测定方法为:匀相测定法。使测定胆固醇的酶只和HDL-C反应。使HDL-C测定更加方便准确。

1.测定方法——匀相测定法

(1)HDL-C测定反应原理:①PEG修饰酶法(PEG法);②选择性抑制法(SPD法);③抗体法(AB法);④过氧化氢酶法(CAT法)。

基本原理如下:首先向标本中加入表面活性剂将非HDL-C的脂蛋白结构破坏,使其中所含CHO与相应的酶反应而消耗,其后加入第二试剂,试剂中的表面活性剂破坏留下的HDL-C结构,使其中CHO得以和酶及显色剂反应而测得HDL-C。

(2)稳定性:在存储过程中,由于脂蛋白间的相互作用,血清和血浆中的HDL-C会发生改变。因此,血清标本在2℃~8℃可稳定3d,-20℃可稳定数周,长期保存样本应放在-70℃贮存。

2.参考范围

我国《血脂异常防治建议》提出的判断标准:理想范围>1.04 mmol/L(>40 mg/dL);降低≤0.91 mmol/L(≤35 mg/dL)。

美国胆固醇教育计划(NCEP),成人治疗组(ATP),1994年提出的医学决定水平:HDL-C<1.03 mmol/L(40 mg/dL)为降低,CHD危险增高;HDL-C≥1.55 mmol/L(≥60 mg/dL)为负危险因素。

NCEP、ATPⅢ将HDL-C从原来的≤0.91 mmol/L(≤35 mg/dL),提高到<1.03 mmol/L(40 mg/dL),是为了让更多的人得到预防性治疗。

3.检查指征

(1)早期识别动脉粥样硬化的危险性(非致动脉粥样硬化胆固醇成分的检测)。

(2)使用降脂药治疗反应的监测(在使用降脂药治疗的过程中应避免HDL-C的下降)。

二、HDL-C异常常见原因

见表11-2。

三、临床思路

临床思路见图11-3。

总胆固醇浓度超过5.2 mmol/L(200 mg/dL)的边缘性增高值时,就必须同时进行HDL-C的浓度测定。冠心病的发病和HDL-C之间存在负相关。HDL-C≤0.91 mmol/L(≤35 mg/dL)是CHD的危险因素,HDL-C≥1.55 mmol/L(≥60 mg/dL)被认为是负危险因素。HDL-C 降低多见于心、脑血管病、肝炎和肝硬化等患者。因此低 HDL-C 值便构成了一个独立的危险因素。

表 11-2 HDL-C 减低和增高常见原因

HDL-C 减低	HDL-C 增高
遗传性	原发性
α-蛋白血症	CETP 缺乏症
LCAT 缺陷症	肝脂酶(HTGL)活性低下(角膜浑浊)
apoA I 异常	apoA I 合成亢进
家族性高胆固醇血症	HDL-C-R 异常
家族性混合型高脂血症	继发性
急性疾病	长期大量饮酒
急性心肌梗死	慢性肝炎
手术	原发性胆汁性肝硬化
烧伤	CETP 活性增加
急性炎症	HTGL 活性降低
低脂肪高糖饮食	药物
吸烟	肾上腺皮质激素
雌激素减少	胰岛素
药物	烟酸及其诱导剂
β受体阻滞剂	雌激素
肥胖	还原酶阻断剂
运动不足	β羟β甲戊二酰辅酶 A(HMG-CoA)

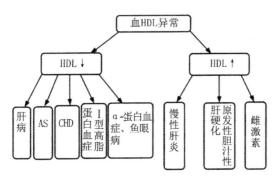

图 11-3 血清 HDL 分析临床思路

(一)非疾病因素

影响 HDL-C 水平的因素很多,主要有以下几个。

1.年龄

儿童时期,男、女 HDL-C 水平相同,青春期男性开始下降,至18～20 岁达最低点。

2.性别

冠心病发病率有性别差异,妇女在绝经期前冠心病的发病率明显低于同年龄组男性,绝经期后这种差别趋于消失。这是由于在雌激素的作用下,妇女比同年龄组男性有较高 HDL-C 的结果。随着雌激素水平的不断降低,男女 HDL-C 水平趋向一致,冠心病发病率的差异也就不复存在。

3.种族

黑种人比白种人高,中国人比美国人高。

4.饮食

高脂饮食可刺激肠道 apoA I 的合成,引起血浆 HDL-C 水平升高,尤其是饱和脂肪酸的摄入增加,可使 HDL-C 和 LDL-C 水平均升高,多不饱和脂肪酸(如油酸)并不降低 HDL-C 水平,却能使血浆 LDL-C 水平降低,故有益于减少 CHD 的危险。

5.肥胖

肥胖者,常有 HDL-C 降低,同时伴 TG 升高。体质量每增加 1 kg/m^2,血浆 HDL-C 水平即可减少0.02 mmol/L(0.8 mg/dL)。

6.饮酒与吸烟

多数资料表明:吸烟者比不吸烟者的血浆 HDL-C 浓度低 0.08～0.13 mmol/L(3～5 mg/dL),即吸烟使 HDL-C 减低。适度饮酒使 HDL-C 和 apoA I 升高,与血浆 HDL-C 水平呈正相关,但取决于正常肝脏合成功能,长期饮酒损害肝脏功能,反而引起 HDL-C 水平下降。而少量长期饮酒因其血浆 HDL-C 和 apoA I 水平相对较高,所以患 CHD 的危险性低于不饮酒者。

7.运动

长期足够量的运动使 HDL-C 升高。

8.药物

降脂药中的普罗布考、β受体阻滞剂(普萘洛尔)、噻嗪类利尿药等,使 HDL-C 降低。

9.外源性雌激素

文献报道:接受雌激素替代疗法的妇女患 CHD 的危险性明显降低,这部分与雌激素能改善血脂代谢紊乱有关。雌激素可刺激体内 apoA I 合成,使其合成增加 25%,分解代谢无变化。孕激素可部分抵消雌激素升高血浆 HDL-C 水平的作用。然而,长期单用雌激素却有可能增加子宫内膜癌和乳腺癌的危险性,因此绝经后雌/孕激素干预试验需权衡到最佳的雌/孕激素配方,以发挥最大保护作用。

(二)血清 HDL-C 病理性降低

1.HDL-C 与动脉粥样硬化

血浆 HDL-C 浓度每降低 1%,可使冠心病(CHD)发生的危险升高 2%～3%,血浆 HDL-C 水平每升高 0.03 mmol/L(1 mg/dL),患 CHD 的危险性即降低 2%～3%,这种关系尤以女性为明显。绝经前女性 HDL-C 水平较高,与男性及绝经后女性相比 CHD 患病率低。

2.HDL-C 与高脂蛋白血症

高脂蛋白血症时,HDL-C 有病理性降低。I 型高脂蛋白血症,血脂测定 LDL-C、HDL-C 均降低,CHO 多正常,TG 极度升高,可达 11.3～45.2 mmol/L(1 000～4 000 mg/dL)。

3.家族遗传性低 HDL-C

即家族性低 α-脂蛋白血症,临床很常见,系常染色体显性遗传,其主要特征为血浆 HDL-C 水平低下,通常还合并血浆 TG 升高。

4.肝脏疾病

近年来特别值得注意的是肝脏疾病中 HDL-C 的改变。连续监测急性肝炎患者血浆中 HDL-C 胆固醇的水平,发现 HDL-C 水平与病程有关:在发病的第一周末,HDL-C 水平极度降低,脂蛋白电泳几乎检不出 α 脂蛋白带,此后随着病程的发展 HDL-C 逐渐升高直至正常。在病毒性肝炎和肝硬化患者,HDL-C 的降低主要表现为 HDL$_3$ 的降低,HDL-C 的变化较少,而且

HDL₃ 越低,预后越差,因此 HDL₃ 水平可作为一个评估某些肝脏疾病患者功能状态及转归预后的一项参考指标。

5.其他

HDL-C 降低还可见于急性感染、糖尿病、慢性肾衰竭、肾病综合征等。β 受体阻滞剂、孕酮等药物也可导致 HDL-C 降低。

（三）血清 HDL-C 病理性增高

HDL-C 增加可见于慢性肝炎、原发性胆汁性肝硬化。有些药物如雌性激素、苯妥英钠、HMG-CoA 还原酶抑制剂、烟酸等可以使 HDL-C 升高。绝经的妇女常用雌激素做替代疗法有升高 HDL-C,降低 CHD 危险性的作用。

第四节　低密度脂蛋白检验

一、概述

（一）生化特性和病理生理

低密度脂蛋白(LDL)是富含胆固醇(CHO)的脂蛋白,其组成中 45% 为 CHO,其蛋白成分为 apoB-100。血浆中 LDL 来源有两个途径:一是由 VLDL 异化代谢转变;二是由肝脏合成、直接分泌入血。LDL 是在血液中由 VLDL 经过中间密度胆固醇(IDL)转化而来的。

LDL 的主要生理功能:将内源性 CHO 从肝脏运向周围组织细胞。在动脉内膜下沉积脂质,促进动脉粥样硬化形成。由于血浆中胆固醇大约 75% 以 LDL 的形式存在,所以可代表血浆胆固醇水平。

LDL 组成发生变化,形成小而密的 LDL(SLDL),易发生氧化修饰,形成氧化型 LDL(ox LDLc)或称变性 LDL。清道夫受体对 ox LDL 的摄取和降解速度比 LDL 快 3～10 倍,与 ox LDL 的结合不受细胞内 CHO 浓度的影响,只有使胆固醇浓度升高的单向调节,而没有下调作用,且随着 ox LDL 氧化修饰程度的升高,动脉内膜和内皮细胞对 LDL 的摄取和降解也升高,从而形成了大量的泡沫细胞,促进了动脉粥样硬化的发生。LDL 经化学修饰(氧化或乙酰化)后,其中 apo B-100 变性,通过清道夫受体被巨噬细胞摄取,形成泡沫细胞停留在血管壁内,导致大量的胆固醇沉积,促使动脉壁形成粥样硬化斑块。

（二）LDL-C 的检测

1.测定方法

匀相测定法:①增溶法(SOL);②表面活性剂法(SUR 法);③保护法(PRO 法);④过氧化氢酶法(CAT 法);⑤紫外法(CAL 法)。

基本原理如下:首先向标本中加入表面活性剂将非 LDL-C 的脂蛋白结构破坏,使其中所含 CHO 与相应的酶反应而消耗,其后加入第二试剂,试剂中的表面活性剂破坏留下 LDL-C 结构,使其中 CHO 得以和酶及显色剂反应而测得 LDL-C。

过去常通过弗里德瓦德公式计算法间接推算 LDL-C 的量。

$$LDL\text{-}C(mg/dL)=CHO-(HDL\text{-}C+TG/5)$$
$$LDL\text{-}C(mmol/L)=CHO-(HDL\text{-}C+TG/2.2)$$

按此公式计算求得 LDL-C 含量时,要求 CHO、HDL-C 和 TG 测定值必须准确,方法必须标准化,才能得到 LDL-C 的近似值;也有人在应用上述公式后再减去 Lp(a)中胆固醇值予以校正。弗里德瓦德公式只适用于 TG 小于 4.52 mmol/L 时。

稳定性:血清样本必须放在密闭容器中,在 2 ℃～4 ℃ 条件下可稳定 7 d。－70 ℃ 可稳定 30 d。

2.参考范围

LDL-C 水平随年龄增高而上升,青年与中年男性高于女性,更年期女性高于男性。中老年为 2.73～3.25 mmol/L(105～125 mg/dL)。

我国《血脂异常防治建议》提出的判断标准:理想范围<3.12 mmol/L(120 mg/dL);边缘升高 3.15～3.61 mmol/L(121～139 mg/dL);升高>3.64 mmol/L(140 mg/dL)。

美国胆固醇教育计划(NCEP),成人治疗组第三次报告(ATPⅢ)提出的医学决定水平:理想水平<2.58 mmol/L(100 mg/dL);接近理想 2.58～3.33 mmol/L(100～129 mg/dL);边缘增高 3.64～4.11 mmol/L(130～159 mg/dL);增高 4.13～4.88 mmol/L(160～189 mg/dL);很高 ≥4.91 mmol/L(≥190 mg/dL)。

3.检查指征

早期识别动脉粥样硬化的危险性,使用降脂药治疗过程中的监测反应。

二、LDL-C 升高常见原因

见表 11-3。

表 11-3　LDL-C 增高与降低常见原因

LDL-C 增高	LDL-C 降低
动脉粥样硬化	急性病(可下降 40%)
冠心病	无 β 脂蛋白血症
高脂蛋白血症	甲状腺功能亢进
甲状腺功能低下	消化吸收不良
肾病综合征	营养不良
梗阻性黄疸	肝硬化
慢性肾衰竭	急性肿瘤

三、临床思路

见图 11-4。

(一)非疾病因素

1.饮食

高脂肪饮食会使血浆 LDL-C 增高,低脂肪饮食和运动可使其降低。

2.肥胖

肥胖者 LDL-C 常增高。

3.妊娠

妊娠早期开始缓慢升高,至妊娠后 3 个月时可高于基线的 50%,产后可恢复至原水平。

4.年龄与性别

成年人 LDL-C 逐渐升高,女性更年期后高于男性。

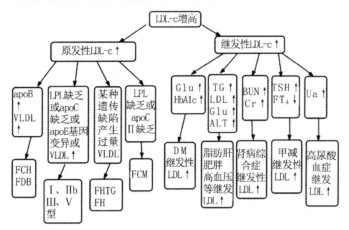

图 11-4　血清 LDL-C 测定临床思路图

5.药物

如雄激素、β受体阻滞剂、环孢霉素、糖皮质激素都可使 LDL-C 升高,而使用雌激素和甲状腺素可使 LDL-C 下降。

(二)血浆 LDL-C 病理性增高

LDL-C 是所有血浆脂蛋白中首要的致动脉粥样硬化(AS)脂蛋白。已经证明,粥样硬化斑块中的 CHO 来自血液循环中的 LDL-C。LDL-C 致 AS 作用与其本身的一些特点有关,即 LDL-C相对较小,能很快穿过动脉内膜层,经过氧化或其他化学修饰后的 LDL-C,具有更强的致 AS 作用。由于小颗粒LDL-C易被氧化,所以比大颗粒 LDL-C 更具致 AS 作用。

血浆 LDL-C 升高的原因是来源增多或分解减少,血中 LDL-C 是 CHO 的主要携带者,升高主要反映 CHO 增加,血中 LDL-C 上升已成为动脉粥样硬化重要的危险因素,故称为致动脉粥样硬化因子。

(三)血浆 LDL-C 病理性降低

Ⅲ型高脂蛋白血症特征性血浆脂蛋白谱改变如下:①VLDL 水平显著升高,包括大颗粒的 VLDL1 和小颗粒 VLDL2 均升高;②IDL 也明显升高;③LDL 水平降低,但 LDL 的结构却有某种异常,主要表现为 LDL 中 TG 含量相对较多,其颗粒较小。LDL 这种结构改变与高甘油三酯血症时 LDL 结构变化类似,所以有人认为Ⅲ型高脂蛋白血症的 LDL 结构改变,可能与其同时存在的高甘油三酯血症有关,而 HDL 水平降低或无明显变化。

第十二章

蛋白质检验

第一节　血清总蛋白检验

一、双缩脲常规法

（一）原理

凡分子中含有两个氨基甲酰基(-CONH₂)的化合物都能与碱性铜溶液作用,形成紫色复合物,这种反应称双缩脲反应。蛋白质分子中有许多肽键都能起此反应,而且各种血浆蛋白显色程度基本相同,因此,在严格控制条件下,双缩脲反应可作为血浆蛋白总量测定的理想方法,从测定的吸光度值计算出蛋白含量。

（二）试剂

1.6 mol/L 氢氧化钠

溶解 240 g 优质纯氢氧化钠于新鲜制备的蒸馏水或刚煮沸冷却的去离子水中,稀释至 1 L,置聚乙烯瓶内盖紧保存。

2.双缩脲试剂

称取未风化没有丢失结晶水的硫酸铜(CuSO₄·5H₂O)3 g,溶于 500 mL 新鲜制备的蒸馏水或刚煮沸冷却的去离子水中,加酒石酸钾钠 9 g,碘化钾 5 g,待完全溶解后,加入 6 mol/L 氢氧化钠 100 mL,并用蒸馏水稀释至 1 L。置聚乙烯瓶内盖紧保存。

3.双缩脲空白试剂

溶解酒石酸钾钠 9 g,碘化钾 5 g,于新鲜制备的蒸馏水中。加 6 mol/L 氢氧化钠 100 mL,再加蒸馏水稀释至 1 L。

4.蛋白标准液

收集混合血清,用凯氏定氮法测定蛋白含量,亦可用定值参考血清或清蛋白标准血清。

（三）操作

见表 12-1。

表 12-1　血清总蛋白测定(mL)

加入物	测定管	标准管	空白管
待测血清	0.1	—	—
蛋白标准	—	0.1	—
蒸馏水	—	—	0.1
双缩脲试剂	5.0	5.0	5.0

混匀,置 25 ℃水浴中 30 min(或 37 ℃ 10 min),在波长 540 nm 处,以空白调零,读取各管的吸光度。

高脂血症、高胆红素血症及溶血标本,应做"标本空白管",即血清 0.1 mL 加双缩脲空白试剂 5 mL,以测定管吸光度减去标本空白管吸光度为测定管的标准吸光度。

$$血清总蛋白(g/L)=\frac{测定管(或校正)吸光度}{标准管吸光度}\times 标准蛋白液浓度(g/L)$$

(四)参考值

健康成人走动后血清总蛋白浓度为 64～83 g/L,静卧时血清总蛋白浓度为 60～78 g/L。

(五)附注

(1)血清蛋白质的含量一般用 g/L 表示,因为各种蛋白质的分子量不同,不能用 mol/L 表示。

(2)酚酞、溴磺肽钠在碱性溶液中呈色,影响双缩脲测定的结果,右旋糖酐可使测定管浑浊影响结果,理论上这些干扰均可用相应的标本空白管来消除,但如标本空白管吸光度太高,可影响结果准确度。

(3)含脂类极多的血清,呈色后浑浊不清,可用乙醚 3 mL 抽提后再进行比色。

二、双缩脲比吸光度法

(一)原理

按照 Doumas 方法所规定的配方配制双缩脲试剂、在控制反应条件和校准分光光度计的情况下,双缩脲反应的呈色强度是稳定的,可以根据蛋白质双缩脲复合物的比吸光度,直接计算血清总蛋白质浓度。

(二)试剂

同双缩脲法。

(三)操作

(1)取试管 2 支,标明"测定管"及"试剂空白管",各管准确加入双缩脲试剂 5.0 mL。

(2)于"测定管"中准确加 100 μL 血清,于"试剂空白管"中加入蒸馏水 100 μL。

(3)另取第 3 支试管做"标本空白"管,加入双缩脲空白试剂 5.0 mL 及血清 100 μL。

(4)各管立即充分混匀后,置(25±1)℃水浴中保温 30 min。

(5)用经过校准的高级分光光度计,在波长 540 nm、比色杯光径 1.0 cm 处读取各管吸光度。读"测定管"及"试剂空白管"吸光度时,用蒸馏水调零点。读"标本空白管"吸光度时,用双缩脲空白试剂调零点。

（四）计算

校正吸光度（Ac）＝A_t－（A_r＋A_s）式中，A_t为测定管吸光度；A_r为试剂空白管吸光度；A_s为标本空白管吸光度。

如测定所用的分光光度计波长准确，带宽≤2 nm、比色杯光径准确为1.0 cm时，血清总蛋白含量可以根据比吸光度直接计算：

$$血清总蛋白（g/L）＝\frac{Ac}{0.298}×\frac{5.1}{0.1}＝\frac{Ac}{0.298}×51$$

式中0.298为蛋白质双缩脲复合物的比吸光系数，是指按Doumas双缩脲试剂的标准配方，在上述规定的测定条件下，双缩脲反应溶液中蛋白质浓度为1.0 g/L时的吸光度。

检查比色杯的实际光径可按下述方法进行。

（1）每升含$(NH_4)_2Co(SO_4)_2·6H_2O$ 43 g的水溶液，在比色杯光径1.0 cm、波长510 nm处，吸光度应为0.556。

（2）每升含量重铬酸钾0.050 g的水溶液（溶液中含数滴浓硫酸）在比色杯光径1.0 cm、波长350 nm处，吸光度应为0.535。

（3）如测出的吸光度与上述不符，表示比色杯光径并非1.0 cm，计算结果时需进行校正。校正系数$F＝A_s/A_m$，A_s为钴盐的吸光度（0.556）或重铬酸钾的吸光度（0.535），A_m为实测的吸光度。F可取两个校正系数的均值，用下式计算蛋白的含量：

$$血清总蛋白（g/L）＝\frac{Ac}{0.298}×51×F$$

三、临床意义

（一）血清总蛋白浓度增高

（1）血清中水分减少，而使总蛋白浓度相对增高。凡体内水分排出大于水分的摄入时，均可引起血液浓缩，尤其是急性失水时（如呕吐、腹泻、高热等）变化更为显著，血清总蛋白浓度有时可达100～150 g/L。又如休克时，由于毛细血管通透性的变化，血液也可发生浓缩。慢性肾上腺皮质功能减退患者，由于钠的丢失而致继发性水分丢失，血浆也可出现浓缩现象。

（2）血清蛋白合成增加，大多数发生在多发性骨髓瘤患者，此时主要是球蛋白增加，其量可超过50 g/L，总蛋白可超过100 g/L。

（二）血清总蛋白浓度降低

（1）合成障碍，主要为肝功能障碍。肝脏是合成蛋白质的唯一场所，肝功能严重损害时，蛋白质的合成减少，以清蛋白的下降最为显著。

（2）蛋白质丢失。如严重灼伤时，大量血浆渗出；或大出血时，大量血液的丢失；肾病综合征时，尿液中长期丢失蛋白质；溃疡性结肠炎可从粪便中长期丢失一定量的蛋白质，这些可使血清总蛋白浓度降低。

第二节　血清黏蛋白检验

血清黏蛋白占血清总蛋白量的 1％～2％,是体内一种黏多糖与蛋白质分子结合成的耐热复合蛋白质,属于体内糖蛋白的一种,电泳时与 α 球蛋白一起泳动,主要存在于 α_1 和 α_2 球蛋白部分。其黏多糖往往是由氨基葡萄糖、氨基半乳糖、甘露糖、岩藻糖及涎酸等组成。黏蛋白成分复杂,分类和命名尚未一致。Meyer 将糖与蛋白质的复合物以氨基己糖的含量进行分类,氨基己糖含量>4％的称黏蛋白,<4％的称糖蛋白。

黏蛋白不易发生热变性,也不易被通常的蛋白沉淀剂(如高氯酸、磺基水杨酸等)沉淀,但可被磷钨酸沉淀。临床检验中利用此特性将它与其他蛋白质分离后,再用蛋白试剂或糖试剂进行测定。目前测定黏蛋白的方法很多,其结果有以氨基己糖、己糖、酪氨酸及蛋白质四种类型的表示方法,无论以何种方式表示结果,均需说明所采用的方法及参考值。

一、原理

以 0.6 mmol/L 过氯酸沉淀血清中蛋白质时,黏蛋白不被沉淀,而存留在滤液中,再加磷钨酸使黏蛋白沉淀,然后以酚试剂沉淀其中蛋白质的含量。

二、试剂

(1)154 mmol/L 氯化钠溶液。

(2)1.8 mmol/L 过氯酸:取含量为 70％～72％过氯酸 28 mL,加蒸馏水稀释至 200 mL,并标定之。

(3)17.74 mmol/L 磷钨酸溶液:称取磷钨酸 5 g 溶于 2 mmol/L 盐酸中,并加至 100 mL。

(4)酚试剂:于 1 500 mL 球形烧瓶中加入钨酸钠($Na_2MoO_4 \cdot 2H_2O$)25 g,水 700 mL,浓磷酸 50 mL,浓盐酸 100 mL,缓缓回流蒸馏 10 h。取下冷凝管,加硫酸锂 75 g,蒸馏水 50 mL,并加溴水 2～3 滴,再煮沸 15 min,以除去多余的溴,冷却后稀释至 1 000 mL,制成的酚试剂应为鲜亮黄色,置棕色瓶保存,用前取出一部分,以等量蒸馏水稀释之。

(5)1.88 mmol/L 碳酸钠溶液。

(6)标准酪氨酸溶液(0.05 mg/mL):精确称取酪氨酸 5 mg,以 0.1 mol/L 盐酸溶解并稀释至 100 mL。

三、操作

血清 0.5 mL,加 154 mmol/L 氯化钠 4.5 mL,混匀,滴加 1.8 mol/L 过氯酸溶液 2.5 mL,静止 10 min,用定量滤纸过滤或离心。取滤液 2.5 mL,加 17.74 mmol/L 磷钨酸 0.5 mL 混匀,静止 10 min,以 3 000 r/min,离心 10 min。倾去上清液并沥干,再加磷钨酸溶液 2 mL 悬浮沉淀物,同法离心后弃去上清液,沥干,取沉淀物备用。按表 12-2 测定。

表 12-2　血清黏蛋白测定(mL)

加入物	测定管	标准管	空白管
蒸馏水	1.75*	1.5	1.75
酪氨酸标准液	—	0.25	—
碳酸钠溶液	0.5	0.5	0.5
酚试剂	0.25	0.25	0.25

注:* 为溶解蛋白沉淀物。

混匀,放置 37 ℃水浴 15 min,取出,用分光光度计 650 nm,比色杯光径 1.0 cm,以空白调零,读取各管吸光度。

四、计算

（一）血清黏蛋白[以蛋白计(g/L)]

$$血清黏蛋白(g/L)=\frac{测定管吸光度}{标准管吸光度}\times 0.0125 \times \frac{7.5}{2.5}\times\frac{1\,000}{0.5}\times\frac{23.8}{1\,000}=\frac{测定管吸光度}{标准管吸光度}\times 1.785$$

式中 23.8 为酪氨酸转换成黏蛋白的系数。

（二）血清黏蛋白[以酪氨酸计(mg/L)]

$$血清黏蛋白(mg/L)=\frac{测定管吸光度}{标准管吸光度}\times 0.0125 \times \frac{7.5}{2.5}\times\frac{1\,000}{0.5}=\frac{测定管吸光度}{标准管吸光度}\times 75$$

五、参考值

(1)以蛋白计为 0.75～0.87 g/L。

(2)以酪氨酸计为 31.5～56.7 mg/L。

六、附注

(1)黏蛋白是一种糖蛋白,其蛋白质分子中酪氨酸含量为 4.2%,因此两种报告方式可互相换算。

(2)加过氯酸沉淀蛋白后,需放置 10 min 后进行过滤。加磷钨酸后,也需放置 10 min 后再离心。弃去上清液时,须细心操作,不能使沉淀丢失否则结果偏低。

七、临床意义

血清黏蛋白增高常见于肿瘤(尤其是女性生殖器肿瘤)、结核、肺炎、系统性红斑狼疮、风湿热、风湿性关节炎等。血清黏蛋白减少常见于广泛性肝实质性病变。血清黏蛋白的连续测定对于同一病例的病程转归(病变的扩大或缩小、肿瘤有无转移、肿瘤手术切除或其他治疗效果)的判断有一定的参考价值。

第三节　血清蛋白检验

一、原理

在 pH 为 4.2 的缓冲液中,清蛋白分子带正电荷,与带负电荷的溴甲酚绿(BCG)生成蓝绿色复合物,在波长 628 nm 处有吸收峰。复合物的吸光度与清蛋白浓度成正比,与同样处理的清蛋白标准比较,可求得血清中清蛋白的浓度。

二、试剂

(1)BCG 试剂:向约 950 mL 蒸馏水中加入 0.105 g BCG(或 0.108 g BCG 钠盐),8.85 g 琥珀酸,0.100 g 叠氮钠和 4 mL Brij-35(聚氧化乙烯月桂醚,300 g/L)。待完全溶解后,用 6 mol/L 氢氧化钠溶液调节至 pH 为 4.15～4.25。最后,用蒸馏水加至 1 L。贮存于聚乙烯塑料瓶中,密塞。该试剂置室温中至少可稳定 6 个月。

BCG 试剂配成后,分光光度计波长 628 nm,蒸馏水调节零点,测定 BCG 试剂的吸光度,应在 0.150 A 左右。

(2)BCG 空白试剂:除不加入 BCG 外,其余成分和配制程序完全同 BCG 试剂的配制方法。

(3)40 g/L 清蛋白标准液,也可用定值参考血清作清蛋白标准,均需置冰箱保存。以上试剂建议应用批准文号的优质商品试剂盒。

三、操作

按表 12-3 进行操作。

表 12-3　血清蛋白测定操作步骤(mL)

加入物	测定管	标准管	空白管
待测血清	0.02	—	—
清蛋白标准液	—	0.02	—
蒸馏水	—	—	0.02
BCG 试剂	5.0	5.0	5.0

分光光度计波长 628 nm,用空白管调零,然后逐管定量地加入 BCG 试剂,并立即混匀。每份血清标本或标准液与 BCG 试剂混合后(30±3) s,读取吸光度。

如遇脂血标本,可加做标本空白管:血清 0.02 mL,加入 BCG 空白试剂 5.0 mL,分光光度计波长 628 nm,用 BCG 空白试剂调节零点,读取标本空白管吸光度,用测定管吸光度减去标本空白管吸光度后的净吸光度,计算血清蛋白浓度。

四、计算

$$血清蛋白(g/L)=\frac{测定管吸光度}{标准管吸光度}×清蛋白标准液的浓度(g/L)$$

目前,生化自动分析仪同时测定血清总蛋白(双缩脲法)和清蛋白(BCG 法),并自动计算出球蛋白浓度和白/球蛋白比值。

五、参考值

4～14 岁儿童,血清蛋白浓度为:38～54 g/L,健康成人血清蛋白浓度为 34～48 g/L。

清蛋白/球蛋白(A/G)=(1.5～2.5)∶1。

六、附注

(1)BCG 染料结合法测定血清蛋白,用什么蛋白质作标准是一个复杂的问题。实验证明:BCG 不但与清蛋白呈色,而且与血清中多种蛋白成分呈色,其中以 α_1 球蛋白、转铁蛋白、触珠蛋白更为显著,但其反应速度较清蛋白稍慢。实际上,当血清与 BCG 混合时,"慢反应"已经发生,不过试验证明,"慢反应"持续 1 h 才完成。因此,有人主张用定值参考血清作为标准比较理想。BCG 与血清混合后,在 30 s 读取吸光度,可明显减少非特异性结合反应。

(2)当 60 g/L 清蛋白标准液与 BCG 结合后,比色杯光径 1.0 cm,在 628 nm 测定的吸光度应为 0.811±0.035,如达不到比值,表示灵敏度较差。

(3)此法测定正常血清标本的批间变异系数为 6.3% 左右。

(4)试剂中的聚氧化乙烯月桂醚也可用其他表面活性剂代替,如吐温-20 等,用量为 2 mL/L。

七、临床意义

(1)血清蛋白在肝脏合成。血清蛋白浓度增高常见于严重失水,血浆浓缩,此时并非蛋白绝对量增多。临床上,尚未发现单纯清蛋白浓度增高的疾病,而以清蛋白浓度降低为多见。

(2)清蛋白浓度降低与总蛋白浓度降低的原因相同。但有时总蛋白浓度接近正常,而清蛋白浓度降低,同时又伴有球蛋白浓度增高。急性清蛋白浓度降低主要由于急性大量出血或严重灼伤时血浆大量丢失。慢性清蛋白浓度降低主要由于肝脏合成清蛋白功能障碍、腹水形成时清蛋白的丢失和肾病时尿液中的丢失,严重时清蛋白浓度可低于 10 g/L。清蛋白浓度低于 20 g/L 时,由于胶体渗透压的下降,常可见到水肿等现象。

(3)妊娠,尤其是妊娠晚期,由于体内对蛋白质需要量增加,又同时伴有血浆容量增高,血清蛋白可明显下降,但分娩后可迅速恢复正常。

(4)球蛋白浓度增高。临床上常以 γ 球蛋白增高为主。球蛋白增高的原因,除水分丢失的间接原因外,主要有下列因素。①炎症反应:如结核病,疟疾,黑热病,血吸虫病,麻风病等;②自身免疫性疾病:如播散性红斑狼疮、硬皮病、风湿热、类风湿性关节炎、肝硬化等;③骨髓瘤和淋巴瘤:此时 γ 球蛋白可增至 50 g/L。

(5)球蛋白浓度降低主要是合成减少。正常婴儿出生后至 3 岁内,由于肝脏和免疫系统尚未发育完全,球蛋白浓度较低,此属于生理性低球蛋白血症。肾上腺皮质激素和其他免疫抑制剂有抑制免疫功能的作用,会导致球蛋白合成减少。

第四节 血清前清蛋白检验

前清蛋白(PA)分子量 54 000,由肝细胞合成,PA 除了作为组织修补的材料外,可视为一种运载蛋白,它可结合 T_4 与 T_3,而对 T_3 的亲和力更大。PA 还可与视黄醇结合蛋白形成复合物,具有运载维生素 A 的作用。在电泳分离时,PA 常显示在清蛋白的前方,其半衰期很短,约 12 h。因此,测定其在血浆中的浓度对于了解蛋白质的营养状况、肝脏功能,比清蛋白和转铁蛋白具有更高的灵敏度。

测定血清前清蛋白大都用免疫化学技术,常用的方法有免疫扩散法、散射比浊法和透射比浊法。其中免疫扩散法简单、方便,不需特殊设备,适合所有单位使用,但精密度和准确性均较差。散射比浊法灵敏度较高,但需要专用免疫分析仪(如特种蛋白分析仪)和配套的试剂盒。透射比浊法的灵敏度可满足常规工作的要求,且可在 340 nm 波长的任何生化分析仪上进行,适用性较广。

一、方法

透射比浊法。

二、原理

血清中的 PA 与抗 PA 抗体在液相中反应生成抗原抗体复合物,使反应液呈现浊度。当一定量抗体存在时,浊度与血清中 PA(抗原)的含量呈正比。利用散射比浊或透射比浊技术,与同样处理的 PA 标准比较,求得样品中的 PA 含量。

三、试剂

(1)抗 PA 抗体血清工作液。

(2)PA 标准血清(冻干品)根据说明书指定的量,加蒸馏水复溶。以上试剂均需置 2 ℃~8 ℃冰箱保存,在有效期内使用。

四、操作

(1)手工、半自动生化分析仪按表 12-4 进行操作。混匀,置 37 ℃保温 10 min,波长 340 nm,以空白管调零,读取各管吸光度。

(2)如用全自动生化分析仪测定,必须按照仪器说明书设定参数和操作程序进行测定(表 12-4)。

五、计算

$$血清~PA(mg/L) = \frac{测定管吸光度}{标准管吸光度} \times PA~标准液浓度(mg/L)$$

表 12-4　血清 PA 测定操作程序

加入物	测定管	标准管	空白管
待检血清(μL)	20	—	—
PA 标准液(μL)	—	20	—
生理盐水(μL)	—	—	20
PA 抗体工作液(mL)	1.0	1.0	1.0

六、参考值

健康成人血清 PA 浓度为 250～400 mg/L,儿童约为成人水平的一半,青春期则急剧增加达成人水平。散射比浊法结果稍低,为 160～350 mg/L。也可根据本单位条件建立本实验室的参考值。

七、临床意义

(一)血清前清蛋白浓度降低

(1)血清前清蛋白是一种负急性时相反应蛋白,在炎症和恶性疾病时其血清水平下降。据报告,手术创伤后 24 h 即可见血清前清蛋白水平下降,2～3 d 时达高峰,其下降可持续 1 周。

(2)前清蛋白在肝脏合成,各类肝炎、肝硬化致肝功能损害时,由于合成减少,血清前清蛋白水平降低,是肝功能障碍的一个敏感指标,对肝病的早期诊断有一定的价值。

(3)前清蛋白和视黄醇结合蛋白可作为蛋白质营养状况的指征。由于它们的半衰期短,对蛋白摄入量的改变很敏感,一旦体内出现营养不良,血清前清蛋白即迅速下降,严重营养不良时可完全缺如。其他营养素的状况也影响血清前清蛋白浓度,如缺锌时前清蛋白可降低,短期补锌后,其值即升高。

(4)蛋白消耗性疾病或肾病时,血清前清蛋白浓度下降。

(5)妊娠或高雌激素血症时,血清前清蛋白浓度也下降。

(二)血清前清蛋白浓度增高

可见于 Hodgkin 病。肾病综合征患者在蛋白食物充足时血清前清蛋白可轻度升高。

第五节　血清肌红蛋白检验

血清肌红蛋白(Mb)存在于心肌与其他肌肉组织中,其分子量为 17 500,血清肌红蛋白是急性心肌梗死(AMI)患者升高的最早标志物之一。血清肌红蛋白测定方法有很多,由于分光光度法、电泳法及层析法不能测定低于微克水平的 Mb,现已不使用。免疫化学法较灵敏,但抗血清必须是对 Mb 特异的。放射免疫试验灵敏度高,对流免疫电泳是一种定性方法,且灵敏度较低,不适宜检测心肌梗死。乳胶凝集试验是个半定量试验,是用肉眼判断终点,具有一定的主观性,而且一些含有高浓度类风湿因子的血清会产生干扰。放射免疫试验灵敏度高,特异性强,但使用放射性核素,现已少用。胶乳增强透射比浊法灵敏度高,特异性好,测定速度快,适用于各型生化自动分析仪,现已在临床上普遍采用。

一、原理

Mb 致敏胶乳颗粒是大小均一的聚苯丙烯乳胶颗粒悬液,颗粒表面包被有兔抗人 Mb 抗体。样本中的 Mb 与胶乳颗粒表面的抗体结合后,使相邻的胶乳颗粒彼此交联,发生凝集反应产生浊度。该浊度与样本中的 Mb 浓度呈正比,在 570 nm 处测定吸光度,可计算样本中 Mb 的浓度。

二、试剂

(1)试剂 I:甘氨酸缓冲液(pH 为 9.0),NaN$_3$ 1.0 g/L。

(2)试剂 II:致敏胶乳悬液,兔抗人 Mb IgG 致敏胶乳颗粒,NaN$_3$ 1.0 g/L。

(3)Mb 校准品。

三、操作

(一)测定条件

温度:37 ℃。波长:570 nm。比色杯光径:1.0 cm。反应时间:5 min。

(二)进行操作

按表 12-5 进行操作。

表 12-5 血清 Mb 测定(μL)

	测定管	标准管	空白管
试剂 I	200	200	200
待检血清	20	—	—
Mb 校准品	—	20	—
蒸馏水	—	—	20
	混匀,保温 5 min,以空白管调零,测得各管吸光度为 A_1		
试剂 II	150	150	150
	混匀,保温 5 min,以空白管调零,测得各管吸光度为 A_2		

五、参考值

(1)健康成年人肌红蛋白<70 μL/L。

(2)建议各实验室根据自己的条件,建立本地的参考值。

六、附注

(1)本法适用于各种类型的半自动、全自动生化分析仪,严格按照仪器说明书设定参数进行操作。

(2)本法试剂应避光,于 2 ℃~8 ℃可保存 12 个月,-20 ℃可保存更长时间,但不宜反复冻融。

七、临床意义

(1)血清肌红蛋白是早期诊断 AMI 的敏感指标,在 AMI 发作后 1～2 h,在患者血清中的浓度即迅速增加。6～9 h 几乎所有的 AMI 患者 Mb 都升高。Mb 在血液中清除的速度很快,在发病 24 h 内可恢复到正常,所以连续检测血清中的 Mb 对评价患者在治疗期间是否有心肌梗死再次发生具有很重要的意义。患者在发作后第 1 d 内血清肌红蛋白即可返回到基线浓度,当有再梗死时,则又迅速上升,形成"多峰"现象,可以反映局部缺血心肌周期性自发的冠状动脉再梗死和再灌注。

(2)心脏外科手术患者血清肌红蛋白升高,可以作为判断心肌损伤程度及愈合情况的一个重要客观指标。

(3)在临床肌病研究中发现假性肥大型肌营养不良患者血清肌红蛋白也升高。

第六节　血清肌钙蛋白检验

肌钙蛋白是肌肉收缩的调节蛋白,由三个结构不同的亚基组成,即肌钙蛋白 T(TnT),肌钙蛋白 I(TnI)和肌钙蛋白 C(TnC),它附在收缩的横纹肌细微组织上,TnI 是一种结构蛋白,它与肌动蛋白及原肌球蛋白互相作用。TnI 与肌动球蛋白在静止状态时相结合,抑制肌动球蛋白的 ATP 酶(ATPase)活性。TnC 有四个能结合钙离子的结合点,当它与细胞内的钙离子结合时,能导致整个肌钙蛋白构造上的变化。肌钙蛋白放松了肌动球蛋白,让肌动球蛋白与肌浆球蛋白互起作用,而造成肌肉收缩。肌钙蛋白具有的三种同分异构体,其中两种同分异构体是骨骼肌所特有的,一种同分异构体是心肌所特有的,这三种肌钙蛋白的同分异构体存在着结构上的差异。心肌中的 T 和 I 亚基结构不同于其他肌肉组织,心肌肌钙蛋白 T、I(cTnT、cTnI)由于分子量小,分别为 37 000 和 24 000,所以发病后血中浓度迅速升高。

应用免疫层析与酶免技术可进行快速检测与定量测定,具有快速、灵敏、特异的特点。但对于单个标本检查有不便之处。胶乳增强透射比浊法,目前已有试剂盒供应,可在各型自动生化分析仪上使用,通用性强,已在临床上使用,不同型号的生化分析仪应严格按照说明书设定参数进行操作。

一、心肌肌钙蛋白 T、I 的快速检测

(一)原理

应用免疫层析方法测定样品中的特异抗原(cTnT、cTnI)。测试时滴加血清样品于样品槽,样品通过毛细管效应沿试纸膜运动,如果样品中含有特异抗原,试验部位就出现色带,在对照区域内应该有另一颜色条带作为实验对照。

(二)试剂

(1)cTnT 免疫层析试纸条。

（2）cTnI 免疫层析试纸条。

（三）操作

（1）将包装纸打开,标记上样品编号。

（2）加 5～6 滴血清样品到样品槽中。

（3）在 10～15 min 内观察色带出现情况。

（四）结果判断

（1）阳性:在试验区和对照区均有色带出现。

（2）阴性:仅在对照区有色带出现。

（3）无效:试验区和对照区都没有色带出现。

（五）附注

（1）试纸条只能用 1 次,重复使有无效。

（2）试纸条试验区和对照区均不出现色带,取另一试纸条重复检测仍无结果,则表示试纸条失效。

（3）免疫层析技术测定 cTnT、cTnI 适合床边快速试验,但只是定性或半定量,要真正了解病情严重程度及治疗措施的选择还需定量测定。

二、心肌肌钙蛋白 T 的 ELISA 法测定

（一）原理

生物素与亲和素作用下的双抗体夹心 ELISA,用链霉亲和素-生物素化的抗 TnT 单克隆抗体作包被物,依次于样品中 TnT 抗原和酶标 TnT 单克隆的抗体反应,然后加入底物色原。酶催化底物显色,由系列 TnT 标准制定的校正曲线,定量测定 cTnT 含量。

（二）试剂

（1）生物素-亲和素 cTnT 单克隆抗体包被板。

（2）孵育缓冲液。

（3）浓缩洗涤液。

（4）酶标结合物。

（5）cTnT 标准品。

（6）底物色原:ABTS(二氨 2.2 叠氮)。

（三）操作

（1）在包被板中分别加入标准血清、对照血清和患者标本于相应的孔内各 50 μL。

（2）每孔各加孵育缓冲液 50 μL,并轻轻混匀。

（3）室温下孵育 60 min 后洗涤 3 次,10 min 内完成。在吸水纸上用力拍打微孔,以除去残留水滴。

（4）每孔各加入酶结合物 100 μL,轻轻混匀。

（5）倒空微孔板中的孵育液,用洗涤液将微孔洗 3 次,在吸光纸上用力拍打微孔,以除去残留水滴。

（6）将 200 μL 色原底物溶液加入相应的孔中,避光直射,轻轻混匀,静置 30 min。

（7）用酶标仪在 10 min 内,于 405 nm 和 630 nm 双波长下测定吸光度值(OD 值)。

（四）计算

（1）计算每一标准品、对照血清和患者标本的平均 OD 值。

（2）以标准品 OD 值对 cTnT 浓度绘制校正曲线。

（3）根据校正曲线计算未知样品中 cTnT 浓度。

（五）附注

（1）cTnT 待测标本最好用血清，不要用抗凝血浆，因为抗凝剂如肝素、EDTA 等对 cTnT 有影响。

（2）由于 cTnT 是心肌细胞损伤释放出来的指标，所以尽量避免标本溶血，如果标本溶血很可能造成检测结果增高。

（3）配制好孵育液不要冷冻保存，应放在 2 ℃～8 ℃冷藏。

（4）实验前应注意试剂有无失效，比如底物色原液如变质，其颜色加深。

（5）为了提高 cTnT 检测的可靠性，应注意加样及其他操作过程，比色最好选用双波长。

（六）参考值

<0.1 μg/L。

三、心肌肌钙蛋白 I 的 ELISA 法测定

（一）原理

双抗体夹心 ELISA 法。先将抗 cTnI 单抗包被于微孔板上，加入标准品，患者血清和孵育缓冲液，如果血清中有 cTnI，则将与孔中的抗体结合，然后将孔中剩余的样品洗去，加入辣根过氧化物酶标记的 cTnI 抗体，让酶联抗体与孔中的 cTnI 结合。这样，cTnI 分子就被固相抗体和酶联抗体夹在中间。孵育和洗涤之后，酶反应显色，吸光度 OD 值与血清 cTnI 浓度成正比。

（二）试剂

（1）抗 cTnI 抗体包被板。

（2）孵育缓冲液。

（3）浓缩洗液。

（4）抗体和酶结合物。

（5）cTnI 标准品。

（6）显色剂 A、显色剂 B。

（7）2 mol/L(2N) HCl 终止剂。

（三）操作

（1）将 50 μL 标准品、对照血清和患者标本加入相应孔内。

（2）将 50 μL 孵育液加入相应的孔中，轻轻混合 30 s，此步混匀是关键。

（3）将微孔板放在室温孵育 30 min。

（4）倒空微孔中的孵育混合液，用洗液将微孔洗 5 次，在吸水纸上用力拍打，以除去残留水滴。

（5）将 100 μL 酶结合物加入相应的孔中，轻摇混匀。

（6）将微孔板放在室温孵育 30 min。

（7）倒空微孔中的孵育液，用洗液将微孔洗 5 次，在吸水纸上用力拍打微孔，以除去残留水滴。

(8)将 20 μLTMB 底物溶液加入相应的孔中,轻轻混合 5 s,在室温避光条件下静置20 min。

(9)每孔加入 50 μL 2 mol/L HCl,终止反应,轻轻混合 5～30 s 以保证蓝色转变成黄色。

(10)用酶标仪在 10 min 内,于 450 nm 波长下测定吸光度 OD 值。

（四）计算

(1)计算每一对标准品,对照血清和患者标本的平均 OD 值。

(2)在坐标纸上绘制吸光度(OD)与 cTnI 浓度的校正曲线(查看试剂盒内说明书注明的实际 cTnI 浓度)。

(3)根据校正曲线计算未知样品中 cTnI 浓度。

（五）附注

(1)一套试剂盒最多可做 4 次检测。

(2)本试剂盒可用于检测血清样品,但不能使用出现肉眼可见的溶血、脂血或浑浊的血清标本。

(3)利用血清标本,应在采集标本后 6 h 内进行检测,也可将血清冷冻保存于 −20 ℃ 或更低温度,这样至少可保存 3 个月,应注意切勿进行反复冻融。

(4)将浓缩的洗液稀释后备用,稀释的洗液可在 4 ℃ 下贮存两周。

(5)在孵育缓冲液中稀释具有预期浓度的心肌肌钙蛋白 I 的血清进行检测。

(6)用 10 个孔建立标准品的校准曲线。

(7)全部试剂包括启封的微孔都必须在使用前恢复至室温,未使用的试剂必须贮存于 4 ℃。

（六）参考值

1.5～3.1 μg/L。

（七）临床意义

(1)急性心肌梗死(AMI),发病后血中浓度很快增高,cTnT 和 cTnI 3～6 h 超过参考值上限值,cTnT 10～24 h 达峰值,10～15 d 恢复正常。cTnI 14～20 h 达峰值,5～7 d 恢复正常。据报道 cTnT 在诊断 AMI 时比 CK-MB 更为灵敏,但有报到在肾脏疾病患者血样中发现 cTnT,所以特异性较差。而 cTnI 在诊断 AMI 中更为灵敏,且在肾病及其他疾病患者血液中未发现 cTnI,所以 cTnI 是心脏受损的特异性标志物,可用于评价不稳定心绞痛。另外,cTnI 水平升高可预示有较高的短期死亡危险性,连续监测 cTnI 有助于判断血栓溶解和心肌再灌注。由于 cTnT 和 cTnI 消失慢,所以,可作为心肌梗死后期标志物。

(2)cTnT 和 cTnI 可作为心脏手术中的心肌梗死症状出现的指示物,当患者接受动脉搭桥手术时,若 cTnT 和 cTnI 含量增加,表明出现心肌梗死,而此时 CK-MB 含量并无变化。

第七节　血清转铁蛋白检验

血清转铁蛋白(Tf)是一种重要的 β_1-球蛋白,分子量为 77 000,含 6% 糖类的化合物,具有运输铁的功能,每个分子的转铁蛋白可运载 2 个铁原子,每毫克转铁蛋白能结合 1.25 μg 的铁。

一、免疫散射比浊法

(一)原理

以聚乙烯二醇(PEG)与兔抗人 Tf 血清结合后,再与待测血清中的 Tf 发生特异性抗原抗体反应。所形成极细的乳白色抗原抗体复合物颗粒,悬浮于溶液中,利用散射比浊原理,与标准浓度管相比较,求得未知血清中 Tf 含量。

(二)试剂

(1)4%PEG 盐水溶液:称取 PEG(6 000)40 g,NaCl 9 g,溶于去离子水 1 000 mL 中,调 pH 至 4.5。

(2)工作抗血清溶液:用 4%PEG 盐水溶液稀释商品化抗血清。一般以 1:60 稀释,可根据抗血清效价而定。配制后静置 30 min,经直径 450 nm 微孔膜过滤。

(3)Tf 标准液(52.5 mg/L):取商品标化 Tf(42 g/L)液 1 μL,用生理盐水稀释至 800 μL(可根据商品化 Tf 的浓度酌情稀释)。

(三)操作

待测血清用生理盐水稀释 100 倍,以表 12-6 操作。

表 12-6　Tf 比浊法操作步骤

加入物(mL)	稀释空白管	抗体空白管	标准管	测定管
工作抗血清	—	2.0	2.0	2.0
4%PEG 盐水溶液	2.0	—	—	—
Tf 标准液	—	—	0.04	—
1:100 待测血清	—	—	—	0.04
生理盐水	0.04	0.04	—	—

混匀,置室温 30 min,激发光和散射光均为 450 nm,以稀释空白校正荧光度为零,分别读取各管荧光读数。

(四)计算

$$血清转铁蛋白(mg/L)=\frac{测定管读数-抗体空白管读数}{标准管读数-抗体空白管读数}\times 52.5\times 100$$

(五)参考值

2~4 g/L。

(六)附注

(1)本法用血量少,可用外周血测定,标本溶血、黄疸、脂血无干扰。

(2)形成浊度后 0.5~1 h 内读取荧光读数,否则会影响结果。

(3)在 20 g/L 内线性良好,回收率为 92%~102%。

二、血清总铁结合力计算

(一)原理

能与 100 mL 血清中全部转铁蛋白结合的最大铁量称为总铁结合力,可间接反映体内转铁蛋白情况。

（二）参考值

血清铁：14.3～26.9 μmol/L。

总铁结合力：男性，44.6～69.3 μmol/L；女性，35.5～76.8 μmol/L。

（三）临床意义

蛋白丢失性疾病如肾病综合征，随血清蛋白的下降血清转铁蛋白也下降（可降至0.4 g/L），严重肝病（如肝硬化）可显著下降。严重缺铁性贫血时血清转铁蛋白明显升高，提示血清铁缺乏。

第十三章

免疫检验

第一节　免疫细胞功能测定

免疫细胞是免疫系统的功能单位,免疫系统受到外源抗原或自身抗原刺激后,通过细胞免疫和体液免疫以及相关系统相互协同,对抗原产生免疫应答反应。参与免疫反应的细胞主要包括淋巴细胞、单核-巨噬细胞、中性粒细胞、嗜酸性细胞、嗜碱性细胞等,淋巴细胞又可借表面特征和功能的不同再分为 T 细胞、B 细胞、K 细胞(杀伤细胞)和 NK 细胞(自然杀伤细胞)等。这些免疫细胞的功能状态一定程度上反映了机体的免疫状态,对免疫细胞的功能进行检测和研究可为疾病诊断和评估疾病的发生、发展及转归提供一定的指导和帮助,是临床免疫学研究的一个重要内容。本节将介绍上述免疫细胞功能研究的主要检测方法。

一、单核-巨噬细胞功能测定

吞噬细胞包括大吞噬细胞(即单核-巨噬细胞)和小吞噬细胞(即中性粒细胞)。单核-巨噬细胞包括游离于血液中的单核细胞及存在于体腔和各种组织中的巨噬细胞(macrophage,MP),均来源于骨髓干细胞,具有很强的吞噬能力,细胞核不分叶,故命名为单核吞噬细胞系统(mononuclear phagocyte system,MPS)。单核-巨噬细胞是一类重要的抗原提呈细胞,在特异性免疫应答的诱导与调节中起重要作用。单核-巨噬细胞具有多种免疫功能,包括吞噬和胞内杀菌;清除损伤、衰老、死亡和突变细胞及代谢废物;加工、提呈抗原给淋巴细胞。单核-巨噬细胞功能测定方法主要包括以下几种。

(一)单核-巨噬细胞表面标记测定

1.原理

单核-巨噬细胞表面有多种受体分子和抗原分子,对细胞的鉴定与功能有重要意义,它们与相应的配体结合后发挥功能,包括捕获病原体,促进调理、趋化、免疫粘连、吞噬,介导细胞毒作用等。成熟的单核细胞可表达高密度的 CD14,这是一种相对特异的单核细胞表面标志;单核-巨噬细胞表面 IgFc 受体(FcγR Ⅰ 即 CD64、FcγR Ⅱ 即 CD32、FcγR Ⅲ 即 CD16)和补体受体(CR1 即 CD35、CR3 即 CD11b/18 或 Mac-1)可以分别与 IgG 的 Fc 段及补体 C3b 片段结合,从而促进单核-巨噬细胞的活化和调理吞噬功能。此外,单核-巨噬细胞还表达各种细胞因子、激素、神经肽、多糖、糖蛋白、脂蛋白及脂多糖的受体,可接受多种细胞外刺激信号,从而调控细胞功能。

单核-吞噬细胞表面具有多种抗原分子,如 MHC-Ⅰ、MHC-Ⅱ和黏附分子等。MHC-Ⅱ类抗原是巨噬细胞发挥抗原提呈作用的关键性效应分子;单核-巨噬细胞还表达多种黏附分子,如选择素 L(L-selectin)、细胞间黏附分子(intercellu-laradhesion molecule,ICAM)和血管细胞黏附分子(vascular cell adhesion molecule,VCAM)等,它们介导 MPS 细胞与其他细胞或外基质间的黏附作用,从而参与炎症与免疫应答过程。表 13-1 列举出主要的单核-吞噬细胞表面标志分子,检测和鉴定这些抗原分子可采用相应的抗表面分子的特异性单克隆抗体(MAb),将各种 MAb 直接标记上不同的荧光素(直接法),或将第二抗体标记荧光素(间接法),用流式细胞术进行检测。

表 13-1 膜表面标志的细胞分布情况

表面标志	细胞类型
CD11b	粒细胞,巨噬细胞
CD16	NK 细胞,粒细胞,巨噬细胞
CD32	粒细胞,B 细胞,单核细胞,血小板
CD64	单核细胞,巨噬细胞
CD13	单核细胞,巨噬细胞,粒细胞
HLA-DR	B 细胞,单核细胞,巨噬细胞,激活的 T 细胞,造血干细胞前体
CD14	单核细胞,巨噬细胞,粒细胞
CD45	白细胞共同抗原

2.材料

(1)PBMC:从肝素抗凝外周血或骨髓中提取。

(2)PBS/肝素:含 0.1%(v/v)肝素的 PBS。

(3)封闭剂 3 g/L 正常小鼠 IgG。

(4)荧光素标记的 MAb。

(5)一叠氮化乙锭(Ethidium monoazide,EMA)溶液 5 μg/mL：EMA 溶于 PBS,每管 100 μL分装,于 20 ℃避光保存,使用前立即溶解并置于冰上,注意避光。

(6)8.3 g/L 氯化铵溶解缓冲液(ACK)现用现配,置室温于 12 h 内使用。

(7)2%甲醛:用 PBS 将 10%超纯甲醛稀释至 2%,于 4 ℃避光可保存 1 月。

(8)12 mm×75 mm 试管。

(9)15 mL conical 管。

(10)流式细胞术所用试剂和 FACScan analysis 软件。

3.操作步骤

(1)按表 13-2 所示在 12 mm×75 mm 试管上标记号码 1～7。

(2)若标本为肝素抗凝全血或骨髓,将约 10 mL 全血或 1～3 mL 骨髓置于 15 mL conical 管中,4 ℃,3 200 r/min 离心 3 min,每管加 10 mL PBS/肝素,颠倒混匀 2 次,离心 3 min,15 mL PBS 洗涤细胞,用适量 PBS 悬浮细胞,调整细胞浓度至 $2×10^7$/mL。若标本为 PBMC 或单核-巨噬细胞,用 PBS 调整细胞浓度至 $2×10^7$/mL。

表 13-2　三色流式细胞术分组

试管号					
1	2	3	4	5	6
αCD45F	αCD16F	αCD33F	αCD11BF	IgG1F	—
αCD14PE	αCD32PE	αCD13PE	αCD13PF	IgG2bPE	—
αHL$_A$－DRTCC	αCD64TC	αHL$_A$－DRTC	αCD33TC	IgG2aTC	—

α,anti－;F,fluorescein isothiocyanate;PE,phycoerythrin;TC,Tandem Conjugate(PE－Cy5);EMA,ethidiu mmonoazide

(3)取 50 μL 细胞悬液加入步骤 1 中各管。

(4)每管加 3 g/L 正常小鼠 IgG 4 μL,冰浴 10 min。

(5)在 1～5 号试管内加入适当浓度的 MAbs,将 1 管至 6 管置冰浴 15 min。5 号管为 Ig 对照管;6 号管为仅含细胞悬液无抗体的细胞自身荧光素对照;7 号 EMA 管仅含 EMA 和细胞,以判断细胞存活率。

(6)将 5 μL 的 EMA 溶液加入 7 号管,混匀,置于距离低强度白光灯源(40 W 台灯)18 cm 处,室温10 分钟。EMA 仅能进入死细胞,白光导致 EMA 非可逆性吸附于核酸,通过 650 nm 波长可以检测 EMA 发射光强度。

(7)若细胞悬液中含红细胞(RBC),每管中加 3 mL 的 ACK 溶解液,封口膜封闭试管口,颠倒混匀 1～2 次,室温静置 3 min。若细胞悬液中不含 RBC,每管中加 3 mL PBS。

(8)3 200 r/min,4 ℃,离心 3 min。

(9)快速弃上清液,轻弹管底以分散细胞。

(10)3 mL 的 PBS 洗细胞一次。

(11)分析活细胞时,用 200 μL 的 PBS 重悬细胞,于 4 ℃ 避光保存,在 4 h 内检测。分析固定样本时,加 100 μL 的 2％甲醛,混匀,于 4 ℃ 避光保存,在 1 h 内检测。

(12)样本上流式细胞仪检测。

(二)吞噬功能

1.原理

巨噬细胞具有较强的吞噬功能,常用细菌或细胞性抗原如鸡红细胞作为被吞噬颗粒。将单核-巨噬细胞与细菌混匀使两者充分接触。通过洗涤或洗涤加蔗糖密度梯度离心除去胞外细菌。巨噬细菌的细胞数可通过染色在显微镜下观察。

2.材料

(1)平衡盐溶液(BSS)。贮存液I(10×):葡萄糖 10 g 或 11 g 葡萄糖·H_2O,0.6 g 的 KH_2PO_4,3.58 g 的 Na_2HPO_4·$7H_2O$ 或 1.85 g 的 Na_2HPO_4,50 g/L 酚红 20 mL,补 H_2O 至 1 L;分装每瓶 500 mL,4 ℃储存(约 6 个月保持稳定)。贮存液II(10×):1.86 g 的 $CaCl_2$·$2H_2O$,4 g 的 KCl,80 g 的 NaCl,2 g 的 $MgCl_2$·$6H_2O$ 或 1.04 g 的无水 $MgCl_2$,2 g 的 $MgSO_4$·$7H_2O$,补 H_2O 至 1 L,分装每瓶500 mL,4 ℃储存(约 6 个月保持稳定)。

应用液(1×BSS):1 份贮存液I＋8 份双蒸水＋1 份贮存液II(必须注意,先稀释 1 份贮存液后再加另 1 份贮存液,这样可以避免出现沉淀)。滤膜过滤除菌,只要溶液 pH(颜色)不发生改变和不发生污染,于 4 ℃ 可保存 1 个月。室温下溶液 pH 约为 7.0,电导率约为 16.0。

(2)单核-巨噬细胞:体外培养的巨噬细胞系,小鼠腹腔巨噬细胞或人 PBMC。

（3）培养过夜的产单核细胞李斯特菌菌液，活菌或热灭活菌。

（4）新鲜的或新鲜冻融的正常血清，置于冰上。正常血清获自富含补体 C3 的同种个体血液，血液采集后立即置于冰上，1 h 后血液凝固，1 500 r/min，4 ℃离心 25 min，收集血清，分装成每支 0.5 mL，于 80 ℃保存。每批次血清必须检测其辅助细胞吞噬和杀伤的能力。血清一旦解冻不能复冻和反复使用。

（5）300 g/L 蔗糖-PBS 溶液无菌过滤，于 4 ℃可保存数月。

（6）含 5％FCS 的 PBS。

（7）细胞染液。

（8）显微镜载玻片和盖玻片。

（9）10 mm×75 mm 试管。

（10）摇床。

（11）细胞甩片机。

3.操作步骤

（1）用 PBS 洗涤单核-巨噬细胞样本，4 ℃，1 000 r/min，离心 2 min，弃上清液，重复洗涤，细胞重悬于 BSS 至终浓度为 $2.5×10^7$/mL。

（2）取 0.1 mL 巨噬细胞悬液（$2.5×10^6$细胞）至 10 mm×75 mm 试管中。

（3）用 BSS 将产单核细胞李斯特菌培养物进行 1∶10 稀释。

（4）取 0.1 mL 菌液（$2.5×10^7$细菌）至 10 mm ×75 mm 试管中。

（5）加 50 μL 新鲜的正常血清，补 BSS 至 1 mL。

（6）将试管置于 37 ℃摇床以约 8 r/min 的速度颠倒振摇 20～30 min。振摇时间不要超过30 min，以免过多细菌被吞噬杀灭，死菌被降解后吞噬细胞吞噬现象不易被检出。

（7）将试管于 1 000 r/min，4 ℃，离心 8 min，弃上清液，加 2 倍体积冰冷 BSS，轻轻悬浮细胞，洗细胞2 次以彻底除去残留的胞外细菌。用冰冷 PBS/5％FCS 悬浮细胞至所需浓度。如需更严格地祛除胞外细菌，可采取以下步骤：用 BSS 洗细胞 3 次，将细胞重悬于 1 mL 冰冷 BSS 中，叠加于 300 g/L 蔗糖溶液1 mL 之上，1 000 r/min，4 ℃，离心 8 min，细胞沉于管底，小心弃去BSS 和蔗糖溶液（含胞外细菌），用冰冷 PBS/5％FCS 重悬细胞至所需浓度（通常用 2 mL 溶液将细胞配成 10^6/mL 的浓度）。

（8）用细胞甩片机以 650 r/min 室温旋转 5 min 将 0.1 mL 细胞（$1×10^5$/mL）离心至载片上。

（9）用染液染片。

（10）在油镜下检测吞噬功能，计数≥200 个细胞，求出每个巨噬细胞吞噬细菌的细胞个数。用下列公式计算吞噬数量。

吞噬指数＝（吞噬 1 个以上细菌的巨噬细胞百分数）×（每个阳性细胞吞噬的细菌平均数）

（三）杀菌功能

1.原理

吞噬细胞在趋化因子作用下定向移至病原体周围后，借助调理素通过胞饮作用将病原体吞噬，形成噬粒体，噬粒体与吞噬细胞内溶酶体融合，溶酶体释放多种蛋白水解酶，通过胞内氧化作用将病原体杀灭。实验时将吞噬细胞和细菌混合，计算吞噬作用发生后在杀菌作用出现前巨噬细胞内的活细菌数，以及吞噬细菌一段时间（90～120 min）后，细胞内残留的活菌数。如果后者在 TSA 平板上生长的菌落数明显少于前者菌落数,则提示巨噬细胞有杀菌活性。

2.材料

(1)处于对数生长期的活的细菌培养物(Listeriamonocy-togenes,Ecoli 或 Staphylococcussp):将冷冻保存的菌株接种至适宜的液体培养基,培养过夜。

(2)平衡盐溶液(BSS)。

(3)单核-巨噬细胞:体外培养的巨噬细胞系,小鼠腹腔巨噬细胞或人 PBMC。

(4)新鲜的或新鲜冻融的正常血清,置于冰上。

(5)含 5％正常血清的 BSS。

(6)胰蛋白酶大豆琼脂(tryptic soy agar,TSA)平板:于 4 ℃保存,使用前预温至 37 ℃。

(7)带螺旋盖的 2.0 mL 聚苯乙烯管。

(8)带闭合盖(snap-top)的 10 mm×75 mm 聚苯乙烯管。

(9)摇床。

(10)带螺旋盖的 13 mm×100 mm 派瑞克斯玻璃管,灭菌。

3.操作步骤

(1)将过夜培养的 Listeria 菌震荡粉碎,用 BSS 做 1∶300 稀释,在 10 mm×75 mm 聚苯乙烯管或2.0 mL 聚苯乙烯管中混合下列成分:$2.5×10^6/mL$ 巨噬细胞,0.3 mL 震荡粉碎的过夜培养菌($2.5×10^6$ 个细菌),50 μL 冷正常血清,用 BSS 调至 1 mL。

(2)上述试管置于 37 ℃摇床中以 8 r/min 的速度颠倒振摇 15～20 min,用常规洗法或蔗糖离心法洗去胞外细菌,细胞重悬于 1 mL 含 5％血清的 BSS 中。

(3)准备 4 根派瑞克斯玻璃管,每管加 0.9 mL 灭菌水,第 1 管内加 0.1 mL 去胞外细菌的细胞悬液,依次做 1∶10 稀释至第 4 管,每管稀释时充分混匀。

(4)短暂震荡后取 0.1 mL 铺在预温至 37 ℃的 TSA 平板上,每管做复板。该组板为 0 点对照板,提示吞噬作用发生后在杀菌前巨噬细胞内的活细菌数。

(5)将未稀释的步骤 2 制备的细胞管盖紧盖子并封膜,置 37 ℃孵育(振摇或静置)90～120 min。

(6)将试管置于冰上以阻止细菌生长,按步骤 4 制备稀释管和平板。

(7)当平板上的样品被吸收入琼脂,将平板倒扣于 37 ℃培养 24～48 h。计数平板上生长的菌落数目,并与 0 点对照板上菌落数目比较,如果 90～120 min 孵育后的平板菌落数明显少于 0 点对照板上菌落数,则提示巨噬细胞有杀菌活性。

(四)MTT 比色法

1.原理

将巨噬细胞和细菌在微孔板中混合,洗涤除去细胞外细菌,用 MTT 比色法检测巨噬细胞和细菌作用前后的活菌数量。细菌脱氢酶可催化黄色的 3-(4,5-二甲基-2-噻唑)-2,5-二苯基溴化四唑[3-(4,5-dimethylthiazol-2-yl)-2,5-dipheny-ltetrazolium bromide,MTT]生成紫色的不溶性产物甲䐋,溶于有机溶剂(二甲基亚砜,异丙醇等)后可通过检测 570 nm 吸光度值并参照标准曲线求得生成产物的含量。

2.材料

(1)RPMI-5 含 5％自体正常血清,不含酚红的 RPMI 1640。

(2)50 g/L 皂苷(saponin)滤膜过滤除菌,室温可保存 3～6 个月。

（3）29.5 g/L 胰蛋白胨磷酸盐肉汤高压灭菌，每支 5 mL 分装在带螺旋盖试管中，4 ℃可保存 1 年。

（4）5 mg/mL 的 MTT/PBS 溶液：滤膜过滤除菌，于 4 ℃避光可保存 3～6 个月。

（5）1 mol/L 的 HCl。

（6）产单核细胞李斯特菌悬液。

毒力李斯特菌菌株来自 ATCC（菌株 15313），也可用来自患者的分离毒力株。将细菌接种于胰蛋白胨磷酸盐肉汤（tryptose phosphate broth），将菌液在 37 ℃水浴中振摇至对数生长期（4～6 小时），取 0.5 mL 菌液加至 10 mm×75 mm 聚苯乙烯管，密封后保存于80 ℃。用前将冻存菌溶解，取 30 μL 接种于 5 mL 液体培养基，培养过夜至对数生长晚期（细菌量达每 1 mL 有 $2×10^9$ 活菌）。若希望细菌达对数生长早期，则取 1 mL 培养物加至新鲜培养基，在 37 ℃水浴中振摇 4～6 h 至对数生长期。

热灭活菌的制备：将对数生长期中的细菌于 70 ℃水浴中加热 60 min，2 000 r/min，4 ℃离心 20 min，弃上清液，沉淀重悬于 10 mL PBS，洗涤后重悬于 PBS 至每毫升终浓度为10^{10}细菌。

（7）96 孔平底微孔反应板。

（8）CO_2培养箱。

（9）酶联检测仪。

3．操作步骤

（1）1 000 r/min，4 ℃，离心 10 min 收集巨噬细胞，RPMI-5 重悬细胞至 10^6/mL。

（2）取 100 μL 细胞悬液（10^5 个巨噬细胞）加至反应板微孔，每份标本做 4 孔，准备 2 块反应板做平行实验，一块为 T-0 板，每份标本做 2 孔；另一块为 T-90 板，每份标本做 2 孔。每孔加 10 μL 菌液（用 BSS 配成 10^7/mL），将反应板置 37 ℃，10%的 CO_2培养箱 20 min，促进吞噬。细菌：细胞之比大约为 1：1。

（3）反应板于 1 000 r/min，4 ℃离心 5 min，小心弃去上清液（除去细胞外细菌），保留细胞成分。

（4）标本孔及 4 个空白孔中加入 RPMI-5，100 μL/孔，反应板于 1 000 r/min，4 ℃离心10 min。

（5）T-0 板孔中加 20 μL 皂苷，室温反应 1 min，溶解细胞释放细菌，每孔加 100 μL 胰蛋白胨磷酸盐肉汤，于 4 ℃保存反应板。

（6）T-90 板置 37 ℃、10%的 CO_2培养箱 90 min，进行杀菌反应或促进细菌生长，90 min 后移出反应板，重复步骤5。

（7）将 T-0 和 T-90 板置 37 ℃、10%的 CO_2培养箱孵育 4 h，促使存活的细菌生长。

（8）加 5 mg/mL 的 MTT/PBS 溶液 15 μL，37 ℃、10%的 CO_2培养箱孵育 20 min，每孔加 1 mol/L的 HCl 10 μL 终止反应，在酶联仪上测定 570 nm 吸光度值。

（9）建立标准曲线 用已知含量的细菌与 MTT 反应，在微孔板中测定相应孔的吸光度值。通过标准曲线将 T-0 板和 T-90 板孔中的吸光度值换算成细菌数量（cfu）。90 min 板细菌数量比 0 点板有明显降低者（≥0.2logs），说明产生了杀菌效果。

二、T 淋巴细胞功能测定

（一）接触性超敏反应

1．原理

接触性超敏反应试验是一种简单可靠的检测体内细胞免疫功能的方法。将小鼠腹部皮肤接触有机或无机半抗原分子,皮肤表面抗原提呈细胞:朗格汉斯细胞受半抗原化学修饰后迁移至外周局部淋巴结。若小鼠第二次接触该半抗原,半抗原与朗格汉斯细胞的 MHC Ⅱ类分子结合,刺激组织中 T 淋巴细胞活化并分泌多种细胞因子,导致局部组织的炎症反应。

2.材料

(1)6～12 周无病原雌性小鼠。

(2)70 g/L 2,4,6-三硝基氯苯(TNCB):溶于 4:1(V/V)丙酮/橄榄油。

(3)10 g/L 的 TNCB:溶于 9:1(V/V)丙酮/橄榄油。

(4)厚度刻度测量仪:可测范围 0.01～12.5 mm。

(三)操作步骤

(1)小鼠腹部皮肤除毛。

(2)于小鼠腹部皮肤滴加 70 g/L 的 TNCB 溶液 100 μL 致敏。

(3)固定小鼠 3～5 s,使表面溶剂挥发。

(4)6 d 后测量小鼠右耳耳郭厚度基数。

(5)测量后,立即在右耳两侧表面滴加 10 g/L 的 TNCB 10 μL(共 20 μL)进行攻击。未致敏小鼠右耳在测定耳郭厚度基数后两侧表面也滴加 TNCB 作为对照,以排除化学刺激造成的耳郭非特异性水肿。

(6)24 h 后测量实验组和对照组小鼠右耳耳郭厚度。

(7)计算耳郭厚度变化(ΔT):ΔT＝攻击后 24 h 耳郭厚度×耳郭厚度基数。

(二)移植物抗宿主反应

1.原理

移植物抗宿主反应(GVHD)是将具有免疫功能的供体细胞移植给不成熟、免疫抑制或免疫耐受的个体,因此,供体细胞识别宿主(受体)并对宿主(受体)抗原发生反应,而宿主不对供体细胞发生反应。在 GVHD 中,供体的淋巴细胞通过 T 细胞受体(TCR)与宿主的"异体"抗原相互作用而活化,释放淋巴因子,引起 T 细胞活化,脾大,甚至机体死亡等多种效应。

2.材料

(1)供体动物:遗传背景明确的纯系小鼠或大鼠。

(2)受体动物:同种异体新生鼠,同种异体照射鼠,或 F1 杂交鼠。

3.操作步骤

(1)在供体细胞移植前 2～6 h 照射受体动物。有必要做预实验确定合适的放射剂量。

(2)处死供体鼠,分离鼠脾脏、淋巴结和/或股骨及胫骨骨髓细胞。

(3)制备脾脏、淋巴结和骨髓细胞单个细胞悬液。调整细胞浓度至 5×10^5～1×10^8 细胞/mL。选择合适的细胞浓度。

(4)往成年受体鼠尾静脉中注射 0.5～1.0 mL 供体细胞,新生鼠腹腔注射 0.05～0.1 mL 供体细胞。当细胞浓度较高时,为防止形成栓塞,在注射细胞前 10～20 min,在鼠腹腔注射 0.05 mL 50 USP 单位肝素。

(5)GVHD 检测:受体动物为非照射同种异体新生鼠时,以脾增大指标来判断新生鼠腹腔注射供体淋巴细胞后的 GVHD 反应。注射后 10～12 d 处死小鼠,称体质量,取出脾并称重。按下式计算脾指数。

脾指数＝(实验组脾重/体质量的均值)/(对照组脾重/体质量的均值)

脾指数≥1.3说明存在GVHD。

若受体动物为照射同种异体鼠或F1鼠,每天记录注射细胞后的动物死亡情况。以动物存活数对实验天数作图,比较实验组和对照组的平均存活时间。

(三)T细胞增殖功能

1.有丝分裂原诱导的PBMC增殖

(1)原理:此法用于测定PBMC受到不同浓度的有丝分裂原植物血凝素(PHA)刺激后发生的增殖反应。PHA主要刺激T细胞的增殖。也可使用其他可以和T细胞抗原受体和其他表面结构相结合的多克隆刺激物(表13-3)。

表13-3 淋巴细胞增殖的活化信号

细胞类型	活化靶物质	激活剂
T细胞	TCR	特异性抗原
	TCR-α,TCR-β	Anti-TCR MAb
		Anti-CD3
		PHA
	CD2	Anti-CD2 化合物
		PHA
	CD28	Anti-CD28 MAb
B细胞	SmIg	Anti-IgM
		SAC
	CD20	CD20 MAb
	CR2 病毒受体	EBV
	BCGF 受体	BCGF
B和T细胞	离子通道	A23187 离子载体
		离子霉素 ionomycin
	蛋白激酶C	佛波醇酯
	CD25(IL-2Rβ 链)	IL-2
	IL-4 受体	IL-4

注:BCGF:B细胞生长因子;EBV:EB病毒;Ig:免疫球蛋白;IL:白细胞介素;MAb:单克隆抗体;PHA:植物血凝素;SAC:金黄色葡萄球菌 Cowan I;TCR:T细胞抗原受体。

(2)材料 PBMC悬液:完全RPMI-1 640培养液。含100 $\mu g/mL$ 的PHA的完全RPMI-1 640培养液(分装保存于20 ℃)。带盖的96孔圆底细胞培养板。

(3)操作步骤具体如下:①用完全RPMI-1 640培养液调PBMC数至 $1\times10^{6}/mL$。②将细胞悬液混匀后加入96孔板中,每孔100 μL(1×10^{5}/孔);每实验组设3复孔,另设不加有丝分裂原的对照孔作为本底对照。③将100 $\mu g/mL$ 的PHA溶液作1:10、1:20、1:40稀释,1~3列加100 μL 完全RPMI-1 640培养液(本底对照);4~6列加 1:40 的PHA 100 μL(最终浓度2.5 $\mu g/mL$);7~9列加 1:20 的PHA 100 μL(最终浓度 5 $\mu g/mL$),10~12列加 1:10 的PHA 100 μL(最终浓度 10 $\mu g/mL$)。④37 ℃,5%CO_2温箱中孵育3 d;结束培养前6~18 h每孔加入

0.5～1.0 μCi[³H]胸腺嘧啶。⑤用自动细胞收集器收集细胞,溶解细胞,将 DNA 转移至滤纸上,冲洗除去未掺入的[³H]胸腺嘧啶;用无水乙醇洗涤滤纸使其干燥,将滤纸移入闪烁管内。⑥在闪烁仪上计算每孔 cpm 值。

2.一步法混合淋巴细胞反应

(1)原理:反应性 T 细胞受到刺激细胞(同种异体淋巴细胞)表面主要组织相容性复合体(MHC)抗原的刺激发生增殖反应。刺激细胞本身的增殖反应可通过放射线照射或经丝裂霉素 C 处理而被抑制。本法常用于鉴定组织相容性。

(2)材料:含 10％人 AB 型血清的完全 RPMI 培养液(RPMI-10AB),56 ℃加热灭活 1 h。反应细胞:脾、淋巴结、胸腺的淋巴细胞或纯化的 T 细胞、T 细胞亚群。同种异体刺激细胞悬液(PMBC)。自体刺激细胞悬液(PMBC)。0.5 mg/mL 丝裂霉素 C,溶于完全 RPMI-10AB(避光保存)。

(3)操作步骤具体如下:①用完全 RPMI-10AB 调整 PBMC 浓度至 $1×10^6$/mL。②用丝裂霉素 C 或照射处理同种异体刺激细胞和自体刺激细胞(用于对照)以抑制其增殖反应;加入0.5 mg/mL 丝裂霉素 C 使终浓度为 25 μg/mL,在 37 ℃,5％CO_2 温箱中避光孵育 30 min,用完全RPMI-10AB 洗细胞 3 次以上,用于除去剩余的丝裂霉素 C;或者将细胞置于照射仪中用2000 拉德(rad)照射;调整细胞浓度至 $1×10^6$/mL。③每孔加入反应细胞 100 μL,设 3 复孔。④在相应孔内加入 100 μL 经照射或丝裂霉素 C 处理的同种异体或自体刺激细胞。空白对照孔加100 μL完全 RPMI-10AB。⑤在 37 ℃,5％CO_2 温箱中孵育 5～7 d。⑥加入[³H]胸腺嘧啶,继续培养 18 h,收获细胞并计算每孔 cpm 值。

3.自体混合淋巴细胞反应

(1)原理:自体混合淋巴细胞反应的原理和操作步骤基本同上。但需将刺激细胞换成自体非 T 细胞,含 10％人 AB 血清的完全 RPMI 培养液(RPMI-10AB)换成含 10％同源血清的完全 RPMI 培养液。

(2)材料:反应细胞悬液(自体 T 细胞)。含 10％自体血清的完全 RPMI 1640 培养液,56 ℃加热灭活 1 h。刺激细胞悬液(自体非 T 细胞)。自体 PBMC 悬液。

(3)操作步骤具体如下:①用含 10％自体血清的完全 RPMI 培养液将反应细胞调整浓度为$1×10^6$/mL。②用 2000 拉德照射非 T 刺激细胞和自体 PBMC(用于对照)或用丝裂霉素 C 处理(方法同一步法)。用含 10％自体血清的完全 RPMI 1640 培养液清洗细胞。重新调整浓度为$1×10^6$/mL。③每孔加入反应细胞 100 μL,设 3 复孔。④在相应孔内加入经照射或经丝裂霉素C 处理的刺激细胞 100 μL。空白对照孔加 100 μL 含 10％自体血清的完全 RPMI 1640 培养液。⑤在 37 ℃,5％CO_2 温箱中孵育 7 d。⑥加入[³H]胸腺嘧啶,继续培养 18 h,收获细胞并计算每孔 cpm 值。

4.抗原诱导的 T 细胞增殖

(1)原理:本法用于测定 T 细胞对特异性抗原(如破伤风类毒素)刺激的增殖反应,也可用于测定 T 细胞对任何蛋白质或多糖抗原的增殖反应。

(2)材料:T 细胞悬液。自体抗原提呈细胞悬液(非 T 细胞)。破伤风类毒素溶液。

(3)操作步骤具体如下:①用完全 RPMI-10AB 调整 T 细胞浓度至 $1×10^6$/mL;②丝裂霉素C 处理抗原提呈细胞(或用 2 500 拉德照射)(同一步法),调整抗原提呈细胞浓度至 $2×10^5$/mL;③每孔加 T 细胞悬液 100 μL 和抗原提呈细胞悬液 50 μL,混匀;④加破伤风类毒素溶液 50 μL

使其终浓度分别为 0、1、5、10 和 20 $\mu g/mL$，每种浓度准备 3 复孔；⑤在 37 ℃，5%CO_2 温箱中孵育 6 d；⑥加入[^{3}H]胸腺嘧啶，继续培养 18 h，收获细胞并计算每孔 cpm 值。

（四）人 T 淋巴细胞细胞毒功能的检测

细胞毒性 T 细胞（CTL）通过识别细胞表面抗原杀伤靶细胞，主要由 $CD8^+$ 细胞组成，也包括少数具有 CTL 作用的 $CD4^+$ CTL。CTL 具有杀伤细胞内微生物（病毒、胞内寄生菌等）感染靶细胞、肿瘤细胞等的效应，在抗肿瘤、抗病毒及抗移植物等免疫反应中发挥重要作用。淋巴细胞介导的细胞毒性（lymphocyte mediated cytotoxicity，LMC）是细胞毒性 T 细胞（CTL）的特性，它是评价机体细胞免疫功能的一种常用指标，特别是测定肿瘤患者 CTL 杀伤肿瘤细胞的能力，常作为判断预后和观察疗效的指标之一。T 细胞前体在辅佐细胞和 Th 细胞产物（IL-2）的存在下，经特异性抗原刺激产生 CTL。选用适当的靶细胞，常用可传代的已建株的人肿瘤细胞如人肝癌、食管癌、胃癌等细胞株，经培养后制成单个细胞悬液，按一定比例与受检的淋巴细胞混合，共育一定时间，观察肿瘤细胞被杀伤情况，一般采用^{51}Cr 释放法。肿瘤细胞首先被^{51}Cr 短暂标记，洗后与效应 CTL 混合后共同培养，数分钟至数小时后，靶细胞开始裂解，胞浆内^{51}Cr 标记的蛋白释放出来，计算被杀伤靶细胞释放入培养上清液的^{51}Cr，通过与对照组^{51}Cr 的释放比较，来判断 T 细胞的细胞毒活性。

1.抗 CD3 介导的细胞毒性实验(^{51}Cr 释放试验)

（1）原理：人类 T 淋巴细胞细胞毒功能的体外检测可以通过使用抗 CD3 抗体或特异性抗原刺激前 CTL 向效应 CTL 分化来完成。以下以抗 CD3 介导的细胞毒性实验为主，介绍人 T 淋巴细胞细胞毒功能的体外检测方法。前 CTL 在抗 CD3 抗体或分泌抗 CD3 抗体的杂交瘤细胞刺激诱导下产生 CTL 活性。抗 CD3 抗体与 T 效应细胞群和带有 Fc 受体的^{51}Cr 标记的靶细胞共育；或者 T 效应细胞群直接与^{51}Cr 标记的膜表面表达抗 CD3 抗体的杂交瘤细胞（OKT3）共育，抗 CD3 抗体与 T 效应细胞上 TCR 复合体结合，并通过 Fc 受体与靶细胞结合，从而导致^{51}Cr 标记的靶细胞溶解；^{51}Cr 标记的 OKT3 则直接通过膜表面表达抗 CD3 抗体与 TCR 复合体结合，充当靶细胞和刺激原的双重作用。CTL 的溶细胞活性可通过检测由靶细胞释放入培养上清液中的^{51}Cr 来获得。

（2）材料具体如下。①靶细胞：EB 病毒转化的 B 淋巴母细胞样细胞。②T 效应细胞群：T 效应细胞通常来自 PBMC、T 细胞或 T 细胞亚群；由于 PBMC 中含有 NK 细胞，可能引起非抗 CD3 介导（非 T 细胞）的靶细胞溶解，所以通常采用 T 细胞或 T 细胞亚群作为 T 效应细胞；如果用 PBMC，则必须设立无抗 CD3 抗体刺激的对照组。③1 mCi/mL 的 Na_2[^{51}Cr]O_4(^{51}Cr≥300 mCi/mg)。④完全 RPMI-5 培养基。⑤抗 CD3 抗体或分泌抗 CD3 抗体的杂交瘤细胞（OKT3）。⑥2%（v/v）TritonX-100。⑦24 孔平底细胞培养板。⑧含有 H-1000B 型转子的 Sorvall 离心机。⑨台盼蓝拒染法所需的试剂和仪器。

（3）操作步骤具体如下：①用 100 μCi^{51}Cr 对 EB 病毒转化的 B 淋巴母细胞或 OKT3 杂交瘤细胞（当 OKT3 杂交瘤细胞同时作为刺激原时）进行放射标记；方法如下：吸取 5×10^5 个 B 细胞到含 1.9 mL 完全 RPMI-5 培养基的 24 孔板孔中，每孔加入 0.1 mL^{51}Cr，37 ℃，5%CO_2 温箱中孵育 18~24 h。②收集放射标记的 B 细胞，用 10 mL 完全 PRMI-5 于室温下洗涤。③用台盼蓝拒染法计数活细胞；用完全 RPMI-5 调节细胞浓度至每 50 μL 含 5×10^3 个细胞（1×10^5/mL）。④用完全 RPMI-5 将效应 T 细胞作倍比稀释，初始浓度为 1×10^5/100 μL，至少稀释 4 个浓度。达到 20：1 的效/靶比。⑤用完全 RPMI-5 稀释抗 CD3 抗体，从 4 $\mu g/mL$ 开始，至少准备 5 个

4 倍稀释的浓度。⑥将效应细胞、靶细胞和抗 CD3 抗体加入 96 孔反应板微孔,做 3 个复孔,具体操作如下:每孔依次加入放射标记的靶细胞 50 μL、不同稀释度的抗 CD3 抗体 50 μL、不同浓度的效应细胞 100 μL;当用 OKT3 杂交瘤细胞时,每孔加 OKT3 细胞 100 μL(5×10^3/孔)和效应 T 细胞 100 μL;同时设立仅有靶细胞(无抗体和效应细胞)的对照孔(自发释放量);在另一块 96 微孔板中,设立仅含 5×10^3 放射性靶细胞和 150 μL 的 2% TritonX-100 的对照孔(最大释放量);除此之外,还应设立靶细胞和效应细胞(无抗体)的孔测量 NK 细胞的活性。⑦将反应板于 100 r/min 离心 2 min,置 37 ℃,5% CO_2 孵育 4 h。⑧将反应板于 800 r/min 离心 5 min,从每孔吸出 100 μL 上清液,用 γ 计数器计算每个上清液样本的 cpm 值。⑨依下列公式计算结果:特异性溶解率 = 100×(实验组 ^{51}Cr 释放量 - ^{51}Cr 自发释放量)/(^{51}Cr 最大释放量 - ^{51}Cr 自发释放量),其中自发释放量 = 对照孔 cpm,实验组释放量 = 实验孔 cpm,最大释放量 = 含 Triton 孔 cpm,其中自发释放量应该是 ≤ 最大释放量的 25%。

2.钙荧光素释放试验

(1)原理:钙荧光素(Calcein)为钙螯合剂,与钙结合后可发出强烈荧光。钙荧光素释放试验是一种替代 ^{51}Cr 释放试验的非放射性试验。该法用荧光标记物(钙荧光素)代替 ^{51}Cr 标记靶细胞,将钙荧光素标记靶细胞与效应 T 细胞(CTL)按一定的效/靶比(E/T)混合,孵育一定时间后,CTL 发挥溶解靶细胞活性,通过计算细胞上清液中被释放的钙荧光素量来计算 CTL 活性。计算方法类似于 ^{51}Cr 释放实验。钙荧光素释放试验除用于 CTL,也可用于 NK 细胞和淋巴因子活化的杀伤细胞(LAK)活性的检测。

(2)材料具体如下。①HBSSF:含 5% FCS 的无酚红、Ca^{2+} 或 Mg^{2+} 的 Hanks 平衡盐溶液(HBSS)。②1 mg/mL 抗原储存液或传染性病原体(如流感病毒):用于致敏靶细胞。③Calcein-AM(作为分子探针):用 DMSO 配成 2.5 mmol/L。④效应 CTL:特异性靶抗原致敏的 CTL,无关抗原致敏的 CTL 作为对照组。⑤溶解缓冲液:50 mmol/L 硼酸钠/0.1%(v/v)TritonX-100,pH 为 9.0。⑥15 mL 锥形离心管。⑦带 H-1000B 转子的 Sorvall 离心机。⑧96 孔圆底微孔反应板。⑨自动荧光检测系统。

(3)操作步骤具体如下:①用 HBSSF 配制 EB 病毒转化的 B 淋巴母细胞样细胞的单细胞悬液或培养的肿瘤细胞单细胞悬液,必须安排好实验步骤以保证效应细胞与靶细胞在同一时间准备好,因此,抗原特异性效应 CTL 必须和靶细胞同时制备;另外,在洗涤和标记靶细胞的同时,应进行效应细胞的洗涤和稀释。②用台盼蓝拒染法确定细胞活率,靶细胞活率应 >80%。③将细胞转移至 15 mL 尖底离心管,于室温 1 000 r/min 离心 10 min,弃上清液;用 HBSSF 重悬细胞,再离心一次;弃上清液。④用 HBSSF 重悬细胞,配成浓度为 1×10^6/mL;加入 1 mg/mL 抗原储存液时抗原最终浓度为 0.0001～100 μg/mL;置 37 ℃,室内空气(不含 CO_2)中孵育 90 min。⑤洗细胞 2 次,用 HBSSF 重悬细胞使其浓度为 1×10^6/mL。⑥加入 10 mL 的 2.5 mmol/L 的 Calcein-AM(使其终浓度为 25 μmol/L),置 37 ℃,室内空气(不含 CO_2)中孵育 30 min。⑦洗细胞 2 次,重悬细胞至 1.5×10^5/mL,然后立即进入步骤⑪。⑧准备特异性靶抗原致敏效应 CTL 的单细胞悬液,计算细胞活率,洗涤细胞后用 HBSSF 重悬细胞至浓度为 1.5×10^6/mL;用相同方式同时准备好对照组(无关抗原致敏的 CTL)。⑨用 HBSSF 作 3 倍连续稀释待测的和对照的效应细胞(初始浓度为 1.5×10^6/mL)。⑩在第⑨步中准备好的每个效应细胞稀释液中吸取 100 μL,加入 96 孔反应板孔中,每份做 3 个复孔;同时设立含 100 μL 的 HBSSF 和 100 μL 溶解缓冲液的对照孔,也做 3 个复孔;立即进入步骤⑪。⑪取步骤⑦中的 Calcein-AM 标记靶细胞悬液100 μL至步骤⑩中各孔(最终为每孔200 μL),含靶细胞和效应细胞的孔用于测定CTL活性,含标记靶细胞和HBSSF的孔测定自发性钙释放量,含标记靶细胞和溶解液的孔测定最大钙释放量。⑫反应板于室温1 000 r/min离心30 s,以促进效应细胞和靶细胞的接触,置37 ℃,室内空气(不含CO_2)中孵育2~3 h,此后的所有步骤均可在有菌的条件下进行。⑬反应板于室温2 000 r/min离心5 min,取出各孔全部上清液。⑭加200 μL溶解缓冲液至每孔细胞沉淀中,室温下反应15 min,溶解细胞。⑮用含有485/20激发波长和530/25发射波长的自动荧光检测系统测定每孔产生的钙荧光强度。⑯计算三孔的平均荧光值,以求出各个浓度效应细胞的溶细胞百分比。

三、B淋巴细胞功能测定

(一)ELISA法检测B细胞合成多克隆免疫球蛋白

1.原理

B细胞经多克隆刺激物(表13-4)包括有丝分裂原、抗体、EB病毒(EBV)或淋巴因子等的诱导,可合成并分泌抗体。

表13-4　多克隆抗体产生的刺激物

细胞类型	刺激物	应用
PBMC或T细胞+B细胞	PWM	T细胞依赖的B细胞激活
由PWM刺激后的PBMC中分离的B细胞	PWM	需要加IL-2到B细胞;用于确定外源细胞或细胞因子的调节作用
纯B细胞或扁桃体B细胞	SAC+IL-2	用于研究细胞的调节作用和无T细胞存在时的影响因素
	抗IgM抗体+T细胞上清液	用于研究无T细胞直接接触时加入的外源细胞的作用,或T细胞上清液的调节激活作用
PBMC或B细胞	EBV	用于研究B细胞产生Ig和EBV诱导的增殖和分化功能

注:EBV,EB病毒;PBMC,外周血单个核细胞;PWM,美洲商陆分裂原;SAC,葡萄球菌CowanI。

用ELISA法可对细胞培养上清液中B细胞合成的免疫球蛋白进行定量检测。由于循环和组织中的B细胞存在多种亚型,因此,应根据特定的实验目的来选择培养的淋巴细胞亚类以及使用的刺激分子。

2.材料

(1)PBMC悬液。

(2)完全RPMI-5和RPMI-10培养液。

(3)PWM溶液:用RPMI-10作1∶10稀释,储存于20 ℃。

(4)第一(捕获)抗体:10 μg/mL羊抗人IgM、IgG或IgA,溶于包被液中。

(5)洗涤液:0.05%(v/v)吐温20,溶于PBS。

(6)封闭液:50 g/L的BSA溶于洗液中,过滤除菌后贮存于4 ℃。

(7)免疫球蛋白标准液。

(8)稀释液:10 g/L的BSA溶于洗液中,过滤除菌后贮存于4 ℃。

(9)第二抗体:亲和纯化的、Fc特异的、碱性磷酸酶标记羊抗人IgM,IgG或IgA抗体。

(10)1 mg/mL 磷酸硝基苯基二乙酯,溶于底物缓冲液。

(11)3 mol/L 的 NaOH。

(12)96 孔平底微孔培养板。

(13)96 孔 ELISA 板。

(14)多孔扫描分光光度计。

3.操作步骤

(1)有丝分裂原刺激诱导:①用完全 RPMI-5 洗 PBMC,以除去外源性免疫球蛋白。②用完全 RPMI-10 调整细胞数至 $5×10^5$/mL;每孔加入 0.2 mL 细胞悬液($1×10^5$ 个细胞);实验均设复孔;设立只加细胞而不加刺激物的对照孔。③加 PWM 溶液刺激细胞。④置 37 ℃,5% 的 CO_2 温箱中培养。⑤收集用于分析或 ELIspot 检测的细胞,或悬浮培养的细胞用于 ELISA 分析。

(2)ELISA 分析:①加 10 μg/mL 一抗 100 μL 于 96 孔 ELISA 板孔内,37 ℃孵育 2 h(或 4 ℃过夜)。②洗板 5 次。③每孔加封闭液 200 μL,封闭非结合位点;室温孵育 1 h,洗板 5 次。④每孔加 100 μL 免疫球蛋白标准液或细胞培养上清液(用稀释液稀释至合适的浓度),室温下孵育 2 小时(或 4 ℃过夜),测定未受刺激的单个核细胞培养液上清液中的免疫球蛋白时,上清液不必稀释;经有丝分裂原刺激培养的上清液,需要 1∶10 或更多倍稀释。⑤洗板 5 次。⑥每孔加入 100 μL 碱性磷酸酶标记的羊抗人 IgM、IgG 或 IgA 抗体(二抗),室温孵育 2 h 或 4 ℃过夜。⑦洗板 5 次,每孔加含 1 mg/mL 磷酸硝基苯基二乙酯的底物缓冲液 100 μL。⑧用多孔扫描分光光度计于 405～410 nm 读吸光度值;根据标准曲线计算免疫球蛋白的含量。

(二)反相溶血空斑试验

1.原理

空斑形成试验是检测抗体形成细胞功能的经典方法。最初是采用溶血空斑形成试验,其原理是用绵羊红细胞(SRBC)免疫小鼠,4 d 后取出脾细胞,加入 SRBC 及补体,混合在融化温热的琼脂凝胶中,浇在平皿内或玻片上,使成一薄层,置 37 ℃温育。由于脾细胞内的抗体生成细胞可释放抗 SRBC 抗体,使其周围的 SRBC 致敏,在补体参与下导致 SRBC 溶血,形成一个肉眼可见的圆形透明溶血区而成为溶血空斑(plaque)。每一个空斑表示一个抗体形成细胞,空斑大小表示抗体生成细胞产生抗体量的多少。这种直接法所测细胞为 IgM 生成细胞。IgG 生成细胞的检测可用间接检测法,即在小鼠脾细胞和 SRBC 混合时,再加抗鼠 Ig 抗体(如兔抗鼠 Ig),使抗体生成细胞所产生的 IgG 或 IgA 与抗 Ig 抗体结合成复合物,此时能活化补体导致溶血,称间接空斑试验。上述直接和间接溶血空斑形成试验都只能检测抗红细胞抗体的产生细胞,而且需要事先免疫,若要检测由其他抗原诱导的抗体,则需将 SRBC 用该特异性抗原包被,方可检查对该抗原特异的抗体产生细胞。它的应用范围较广,也分直接法和间接法,分别检测 IgM 生成细胞和 IgG 生成细胞。

目前常用 SPA 包被 SRBC 溶血空斑试验检测抗体生成细胞。SPA 能与人及多种哺乳动物 IgG 的 Fc 段结合,利用这一特性,首先将 SPA 包被 SRBC,然后进行溶血空斑测定,可提高敏感度和应用范围。测试系统中加入抗人 Ig 抗体,可与受检 B 细胞产生的 Ig 结合形成复合物,复合物上的 Fc 段可与连接在 SRBC 上的 SPA 结合,同时激活补体,使 SRBC 溶解形成空斑。此法可用于检测人类外周血中的 IgG 产生细胞,与抗体的特异性无关。用抗 IgA、IgG 或 IgM 抗体包被 SRBC,可测定相应免疫球蛋白的产生细胞,这种试验称为反相溶血空斑形成试验,可用于测定药物和手术等因素对体液免疫功能的影响,或评价免疫治疗或免疫重建后机体产生抗体的功能。

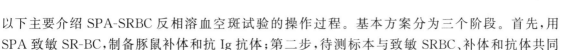

以下主要介绍 SPA-SRBC 反相溶血空斑试验的操作过程。基本方案分为三个阶段。首先,用 SPA 致敏 SR-BC,制备豚鼠补体和抗 Ig 抗体;第二步,待测标本与致敏 SRBC、补体和抗体共同孵育;最后,计数形成的溶血空斑数。

2.材料

(1)1∶2 SRBC/Alsevers 液体。

(2)普通盐溶液。

(3)金黄色葡萄球菌 A 蛋白(SPA)。

(4)氯化铬(CrCl₃)。

(5)平衡盐溶液。

(6)冷磷酸盐缓冲液(PBS)。

(7)补体:溶于稀释液中。

(8)兔抗 Ig 抗体,56 ℃热灭活 30 min。

(9)清洗液:含以下成分的平衡盐溶液。5%FCS(56 ℃热灭活 30 min),25 mmol/L 的 HEPES 缓冲液,5 μg/mL 庆大霉素,使用前 1 h 除去气泡。

(10)固体石蜡。

(11)纯凡士林油。

(12)50 mL 和 15 mL 锥形管。

(13)离心机。

(14)30 ℃水温箱。

(15)4 ℃冰浴箱。

(16)96 孔圆底微孔板。

(17)溶斑容器。

(18)套色拼隔版显微镜或半自动空斑计数器。

3.操作步骤

(1)SPA 致敏 SRBC:①加 1∶2 的 SRBC/Alsevers 液体 200 μL 至 50 mL 离心管中,加入普通盐溶液洗涤 SRBC,室温下于 1 200 r/min 离心 10 min,吸去上清液,用普通盐溶液反复洗涤 3 遍。②将细胞团转移到 15 mL 的离心管中,室温下于 1 800 r/min 离心 10 min;吸去 SRBC 细胞团顶部的棕黄层,保留压紧的 SRBC 细胞团。③将 5 mg 的 SPA 溶于 5 mL 盐溶液中,将 33 mg 的 CrCl₃置于离心管中,在细胞致敏前加 5 mL 盐溶液溶解,配制后 10 min 以内使用。④将以下物质加至 50 mL 离心管中:普通盐溶液 10.4 mL,CrCl₃溶液 0.1 mL,SPA 溶液 0.5 mL,洗涤沉淀的 SRBC 1.0 mL,盖好试管盖,轻轻旋转混匀,在 30 ℃水浴箱(严格 30 ℃)中孵育 1 h,在孵育过程中轻旋试管 3 次。⑤试管中加入室温普通盐溶液,1 200 r/min 室温离心 10 min,弃上清液。⑥如上法用普通盐溶液再洗涤一遍,用平衡盐溶液清洗第三遍;收集 SPA 致敏的 SRBC 于 50 mL 的锥形管中,加满平衡盐溶液,4 ℃保存不能超过 1 周。⑦致敏 SRBC 使用前于室温下 1 200 r/min 离心 15 min,弃去上清液;加 1 mL 平衡盐溶液到 2 mL SPA 致敏的 SRBC 中。

(2)准备补体和抗血清:①用冷 PBS 洗 15 mL 羊血 3 次,每次于 4 ℃,1 200 r/min 离心 10 min,弃上清液;第 4 次向管中加入冷 PBS,1 800 r/min,4 ℃离心沉积 SRBC,弃去上清液。②用稀释液稀释补体,置于冰浴。③用 SRBC 吸收补体:将 1 体积的洗涤沉积 SRBC 和

4 体积的豚鼠补体混合以吸附补体,在 4 ℃冰水浴中孵育 2 h。④4 ℃,1 800 r/min 离心 10 min,弃去上清液;因补体对热不稳定,操作过程均需在 4 ℃进行;分装 2 mL 储存于 20 ℃。⑤用 SRBC 吸收抗体,将 1 体积的洗涤沉积 SRBC 和 2 体积的热灭活兔抗人 Ig 抗体混合以吸附抗体,在4 ℃冰水浴中孵育 2 h。⑥离心并分装。⑦确定试验中每批补体和抗血清最佳稀释度,选择产生溶斑数量最多最明显的最大稀释度。⑧准备溶斑试验的细胞悬液:用于溶斑试验的细胞包括培养的单个核细胞/淋巴细胞或来自血液、扁桃体或脾的新鲜细胞。清洗细胞,室温1 800 r/min离心 5 min 或 1 200 r/min 离心 10 min,弃上清液,混匀标本,重复清洗 3 次;最后一次清洗后,用适当体积的清洗液重悬细胞,最终体积取决于细胞悬液中分泌 Ig 的细胞数量。

(3)溶斑过程及空斑计数:①将 2 体积固体石蜡和 1 体积凡士林油置于大烧杯中,低温加热使其逐渐融化,混匀。②准备溶斑混合液,将等体积的 SPA 致敏 SRBC、抗血清和补体混合于离心管中,盖紧试管盖轻轻混匀。③吸溶斑混合液到微孔板孔内,每孔 75 μL。④取 125 μL 待测细胞悬液至含有 75 μL 溶斑混合液的微孔内,避免气泡产生,用吸管混合 5~6 次,将混合物吸入吸样管尖端,将尖端靠近打开的溶斑容器,将混合液加入容器中直到加满为止;每孔大约可盛 50 μL;每个标本做复孔。⑤用装有温热的蜡-凡士林油混合物的巴斯德玻璃管密封溶斑容器。⑥叠放溶斑容器;将 96 孔板盖上盖板以防止水蒸气落入,37 ℃孵育 3~5 h。⑦使用套色拼隔版显微镜(10×放大倍数)或半自动空斑计数器计数全部溶斑数。⑧计算溶斑总数,求得初始检测标本和加入溶斑容器中标本的体积比,用这一系数乘以容器中的溶斑数量,例如,要确定在 1 mL 初始标本中分泌 Ig 细胞的总数,假设每一个溶斑容器约盛有 30 μL 来自初始的 1 mL 的培养物,即 3%,因此,在 1 mL 培养物中分泌 Ig 细胞的总数相当于将每个容器中溶斑的数量乘以系数 33.3。

(三)ELIspot 实验

1.原理

酶联免疫斑点法(ELIspot)试验可用于检测生成特异性抗体的 B 细胞和生成特异性细胞因子的 T 细胞。检测生成特异性抗体的 B 细胞时,首先将特异性抗原包被固相微孔反应板,然后加入待测的抗体生成细胞,若该细胞分泌针对固相抗原的抗体,即可与固相抗原结合,再用酶标二抗和显色剂对相应抗体进行检测。在低倍镜下计数每孔中显色的酶点数,即抗体生成细胞数。该法也可用于检测特异性细胞因子生成 T 细胞。此外,ELIspot 双色分析可同时测定两种不同抗原刺激分泌的抗体并且为单个细胞分泌的抗体分子的定量提供可能性。本法可以用于测定组织中的单个抗体分泌细胞。

ELIspot 分析包括三个阶段:抗原包被固相支持物;孵育抗体分泌细胞;在抗体分泌细胞处测定抗原抗体复合物的形成。

2.材料

(1)包被抗原,溶于包被缓冲液。

(2)PBS。

(3)含 5%FCS(56 ℃,热灭活 30 min)的 PBS 或含 10 g/L BSA 的 PBS,即配即用。

(4)待测细胞,如 PBMC 或脾细胞。

(5)完全 IMDM-5 培养基。

(6)吐温/PBS:含 0.05%吐温 20 的 PBS。

(7)含 10 g/L BSA 的 PBS(BSA/PBS)。

(8)酶标记抗体。

(9)琼脂糖凝胶。琼脂糖/蒸馏水:12 mg 琼脂糖溶于 1 mL 水,于 46 ℃ 水浴融化并保存。琼脂糖/PBS:在微波炉中完全融化琼脂糖,加 PBS 至终浓度为 10 g/L。在水浴箱中将凝胶冷却至 46 ℃,并保存于 46 ℃。

(10)HRPO 缓冲液(50 mmol/L 醋酸盐缓冲液,pH 为 5.0),0.2 mol/L 乙酸(11.55 mL/L 冰醋酸)74 mL,0.2 mol/L 醋酸钠(27.2 g/L 三水乙酸钠)176 mL,加水至 1L,4 ℃ 保存 1 个月。终浓度为 15 mmol/L 乙酸和 35 mmol/L 醋酸钠。

(11)凝胶底物。①HRPO 底物:1,4-p-苯二胺自由基(PPD)50 mg 溶解于 2 mL 甲醇中,使用前加入 30% H_2O_2,50 μL 和取自 46 ℃ 水浴箱的琼脂糖/PBS 100 mL,充分混合后立即使用,PPD 与 HRPO 反应呈棕黑色斑点,最终浓度为 5 mmol/L PPD,2% 甲醇和 0.000 15% H_2O_2。②碱性磷酸酶底物:将 5-溴-4-氯-3-氮磷酸盐(BCIP)底物和等体积的琼脂糖/蒸馏水混合,BCIP 和碱性磷酸酶的反应产生蓝色斑点。

(12)可溶性的底物(使用硝酸纤维素膜)。①HRPO 底物:3-氨基-9-乙烷基咔唑(AEC)20 mg 溶于 2.5 mL 二甲基甲酰胺(DMF),加 AEC/DMF 溶液 2.5 mL 至可溶性 HRPO 缓冲液 47.5 mL 中,边加边搅拌混匀,必要时用 0.45 μm 滤纸过滤祛除聚合体;使用前加入 30% 的 H_2O_2,25 μL;终浓度为 38 mmol/L AEC,0.51 mol/LDMF,和 0.015% 的 H_2O_2。②碱性磷酸酶底物:分别溶解 5-溴-4-氯-3-氮磷酸盐(BCIP)15 mg 于 1 mL 的 DMF 和 p-四唑氮蓝(NBT)30 mg 于 1 mL DMF,用 100 mL 0.1 mol/L $NaHCO_3$/1.0 mmol/L $MgCl_2$,pH 为 9.8 混合 BCIP 和 NBT 溶液;终浓度为 0.4 mmol/L BCIP,2%(v/v)DMF 和 0.36 mmol/L NBT;BCIP 或 BCIP/NBT 的反应结果出现蓝色斑点。

(13)40~60 mm 直径的聚苯乙烯平皿或 6、24、48 或 96 孔聚苯乙烯微孔板或置于 96 孔微量稀释 HA 板的硝酸纤维素膜。

3.操作步骤

(1)抗原包被固相载体:①用溶于包被缓冲液中的抗原包被固相载体(有盖培养皿或多孔板),4 ℃ 过夜或 37 ℃ 2 h,包被板在 4 ℃ 可保存数周;②用 PBS 清洗平皿或多孔板 3 次,用 5% FCS/PBS 或 10 g/L BSA/PBS 封闭平皿上或孔中空余的结合位点,37 ℃ 30 min。

(2)抗体产生细胞培养:①轻轻倒出 FCS(或 BSA)/PBS 液体,将细胞混悬于完全 IMDM-5 培养基,稀释到适当的浓度(通常 10^4~10^6 个细胞/mL),如使用培养皿,细胞容积为 300~500 μL;如使用 96 孔板,细胞容积为每孔 100~200 μL。②细胞于 37 ℃,5%~10% 的 CO_2 孵箱中孵育 3~4 h。

(3)测定形成斑点的细胞:①加 2 mL 酶标记抗体至培养皿或每孔 50~100 μL 到 96 板孔,培养过程在抗原特异性的细胞处形成抗原抗体复合物。②室温孵育 2~3 h 或 4 ℃ 过夜。③从培养皿或每孔中轻轻移出上清液;如果使用凝胶底物,进行步骤④(聚苯乙烯器皿使用单色分析),如果使用可溶性底物时进行步骤⑤(硝酸纤维素膜使用单或双色分析)。④使用聚苯乙烯平皿:加 2 mL 凝胶底物到平皿中或 5 μL/孔到 96 孔板孔中;在凝胶凝固前,用手指快速轻弹培养皿或 96 孔板除去过量的 HRPO 底物,将培养皿置于室温下直到凝胶凝固(2~5 min);根据使用的底物类别不同,在 5~10 min 后可看到蓝色或棕黑色的斑点。⑤使用硝酸纤维素膜反应板:如果是单一呈色反应,加 50 μL/孔可溶性底物至 96 孔硝酸纤维素膜板;对于双色反应,按顺序加入 HRPO 底物和碱性磷酸酶底物（均为可溶性的），首先加碱性磷酸酶底物，放置 5～30 min 使其显色（蓝色斑点），用 PBS 洗板后再加 HRPO 底物，静置 5 min 显色（红色斑点），流水冲洗硝酸纤维素膜数秒。⑥在计数斑点形成细胞（SFC）之前，可保持酶促反应 2～24 h，碱性磷酸酶反应则需要更长的时间，一般在计数前最好等 24 h。计数斑点时使用（10～30）×的放大倍数。

第二节　免疫球蛋白检验

一、IgG、IgA、IgM

（一）概述

免疫球蛋白（immunoglobulin，Ig）是指具有抗体活性或化学结构与抗体相似的一类球蛋白，是参与体液免疫反应的主要物质。抗体是能与相应抗原发生特异性结合并具有多种免疫功能的球蛋白。抗体都是免疫球蛋白，但 Ig 并非都具有抗体活性。Ig 由浆细胞产生，广泛存在于血液、组织液和外分泌液中，约占血浆蛋白总量的 20%，也可以膜免疫球蛋白（SmIg）的形式存在于 B 细胞表面。

Ig 分子由 4 条肽链组成，两条相同的长链称为重链（heavy chain，H），由 450 个氨基酸残基组成，分子量约 51 000～72 500；两条相同的短链称为轻链（light chain，L）由约 214 个氨基酸组成，分子量约 22 500。四条肽链通过链内和链间二硫键连接在一起。Ig 分子肽链的氨基端（N端），在 L 链 1/2 和 H 链 1/4（α、γ、δ）或 1/5（μ、ε）处，氨基酸的种类和顺序随抗体特异性不同而变化，称为可变区（variable region，V 区）；肽链其余部分的氨基酸种类和排列顺序比较稳定，称为恒定区（constant region，C 区）。V 区与 C 区的分界线在第 114 位氨基酸，其前的 N 端为 V 区，第 115 位以后的羧基端（C 端）为 C 区。H 链和 L 链的 V 区和 C 区分别简写为 VH、CH 和 VL、CL。VH 和 VL 中某些部位的氨基酸变化更大，称为高变区（hypervariable region，HR）。H 链和 L 链的 V 区是 Ig 分子同抗原的结合区，并决定抗体同抗原结合的特异性。H 链有 4 个功能区，即 VH、CH1、CH2 和 CH3，IgM 及 IgE 的重链恒定区则多一个 CH4 功能区。CH1 区为 Ig 同种异型遗传标记部位。在 CH1 与 CH2 之间的区域称为铰链区，含较多的脯氨酸，短而柔软。当 Ig 与相应抗原结合后，铰链区构型改变，暴露出 CH2 区的补体结合位点，血清中补体 C_1q 结合至此进而激活补体系统。L 链有 2 个功能区，即 VL 和 CL。VL 中的高变区是与抗原结合的部位，CL 具有 Ig 同种异型遗传标记。

完整的 Ig 分子被蛋白酶水解时可裂解为不同的片段。以 IgG 分子为例，当用木瓜蛋白酶消化时，IgG 分子从铰链区的氨基端断裂，形成 3 个片段，即两个 Fab 段和一个 Fc 段。Fab 段分子量为 45 000，具有与抗原结合的活性，但只有一个抗原结合位点（单价），故不能与抗原反应形成可见的沉淀和凝集现象。Fc 是指可结晶的片段，分子量为 50 000，不具有抗体活性，但 Ig 分子的很多生物学活性如激活补体、结合细胞以及通过胎盘等与之有关。当用胃蛋白酶消化时，IgG 分子从铰链区的羧基端断裂，形成 2 个片段，即大的 F(ab′)₂ 段和小的 pFc′ 段。F(ab′)₂ 是两个 Fab 加上重链的铰链区，由二硫键相连，分子量为 100 000，具有两个抗原结合位点（双价），因而能与抗原反应形成可见的沉淀和凝集现象。pFc′段为无活性的小分子肽。

目前已发现人体内有 5 类免疫球蛋白,即 IgG、IgA、IgM、IgD 和 IgE,其重链分别为 γ、α、μ、δ 和 ε,各类 Ig 的轻链有 κ(kappa)和 λ(lambda)两型。每个 Ig 分子的两条轻链都同型。

IgG 由浆细胞合成,分子量 150 000,有 $IgG_1 \sim IgG_4$ 4 个亚类,以单体形式存在于血清和其他体液中,是唯一能通过胎盘的抗体,婴儿出生后 3 个月开始合成。IgG 在正常人血清中含量最多,占血清 Ig 总量的 3/4,达 10~16 g/L,半衰期 7~21 d,是体液中最重要的抗病原微生物的抗体(再次免疫应答抗体),也是自身免疫病时自身抗体的主要类别。

IgA 分子量 160 000,有 IgA_1、IgA_2 两个亚类,分血清型和分泌型两种,半衰期为 6 d。血清型 IgA 由肠系膜淋巴组织中的浆细胞产生,多数以单体形式存在,含量 2~5 g/L,占血清总 Ig 的10%~15%,具有中和毒素、调理吞噬的作用。分泌型 IgA 由两个单体、一个 J 链(是一种连接单体 Ig 的小分子酸性糖肽,分子量 15 000)和一个分泌片(是一种分子量 70 000 的糖蛋白,由上皮细胞合成。二聚体 IgA 通过黏膜与之结合后排出细胞)组成,主要分布于各种黏膜表面和唾液、初乳、泪液、汗液、鼻腔分泌液、支气管分泌液及消化道分泌液中,参与机体的黏膜局部抗感染免疫反应。IgA 不能通过胎盘屏障,初生婴儿只能从母乳中获得 IgA,出生后 4~6 个月开始自身合成,1 岁后合成水平可达成人的 25%,16 岁达成人水平。

IgM 分子量最大,971 000,由 5 个单体借一个 J 链和若干二硫键连接形成 5 聚体,又称巨球蛋白,有 IgM_1、IgM_2 两个亚类,主要分布于血液中,血清含量为 1~1.25 g/L,占血清 Ig 总量的 1/10,半衰期 5 d。IgM 是个体发育中最早合成的抗体,孕 20 周起,胎儿自身即能合成,出生后,IgM 合成增加,8 岁后达成人水平。机体遭受感染后,IgM 型抗体最早产生(初次免疫应答反应的抗体),因此,IgM 型抗体的出现和增高与近期感染有关。新生儿脐带血中 IgM 含量增高时,提示胎儿有宫内感染。IgM 是高效能的抗微生物抗体,主要功能是凝集病原体和激活补体经典途径。

(二)检测方法

测定血清中 IgG、IgA、IgM 含量,可采用免疫比浊法(透射比浊法、速率散射比浊法)或单向环状免疫扩散法。体液中 IgG、IgA、IgM 含量测定可采用速率散射比浊法或 ELISA 法。

(三)临床意义

1.年龄

年龄与血中 Ig 含量有一定关系,新生儿可获得由母体通过胎盘转移来的 IgG,故血清含量较高,近于成人水平。婴幼儿由于体液免疫功能尚不成熟,免疫球蛋白含量较成人低。

2.低 γ 球蛋白血症

血清免疫球蛋白(IgG、IgA、IgM)降低有先天性和获得性二类。先天性低 Ig 血症主要见于体液免疫缺损和联合免疫缺陷病。一种情况是 Ig 全缺,如先天性性联低丙球血症(XLA),血中 IgG<1 g/L,IgA 与 IgM 含量也明显降低。另一种情况是三种 Ig 中缺一或两种。最多见的是缺乏 IgA,患者易患呼吸道反复感染;缺乏 IgG 易患化脓性感染;缺乏 IgM 易患革兰氏染色阴性细菌引起的败血症。获得性低 Ig 血症,血清中 IgG<5 g/L,引起的原因较多,如有大量蛋白丢失的疾病(剥脱性皮炎、肠淋巴管扩张症、肾病综合征等),淋巴网状系统肿瘤(如淋巴肉瘤、霍奇金淋巴瘤),中毒性骨髓疾病等。许多药物如青霉胺、苯妥英钠、金制剂等药物也可诱发 Ig 降低。

3.多克隆 γ 球蛋白血症

血清免疫球蛋白(IgG、IgA、IgM)增高常见于各种慢性细菌感染,如慢性骨髓炎、慢性肺脓肿、感染性心内膜炎时,IgG、IgA、IgM 均可增高。子宫内感染时,脐血或生后 2 d 的新生儿血清中 IgM 含量可＞0.2 g/L或＞0.3 g/L。在多种自身免疫病、肝脏疾病(慢性活动性肝炎、原发性胆汁性肝硬化、隐匿性肝硬化)患者可有一种或三种 Ig 升高。结缔组织病尤其在活动期常有 IgG 升高。80%活动性 SLE 以 IgG、IgA 升高较多见。类风湿关节炎以 IgM 升高为主。

4.单克隆 γ 球蛋白(M 蛋白)血症

主要见于浆细胞恶性病变,包括多发性骨髓瘤、巨球蛋白血症等。

二、IgD

(一)概述

IgD 以单体形式存在于血清中,分子量 175 000,血清中含量为 0.04～0.4 g/L,仅占血清总 Ig 的 1%,易被酶解,半衰期 2.8 d,是成熟 B 细胞的重要表面标志。当 B 细胞表达膜表面 IgD (SmIgD)时,受抗原刺激可被激活,故认为 SmIgD 为 B 细胞激活受体。IgD 分子结构类似于 IgG,但不能通过胎盘,也不能激活补体。循环中 IgD 无抗感染作用,功能尚不清楚,但可能与防止免疫耐受及某些超敏反应有关。

(二)检测方法

血清中 IgD 含量很低,10%～50%正常人血清中的 IgD 用免疫比浊法不能测出,可用 ELISA 双抗体夹心法测定。方法原理是:用抗人 IgD 多克隆或单克隆抗体包被聚苯乙烯反应板微孔,再加入待检血清和酶标记抗人 IgD 抗体,在固相上形成抗体-抗原(IgD)-酶标记抗体复合物,洗去未反应物质,加入酶底物/色原溶液,出现呈色反应,呈色强度反映待测血清中 IgD 水平。

(三)临床意义

正常人血清 IgD 含量波动范围很广,个体差异大,从 0.003～0.4 g/L 不等。

IgD 增高见于 IgD 型多发性骨髓瘤。流行性出血热、过敏性哮喘、特应性皮炎患者可见 IgD 升高。怀孕末期,吸烟者中 IgD 也可出现生理性升高。

三、IgE(总 IgE、特异 IgE)

(一)概述

IgE 又称反应素或亲细胞抗体,分子量 190 000,单体,是种系进化过程中最晚出现的 Ig,正常人血清中含量很低,且个体差异较大,为 0.03～2.0 mg/L,仅占血清总 Ig 的 0.002%。半衰期 2.5 d。对热敏感,56 ℃条件下 30 min 可丧失活性。IgE 主要由呼吸道、消化道黏膜固有层中的浆细胞合成,故血清 IgE 浓度并不能完全反映体内 IgE 水平。IgE 对肥大细胞及嗜碱性粒细胞具有高度亲和性,可与细胞表面的高亲和性受体 FcεRI 结合,当变应原再次进入机体时,与致敏的肥大细胞、嗜碱性粒细胞上的 IgE 结合,引发细胞脱颗粒,释放生物活性物质,导致发生 I 型变态反应(哮喘、花粉症、变性性皮炎等)。此外,IgE 还有抗寄生虫感染的作用。

(二)检测方法

IgE 测定包括血清中总 IgE 及特异性 IgE 测定。可采用 ELISA 法、速率散射比浊法、放射免疫分析(RIA)、化学发光或电化学发光等方法。特异性 IgE 测定时,检测系统中需引入特异性变应原,可采用酶、荧光免疫法、免疫印迹等方法。

（三）临床意义

正常人血清 IgE 参考值＜150 IU/mL（ELISA 法或速率散射比浊法）。

IgE 升高常见于变态反应性疾病（如过敏性鼻炎、外源性哮喘、花粉症、变应性皮炎、慢性荨麻疹）、寄生虫感染、IgE 型多发性骨髓瘤以及 AIDS、非霍奇金淋巴瘤、高 IgE 综合征（Job 综合征）患者。特异性 IgE 升高表明个体对该特异性 IgE 针对的变应原过敏。

四、游离轻链

（一）概述

免疫球蛋白（Ig）轻链分为 κ（Kappa）、λ（lambda）2 个型别。κ 只有 1 型，λ 则有 λ_1、λ_2、λ_3、λ_4 4 个亚型。每个 Ig 分子上只有一个型别的轻链，而不可能是 κλ 或 $\lambda_x\lambda_y$。人类 κ 与 λ 的比例为 6∶4。轻链是能自由通过肾小球基底膜的小分子蛋白，在肾小管被重吸收，回到血液循环中。因此正常人尿中只有少量轻链存在。当代谢失调和多发性骨髓瘤时，血中出现大量游离轻链（free light chains，FLC），并由尿中排出，即本周蛋白。

（二）检测方法

测定血清游离轻链采用免疫比浊法，最常用速率散射比浊法。

（三）临床意义

血清轻链参考值 κ 型游离轻链 3～19 mg/L；λ 型游离轻链 6～26 mg/L。κ/λ 比值为 0.26～1.65。

测定轻链有助于单克隆轻链病、AL-淀粉样变的早期诊断，也可用于化疗或自身外周血干细胞移植后是否复发的监测。

五、M 蛋白

（一）概述

M 蛋白是单克隆 B 淋巴细胞或浆细胞恶性增殖而大量产生的，在类别、亚类、型、亚型、基因型和独特型方面相同的均一免疫球蛋白。这种均一的蛋白质的氨基酸顺序、空间构象、电泳特性均相同。由于这种蛋白产生于单一的细胞克隆，多出现于多发性骨髓瘤、巨球蛋白血症或恶性淋巴瘤患者的血或尿中，故称为"M 蛋白"。

M 蛋白血症大致可分为恶性的与意义不明的两类。恶性 M 蛋白血症见于：多发性骨髓瘤（包括轻链病）、重链病、半分子病和不完全骨髓瘤蛋白病（C 端缺陷）。意义不明的 M 蛋白血症（monoclonal gammopathy of undetermined significance，MGUS）有两种，一种是与其他恶性肿瘤（如恶性淋巴瘤）伴发者，另一种即所谓良性 M 蛋白血症。

（二）检测方法

免疫学检查和鉴定方法对 M 蛋白血症的诊断起重要作用，通常需先定量检测血清总蛋白，约 90% 的患者血清总蛋白含量升高（70% 的患者＞100 g/L），约 10% 的患者正常甚至偏低（如轻链病）。对异常免疫球蛋白的常用检测方法如下。

1. 区带电泳

原理是利用多孔载体将血清蛋白质各种成分分离于不同区带。常用载体有聚丙烯酰胺凝胶电泳（PAGE）、琼脂糖凝胶电泳等。免疫球蛋白（Ig）增殖可见单克隆和多克隆增殖带，后者是宽而浓的区带，扫描后峰形呈钝圆，高/宽＜1.0，而 M 蛋白带（单克隆带）是窄而浓的区带，高而尖的峰形，高/宽＞1.0。M 蛋白带通常出现在 γ 区，也可出现在 β 区或 β 与 γ 区之间，少数患者也

可在 α_2 区出现（μ 链、α 链、IgA 半分子等）。

2.Ig 定量

检测方法参见免疫球蛋白定量测定。一般 M 蛋白所属 Ig 含量均显著增高，其他类 Ig 降低或显著降低。

3.免疫电泳

免疫电泳是一种用于诊断 Ig 异常的常规方法。原理是电泳时血清中各种蛋白质组分由于静电荷的不同，移动速度不同，被分离于不同的区带。停止电泳后，在电泳平行位置挖槽，加入抗血清扩散，抗原抗体反应后即可在相应位置上形成肉眼可见的沉淀弧。M 蛋白的特点是与相应的抗重链血清、抗轻链血清形成迁移范围十分局限的浓密的沉淀弧。

4.免疫固定电泳

待测血清或尿在载体上电泳后，使不同的蛋白质形成电泳位置不同的区带，将特异性抗重链或抗轻链血清加于载体上，抗血清即可与相应的蛋白区带结合（例如抗 Kappa 链抗血清与 Kappa 轻链区带结合），形成抗原抗体复合物，使抗原在电泳位置上被免疫固定，洗涤时不被洗脱，而无关蛋白区带则被洗脱。再用酶标记抗人 Ig 与之反应并随后浸入酶底物/色原溶液中时，被测蛋白区带可呈色。

此法的主要用途为：鉴定迁移率近似的蛋白质组分，如各种 M 蛋白；鉴定 Ig 的轻链；鉴定血液和体液中的微量蛋白。

5.本周蛋白（Bence Jones protein，BJP）检测

本周蛋白是首次由 Henry Bence Jones 于 1846 年发现的一种异常尿蛋白，特点是在酸性条件下，将尿加热到 60 ℃ 即见蛋白沉淀，在加热到 100 ℃ 时沉淀溶解，尿又呈现透明。研究证实其本质即 Ig 的轻链（主要以轻链的二聚体形式存在）。检测本周蛋白的定性方法有热沉淀反应法、对甲苯磺酸法（Cohen 法）和免疫固定电泳。定量方法可用速率散射比浊法和 ELISA 法。

（三）临床意义

1.恶性 M 蛋白血症

（1）多发性骨髓瘤（MM）：占 M 蛋白血症的 35%～65%，其中 IgG 类占 50% 左右，IgA 类占 25% 左右，轻链病占 10%～20%，IgD 类占 0.7%～5.7%（平均为 1.6%），IgE 类罕见。

（2）Waldenstrom 巨球蛋白血症：占 M 蛋白血症的 9%～14%，以分泌 IgM 蛋白的淋巴样浆细胞恶性增生为特征。

（3）重链病：是一类淋巴细胞和浆细胞的恶性肿瘤或为淋巴样浆细胞的恶性肿瘤，不同于多发性骨髓瘤，也有异于淋巴细胞瘤，而是一种原因不明、合成免疫球蛋白障碍或重链的部分缺失，也可能组装障碍，细胞内只合成不完整片段的一种特种类型。M 蛋白为免疫球蛋白的 Fc 段，已发现 α、γ、μ、δ 重链病。

（4）轻链病：相对少见，与多数 M 蛋白血症发病年龄不同的是此病多见于青壮年。血中各免疫球蛋白含量均见减低或正常。血清和尿液均可在 β 区（多在 β_2 区）出现 M 成分。半数以上患者有严重蛋白尿，每天 >2.0 g，BJP 阳性，多数 0.2 g/d，且属于 κ 或 λ 某一型。

（5）半分子病：M 蛋白由 Ig 的一条重链和一条轻链构成。现已发现 IgA 类与 IgG 类半分子病。此病临床表现和多发性骨髓瘤相同，唯一不同是尿中出现的 M 蛋白皆为小分子。

（6）7SIgM 病（Solomen-Kunkel 病）：M 蛋白为 IgM 单体。

（7）双 M 蛋白血症：①约占 M 蛋白血症的 1%，其特征为电泳时，在 γ～α_2 范围内出现 2 条浓

密区带。当用光密度计扫描时可呈现 2 个典型的基底窄、峰形尖锐的蛋白峰;以多发性骨髓瘤和巨球蛋白血症最为多见,也见于粒细胞性白血病、肝病和其他恶性肿瘤。②良性 M 蛋白血症,是指有些患者或正常人,在血清中出现一个或几个高浓度的 M 蛋白,但无临床上的相应表现,长期随访也无多发性骨髓瘤或巨球蛋白血症的证据;发生率与年龄有明显关系,多见于老年人,有人指出,20 岁以上的健康供血员检出 M 蛋白者占 0.1%～0.3%,70 岁以上健康人升至 3%,95 岁以上健康人则接近 20%;良性 M 蛋白血症与多发性骨髓瘤的早期很难区别,但骨 X 线检查一般无溶骨性改变;骨髓穿刺检查,浆细胞或淋巴样细胞一般<5%(多发性骨髓瘤常>20%)。良性 M 蛋白血症中一部分人在若干年后可表现出典型的恶性 M 蛋白血症的特征,因此,对于有良性 M 蛋白血症的人来说,最重要的是长期随访。

第三节 补 体 检 验

一、概述

补体是存在于人和脊椎动物体液中的一组具有酶原活性的糖蛋白。补体系统由三十多种蛋白和细胞受体组成。世界卫生组织委员会于 1968 年和 1981 年先后对补体各成分的命名作出了统一的规定。即以 C 代表补体;Cn 代表某种单个成分,如 C1～C9;Cn 为活化的补体成分,有酶活性或其他生物学活性;Cn 后加小写的英文字母(a、b、c、d)表示补体活化过程中形成的新生片段,如 C3a、C3b 等;Cni 则表示未活化的补体成分。补体旁路活化途径除 C3 外的各成分,均用大写英文字母,如 B 因子、D 因子等表示。这些蛋白活化后形成的片段则以小写字母表示。一般较小的片段用“a”,较大的用“b”,如 Ba,Bb。活性丧失,但其肽链结构未发生变化的成分,则在该成分后加“i”,如 Bbi。某种成分因肽链被水解而丧失活性,但未产生新的片段,则在前冠以“i”,如 iC3b。对于补体受体,则以其结合对象来命名,如 C1rR、C5aR 等,对 C3 片段的受体则用 CR 1～5 表示。

补体的大多数成分由肝脏实质细胞和单核、巨噬细胞合成,内皮细胞、肠道上皮细胞及肾小球细胞等也可少量合成。人血清中的补体总含量占血清总蛋白的 5%～6%,个体血清补体水平一般不因免疫而有较大波动,只是在某些疾病状态下才有变化。

不同成分的补体分子量差别较大,电泳迁移率亦不同,多数分布于 β 区,少部分位于 α 区和 γ 区。补体多种成分均不耐热,0～10 ℃中活性仅可保存 3～4 d,51 ℃持续 35 min,55 ℃持续 12 min,61 ℃持续 2 min 可被灭活。强烈振荡、酸、碱、醇、醚、氯仿、胆盐、紫外线或 α 粒子照射等因素均可使补体失活。体外实验时常用动物血清作为补体的来源,豚鼠血清中补体各成分含量最为丰富,溶血能力最强,又易获得,因此,最常用于溶血性实验。

补体系统主要通过三类功能成分表达生物学活性和自我调控反应,即参与补体级联反应的各种固有成分、补体调控分子及补体受体等。生理情况下,循环中的补体成分均以非活化的酶前体形式存在,在遇相应激活物质刺激后,补体系统可通过传统途径、旁路途径和凝集素途径活化,在活化的级联反应中发挥各种生物学效应。补体的主要作用方式有:①溶解靶细胞,包括血细胞、肿瘤细胞、细菌和包膜病毒等;②介导调理吞噬,补体裂解片段被覆于细胞或外来颗粒性抗原上,与吞噬细胞表面的相应受体结合,促进吞噬作用;③调节炎症和免疫反应,如趋化炎性细胞、免疫黏附等作用;④有利于调节细胞的生物学活性,补体结合至细胞可引起细胞活化乃至分化,结合抗原则有利于其与细胞上的相应抗原受体结合,呈递抗原。补体的这些作用在体内具有两面性,既参与免疫防御、免疫调控等正常免疫反应,也参与对组织的免疫病理损伤。补体成分如C2、C4、C3、C6、Bf 等存在着高度的遗传多态性,且几乎所有的补体蛋白都可能发生遗传缺陷。因此检测体内补体成分的活性及含量,了解补体系统的变化状况,有助于对临床多种疾病的诊断、鉴别、治疗及发病机制的研究。

二、检测方法

检测补体的方法主要包括对补体活性的测定和补体成分的测定。活性测定可反映补体功能,通常用 50%溶血法测定血清中补体通过经典途径活化和旁路激活途径活化的程度。补体各成分的定量测定多用免疫化学法,如比浊法、琼脂单向扩散试验、火箭电泳法或交叉免疫电泳法等。亦可用化学发光法或间接免疫荧光法和流式细胞仪检测 C1 酯酶抑制物活性(C1-INH)或细胞膜补体受体等。

(一)补体经典活化途径

1.总补体溶血活性(CH_{50})测定

(1)原理:特异性抗体致敏绵羊红细胞(SRBC)形成的复合物,能激活血清中的补体 C1,引起补体成分的级联反应,使 SRBC 发生溶血,根据溶血程度可判定补体总活性。当红细胞和溶血素量一定时,在限定的反应时间内,溶血程度与补体量及活性呈正相关,但非直线关系而是 S 形曲线关系,在接近 50%溶血(CH_{50})时,二者之间近似直线关系,故以 50%溶血作为最敏感的判定终点,称为 50%溶血试验,即 CH_{50}(50% complement hemolysis)。以引起 50%溶血所需的最小补体量为一个 CH_{50}U,可计算出待测血清中总的补体溶血活性。此法检测的溶血率与补体多个成分的含量和功能有关,C1~C8(此试验中,溶解绵羊红细胞不需要 C9 参与)任何一个成分缺陷均可使 CH_{50} 降低。但单个补体成分的含量波动可能对试验结果影响不明显。

(2)方法:将新鲜待测血清作系列不同浓度稀释后,各管定量加最适浓度溶血素致敏的绵羊红细胞悬液,温育后,用光电比色计测定各管的吸光度(A)值,以代表溶血时所释放的血红蛋白量($A_{541 nm}$),取与 50%溶血的标准管相近的二管读取 A 值,以最接近 50%溶血标准管的一管,计算 50%溶血的总补体活性值。

补体的 CH_{50} 正常参考值应根据各实验室应用的方法检测一定数量健康人后确定。一般正常人为(170±70)U/mL。

2.微量 CH_{50} 测定

(1)原理:与上述试管法同,操作较简便快速。

(2)方法:在微量血凝反应板上操作,将待测血清连续双倍稀释后加入致敏 SRBC,与对照孔红细胞沉积圆点比较,以引起致敏 SRBC 发生 50%溶血孔(此时检测孔红细胞沉积圆点与对照孔大小相同)作为终点,依此判定待测血清中补体效价。

正常参考值:1:4~1:32。

3.临床意义

CH_{50} 异常可见于临床多种疾病。通常以活性下降临床意义较大。CH_{50} 降低且伴补体 C4 含量下降、C3 水平正常或下降时,多反映补体以传统途径活化异常为主的疾病,如 SLE、血清病、遗传性血管神经性水肿、弥散性血管内凝血、获得性 C1-INH 缺陷、急性病毒性肝炎早期、冷球蛋白血症、皮肤血管炎、疟疾、登革热、自身免疫性溶血性贫血等。若 CH_{50} 降低,C3 亦降低,C4 正常,则该疾病的补体活化以旁路途径为主,如膜增殖性肾小球肾炎、急性肾小球肾炎、内毒素性休克等。CH_{50}增高常见于风湿热、Reiter综合征、银屑病关节炎、皮肌炎、结节性动脉周围炎、全身性硬化症(PSS)、白塞病、结节病、盘状红斑狼疮以及急、慢性感染等。

(二)补体旁路途径溶血活性的测定(AP-H_{50})

1.原理

利用未致敏的家兔红细胞(RE)具有激活B因子,引起补体旁路途径(AP)活化的特点。试验先用乙二醇双(α-氨基乙基)醚四乙酸(ethylene glycol bis-amino tetracetate,EGTA)螯合待检样本中的Ca^{2+},封闭C1的作用,避免补体经传统途径活化。RE激活B因子引起AP活化,导致兔红细胞损伤而发生溶血。此试验是反映参与补体旁路途径活化的成分,即补体C3、D因子、B因子、P因子以及C5~C9活性的一项较简便的方法。

2.方法

与CH_{50}方法类似。结果以引起50%溶血所需的最小补体量为一个AP-H_{50}U,可计算出待测血清中补体旁路途径溶血活性。

正常参考值:(22 ± 3.0)U/mL。

3.临床意义

AP-H_{50}测定对非特异性感染的免疫功能及自身免疫性病理损伤的观察与分析具有重要意义。某些类型的慢性肾炎、肾病综合征、肿瘤、感染、某些自身免疫病等时AP-H_{50}活性可显著增高,而肝硬化、慢性活动性肝炎、急性肾炎则明显降低。

(三)单个补体成分测定

人类补体系统中补体蛋白的遗传缺陷或获得性缺陷,与临床多种疾病密切相关。根据检测方法和临床应用,世界卫生组织(WHO)和国际免疫学会报告,30多种补体成分中通常需检测的主要是C3、C4、C1q、B因子和C1酯酶抑制物等成分。

1.补体C3测定

(1)概述:C3是一种β_1球蛋白,沉降系数9.5S,相对分子质量为180 000,含糖量约占2.2%,是补体系统中血清含量最丰富的成分,在补体活化的传统途径、旁路途径和凝集素途径中均起关键作用。C3主要由肝实质细胞合成并分泌,少量由巨噬细胞和单核细胞合成。完整的C3分子不具有生物学活性,由α和β两条多肽链构成。α链含998个氨基酸残基,分子量110 000;β链含669个氨基酸残基,分子量70 000。两条链由多个二硫键连接,呈平行排列。

C3可被不同的补体活化途径形成的C3转化酶作用而活化。传统途径(CP)的C3转化酶是由抗原抗体复合物激活的,作用于C4、C2形成。旁路途径(AP)的C3转化酶有两种,起初由激活物结合C3b(C3生理性少量自发裂解或在传统途径中裂解产生的C3b)开始,当C3b与B因子(Bf)结合并被活化的D因子(Df)分解Bf成Bb、Ba时,由此形成初期的C3转化酶C3bBb。这种转化酶不稳定,当与P因子结合后,可形成较稳定的具有正反馈环扩大作用的C3转化酶,这种转化酶能裂解C3产生更多的C3b。凝集素途径中(LP,参见甘露糖结合凝集素),甘露糖结合凝集素(MBL)活化C3与MBL相关丝氨酸蛋白酶(MASPs)1、2和3组成的功能性复合物作用有关。MASP2具有补体经典途径的C1酯酶活性,对裂解C4起作用。甘露糖配体-MBLMASP-2构成的复合物(无须MASP-1)能活化C4、C2,形成C3转化酶;而有MASP-1连接的复合物,则可直接裂解C3,产生C3b片段激活补体替代途径。C3经活化后,多种功能即由各种裂解的片段表现出来。

(2)方法:测定 C3 含量的常用方法主要有单向免疫扩散法和免疫比浊法,亦可用 ELISA 法。免疫比浊法又分散射比浊法和透射比浊法两类,两类中又都分终点法和速率法 2 种。人血清中 C3 正常参考值为(1.14±0.54)g/L。

2.补体 C4 测定

(1)概述:C4 是参与补体传统途径活化的成分,相对分子质量为 200 000。C4 分子由三条肽链以二硫键相连,分子质量分别为 93 000(α 链),78 000(β 链)和 33 000(γ 链)。C4 合成于肝细胞和巨噬细胞中,先呈单链结构合成,后经两次细胞内蛋白酶解形成含三个亚基的分泌型 C4(C4^S),分泌于细胞外,经再一次酶解后成为血浆型 C4(C4^P)。C4^S 和 C4^P 溶血活性相等,易被调节酶 C4 结合蛋白(C4bp)和因子 I,即 C3b 灭活剂 C_3b(INA)降解。传统途径活化时,C4 被 C1s 在 α 链处裂解出一小片段 C4a 和较大片段 C4b(含 β 链、γ 链和大部分 α 链)。C4a 为一弱过敏毒素,对 pH、热、高浓度盐有较大耐受性。C4b 的大部分以无活性形式游离于液相中,小部分亚稳肽 C4b 则以共价键与靶细胞膜受体结合,并与活化的 C2a 结合形成 C3 转化酶,继续补体的级联反应。C4 在激活补体,促进吞噬,防止免疫复合物沉淀和中和病毒等方面发挥作用。

(2)方法:测定 C4 含量的方法同 C3 含量的测定。人血清中 C4 正常参考值为(0.4±0.2)g/L。

3.C1q 测定

(1)概述:C1q 是补体 C1 的组成成分,电泳位置在 γ 区带。循环中的 C1 为大分子蛋白复合体,由 5 个亚单位组成,即 1 个 C1q,2 个 C1r 和 2 个 C1s。其中 C1q 起识别作用,C1r 和 C1s 具备催化功能。

C1q 相对分子质量为 410 000,有 18 条多肽链通过二硫键相连接。每 3 条多肽链为一个亚单位,构成螺旋状,形成似 6 个球形体组成的花冠样结构。C1q 的头部能够直接结合 Ig 的 Fc 段,与 IgG 和 IgM 的结合分别在 CH2 和 CH3 区。C1q 启动补体系统活化时必须结合两个以上的 Fc,因此,不同类 Ig 抗体导致的补体活化程度有所差别。IgM 类抗体同时有 5 个 Fc 段可供 C1q 结合,一个与抗原结合的 IgM 分子即可启动补体的传统活化途径。而 IgG 类抗体浓度需达到 $10^2 \sim 10^3$,才能引起 C1q 作用。

(2)方法:测定 C1q 含量,可用单向免疫扩散法、免疫比浊法和 ELISA 法等。人血清中 C1q 含量 5 岁前随年龄递增,5 岁后达成人水平,约为 0.15 g/L。

4.B 因子测定

(1)概述:B 因子是参与补体旁路途径活化的主要成分,是一种不耐热的 β 球蛋白,50 ℃ 持续 30 min 即可失活。在旁路活化途径中,B 因子被 D 因子裂解成 2 个相对分子质量为 60 000 和 33 000 的 Bb 和 Ba 片段,Bb 与 C3b 结合构成旁路途径的 C3 转化酶和 C5 转化酶。Ba 可抑制 B 细胞增殖。

(2)方法:检测 B 因子的含量可采用单向免疫扩散法、免疫比浊法、火箭免疫电泳法等方法。正常人血清中 B 因子含量参考值为 0.20 g/L。

5.补体成分测定的临床意义

补体成分异常分先天性和获得性两类。

(1)补体遗传缺陷:大多数补体成分均可能发生遗传缺陷。C1-INH 缺陷可导致遗传性血管神经性水肿。C1～C9 及其他成分的缺陷与自身免疫病及反复感染等疾病有关。

(2)获得性补体异常。①高补体血症:多数补体成分尤其是 C3、C4、B 因子和 C1-INH 等在机体急性期反应时可增高,急性炎症、组织损伤如风湿热急性期、结节性动脉周围炎、皮肌炎、心肌梗死、伤寒、痛风、赖特综合征和各种类型的多关节炎,非感染性慢性炎症状态如类风湿关节炎、妊娠时,补体成分含量可高于正常时的2~3倍。②低补体血症:免疫复合物导致的补体消耗增多,系统性红斑狼疮(SLE)、药物性红斑狼疮(LE)、肾脏疾病如Ⅰ型、Ⅱ型膜增殖性肾小球肾炎(MPGN)、感染后肾小球肾炎(GN)、慢性活动性肾小球肾炎、荨麻疹性脉管炎综合征(HUVS)、类风湿关节炎、冷球蛋白血症、遗传性免疫球蛋白缺乏、突眼性甲状腺肿、甲状腺炎、肝脏疾病、回-空肠吻合、恶性肿瘤化疗、AIDS、多发性骨髓瘤等;应注意有些免疫复合物引起的肾病很少甚至没有补体下降,如过敏性紫癜中的肾小球病、IgA肾小球病、C1q肾小球病、膜性肾病(原发性、药物性或恶性肿瘤引起)以及脑出血-肾炎综合征;合成不足,急、慢性肝炎、肝硬化或肝癌、严重营养不良等;大量丧失:大出血、大面积烧伤及肾病综合征等。

第四节 免疫复合物测定

免疫复合物(immune complex,IC)是抗原与其对应抗体相结合的产物。在正常情况下,机体内的游离抗原与相应抗体结合形成IC,可被机体的防御系统清除,作为清除异物抗原的一种方式,对机体维持内稳态很有利。由于IC的抗原成分复杂,IC形成后可表现新的生物学功能,激活补体成分,和细胞上的Fc受体,补体受体进一步发生结合反应,参与机体的病理性损伤。在某些情况下,体内形成的IC不能被及时清除,则可在局部沉积,通过激活补体,吸引单核吞噬细胞,并在血小板、中性粒细胞等参与下,引起一系列连锁反应导致组织损伤,出现临床症状,成为免疫复合物病(immunocomplex disease,ICD)。

IC在体内存在有两种方式,一种是长时间游离于血液和其他体液中,又称为循环免疫复合物(circulating immunocomplex,CIC),另一种是组织中固定的IC。影响IC沉积的因素很多,如IC的体积、组织带电荷状态、血管的通透性及机体吞噬系统的功能等。其中,IC的大小和量起决定作用,而IC的大小是由抗原抗体的比例决定的。由于抗原与抗体比例不同,体内所形成的IC分子大小各异,通常有三种形式:一是二者比例适当时,形成大分子的可溶性IC(大于19 s),易被吞噬细胞捕获、吞噬和清除;二是抗原量过剩时,形成小分子的可溶性IC(小于6.6 s),易透过肾小球滤孔随尿排出体外;三是抗原量稍过剩时,形成中等大小的可溶性IC(8.8~19 s),它既不被吞噬细胞清除,又不能透过肾小球滤孔排出,可较长时间游离于血液和其他体液中,即CIC。当血管壁通透性增加时,此类CIC可随血流沉积在某些部位的毛细血管壁或嵌在小球基底膜上,引起组织损伤及相关的免疫复合物病。

IC主要在生理免疫反应过程中产生的,有时会在无明显疾病时一过性产生,因此对于检测结果需结合临床症状综合判定其意义。持续IC增高提示有慢性原发性疾病存在,其中对风湿病、肿瘤、慢性感染最为重要。血清中抗原抗体复合物的浓度与感染的病程密切相关,如血管炎、多发性关节炎、感染后及副感染免疫复合物病、艾滋病、Ⅲ型变态反应、系统性红斑狼疮、类风湿关节炎等并且可以作为预后的一个重要参数。

虽然CIC的测定无特异性诊断意义,其存在和含量变化对免疫复合物病的诊断、病程动态观察、疗效及某些疾病机制的探索等都很有意义,因此检查组织内或循环中的 IC 存在有助于某些疾病的诊断,病情活动观察和疗效判断等,以及对于发病机制的探讨、疗效观察和预后判断等具有重要意义。目前认为,CIC 检测对以下各种疾病的诊断和治疗有一定意义:①自身免疫疾病,如类风湿关节炎、系统性红斑狼疮、干燥综合征、结节性多动脉炎等;②膜增殖性肾炎、链球菌感染后肾炎:肾炎患者的血清中大多存在 CIC,并常伴有补体降低;③传染病,如慢性乙型肝炎、麻风、登革热、疟疾等;④恶性肿瘤:黑色素肉瘤、结肠癌、乳腺癌、食管癌等 CIC 增高。

鉴于 CIC 在多种疾病中表现重要作用,几十年来,IC 的实验与临床研究一直是一个非常活跃的领域。因此,涌现出几十种针对 IC 的测定方法,其中 CIC 检测主要可分为抗原特异性和非抗原特异性检测技术两类,前者应用较局限,后者应用广泛。IC 沉积可引起一系列病理生理反应,形成免疫复合物病。局部 IC 的检测可利用免疫组化法检测 IC 在组织中的沉着,或用光学显微镜检测 IC 所致的典型病理改变。

迄今为止,尽管非抗原特异性 CIC 的测定方法众多,但各有欠缺。由于方法的复杂性、敏感性,和所测类型的局限性,各种方法只能检测某一类或某个范围的 IC,不能检出所有的 CIC。目前世界卫生组织 WHO 国际免疫学会推荐的四种方法:C1q 法、胶固素法、固相 mRF 抑制试验、淋巴瘤细胞试验,建议联合应用 2～3 种。IC 的理想检测方法应具备以下特点:①敏感性高;②特异性强;③可重复性好;④操作简便;⑤适用面广。目前常用的试剂均受到复合物内免疫球蛋白种类及亚类、复合物大小、抗原与抗体比例、固定补体的能力等因素的影响,还没有一种方法具备上述所有的特点。因此,如何选择方法和判定结果都很复杂,样品的正确处理和保存对结果正确性至关重要。如果方法得当、试剂合格、标本新鲜、操作小心、分析谨慎,CIC 测定就会有较大的参考价值。

一、聚乙二醇(PEG)沉淀比浊法

(一)原理

聚乙二醇(polyethylene glycol,PEG)是乙二醇聚合而成的无电荷线性多糖分子,有较强的脱水性,可非特异地引起蛋白质沉淀。不同浓度的 PEG 可沉淀分子量不同的蛋白质,在 pH、离子浓度等条件固定时,蛋白质分子量越大,用以沉淀的 PEG 浓度越小。由于 PEG 6 000 对蛋白质沉淀具有良好的选择性,因此在 IC 测定中常用 PEG 6 000。用 3％～4％浓度的 PEG 可以选择性地将大分子 IC 沉淀下来,PEG 使 IC 沉淀的机制可能在于相互结合的抗原抗体的构象发生改变,使其自液相中空间排斥而析出或 PEG 抑制 IC 解离,促进 CIC 进一步聚合成更大的凝聚物而被沉淀。同时选用一系列标准品,作标准曲线。

(二)材料

1.0.1 mol/L、pH 8.4 的硼酸盐缓冲液(BBS)

硼酸 3.40 g,硼砂 4.29 g,蒸馏水溶解后加至 1 000 mL,滤器过滤备用。

2.PEG-NaF 稀释液

PEG 6 000 40.9 g,NaF 10.0 g,用 BBS 溶解后加至 1 000 mL,滤器过滤备用。

3.热聚合人 IgG(AHG)

将人 IgG(10 g/mL)置于 63 ℃水浴加热 15 min,立即置冰浴内,冷却后过 Sepharose 4B 柱或 sephacryl S-300 柱,收集第一蛋白峰。所获热聚合人 IgG 可用考马斯亮蓝法测定蛋白,试验中可用做阳性对照和制备标准曲线。

4.其他

0.1 mol/L NaOH 溶液。

（三）步骤

1.方法一

（1）取待检血清 0.15 mL，加入 0.3 mL BBS(1∶3 稀释)。

（2）加入各液体(待检血清最终稀释倍数为 1∶33，PEG 最终浓度为 3.64％)。

（3）测试管及对照管置 37 ℃水浴 60 min。

（4）分光光度计在波长 495 nm 测吸光度，对照管调零。

结果：待测血清浊度值＝(测定管吸光度－对照管吸光度)×100％，大于正常人浊度值的均值加 2 个标准差($\overline{X}$＋2SD)为 CIC 阳性。

参考值：4.3±2.0，以大于或等于 8.3 为 CIC 阳性，或以不同浓度热聚合人 IgG 按以上方法操作制备标准曲线，根据待测血清吸光度值查标准曲线，即可得 IC 含量。

2.方法二

（1）取 0.3 mL 待检血清，加入等量 7％PEG 溶液，充分混合，置 4 ℃作用 2 h，3 000 r/min 离心20 分钟，弃去上清。

（2）用 3.5％PEG 溶液以同样转速和时间离心洗涤两次，得到 IC。

（3）将沉淀物溶于 3 mL 的 0.1 mol/L NaOH 溶液中。

（4）用分光光度计测 $A_{280 \text{ nm}}$ 值。

（5）同法检测 100 例以上健康人的血清 $A_{280 \text{ nm}}$，确定正常值范围($\overline{X}$＋2SD)，以大于正常值时判为阳性。也可利用散射比浊法直接测定 PEG 沉淀的免疫复合物；以不同浓度的热聚合 IgG 作为参考标准来计算 CIC 的含量。

（四）注意事项

（1）低密度脂蛋白可引起浊度增加，宜空腹采血。

（2）血清标本必须于血液凝固后立即处理或冰冻并避免反复冻融。

（3）本法简单易行，但特异性稍差，易受多种大分子蛋白和温度的干扰，血清中 γ 球蛋白增高或脂肪含量过高可导致检测的假阳性，适合血清标本筛查。

（4）待检血清一定要保持新鲜，放置在 4 ℃的冰箱不得超过 3 d。

（5）本法特别适用于沉淀获得 CIC，再进行解离分析其中的抗原与抗体。本试验采用 3.5％PEG 溶液，若用 4％的 PEG 溶液可沉淀较小的 CIC，如为 2％的 PEG 溶液，则只能沉淀分子量较大的 CIC，如果 PEG 的浓度超过 5％，可使 IgM 等其他血清蛋白同时沉淀，导致假阳性结果。

二、抗补体试验

（一）原理

血清中有 IC 存在时，可与其本身的 C1(内源性 C1)结合。将被检血清 56 ℃加热 1 h，能破坏结合的 C1，空出补体结合位点。加入豚鼠血清(外源性 C1)及指示系统(致敏绵羊红细胞，SRBC)时，CIC 又可与外源性 C1 结合，使致敏 SRBC 溶血被抑制。如出现溶血表示血清中没有 CIC 存在；不溶血说明标本中有 CIC 存在。将血清标本做不同稀释，并与已知的热聚合 IgG 作对照，可以计算出 CIC 的含量。

（二）材料

（1）缓冲盐水：NaCl 17.00 g，Na_2HPO_4 1.13 g，KH_2PO_4 0.27 g，蒸馏水溶解至 100 mL。用时取 5 mL，加蒸馏水 95 mL，10%硫酸镁 0.1 mL，当日使用。

（2）溶血素：按效价以缓冲盐水稀释至 2 单位。

（3）2%SRBC 新鲜脱纤维羊血或 Alsever 液保存的羊血（4 ℃可保存 3 周），用生理盐水洗 2 次，第三次用缓冲盐水，2 500 r/min 离心 10 min。取压积红细胞用缓冲盐水配成 2%悬液，为使 SRBC 浓度标准化，可将 2%悬液用缓冲盐水稀释 25 倍，于分光光度计（542 nm）测定其透光率（缓冲盐水校正透光率至 100%），每次实验所用 SRBC 浓度（透光率）必须一致，否则应予调整。

（4）致敏 SRBC：2%SRBC 悬液加等量 1∶1 000 溶血素，混匀，37 ℃水浴 10 min。

（5）豚鼠血清：取 3 支成年健康豚鼠血清混合分装，−30 ℃保存。用时取一管，以缓冲盐水作 1∶100 稀释。

（6）热聚合人 IgG：配制方法同 PEG 沉淀试验。

（7）50%溶血标准管：致敏 SRBC 0.4 mL 加 0.6 mL 蒸馏水使完全溶血后，取 0.5 mL 加缓冲盐水 0.5 mL。

（三）步骤

（1）将被检血清置 56 ℃水浴 1 h。

（2）设两排管径、色泽相同的试管（实验/对照），每排 5 支。

（3）加豚鼠血清和缓冲盐水至各管。

（4）实验管加被检血清 0.1 mL，对照管各管不加血清，以缓冲盐水代之，37 ℃水浴 10 min。

（5）各管加致敏 SRBC 0.4 mL，混匀，置 37 ℃水浴 30 min。

（6）将各管 1 000 r/min 离心 3 min，或置 4 ℃的 SRBC 待自然下沉后观察结果，以上清液与 50%溶血管比色。

（7）结果判定：以 50%溶血管作为判定终点，凡试验排比对照排溶血活性低 1 管或 1 管以上者为抗补体实验阳性，提示有免疫复合物存在。每次试验以热聚合人 IgG 作阳性对照。

（四）注意事项

（1）此方法敏感性高，不足之处是特异性较差，只能检出与补体结合的 CIC，抗补体的任何因素（如天然多糖、细菌内毒素等）均能干扰本试验，易出现假阳性。

（2）混合豚鼠血清一般 1∶100 稀释后应用。豚鼠血清忌反复冻融，补体活性会有所下降，用前可先滴定，选取 0.1 mL 引起 50%溶血的补体稀释度。

（3）试剂应新鲜配制；缓冲盐水、2%SRBC 悬液、致敏 SRBC 均应新鲜配制。

（4）被检血清应新鲜，无细菌污染及溶血。

三、抗 C3-CIC-ELISA

（一）原理

IC 在激活固定补体的过程中与 C3 结合，而结合于 IC 上的 C3 可以与抗 C3 抗体结合，从而利用酶标记的抗 Ig 抗体可以检测 IC 物的含量。抗原/C3 是所有激活补体的抗原类 CIC 的总和，如以抗 C3 抗体为包被抗体，CIC 在体内已结合了 C3，通过 C3 介导 CIC 与固相抗 C3 连接，加酶标记抗人 IgG 检测复合物中 IgG，加底物显色，根据颜色深浅判断免疫复合物含量，则对探讨某类抗原特异性的 IC 的病理作用具有重要意义。

（二）材料

（1）羊抗人 C3 IgG。

（2）PBST：0.01 mol/L PBS（pH 为 7.4）含 0.05％吐温 20。

（3）HRP-抗人 IgG。

（4）OPD-H_2O_2 新鲜配制。

（三）步骤

（1）抗体包被：在聚苯乙烯微量反应板孔内加入羊抗人 C3 IgG，10 $\mu g/mL$，4 ℃作用 24 h，PBST 洗涤三次（可以使用直接包被好的商品）。

（2）加入 0.1 mL 用生理盐水或 PBS 按 1：10 稀释的待检血清，每份标本 2～3 复孔，同时设阴阳性对照。

（3）用胶带覆盖酶标板，置 4 ℃温度下 24 h，PBST 洗涤。

（4）加 0.1 mL HRP-抗人 IgG（含 10％羊血清的 PBST 稀释），25 ℃温度下 4 h（或 37 ℃温育 30 min 后，4 ℃温度下放置 30 min）。

（5）PBST 洗涤。

（6）加 0.1 mL 新鲜配制的 OPD-H_2O_2 底物液，放置暗处 25 ℃持续 15 min。

（7）加 50 μL 1 mol/L 的 H_2SO_4 终止反应，酶标仪测定 $A_{490\,nm}$ 值。

（8）根据复孔的 $A_{490\,nm}$ 平均值，以 P/N 值≥2.1 者判定为阳性。

（四）注意事项

（1）本试验应设正常人血清为阴性对照。

（2）本方法敏感，可在 5～10 mg/L。

（3）本试验方法可以检测能够固定补体的 IC（主要是 IgM 与抗原组成的 IC 或 IgG1-3 与抗原组成的 IC）。

（4）不适当的操作可造成 IgG 的非特异性凝集以致假阳性（血清反复冻融，加热灭活等）。

四、SPA 夹心 ELISA 试验

（一）原理

利用 PEG 沉淀血清中 IC，并使其吸附于富含 A 蛋白的金黄色葡萄球菌上。金黄色葡萄球菌 A 蛋白（SPA）可与 IC 中 IgG 的 Fc 段结合，将待测血清用低浓度 PEG 沉淀后加至 SPA 包被的固相载体上，再以酶标记的 SPA 与之反应，即可检测样本中有无 IC。

（二）材料

（1）2.5％，5％PEG：用 PBS（0.02 mol/L，pH 为 7.4）配制。

（2）BSA 缓冲液：用 PBS（0.05 mol/L，pH 为 7.4）配制，含 0.01 mol/L EDTA，0.05％吐温 20，4％BSA，0.1％硫酸汞。

（3）HRP-SPA：用改良过的碘酸钠法将 SPA 与 HRP 制成结合物，方阵法滴定最适工作浓度或按产品说明书使用。

（4）热聚合人 IgG：人 IgG 10 mg/mL，63 ℃加热 20 min 制成。

（三）步骤

（1）SPA（5 $\mu g/mL$，PBS 稀释）包被反应板微孔，每孔 0.1 mL（对照孔不包被），4 ℃过夜后洗

涤 3 次备用。

(2)待测血清 0.05 mL 加 PBS 0.15 mL 和 5%PEG 0.2 mL 混匀,4 ℃过夜后 1 600 r/min 离心 20 min,弃上清,沉淀用 2.5%PEG 洗 2 次,加入 PBS 0.2 mL 和 BSA 缓冲液 0.2 mL,混匀,37 ℃水浴 30 min,摇动,使完全溶解。

(3)将已溶解的待测血清沉淀物加至上述包被孔和对照孔中,置 37 ℃ 60 min,洗 3 次,各孔加入底物溶液(OPDH$_2$O$_2$)0.1 mL,37 ℃温度下 20 min 显色。

(4)加 50 μL 1 mol/L 的 H$_2$SO$_4$ 终止反应,酶标仪测定 490 nm OD 值。

(5)标准曲线制备:取正常人血清 0.2 mL,热聚合人 IgG(120 μg/mL)0.2 mL,加 PBS 0.4 mL 和 5%PEG 0.8 mL,置 4 ℃过夜。同时做不加热聚合人 IgG 的正常血清对照,以排除干扰。沉淀清洗同上面操作,用稀释的 BSA 缓冲液(加等量的 0.01 mol/L,pH 为 7.4 PBS)1.6 mL 溶解并稀释成 120 μg/mL、60 μg/mL、30 μg/mL、15 μg/mL、7.5 μg/mL,与待测血清同法操作,制成标准曲线。

(6)结果判定:从待测血清吸光度值查标准曲线,可换算成相当于热聚合人 IgG 的 CIC 含量(μg/mL),高于正常对照 $\overline{X}$+2SD 为阳性。

参考值:以>28.4 μg/mL 为阳性。

(四)注意事项

(1)热聚合人 IgG 应分装贮存于-20 ℃,不易反复冻融,否则易解聚。

(2)加入 SPA 至最终浓度 5.0 g/L,可使热聚合人 IgG 稳定;PEG 浓度影响 CIC 沉淀的量,须严格配制。

(3)本法只能检测 IgG1、IgG2 和 IgG4 形成的 IC,因葡萄球菌 A 蛋白分子上无 IgG3 的 Fc 受体。

五、C1q 结合试验

(一)原理

根据 IC 结合补体的性能,抗原和抗体结合后,抗体的 Fc 片段暴露 C1q 结合点。补体成分中的 C1q 能与免疫球蛋白 IgG、IgM 的 Fc 段特异结合,对 19～29S 大小的 CIC 亲和力尤强,故可根据被结合的 C1q 量测定 CIC。将待检血清先行加热 56 ℃ 30 min,以灭活其中的补体和破坏已与 CIC 结合的 C1q,空出补体结合点。将待检血清加入包被有 C1q 的微量反应板中,待检血清中免疫复合物和 C1q 结合,再与酶标记抗人 IgG 反应,通过底物颜色的深浅判断免疫复合物的存在及含量。该法优点是敏感性高、重复性好,缺点是纯化的 C1q 难以得到。

CIC 与 C1q 的结合可用多种方法进行检测,常用的有以下 3 种。

1.液相法

先将放射性核素标记的 C1q 与灭活过的血清标本混合作用,再加入 0.5%(终浓度)的 PEG 将结合了 C1q 的 CIC 沉淀下来,通过检测沉淀物中的放射活性来计算 CIC 的含量。

2.固相法

先将 C1q 吸附于固相载体表面,加入待检血清使 CIC 与 C1q 结合,再加入酶标记的抗人 IgG 或 SPA,最后通过底物颜色的深浅判断免疫复合物的存在及含量,下面侧重介绍固相法。

3.C1q 偏离试验

先将放射性核素标记的 C1q 与灭活的血清标本混合,再加抗体致敏的绵羊红细胞,温育后离心,检测红细胞上的放射活性。红细胞的放射活性与免疫复合物的量呈负相关。

（二）材料

成套商品化试剂盒

（三）操作步骤

(1)将待检血清和参考血清(HAHG)分别加入 0.2 mol/L EDTA 溶液中,37 ℃ 30 min,使体内已知与免疫复合物结合的 C1q 被灭活除去。

(2)在包被有 C1q 的微量反应板里加入 0.1 mL 上述灭活的待检血清和参考血清,37 ℃温度下放置 2 小时,TBS 液洗 3 遍。

(3)每孔加入 1∶2 000 的 HRP-抗人 IgG 0.1 mL,室温作用 1 h,TBS 液洗 3 遍。

(4)每孔加入底物溶液(OPD-H_2O_2)0.1 mL,置暗处 20 min 显色。

(5)加 50 μL 1 mol/L 的 H_2SO_4 终止反应,酶标仪测定 490 nm OD 值。

(6)以参考血清作校正曲线,计算出待检血清中免疫复合物的含量。

（四）注意事项

(1)尽可能采用新鲜血清标本,避免反复冻融。

(2)由于包被用的 C1q 不稳定,所以测定的结果稳定性较差。

(3)C1q 对 DNA 及其他多聚阴离子物质非常敏感,试验中干扰因素较多。

(4)C1q 法不能检测 IgG4 及旁路激活补体的免疫复合物。

(5)SLE 患者血清中抗 C1q 抗体能产生假阳性。但补体水平差别较大,且凝聚免疫球蛋白、DNA、C 反应蛋白等均能与 C1q 结合,因而均影响这些方法的检测结果。

六、胶固素结合试验

（一）原理

胶固素是牛血清中的一种正常蛋白成分,能与 CIC 上的补体 C3 活化片段 C3bi 有较强的亲和力,因此固相的胶固素可以在 Ca^{2+} 等作用下捕获结合了 C3 或其片段 C3bi 的 CIC。将胶固素包被于固相载体上,待测血清中 CIC 与之结合,再加酶标记的抗人 IgG,加底物显色,即可测知 CIC 含量。本实验重复性好,但敏感性略低于 C1q 法。

（二）材料

(1)胶固素:商品化试剂。

(2)辣根过氧化物酶标记的羊抗人 IgG:商品化试剂。

(3)包被液:pH 为 9.5 的巴比妥缓冲盐水,巴比妥钠 5.15 g,NaCl 41.5 g,1 mol/L HCl 加蒸馏水至 1 000 mL 即为原液。用时以蒸馏水将原液作 1∶5 稀释。

(4)洗涤液:上述原液 400 mL,$CaCl_2$ 2 mL,1 mol/L $MgCl_2$ 2 mL,吐温 20 1 mL 蒸馏水加至 2 000 mL。

(5)其余试剂同 ELISA 方法。

（三）操作步骤

(1)用包被液将牛胶固素稀释成 0.2 μg/mL,在聚苯乙烯反应板每孔中加 200 uL,4 ℃维持 24 h(37 ℃维持 3 h),包被后可用 1 个月以上。

(2)洗涤 3 次,3 min/次。

(3)加入 1∶100 稀释的待检血清,每孔 200 μL,37 ℃温育 2 h,洗涤(同时加健康者血清,热凝 IgG 为对照)。

(4)加入按效价稀释的酶标抗人 IgG,每孔 200 μL,37 ℃温育 3 h,洗涤。

(5)加底物,每孔 200 μL,37 ℃30 min,后加 1 滴 2 mol/L H_2SO_4 终止反应。

(6)测吸光度值 $A_{492 nm}$ 值。

结果判定:每次实验应设阴性和阳性对照,并校正待检血清的吸光度。

以高于正常人均值+2 个标准差($\overline{X}+2SD$)为阳性;或参考值为 AHG 6~12 mg,大于上限值为阳性。

(四)注意事项

(1)胶固素性质稳定、容易保存、来源方便、价格便宜,检测方法也不复杂,便于推广。

(2)不能及时检测的标本应冻存,避免反复冻融。

(3)本法是 WHO 推荐的方法,灵敏度高;经典或旁路途径激活的都可检出,并可用做 CIC 分离;不足是本法仅能够检测结合补体的大分子 IgG 免疫复合物,仅对 C3b 的短寿命中间片段 C3bi 敏感,所测的循环免疫复合物就更局限,且 EDTA 和含乙胺酰基的糖类会抑制胶固素的反应。

七、特异性 CIC 测定

所谓抗原特异性 IC 测定是人们已知或高度怀疑某病的致病原,通过区别游离的抗原和与抗体结合的抗原,选择性测定含有某种特定抗原的 IC,如 HBsAg-HBsAb、甲状腺球蛋白 Ag-抗甲状腺球蛋白 Ab、DNA-抗 DNA 等。通过此法测定 IC,就可测出这种抗原是否存在及其滴度。在已知由某种抗原引起的免疫病理反应的疾病中,抗原特异性 IC 测定很有诊断意义,但只能作为 IC 阳性结果以后的确定实验,一般不用于常规诊断。抗原特异性 IC 的测定常采用 ELISA 方法。

八、IC 检测的意义及应用

IC 的形成是正常免疫功能之一,发挥免疫防御功能,一般对机体有保护作用,但有时 IC 沉积可激发病理性免疫反应,导致各种疾病,包括形成免疫复合物病。某些自身免疫性疾病(如全身性红斑狼疮、类风湿关节炎、结节性多动脉炎等)、膜增殖性肾炎、急性链球菌感染后肾炎、传染病(如慢性乙型肝炎、麻风、登革热、疟疾等)以及肿瘤患者,血清中都可能检出循环免疫复合物。虽然循环免疫复合物与病理关系的机制尚不能完全评述,但测定体液或组织中的 IC 具有一定的临床价值。对于判定疾病的活动性、治疗效果、预后以及探讨发病原因有重要意义。

低浓度的 CIC 可出现于健康人群中,CIC 的出现不一定意味着致病,只有符合 ICD 的确诊指征,才可考虑患此类疾病。长期持续的 CIC 存在为免疫复合物病的发生所必需,但并不是足够的条件。判定 IC 为发病机制的证据有三:①病变组织局部有 IC 沉积;②CIC 水平显著升高,并与疾病须有某种程度的相关性;③明确 IC 中的抗原性质。第三条证据有时很难查到,但至少要具备前两条,单独 CIC 的测定不足为凭。人体在健康状态下也存在少量的 CIC(为 10~20 μg/mL),其生理与病理的界限不易区分。

血中存在 IC 不一定就有沉淀,更不表明就是 ICD,IC 测定阳性不能肯定诊断,而测定阴性也不能否定诊断。目前已经明确系统性红斑狼疮、类风湿关节炎、部分肾小球肾炎和血管炎等疾病为 ICD,CIC 检测对这些疾病仍是一种辅助诊断指标,对判断疾病活动和治疗效果也有一定意义。在发现紫癜、关节痛、蛋白尿、血管炎和浆膜炎等情况时,可考虑 ICD 的可能性,应进行 CIC 和组织沉积 IC 的检测。另外,患有恶性肿瘤时 CIC 检出率也增高,但不出现Ⅲ型变态反应的损伤症状,称之为临床隐匿的 IC 病,然而这种状态常与肿瘤的病情和预后相关。

IC 中抗原和抗体的性质及各类的检测对临床诊治疾病及深入研究疾病的免疫病理机制有一定价值。但是由于所涉及的抗原种类很多,例如病原微生物、自身物质、各类同种抗原等,检测方法可分别参见各种抗原的检测技术。IC 中的抗体主要涉及 IgG 及其亚类、IgM 和 IgA,分析方法是将血清中 IC 分离出来,再用双抗体 ELISA 夹心法等方法分析抗体的类别。CIC 检测的方法太多,其原理各不相同,用一种方法测定为阳性,另一种方法检测可能为阴性,由于缺乏统一的标准品作为对照,各实验室结果常难以比较,故在检测时最好用几种方法同时测定,按照 WHO 推荐,至少需同时采用两种检测系统结合的方法,而且是不同原理(免疫复合物的生物学功能或物理化学特性)的方法相结合来判定其与疾病的病理关系,但与免疫组化法一起检测,其意义就大得多。

由于 IC 生理和病理状态的界限难以确切衡量,CIC 的测定结果尚不能作为诊断疾病的敏感可靠的指标,因此建立和提高检测方法的稳定性和敏感性,特别是提高抗原抗体特异性免疫复合物的检测,才能提高 IC 对疾病诊断的意义。以聚乙二醇沉淀法为例,虽然 IC 形成后溶解度降低,最易发生沉淀,但不同大小的 IC 之间差距很大且与血清中的其他蛋白成分有重叠,沉淀过程又受反应体系蛋白浓度、离子强度、pH 和温度的影响,所以是较粗糙的定量方法。近十几年来,方法学的进展主要表现在利用 IC 的生物特性上,如补体受体、Fc 受体等。因而,IC 测定方法的改进、完善,质量控制统一化仍是非常需要的。随着免疫学的发展,人们将对 IC 的形成、致病有更深刻的认识,会在 ICD 的诊断、治疗方面有更大的进展。

第十四章

细菌学检验

第一节　培　养　基

　　培养基是由人工方法配制而成的,专供微生物生长繁殖使用的混合营养物制品。适宜的培养基不仅可用于细菌的分离纯化培养、传代、菌种保存,还可用于研究细菌的生理、生化特性,是对病原菌分离鉴定的重要环节和必不可少的手段。

一、培养基的组成成分

（一）营养物质

　　尽管不同的细菌对营养的要求不同,但细菌需要的营养物质应含有氮源、碳源、无机盐类和生长因子等,常用的营养物质如下。

1.蛋白胨

　　蛋白胨是制备培养基时最常用的成分之一,提供细菌生长繁殖所需要的氮源。是动物或植物蛋白质经酶或酸碱分解而成。不管是蛋白质经胃蛋白酶消化而制成的蛋白胨,还是蛋白质经胰蛋白酶在碱性条件下消化而制成的胰蛋白胨,均含胨、多肽和多种氨基酸,为大多数细菌生长所利用,尤其是含大量色氨酸的胰蛋白胨,更适于测靛基质用的蛋白胨。蛋白胨易溶于水,遇酸不沉淀,不因受高温而凝固,并为两性电解质有缓冲作用。但吸水性强,应注意干燥密封保存。

2.肉浸液

　　肉浸液是用新鲜牛肉浸泡、煮沸而制成的肉汁。其中含有可溶性含氮浸出物（肌酸、黄嘌呤、腺嘌呤、次黄嘌呤核苷酸、谷氨酸、甘氨酸等）和非含氮浸出物（肝糖、乳酸、琥珀酸、磷酸己糖、脂肪、无机盐类等）,还有一些生长因子。肉浸液可为细菌提供氮源和碳源,但肉浸液中所含氮物质过少而不能满足细菌的需要,因此在制备培养基时应再加入 $1\%\sim2\%$ 的蛋白胨和 0.5% 氯化钠。

3.牛肉膏

　　由肉浸液经长时间加热浓缩而制成。糖类在加热过程中被破坏,所以其营养价值低于肉浸液,但因无糖可用作肠道埃希菌鉴别培养基的基础成分。由于使用方便,常用于制备培养基。

4.糖类、醇类

糖类、醇类为细菌生长提供碳源和能源。制备培养基所用的糖类、醇类有多种,常用的糖类有单糖(葡萄糖、阿拉伯糖等)、双糖(乳糖、蔗糖等)和多糖(淀粉、菊糖等);常用的醇类有甘露醇、卫矛醇等。除葡萄糖、蔗糖主要作为碳源和能源的基本成分外,其他糖类和醇类主要用于鉴定细菌所做的发酵反应。

5.血液

血液中既含有蛋白质、多种氨基酸、糖类、无机盐类等营养物质,又能提供辅酶(如 V 因子)、血红素(X 因子)等特殊生长因子,所以培养基中加入血液用于培养营养要求较高的细菌。另外,还可根据细菌在血液培养基中的溶血现象而进行鉴定。

6.无机盐类

提供细菌生长的各种元素,如钾、钠、铁、镁、钙、磷、硫等。用于制备培养基的无机盐类有多种,其中最常用的有氯化钠和磷酸盐,前者对维持酶的活性、调节菌体内外的渗透压非常重要,后者是细菌良好的磷源,并在培养基中具有缓冲作用。

7.鸡蛋和动物血清

虽然不是构成培养基的基本成分,但却是某些细菌生长所必需的营养物质,所以仅用于制备一些特殊的培养基,这些细菌直接从鸡蛋和动物血清中获取营养。如培养结核分枝杆菌的鸡蛋培养基和培养白喉杆菌的吕氏血清培养基等。

8.生长因子

生长因子是细菌生长所必需的,但需要量很小。在制备培养基时,常在肝浸液、肉浸液、酵母浸液和含血液培养基中加入维生素、氨基酸、嘌呤、嘧啶等生长因子。

(二)凝固物质

制备固体培养基时,需要在液体中加入凝固物质。最常用的凝固物质为琼脂,特殊情况下也可用明胶、卵清蛋白、血清等。

琼脂是从石花菜中提取出来的一种半乳糖胶,当温度达 98 ℃以上时可溶于水,在 45 ℃以下则凝固成凝胶状态,是一种理想的固体培养基赋形剂。因其不被细菌分解利用,故无营养作用。

(三)抑制剂和指示剂

在制备培养基时常加入抑制剂和指示剂,这些并不是细菌生长繁殖所必需的物质,而是由于选择、鉴定及判断结果的需要。

1.抑制剂

抑制剂必须具有选择抑制作用,在制备培养基时加入一定种类的抑制剂,目的在于抑制非检出菌(非病原菌)的生长,以利于检出菌(病原菌)的生长。抑制剂的种类很多,可根据不同的目的选用不同的抑制剂。常用的有胆盐、煌绿、亚硫酸钠、亚硒酸钠及一些染料和某些抗生素等。

2.指示剂

在培养基中加入一定种类的指示剂,是为了便于观察细菌是否利用和分解培养基中的糖、醇类。常用的有酚红、中性红、甲基红、溴甲酚紫、溴麝香草酚蓝、中国蓝等酸碱指示剂。亚甲蓝常用作氧化还原指示剂。

二、培养基种类

(一)基础培养基

含有基础生长所需的基本营养成分,最常用的是肉浸液,俗称肉汤,主要成分含牛肉浸液和蛋白胨。基础培养基广泛用于细菌的增菌、检验,也是制备其他培养基的基础成分。

(二)营养培养基

在基础培养基中可加入葡萄糖、血液、生长因子等特殊成分,供营养要求较高的细菌和需要特殊生长因子的细菌生长。最常用的是血琼脂平板、巧克力血平板等。

(三)鉴别培养基

利用细菌分解糖类和蛋白质的能力及其代谢产物的不同,在培养基中加入特定的作用底物和指示剂,观察细菌生长过程中分解底物所释放的不同产物,通过指示剂的反应不同来鉴别细菌。例如,糖发酵管、克氏双糖铁琼脂(KIA)、伊红-亚甲蓝琼脂和动力-吲哚-尿素(MIU)培养基等。

(四)选择培养基

在培养基中加入抑制剂,去抑制标本中的杂菌生长,有助于对所选择的细菌种类的生长。例如培养肠道致病菌的SS琼脂,其中的胆盐能抑制革兰氏阳性菌,枸橼酸钠和煌绿能抑制大肠埃希菌,因而使致病的沙门菌、志贺菌容易分离到。

(五)特殊培养基

包括厌氧培养基和细菌L型培养基等。前者是培养专性厌氧菌的培养基,除含营养成分外,还加入还原剂以降低培养基的氧化还原电势,如疱肉培养基、巯基乙醇酸钠培养基等。后者是针对细胞壁缺损的细菌L型,由于胞内渗透压较高,故培养基必须采用高渗(3%~5%NaCl、10%~20%蔗糖或7%聚乙烯吡咯烷酮等)低琼脂培养基。

三、分离培养基的选择

临床标本送往细菌实验室后,应立即接种到适当的分离培养基上。依据卫生部(现卫健委)临床检验中心推荐,细菌实验室应备有如下分离培养基。

(一)血平板

适于各类细菌的生长,一般细菌检验标本的分离,都应接种此平板。

(二)巧克力血平板

其中含有V和X因子,适于接种疑有嗜血杆菌、奈瑟菌等的标本。

(三)中国蓝平板或伊红亚甲蓝平板

可抑制革兰氏阳性细菌,有选择地促进革兰氏阴性细菌生长,是较好的弱选择性培养基。发酵型革兰氏阴性杆菌因分解乳糖能力不同,在此平板上菌落颜色不同,便于鉴别菌种。

(四)麦康凯平板

具中等强度选择性,抑菌力略强,有少数革兰氏阴性菌不生长。在麦康凯平板上能否生长,是非发酵菌鉴定的一个依据。

(五)SS琼脂

有较强的抑菌力,用于志贺菌和沙门菌的分离。因选择性过强,可影响检出率,所以,使用时最好加一种弱选择平板以配对互补。

（六）碱性琼脂或 TCBS 琼脂

用于从粪便中分离霍乱弧菌及其他弧菌。

（七）血液增菌培养基

用于从血液、骨髓中分离常见病原菌。

（八）营养肉汤

用于标本及各类细菌的增菌。

根据标本来源和可能存在的病原菌，确定选用各种分离培养基。如痰标本一般选用血平板、中国蓝/麦康凯、巧克力平板做分离。其中血平板用于肺炎链球菌、白喉棒状杆菌等的分离；中国蓝/麦康凯用于筛选革兰氏阴性杆菌；而含杆菌肽的巧克力平板用于筛选嗜血杆菌等，以期提高细菌检验的准确性。

第二节　细菌形态学检验

细菌的形态学检查是细菌检验中极为重要的基本方法之一，包括不染色标本检查法和染色标本检查法，显微镜是观察细菌形态所必备的基本工具。

镜检不仅可以迅速了解标本中有无细菌及大致的菌量，而且根据细菌形态、结构和染色性有助于对病原菌的初步识别和分类，为进一步做生化反应、血清学鉴定提供依据。对某些细菌，如痰中的抗酸杆菌和脑脊液中的脑膜炎奈瑟菌等，通过形态学检查可得到初步诊断，对临床早期诊断和治疗疾病有一定的参考意义。

一、显微镜

在细菌的形态学检查中以光学显微镜为常用，借助显微镜放大至 1 000 倍左右可以观察到细菌的一般形态和结构，至于细菌内部的超微结构，则需经电子显微镜放大数万倍以上才能看清。检查细菌常用的显微镜有以下几种。

（一）普通光学显微镜

普通光学显微镜通常以自然光或灯光为光源，其波长约 0.5 μm。在最佳条件下，显微镜的最大分辨率为波长的一半，即 0.25 μm，而肉眼所能看到的最小形象为 0.2 mm，故在普通光学显微镜下用油镜放大 1 000 倍，可将 0.25 μm 的微粒放大到 0.25 mm，肉眼便可以看清，一般细菌大于 0.25 μm，故用普通光学显微镜均能清楚看到。

（二）暗视野显微镜

暗视野显微镜是用特制的暗视野集光器代替普通光学显微镜上的明视野集光器，由于暗视野集光器的中央为不透光的遮光板，光线不能直接射入镜筒，故背景视野黑暗无光，而从集光器四周边缘斜射到标本部位的光线，经菌体散射后而进入物镜。故在强光的照射下，可以在黑暗的背景中看到发亮的菌体，犹如夜空中的明亮星星，明暗反差提高了观察的效果，多用于检查不染色的活细菌和螺旋体的形态及运动观察。

（三）相差显微镜

在进行未染色标本检查时，由于细菌的折旋光性与周围环境的折旋光性相近，明暗对比不明显，在普通光学显微镜下不易看清，用暗视野显微镜只能看到发亮的菌体轮廓，看不清内部结构。而相差显微镜依据光波穿过标本中密度不同的部位时，引起光相差异的原理，利用相差板的光栅作用，改变直射光的光相和振幅，将光相的差异转换成光的强度的差异，使细菌中的某部分结构比其他部分深暗，衬托出鲜明的对比。本法主要用于检查不染色活细菌的形态及某些内部结构。

（四）荧光显微镜

荧光显微镜以紫外光或蓝紫光为光源，能激发荧光物质发光使之成为可见光。细菌经荧光色素染色后，置于荧光显微镜下，即可激发荧光，因此在暗色的背景下可以看到发射荧光的细菌。由于紫外光与蓝紫光的波长较短（0.3～0.4 μm），故分辨率得到进一步提高。荧光显微镜还广泛应用于免疫荧光技术中。

（五）电子显微镜

电子显微镜以电子流代替光源，其波长极短（约为 0.005 nm），分辨能力大大提高，电磁圈代替普通显微镜的光学放大系统，放大倍数可达数万至数十万倍，能分辨 1 nm 的物体，细菌的表面形态和内部超微结构均能清楚地显现。

电子显微镜有透射电子显微镜和扫描电子显微镜。前者适于观察细菌内部的超微结构，后者适于对细菌表面结构及附件的观察。用电子显微镜观察，标本需经特殊制片，在干燥真空的状态下检查，而不能观察到活的微生物。

二、不染色细菌标本的检查

细菌不经染色直接镜检，主要用于检查生活状态下细菌的动力及运动状况。常用的方法有压滴法和悬滴法，以普通光学显微镜观察。细菌如有动力，可看到细菌自一处移至另一处，有明显的方向性位移；细菌如无动力，受水分子撞击细菌呈现布朗运动，只在原地颤动而无位置的改变。如用暗视野显微镜或相差显微镜观察，则效果更好。

在临床上，有时通过不染色标本的动力检查可对某些病原菌做出初步鉴定。如疑似霍乱患者，取其水样便，制成悬滴标本或压滴标本，高倍镜或暗视野下观察细菌动力，若见来回穿梭似流星状运动的细菌，同法重新制备另一标本并加入 O1 群霍乱弧菌诊断血清，如果原运动活泼的现象停止（为制动试验阳性），可初步推断为"疑似 O1 群霍乱弧菌"，除细菌标本外，螺旋体由于不易着色并有形态特征，故多用不染色标本做暗视野显微镜检查。

三、细菌染色标本的检查

细菌染色标本在普通光学显微镜下可以观察细菌的形态、大小、排列、染色性、特殊结构（芽孢、荚膜、鞭毛）、异染颗粒等。

因为在接近中性的环境中细菌都带有负电荷，易与带正电荷的碱性染料结合，故常用碱性苯胺染料如亚甲蓝、结晶紫、碱性复红等染色细菌。

细菌标本经染色后，除能清楚看到细菌的形态、大小、排列方式外，还可根据染色反应将细菌进行分类，因此染色标本的检查在细菌的鉴定中应用最广，具非常重要的作用。

细菌染色的基本程序：涂片（干燥）→固定→染色（媒染）→脱色→复染。

（一）常用染料

用于细菌染色的染料,多为人工合成的含苯环的有机化合物,在其苯环上带有色基与助色基。带有色基的苯环化合物——色原,虽然本身带色,但与被染物无亲和力而不能使之着色,助色基并不显色,但它本身能解离,解离后的染料可以与被染物结合生成盐类,使之着色。根据助色基解离后的带电情况,可将染料分为碱性和酸性两大类。此外,还有复合染料。

1.碱性染料

电离后显色离子带正电荷,易与带负电荷的被染物结合。由于细菌的等电点在 pH 为 2～5,在碱性、中性、弱酸性的环境中细菌均带负电荷,易与带正电荷的染料结合而着色。常用的染料有碱性复红、结晶紫、亚甲蓝等。

2.酸性染料

电离后显色离子带负电荷,易与带正电荷的被染物结合。一般情况下细菌都带有负电荷故不易着色。如果降低菌液的 pH 使细菌带正电荷,则可被染色。酸性染料通常用来染细胞质,而很少用于细菌的染色。常用的酸性染料有伊红、刚果红等。

3.复合染料

中性染料及荧光染料复合染料是碱性染料和酸性染料的复合物,如瑞氏染料(伊红亚甲蓝)、吉姆萨染料(伊红天青)等;荧光染料如荧光标记的抗体,荧光素常用异硫氢基荧光素。这些染色常用于某些特殊的染色技术中。

（二）常用的染色方法

在细菌感染标本的检查中,临床上常用的染色方法有革兰氏染色、抗酸染色和荧光染色。

1.单染色法

用一种染料将细菌和周围物体染成同一种颜色,称为单染色法。如吕氏亚甲蓝或稀释复红染色法。细菌经单染色法处理后,可观察其形态、排列、大小及简单的结构,但不能显示各种细菌染色性的差异。

2.复染色法

用两种或两种以上的染料染色的方法,称为复染色法或鉴别染色法。常用的有革兰氏染色法和抗酸染色法。

（1）革兰氏染色:本法是细菌学中最经典、最常用的染色方法。除粪便、血液等极少数标本外,绝大多数标本在分离培养之前都要进行革兰氏染色、镜检。通过革兰氏染色将所有细菌分为 G^+ 菌和 G^- 菌两大类,可初步识别细菌,缩小范围,有助于进一步鉴定。甚至有时结合细菌特殊形态结构及排列方式,对病原菌可进行初步鉴定,如脑脊髓膜炎患者,取其脑脊液涂片、革兰氏染色、镜检,如检出革兰氏阴性、肾形、凹面相对的双球菌,位于细胞内或细胞外,可报告"找到革兰氏阴性双球菌,形似脑膜炎奈瑟菌";如检出革兰氏阳性、菌体周围有明显荚膜的双球菌,可报告"找到革兰氏阳性双球菌,形似肺炎链球菌"。其结果为临床早期诊断及治疗提供了依据。

革兰氏染色除用以鉴定细菌外,病原菌革兰氏染色特性可为临床选择用药提供参考,帮助临床制订有针对性的治疗方案。因为 G^+ 菌与 G^- 菌对一些抗生素表现出不同的敏感性,且其致病物质(前者产生外毒素而后者多产生内毒素)及其作用机理不同。

（2）抗酸染色:抗酸染色也可将细菌分为两大类,即抗酸性细菌和非抗酸性细菌。因为临床上绝大多数病原菌为非抗酸性细菌,所以抗酸染色不作为临床上常规的细菌检查项目,只针对性用于结核病、麻风病等的细菌检查。疑似结核分枝杆菌感染的标本,经抗酸染色后以油镜检查,即可做出初步鉴定。将有肺结核症状患者的痰标本,制成涂片后,做萋-纳染色镜检,根据所见结果即可报告"找到(未找到)抗酸菌"。再如有肾感染症状的患者,取其尿标本,经离心沉淀后作涂片,行萋-纳及潘本汉抗酸染色,如两张涂片均查见红色抗酸杆菌,可报告为"找到抗酸杆菌"。对临床疾病的诊断和治疗具有重要参考价值。

(3)荧光染色:荧光染色法敏感性强,效率高而且容易观察结果,在临床细菌鉴定中有很大的实用价值。主要用于结核分枝杆菌、麻风分枝杆菌、白喉棒状杆菌及痢疾志贺菌等的检测。如痰标本涂片、固定,用荧光染料金胺 O 法(也称金胺 O-罗丹明 B 法)染色,以荧光显微镜检查,在暗背景中可观察到呈金黄色荧光的菌球。

除以上所述染色方法外,用于细菌鉴定的还有鞭毛染色、异染颗粒染色等。鞭毛染色后于显微镜下可观察到菌体上有无鞭毛、鞭毛的位置及数量,在细菌鉴定中,特别是非发酵菌的鉴定中很重要。疑为白喉棒状杆菌感染,进行涂片检查,除证实为革兰氏阳性典型棒状杆菌外,还须用异染颗粒染色法,镜检异染颗粒,方可初步报告"检出形似白喉棒状杆菌",为临床早期诊断提供依据。

第三节　肠杆菌科检验

一、概述和通性

肠杆菌科是由多个菌属组成,其生物学性状相似,均为革兰氏阴性杆菌。这些细菌常寄居在人和动物的消化道并随粪便等排泄物排出体外,广泛分布于水和土壤中。大多数肠道杆菌属于正常菌群。当机体免疫力降低或侵入肠道外组织时成为条件致病菌而引起疾病。其中包括常引起腹泻和肠道感染的细菌(埃希菌属、志贺菌属、沙门菌属、耶尔森菌属)和常导致院内感染的细菌(枸橼酸杆菌属、克雷伯菌属、肠杆菌属、多源菌属、沙雷菌属、变形杆菌属、普罗威登菌属和摩根菌属),以及一些在一定条件下偶可引起临床感染的细菌。

(一)分类

肠杆菌科细菌的种类繁多。主要根据细菌的形态、生化反应、抗原性质以及核酸相关性进行分类。根据《伯杰系统细菌学手册》(1984 年)将肠杆菌科的细菌分为 20 个属即埃希菌属、志贺菌属、沙门菌属、枸橼酸杆菌属、克雷伯菌属、肠杆菌属、沙雷菌属、哈夫尼亚菌属、爱德华菌属、普罗威登斯菌属、变形杆菌属、摩根菌属、耶尔森菌属等。

(二)生物学特性

1.形态与染色

肠杆菌科的细菌均为革兰氏阴性杆菌,其菌体大小为$(1.0\sim6.0)\mu m\times(0.3\sim1.0)\mu m$。多数有周鞭毛,能运动,少数菌属如志贺菌属和克雷伯菌属无鞭毛,无运动能力。均不形成芽孢,少数菌属细菌可形成荚膜。

2.培养和生化反应

需氧或兼性厌氧,营养要求不高,在普通琼脂培养基和麦康凯培养基上均能生长并形成中等大小的菌落,表面光滑,液体培养基中呈浑浊生长。发酵葡萄糖产酸、产气,触酶阳性,除少数菌外,氧化酶阴性。硝酸盐还原为亚硝酸盐,但欧文菌属和耶尔森菌属的某些菌株例外。

3.抗原构造

肠杆菌科细菌的抗原构造复杂。包括菌体(O)抗原,鞭毛(H)抗原和表面抗原(如 Vi 抗原、K 抗原)3 种。O 抗原和 H 抗原是肠杆菌科血清学分群和分型的依据。表面抗原为包绕在 O 抗原外的不耐热的多糖抗原,可阻断 O 抗原与相应抗体之间的反应,加热处理能破坏其阻断作用。

4.变异

包括菌落 S~R 变异和鞭毛 H~O 变异。肠道杆菌易出现变异菌株。表现为耐药性或生化反应性质的改变。肠道杆菌易变异在细菌学诊断、治疗方面具有重要意义。

5.抵抗力不强

加热 60 ℃,30 min 即被杀死。不耐干燥,对一般化学消毒剂敏感。对低温有耐受力,能耐胆盐。

6.肠杆菌科的初步分类

可根据苯丙氨酸脱氨酶试验和葡萄糖酸盐试验(也可用 V-P 试验)将肠肝菌科初步分为三大类(表 14-1)。

表 14-1　肠杆菌的初步分类

菌属名	苯丙氨酸	葡萄糖酸盐
变形杆菌属	+	−
普罗维登斯菌属	+	−
摩根菌属	+	−
克雷伯菌属	−	+
肠杆菌属	−	+
沙雷菌属	−	+
哈夫尼亚菌属	−	+
埃希菌属	−	−
志贺菌属	−	−
沙门菌属	−	−
枸橼酸菌属	−	−
爱德华菌属	−	−
耶尔森菌属	−	−

(三)致病性

肠杆菌科细菌种类多,可引起多种疾病。

1.伤寒和副伤寒

由伤寒沙门菌和副伤寒沙门菌引起。

2.食物中毒

由部分沙门菌(如丙型副伤寒沙门菌、鼠伤寒沙门菌)或变形杆菌引起。

3.细菌性痢疾

由志贺菌引起。

4.其他感染

由大肠埃希菌、变形杆菌及克雷伯菌等条件致病菌可引起泌尿生殖道、伤口等部位的感染。

(四)微生物学检验

1.分离培养

将粪便或肛拭标本立即接种在肠道菌选择培养基上或先增菌后再分离;血、尿或脓汁等其他标本原则上不使用选择培养基。分离纯菌后,根据菌落特点,结合革兰氏染色及氧化酶反应结果做进一步鉴定。

2.鉴定

(1)初步鉴定。原则:①确定肠杆菌科的细菌,应采用葡萄糖氧化-发酵试验及氧化酶试验与弧菌科和非发酵菌加以鉴别;②肠杆菌科细菌的分群,多采用苯丙氨酸脱氨酶和葡萄糖酸盐试验,将肠杆菌科的细菌分为苯丙氨酸脱氨酶阳性、葡萄糖酸盐利用试验阳性和两者均为阴性反应三个类群;③选择生化反应进行属种鉴别。

有很多临床实验室习惯将选择培养基或鉴别培养基上的可疑菌落分别接种克氏双糖铁琼脂(KIA)和尿素-靛基质-动力(MIU)复合培养基管中,并根据其六项反应结果,将细菌初步定属。

(2)最后鉴定。肠杆菌科各属细菌的最后鉴定是根据生化反应的结果定属、种,或再用诊断血清做凝集反应才能做出最后判断。

二、埃希菌属

埃希菌属包括5个种,即大肠埃希菌、蟑螂埃希菌、弗格森埃希菌、赫尔曼埃希菌和伤口埃希菌。临床最常见的是大肠埃希菌。

大肠埃希菌俗称大肠杆菌,是人类和动物肠道正常菌群。

(一)所致疾病

1.肠道外感染

以泌尿系统感染常见,高位严重尿道感染与特殊血清型大肠埃希菌有关。还有菌血症、胆囊炎、腹腔脓肿。

2.肠道感染

引起肠道感染的大肠埃希菌有下列五个病原群。

(1)肠产毒性大肠埃希菌(ETEC):引起霍乱样肠毒素腹泻(水泻)。

(2)肠致病性大肠埃希菌(EPEC):主要引起婴儿腹泻。

(3)肠侵袭性大肠埃希菌(EIEC):可侵入结肠黏膜上皮,引起志贺样腹泻(黏液脓血便)。

(4)肠出血性大肠埃希菌(EHEC):又称产志贺样毒素(VT)大肠埃希氏菌(SLTEC 或 UTEC),其中 O157:H7 可引起出血性大肠炎和溶血性尿毒综合征(HUS)。临床特征为严重的腹痛、痉挛,反复出血性腹泻,伴发热、呕吐等。严重者可发展为急性肾衰竭。

(5)肠黏附性大肠埃希菌(EAggEC):也是新近报道的一种能引起腹泻的大肠埃希菌。

3.CDC 将大肠埃希氏菌 O157:H7 列为常规检测项目

EHEC 的血清型>50 种,最具代表性的是 O157:H7。在北美许多地区,O157:H7 占肠道分离病原菌的第二或第三位,是从血便中分离到的最常见的病原菌,分离率占血便的 40%,6 月、7 月、8 月三个月 O157:H7 感染的发生率最高。且 O157 是 4 岁以下儿童急性肾功能衰竭的主要病原菌,所以 CDC 提出应将大肠埃希氏菌 O157:H7 列为常规检测项目。

（二）微生物学检验

1.标本采集

肠道感染可采集粪便；肠道外感染可根据临床感染情况采集中段尿液、血液、脓汁、胆汁、脑脊液、痰、分泌液等。

2.检验方法及鉴定

（1）涂片与镜检：脓汁及增菌培养物发现单一革兰氏阴性杆菌，可初步报告染色、形态、性状供临床用药参考。

（2）分离培养：粪便标本可用弱选择鉴别培养基进行分离，脓汁等可用血平板分离，取可疑菌落进行形态观察及生化反应。

（3）鉴定。①初步鉴定：根据菌落特征，涂片染色的菌形及染色反应，取纯培养物进行生化反应，凡符合 KIA：A/A 或 K/A、产气或不产气、H_2S-、MIU：动力＋或－、吲哚＋、脲酶－、甲基红＋、硝酸盐还原＋、VP－、氧化酶－、枸橼酸盐－，可鉴定为大肠埃希菌。②最后鉴定：一般常规检验做到上述初步鉴定即可，必要时可做系列生化反应最后鉴定，其中主要的鉴定试验为：氧化酶阴性、发酵葡萄糖产酸产气或只产酸、发酵乳糖产酸产气或迟缓发酵产酸、不发酵肌醇、IMViC反应为＋＋－（占 94.6％）、脲酶阴性、H_2S 阴性、苯丙氨酸脱氨酶阴性、硝酸盐还原阳性、动力多数阳性。③某些大肠埃希菌，尤其是无动力的不发酵乳糖株，应与志贺菌相鉴别，两者的主要鉴别试验可用醋酸钠和葡萄糖铵利用试验及黏质酸盐产酸三种试验，大肠埃希菌均为阳性，而志贺菌均为阴性；肠道内感染还需做血清分型、毒素测定或毒力试验；食物、饮料、水等卫生细菌学检查，主要进行大肠菌群指数检测。④血清学鉴定。

三、志贺菌属

志贺菌属是人类细菌性痢疾最常见的病原菌，通称痢疾杆菌。根据生化反应与血清学试验该属细菌分为痢疾、福氏、鲍氏和宋内志贺菌四群，CDC 分类系统（1989）将生化性状相近的 A、B、C 群归为一群，统称为 A、B、C 血清群，将鸟氨酸脱羧酶和 β-半乳糖苷酶均阳性的宋内志贺菌单列出来。我国以福氏和宋内志贺菌引起的菌痢最为常见。

（一）所致疾病

急性菌痢；中毒性菌痢；慢性菌痢。

（二）微生物学检验

1.标本采集

尽可能在发病早期及治疗前采集新鲜粪便，选择脓血便或黏液便，必要时可用肛拭子采集。

2.检验方法及鉴定

（1）分离培养：取粪便（黏液或脓血部分）或肛拭标本接种 GN 肉汤增菌及再进行分离培养。一般同时接种强弱选择性不同的两个平板。强选择鉴别培养基可用沙门菌、志贺菌选择培养基（SS）；弱选择培养基可用麦康凯或中国蓝培养基。培养 18～24 h 后选取可疑菌落进行下列鉴定。

（2）鉴定。①初步鉴定：挑选可疑菌落 3～4 个先用志贺菌属多价诊断血清做试探性玻片凝集试验。将试探性凝集试验阳性的菌落至少接种 2～3 支 KIA 和 MIU，经 35 ℃培养 18～24 h，凡符合 KIA：K/A、产气－/＋、H_2S-，MIU：动力－、吲哚＋/－、脲酶－、氧化酶－，并结合试探性玻片凝集试验阳性结果可鉴定为志贺菌属；②最后鉴定：增加甘露醇（＋/－）、蔗糖（－/＋）（宋内志贺菌迟缓阳性)、柠檬酸盐(一)、苯丙氨酸脱氨酶(一)、ONPG 及鸟氨酸脱羧酶(一)(宋内志贺菌为阳性);用志贺菌属的诊断血清做群型鉴定。A 群痢疾志贺菌,甘露醇阴性,10 个血清型。B 群福氏志贺菌,有 6 个血清型和 X、Y2 各变型。C 群鲍特志贺菌,15 个血清型。D 群宋内志贺菌,仅有一个血清型,有光滑型(S)和粗糙型(R)两种菌落。

3.与大肠埃希菌的鉴别

(1)无动力,不发酵乳糖,靛基质阴性,赖氨酸阴性。

(2)发酵糖产酸不产气(福氏志贺菌 6 型、鲍氏志贺菌 13 和 14 型、痢疾志贺菌 3 型除外)。

(3)分解黏液酸,在醋酸盐和枸橼酸盐琼脂上产碱。

4.与类志贺邻单胞菌和伤寒沙门菌的鉴别

可用动力和氧化酶试验加以鉴别,志贺菌均为阴性,而类志贺邻单胞菌为阳性。伤寒沙门菌硫化氢和动力阳性,能与沙门菌属因子血清(O 多价 A-F 群或 Vi)凝集而不与志贺菌属因子血清凝集。

(三)临床意义

致病因素为侵袭力、内毒素及外毒素(志贺菌 A 群/Ⅰ型和Ⅱ型产生志贺毒素,其有细胞毒、肠毒素、神经毒)。可引起人类细菌性痢疾,其中可分急性、慢性两种,小儿易引起急性中毒性痢疾。慢性菌痢可人与人传播,污染水和食物可引起暴发流行。

(四)防治原则

预防的主要措施是防止进食被污染的食品、饮料及水,及早发现及早积极治疗携带者。临床治疗要根据体外药敏试验结果选用抗生素及其他抗痢疾药物,保持水和电解质平衡。对于中毒性菌痢患者应采取综合性治疗措施,如升压、抗休克、抗呼吸衰竭等。

四、沙门菌属

(一)致病性

致病因素有侵袭力、内毒素和肠毒素 3 种。临床上可引起胃肠炎、肠热症、菌血症或败血症等。其中肠热症属法定传染病。

(二)微生物学检查

1.标本采集

根据不同疾病采取不同的标本进行分离与培养。肠热症的第一、二周采血液,第二、三周采粪便与尿液。整个病程中骨髓分离细菌阳性率较高。食物中毒采集食物与粪便。

2.检查方法及鉴定

(1)分离培养。①粪便:一般将粪便或肛拭直接接种于 SS 和麦康凯平板上,用两种培养基的目的是为提高标本的阳性检出率;②血液和骨髓:抽取患者血液 5 mL 或骨髓 0.5 mL,立即接种于含 0.5%胆盐肉汤或葡萄糖肉汤5 mL试管中进行增菌,48 h 将培养物移种到血平板和肠道鉴别培养基上,若有细菌生长取菌涂片革兰氏染色并报告结果,对增菌培养物连续培养 7 d,仍无细菌生长时,则报告阴性;③尿液:取尿液 2~3 mL 经四硫黄酸盐肉汤增菌后,再接种于肠道菌选择培养基或血平板上进行分离培养,亦可将尿液离心沉淀物分离培养。

(2)鉴定:沙门菌属的鉴定与志贺菌属相同,须根据生化反应和血清学鉴定两方面进行。①初步鉴定:如为革兰氏阴性杆菌时作氧化酶试验,阴性时,挑取可疑菌落分别移种于 KIA 和 MIU 上,并做生化反应。以沙门菌多价诊断血清做玻片凝集试验。凡符合 KIA:K/A、产气

＋／－、H₂S＋／－,MIU:动力＋、吲哚－、脲酶＋,氧化酶－,触酶＋,硝酸盐还原＋,以沙门菌多价血清作玻片凝集试验阳性,鉴定为沙门菌属;②最后鉴定:沙门菌血清学鉴定主要借助于沙门菌 O 抗原多价血清与 O、H、Vi 抗原的单价因子血清。

(3)血清学诊断。肥达试验:用已知的伤寒沙门菌 O、H 抗原,副伤寒甲、乙 H 抗原稀释后与被检血清作定量凝集试验,以检测患者血清中抗体的含量,来判断机体是否受沙门菌感染而导致肠热症并判别沙门菌的种类。

(三)防治原则

加强饮食卫生,防止污染食品及水源经口感染,携带者的积极治疗,皮下注射死菌苗或口服减毒活菌苗是预防沙门菌属细菌传染的几个主要措施。

五、变形杆菌属、普罗威登斯菌属及摩根菌属

变形杆菌属包括四个种,即普通变形杆菌、奇异变形杆菌和产黏变形杆菌和潘氏变形杆菌。普罗威登斯菌属有四个种:产碱普罗威登斯菌、斯氏普罗威登斯菌、雷极普罗威登斯菌和潘氏普罗威登斯菌。摩根菌属只有一个种,即摩根菌。

这三个属的细菌为肠道寄居的正常菌群,在一定条件下能引起各种感染,也是医源性感染的重要条件致病菌。

(一)致病性

1.变形杆菌属

普通变形杆菌和奇异变形杆菌引起尿道、创伤、烧伤的感染。普通变形杆菌还可引起多种感染及食物中毒;奇异变形杆菌还可引起婴幼儿肠炎。产黏变形杆菌尚无引起人类感染的报道。本菌属细菌具 O 抗原及 H 抗原,普通变形杆菌 OX19、OX2、OXk 的菌体抗原与某些立克次体有共同抗原,这就是外-斐(Weil-Felix)反应,是用以诊断某些立克次体病的依据。

2.普罗威登斯菌属

本属菌可引起烧伤、创伤与尿道感染。

3.摩根菌属

本属细菌为医源性感染的重要病原菌之一。

(二)微生物学检验

1.标本采集

根据病情采集尿液、脓汁、伤口分泌物及婴儿粪便等。

2.检验方法及鉴定

(1)直接涂片:尿液、脑脊液、胸腹水等离心沉淀后,取沉淀物涂片;脓液和分泌液可直接涂片,行革兰氏染色后,观察形态及染色性。

(2)分离培养:将各类标本分别接种于血琼脂平板和麦康凯或伊红亚甲蓝(EMB)琼脂平板,孵育 35 ℃18～24 h 后挑选菌落。为了抑制变形杆菌属菌的迁徙生长,可于血琼脂中加入苯酚或苯乙醇,使其最终浓度为 1 g/L 和 0.25%,这并不影响其他细菌的分离。变形杆菌属在血琼脂上呈迁徙生长,在肠道菌选择培养基上形成不发酵乳糖菌落,在 SS 琼脂上常为有黑色中心的菌落。

(3)鉴定:接种前述生化培养基,并做氧化酶试验,进行此三个属和属、种鉴定。

六、耶尔森菌属

耶尔森菌属包括 7 个种,其中鼠疫耶尔森菌、假结核耶尔森菌和小肠结肠炎耶尔森菌与人类致病有关。

(一)鼠疫耶尔森菌

1.致病性

鼠疫耶尔森菌俗称鼠疫杆菌,是烈性传染病鼠疫的病原菌。鼠疫是自然疫源性传染病,通过直接接触染疫动物或节肢动物叮咬而感染。临床常见腺鼠疫、败血型鼠疫和肺鼠疫。

2.微生物学检验

(1)标本采集:主要采集血液、痰和淋巴结穿刺液。

(2)检验方法及鉴定:鼠疫耶尔森菌为甲类病原菌,传染性极强,故应严格遵守检验操作规程,要求实验室有隔离设施,防鼠、防蚤和严密的个人防护措施;用过的实验器材及物品随时消毒处理。

直接涂片检查:疑似患者、检材或病死鼠的组织材料必须做显微镜检查。①制片:淋巴结、渗出液、骨髓和痰等可直接涂片,血液做成厚滴片,干燥后用蒸馏水裂解红细胞,脏器组织可行切面切片;②固定及染色:待标本干燥后,用甲醇与 95% 乙醇或 95% 乙醇与乙醚各半之混合固定液固定 10 min,待干后染色,一般制片两张,分别用于革兰氏染色和亚甲蓝染色。

分离培养:鼠疫耶尔森菌学检验中分离培养步骤十分重要,分离培养时未污染标本可直接接种血平板,污染标本则需接种选择性培养基,如龙胆紫亚硫酸钠琼脂。经 28 ℃～30 ℃培养 24～48 h 后,挑选菌落进行鉴定。

鉴定:根据菌落特征,细菌形态,尤其是 3% 氯化钠琼脂上生长呈多形性形态和肉汤中呈“钟乳石”状发育,KIA 结果利用葡萄糖,不利用乳糖,不产 H_2S,MIU 均为阴性反应,丙氨酸脱氨酶试验呈阴性反应即可初步鉴定。

为做最后鉴定应补充以下试验方法:①噬菌体裂解试验;②动物试验;③免疫学方法。

(二)小肠结肠炎耶尔森菌

1.致病性

本菌为人畜共患菌,动物感染后多无症状,通过消化道传播引起人类肠道感染性疾病。根据感染后定居部位不同,可分为小肠结肠炎、末端回肠炎、胃肠炎、阑尾炎和肠系膜淋巴结炎。除肠道感染外尚可发生败血症、结节性红斑及关节炎等。

2.微生物学检验

(1)标本采集:标本来自被检者粪便、血液、尿液、食物或脏器组织等。

(2)检验方法及鉴定。①分离培养:粪便标本可直接接种于麦康凯、NyE(耶尔森选择性琼脂)或 SS 琼脂,亦可将标本接种于 5 mL、pH 为 7.4,15 mmol/L 磷酸缓冲液(PBS)中,如为食物标本在研碎后加 10 倍量的上述 PBS,置 4 ℃冰箱,分别于 7、14、21 d 取上述含菌 PBS 0.1 mL 接种于肠道菌选择琼脂平板,置25 ℃培养 24～48 h 后,挑选可疑小肠结肠炎耶尔森菌菌落进一步鉴定;②鉴定:根据菌落形态,革兰氏染色的典型形态特点,氧化酶试验阴性,30 ℃以下培养液暗视野观察,其动力呈翻滚状态,KIA 只利用葡萄糖,MIU 试验 22 ℃动力阳性,37 ℃无动力,脲酶试验阳性,即可做出初步鉴定;③血清学鉴定:用小肠结肠炎耶尔森菌 O 因子血清与待检菌作玻片凝集试验。

七、肠杆菌科的其他菌属

除上述主要对人致病的菌属外,肠杆菌科还包括枸橼酸杆菌属、克雷伯菌属、肠杆菌属、沙雷菌属、哈夫尼亚菌属、爱德华菌属和欧文菌属。前四属在临床感染标本中具有较高的分离率。大多属于条件致病菌。

（一）枸橼酸杆菌属

枸橼酸杆菌属包括弗劳地枸橼酸杆菌、异型枸橼酸杆菌和无丙二酸盐枸橼酸杆菌三个种,这些细菌广泛分布在自然界,属正常菌群成员,凡粪便污染的物品,均可检出枸橼酸杆菌。

1.致病性

本菌为条件致病菌,常在一些慢性疾病如白血病、自身免疫性疾病或医疗插管术后的泌尿道、呼吸道中检出,可引起败血症、脑膜炎、骨髓炎、中耳炎和心内膜炎等。

2.微生物学检验

（1）标本采集:根据病情可取尿液、痰、血液或脓汁等。

（2）检验方法及鉴定:各类标本在血平板分离培养后根据菌落特征,结合涂片染色结果及氧化酶、发酵型证实为肠杆菌科的细菌,再相继做属、种鉴定。

属的鉴定:由于在 KIA 的反应结果与沙门菌属、爱德华菌属相似,故应予以进一步鉴别。β-半乳糖苷酶、赖氨酸脱羧酶和枸橼酸盐利用三个试验枸橼酸杆菌属为＋－＋,沙门菌属为－/＋＋＋,爱德华菌属为－＋－。

种的鉴别:根据产生靛基质、硫化氢、丙二酸盐利用。

（二）克雷伯菌属

本属细菌引起的感染日见增多,其中以肺炎克雷伯菌最为多见。肺炎克雷伯菌分为肺炎克雷伯肺炎亚种、肺炎克雷伯菌臭鼻亚种和肺炎克雷伯菌鼻硬节亚种。

1.致病性

肺炎克雷伯菌肺炎亚种引起婴儿肠炎、肺炎、脑膜炎、腹膜炎、外伤感染、败血症和成人医源性尿道感染。

臭鼻亚种引起臭鼻症,鼻硬节亚种引起鼻腔、咽喉和其他呼吸道的硬节病,催娩克雷伯菌可引起呼吸道和泌尿道感染、创伤感染与败血症等。

2.微生物学检验

（1）标本的采集:肠炎患者采集粪便,败血症者采集血液,其他根据病症分别采集尿液、脓汁、痰、脑脊液、胸腔积液及腹水等。

（2）检验方法及鉴定。①涂片染色:有些标本可直接涂片染色镜检,镜下出现带有荚膜的革兰氏阴性杆菌。②分离培养:将粪便标本接种于肠道选择鉴别培养基,血液标本先经增菌后接种血平板,经37 ℃培养 16～24 h,取肠道选择鉴别培养基上乳糖发酵的黏性菌落或血琼脂上灰白色大而黏的菌落进行涂片,染色镜检;如有荚膜的革兰氏阴性菌,氧化酶阴性反应,则移种 KIA、MIU、葡萄糖蛋白胨水和枸橼酸盐培养基初步鉴定。③鉴定:初步鉴定,根据 KIA、MIU,结合甲基红试验、V-P 试验、枸橼酸盐利用及氧化酶结果进行初步鉴定;最后鉴定,属的鉴定:关键是克雷伯菌属动力和鸟氨酸脱羧酶均为阴性反应,种的鉴定:肺炎克雷伯菌吲哚阴性和不能在 10 ℃生长,而催娩克雷伯菌吲哚阳性,能在 10 ℃生长,不能在 25 ℃生长。④亚种鉴别:肺炎克雷伯菌三个亚种的鉴别关键是 IMViC 试验;肺炎亚种的结果为－－＋＋;臭鼻亚种为－＋－;鼻硬节亚种为－＋－－；臭鼻和鼻硬节克雷伯菌亚种也可用丙二酸盐利用加以区分,前者阴性,后者阳性。

（三）肠杆菌属

肠杆菌属包括阴沟肠杆菌、产气肠杆菌、聚团肠杆菌、日勾维肠杆菌、坂崎肠杆菌、中间型肠杆菌及河生肠杆菌七个种。

1.致病性

本菌属广泛分布于自然界,在土壤、水和日常食品中常见。阴沟、产气、聚团、日勾维等肠杆菌常导致条件致病,引起呼吸道、泌尿生殖道感染,亦可引起菌血症,引起新生儿脑膜炎。

2.微生物学检验

（1）标本采集:根据临床病症可采集血液、尿液、脓汁、脑脊液及其他材料。

（2）检验方法及鉴定。①与大肠埃希菌的鉴别和肠杆菌的属、种鉴定:主要根据 IMViC 反应结果,肠杆菌属多为－－＋＋,而大肠埃希菌是＋＋－－;肠杆菌属的属、种鉴定参照前述生化反应。②与肺炎克雷伯菌的鉴别:产气肠杆菌、阴沟肠杆菌和肺炎克雷伯菌的 IMViC 结果均为－－＋＋,区别是前两者动力阳性,后者动力阴性。

（四）沙雷菌属

沙雷菌属包括黏质沙雷菌、液化沙雷菌、深红沙雷菌、普城沙雷菌、臭味沙雷菌及无花果沙雷菌。本属菌广泛分布于自然界,是水和土壤中常居菌群,也是重要的条件致病菌。

1.致病性

黏质沙雷菌可导致呼吸道与泌尿道感染。液化沙雷菌存在于植物和啮齿类动物的消化道中,是人的条件致病菌,主要引起呼吸道感染。

2.微生物学检验

血液、尿液、痰、脓液等标本的检验程序和方法可参照克雷伯菌。沙雷菌与其他菌属细菌的根本区别是沙雷菌具 DNA 酶和葡萄糖酸盐阳性。

（五）哈夫尼亚菌属、爱德华菌属及少见的肠杆菌科菌属

1.哈夫尼亚菌属

（1）致病性:蜂房哈夫尼亚菌存在于人和动物粪便中,河水和土壤亦有分布,是人类的条件致病菌,偶可致泌尿道、呼吸道感染、小儿化脓性脑膜炎与败血症。

（2）微生物检验:应注意与肠杆菌属及沙雷菌属的区别。哈夫尼亚菌不利用枸橼酸盐,不水解明胶,无 DNA 酶,并能够被哈夫尼亚噬菌体裂解,赖氨酸脱羧酶阳性。

2.爱德华菌属

致病性:多数菌种存在于自然环境中,淡水亦有分布,是鱼类的致病菌,也是人类的一种罕见的条件致病菌。迟缓爱德华菌可导致肠道外感染,作为腹泻病原菌尚未确定。

第四节　化脓性球菌检验

球菌是细菌中的一大类。对人类有致病性的病原性球菌主要引起化脓性炎症,故又称化脓

性球菌。革兰氏阳性球菌有葡萄球菌属、链球菌属、肠球菌属、肺炎链球菌等;革兰氏阴性球菌有脑膜炎奈瑟菌、淋病奈瑟菌和卡他莫拉菌等。

一、葡萄球菌属

葡萄球菌属细菌是一群革兰氏阳性球菌,通常排列成不规则的葡萄串状,故名。其广泛分布于自然界、人的体表及与外界相通的腔道中,多为非致病菌,正常人体皮肤和鼻咽部也可携带致病菌株,其中医务人员带菌率可高达 70% 以上,是医院内交叉感染的重要来源。葡萄球菌属分为 32 个种、15 个亚种。

(一)生物学特性

本菌呈球形或略椭圆形,直径 0.5～1.5 μm,革兰氏阳性,葡萄串状排列。无鞭毛、无芽孢,除少数菌株外,一般不形成荚膜。

需氧或兼性厌氧,营养要求不高,最适生长温度 35 ℃,最适 pH 为 7.4,多数菌株耐盐性强。在普通平板上培养 18～24 h,形成直径为 2 mm 左右,呈金黄色、白色或柠檬色等不同色素,凸起、表面光滑、湿润、边缘整齐的菌落。血平板上,金黄色葡萄球菌菌落周围有明显的透明溶血环(β 溶血),在肉汤培养基中呈均匀浑浊生长。

葡萄球菌属的表面抗原主要有葡萄球菌 A 蛋白(staphylococcal protein A,SPA)和多糖抗原两种。SPA 是细胞壁上的表面蛋白,具有种、属特异性。SPA 具有抗吞噬作用,可与人类 IgG 的 Fc 段非特异性结合而不影响 Fab 段,故常用含 SPA 的葡萄球菌作为载体,结合特异性抗体后,开展简易、快速的协同凝集试验,用于多种微生物抗原的检测。多糖抗原存在于细胞壁上,是具有型特异性的半抗原。金黄色葡萄球菌所含的多糖抗原为核糖醇磷壁酸,检测机体磷壁酸抗体有助于对金黄色葡萄球菌感染的诊断。

葡萄球菌是抵抗力最强的无芽孢菌,耐干燥、耐盐,在 100～150 g/L 的 NaCl 培养基中能生长,对碱性染料敏感,1∶(10 万～20 万)龙胆紫能抑制其生长。近年来由于抗生素的广泛应用,耐药菌株迅速增多,尤其是耐甲氧西林金黄色葡萄球菌已成为医院感染最常见的致病菌。

(二)致病物质与所致疾病

本菌属以金黄色葡萄球菌毒力最强,可产生多种侵袭性酶及毒素,如血浆凝固酶、耐热核酸酶、溶血毒素、杀白细胞素、表皮剥脱毒素、毒性休克综合征毒素-1 等,30%～50% 的金黄色葡萄球菌可产生肠毒素,耐热,100 ℃、30 min 不被破坏。可引起疖、痈、骨髓炎等侵袭性疾病和食物中毒、烫伤样皮肤综合征(staphylococcal scalded skin syndrome,SSSS)、毒性休克综合征等毒素性疾病。

凝固酶阴性葡萄球菌(coagulase-negative staphylococci,CNS)近年来已成为医院感染的主要病原菌,以表皮葡萄球菌为代表,可引起人工瓣膜性心内膜炎、尿道、中枢神经系统感染和菌血症等。

(三)微生物学检验

1.标本采集

根据感染部位不同,可采集脓液、创伤分泌物、穿刺液、血液、尿液、痰液、脑脊液、粪便等,采集时应避免病灶周围正常菌群污染。

2.直接显微镜检查

无菌取脓液、痰、渗出物及脑脊液(离心后取沉渣)涂片,革兰氏染色镜检,本菌属为革兰氏阳性球菌,葡萄状排列,无芽孢,无荚膜,应及时向临床初步报告"查见革兰氏阳性葡萄状排列球菌,疑为葡萄球菌",并进一步分离培养和证实。

3.分离培养

血标本应先增菌培养,脓液、尿道分泌物、脑脊液沉淀物直接接种血平板,金黄色葡萄球菌在菌落周围有透明(β)溶血环。尿标本必要时做细菌菌落计数,粪便、呕吐物应接种高盐甘露醇平板,可形成淡黄色菌落。

4.鉴定

葡萄球菌的主要特征:革兰氏阳性球菌,不规则葡萄串状排列;菌落圆形、凸起、不透明,产生金黄色、白色或柠檬色等脂溶性色素,在含 $10\%\sim15\%$ 的 NaCl 平板中生长;触酶阳性,金黄色葡萄球菌凝固酶阳性,耐热核酸酶阳性,发酵甘露醇。

(1)血浆凝固酶试验:是鉴定致病性葡萄球菌的重要指标,有玻片法和试管法,前者检测结合型凝固酶,后者检测游离型凝固酶,以 EDTA 抗凝兔血浆为最好。玻片法即刻血浆凝固为阳性;试管法以 37 ℃水浴 3～4 h 凝固为阳性,24 h 不凝固为阴性。

(2)耐热核酸酶试验:用于检测金黄色葡萄球菌产生的耐热核酸酶,是测定葡萄球菌有无致病性的重要指标之一。

(3)磷酸酶试验:将被检菌点种在含有对硝基酚磷酸盐的 pH 为 5.6～6.8 M-H 琼脂上,35 ℃过夜培养,菌落周围出现黄色为阳性。

(4)吡咯烷酮芳基酰胺酶试验:将被检菌 24 h 斜面培养物接种于含吡咯烷酮 β-萘基酰胺(PYR)肉汤中,35 ℃孵育 2 h,加入 N,N-二甲氧基肉桂醛试剂后 2 min 内产生桃红色为阳性。

临床上常用商品化鉴定系统如 Vitek2、Vitek AMS-3、API staph 等进行鉴定。

5.肠毒素测定

经典方法是幼猫腹腔注射食物中毒患者的高盐肉汤培养物,4 h 内动物发生呕吐、腹泻、体温升高或死亡者,提示有肠毒素存在的可能。现常用 ELISA 法或分子生物学方法检测肠毒素。

(四)药物敏感性试验

葡萄球菌属细菌药敏试验常规首选抗生素为苯唑西林和青霉素;临床常用药物是阿奇霉素、克林霉素、甲氧苄啶、万古霉素等。通过药敏试验可筛选出耐甲氧西林葡萄球菌(methicillin resistant Staphylococcus,MRS),该菌携带 mecA 基因,编码低亲和力青霉素结合蛋白,导致对甲氧西林、所有头孢菌素、碳青霉烯类、青霉素类+青霉素酶抑制剂等抗生素耐药,是医院感染的重要病原菌,多发生于免疫缺陷患者、老弱患者及手术、烧伤后的患者,极易导致感染暴发流行,治疗困难,病死率高。

葡萄球菌是临床上常见的细菌,经涂片染色镜检观察到革兰氏阳性球菌,菌落形态典型,若触酶试验阳性,应先用凝固酶试验检查,将其分成凝固酶阳性和凝固酶阴性细菌。前者大多为金黄色葡萄球菌,应及时快速鉴定和进行药敏试验,尽快报告临床。后者如果是从输液导管、人工植入组织中分离出的细菌,应视为病原菌,须鉴定到种。若药物敏感性试验为甲氧西林耐药的菌株,则报告该菌株对所有青霉素、头孢菌素、碳青霉烯类、β-内酰胺类和β-内酰胺酶抑制剂类抗生素均耐药,同时对氨基糖苷类、大环内酯类和四环素类抗生素也耐药。

二、链球菌属

链球菌属细菌是化脓性球菌中的常见菌,种类繁多,广泛分布于自然界、人及动物肠道和健康人鼻咽部,大多数不致病。

(一)生物学特性

链球菌革兰氏染色阳性,球形或椭圆形,直径为 0.5～1.0 μm,链状排列,链的长短与细菌的种类和生长环境有关,在液体培养基中形成的链较固体培养基上的链长。无芽孢,无鞭毛。多数菌株在培养早期(2～4 h)形成透明质酸的荚膜。肺炎链球菌为革兰氏阳性球菌,直径为0.5～1.25 μm,菌体呈矛头状、成双排列,宽端相对,尖端向外,在脓液、痰液及肺组织病变中亦可呈单个或短链状。无鞭毛、无芽孢,在机体内或含血清的培养基中可形成荚膜。

链球菌营养要求较高,培养基中需加入血液或血清、葡萄糖、氨基酸、维生素等物质。多数菌株兼性厌氧,少数为专性厌氧。最适生长温度为 35 ℃,最适 pH 为 7.4～7.6。在液体培养基中为絮状或颗粒状沉淀生长,易形成长链。在血平板上,经培养 18～24 h 后可形成圆形、凸起、灰白色、表面光滑、边缘整齐的细小菌落,菌落周围可出现 3 种不同类型的溶血环。①甲型(α 或草绿色)溶血:菌落周围有 1～2 mm 宽的草绿色溶血环,该类菌又称草绿色链球菌;②乙型(β 或透明)溶血:菌落周围有 2～4 mm 宽的透明溶血环,该类菌又称溶血性链球菌;③丙型(γ)溶血:菌落周围无溶血环,该类菌又称不溶血性链球菌。

肺炎链球菌在血平板上形成灰白色、圆形、扁平的细小菌落,若培养时间过长,可因产生自溶酶而形成脐状凹陷,菌落周围有草绿色溶血环。在液体培养基中呈浑浊生长。但培养时间过长,因产生自溶酶而使培养液变澄清,管底沉淀。

链球菌主要有多糖抗原、蛋白质抗原和核蛋白抗原三种。多糖抗原又称 C 抗原,有群特异性,位于细胞壁上。根据 C 抗原的不同,将链球菌分为 A、B、C、D…20 个群,对人致病的 90% 属 A 群。蛋白质抗原又称表面抗原,位于 C 抗原外层,具有型特异性,有 M、T、R、S 4种。如 A 群链球菌根据 M 抗原不同,可分成约 100 个型;B 群分 4 个型;C 群分 13 个型。M 抗原与致病性有关。核蛋白抗原又称 P 抗原,无特异性,为各种链球菌所共有,并与葡萄球菌有交叉抗原性。

肺炎链球菌根据荚膜多糖抗原的不同,分为 85 个血清型。引起疾病的有 20 多个型。其中菌体多糖抗原可被血清中的 C 反应蛋白(C reactive protein,CRP)沉淀。正常人血清中只含微量 CRP,急性炎症者含量增高,故常以测定 CRP 作为急性炎症诊断的依据。

有荚膜的肺炎链球菌经人工培养后可发生菌落由光滑型向粗糙型(S-R)的变异,同时随着荚膜的消失,毒力亦随之减弱。将 R 型菌落的菌株接种动物或在血清肉汤中培养,则又可恢复 S 型。

(二)致病物质与所致疾病

链球菌可产生多种外毒素和胞外酶,如透明质酸酶、链激酶、链道酶、链球菌溶血素 O 和溶血素 S、M 蛋白、脂磷壁酸等。而荚膜、溶血素、神经氨酸酶是肺炎链球菌重要的致病物质。

A 群链球菌也称化脓性链球菌,致病力强,引起急性呼吸道感染、丹毒、软组织感染、猩红热等,还可致急性肾小球肾炎、风湿热等变态反应性疾病。B 群链球菌又称无乳链球菌,主要引起新生儿败血症和脑膜炎。肺炎链球菌又称肺炎球菌,主要引起大叶性肺炎、支气管炎、中耳炎、菌血症等。草绿色链球菌亦称甲型溶血性链球菌,是人体口腔、消化道、女性生殖道的正常菌群,常不致病,偶可引起亚急性细菌性心内膜炎。

(三)微生物学检验

1.标本采集

采集脓液、鼻咽拭子、痰、脑脊液、血液等标本。风湿热患者取血清做抗链球菌溶血素 O 抗体测定。

2.直接显微镜检查

(1)革兰氏染色镜检:痰、脓液、脑脊液等直接涂片,染色镜检。见链状排列革兰氏阳性球菌的形态特征可初报。如发现革兰氏阳性矛头状双球菌,周围有较宽的透明区,经荚膜染色确认后可初报"找到肺炎链球菌"。

(2)荚膜肿胀试验:用于检查肺炎链球菌。将接种待检菌的小鼠腹腔液,置于玻片上,混入不稀释抗荚膜抗原免疫血清,加少量碱性亚甲蓝染液,覆盖玻片,油镜检查。肺炎链球菌如遇同型免疫血清,则荚膜出现肿胀,为阳性。

3.分离培养

血液、脑脊液标本需肉汤培养基增菌培养,痰液、脓液、咽拭标本可接种于血平板。怀疑肺炎链球菌者,需置于 $5\%\sim10\%CO_2$ 环境培养。阴道分泌物应置于含多黏菌素(10 μg/mL)和萘啶酸(15 μ/mL)选择性培养肉汤中孵育 18~24 h,再作分离培养,观察菌落性状和溶血特性。β 溶血的 A、C、G 群菌落较大,直径大于 0.5 mm,而米勒链球菌则小于 0.5 mm。B 群链球菌溶血环较 A、C、G 群模糊,某些 B 群链球菌无溶血环。

4.鉴定

链球菌的主要特征是:革兰氏阳性球菌,链状排列,肺炎链球菌呈矛头状,常成双排列,有荚膜;血平板上形成灰白色、圆形凸起的细小菌落,菌株不同可呈现不同的溶血现象;触酶阴性,能分解多种糖类、蛋白质和氨基酸。肺炎链球菌培养 48 h 后菌落呈"脐状"凹陷,有草绿色溶血环,多数菌株分解菊糖,胆盐溶解试验和奥普托欣敏感试验阳性,可区别肺炎链球菌与草绿色链球菌。

(1)β 溶血性链球菌。①兰斯菲尔德群特异性抗原鉴定:B 群为无乳链球菌,F 群为米勒链球菌,A、C、G 群抗原不是种特异性抗原,还需根据菌落大小和生化反应进一步鉴定(表 14-2)。②PYR试验:化脓性链球菌产生吡咯烷酮芳基酰胺酶,可水解吡咯烷酮 β-萘基酰胺,加入试剂后产生桃红色。③杆菌肽敏感试验:将 0.04 U 杆菌肽药敏纸片贴在涂布有待测菌的血平板上,35 ℃孵育过夜后,观察抑菌环以判断是否为敏感;化脓性链球菌为阳性,有别于其他 PYR 阳性的 δ 溶血性细菌(猪链球菌、海豚链球菌)和 A 群小菌落 β 溶血性链球菌(米勒链球菌),此法可作为筛选试验。④V-P 试验:可鉴别 A、C、G 群 β 溶血的大、小两种不同菌落。⑤CAMP 试验:无乳链球菌能产生 CAMP 因子,它可促进金黄色葡萄球菌溶血能力,使其产生显著的协同溶血作用,试验时先将金黄色葡萄球菌(ATCC25923),沿直径划线接种,再沿该线垂直方向接种无乳链球菌,两线不得相接,间隔为 3~4 mm,35 ℃孵育过夜,两种划线交界处出现箭头状溶血,即为阳性反应。本法可作为无乳链球菌的初步鉴定试验。

表 14-2　β 溶血链球菌鉴别

Lancefield 抗原群	菌落大小	菌种	PYR	V-P	CAMP	BGUR
A	大	化脓性链球菌	+	−	−	
A	小	米勒链球菌	−	+	−	
B		无乳链球菌	−		+	
C	大	马链球菌	−	−	−	+
C	小	米勒链球菌	−	+	−	−
F	小	米勒链球菌	−	+	−	
G	大	似马链球菌	−	−	−	+
G	小	米勒链球菌	−	+	−	−
未分群	小	米勒链球菌	−	+	−	

（2）非 β 溶血链球菌：包括不溶血和 α 溶血 C、G 群链球菌，其生化特征见表 14-3。

表 14-3　非 β 溶血链球菌鉴别

菌种	Optochin 敏感试验	胆汁溶菌试验	胆汁七叶苷试验
肺炎链球菌	S	+	−
草绿色链球菌	R	−	−
牛链球菌	R	−	+

（3）草绿色链球菌：目前借助常规方法鉴定到种有一定困难，通常将其鉴定到群。根据 16 SrRNA 可分为温和链球菌群、米勒链球菌群、变异链球菌群和唾液链球菌群，各群鉴别特征见表 14-4。

表 14-4　草绿色链球菌鉴别

菌群	V-P	脲酶	精氨酸	七叶苷	甘露醇	山梨醇
温和链球菌群	−	−	−	−	−	−
变异链球菌群	+	−	−	+	+	+
唾液链球菌群	+/−	+/−	−	+	−	−
米勒链球菌群	+	−	+	+/−	+/−	−

5.血清学诊断

抗链球菌溶血素 O 试验常用于风湿热的辅助诊断，活动性风湿热患者的抗体效价一般超过 400 U。

（四）药物敏感性试验

链球菌属细菌药敏试验选择抗生素：A 组为红霉素、青霉素或氨苄西林等；B 组为头孢吡肟、头孢噻肟或头孢曲松等；C 组为氧氟沙星、左氧氟沙星等。

青霉素是抗链球菌的首选药物，值得注意的是耐青霉素的肺炎链球菌（penicillin resistant Streptococous pneomonia，PRSP）和草绿色链球菌，若来源于血和脑脊液，则应检测该菌株对头孢曲松、头孢噻肟和美洛培南的 MIC，以判断敏感、中介或耐药。

无论从何种临床标本中分离出 β 溶血性链球菌及肺炎链球菌，均应及时报告临床。咽部标本中分离出化脓性链球菌应迅速报告临床并及时使用抗生素以减少并发症的发生。C、G群大菌落的β溶血性链球菌是咽喉炎病原体,而米勒链球菌群尽管是正常菌群之一,但只要是在脓肿或伤口中分离出的都应视为致病菌而非污染菌。

三、肠球菌属

肠球菌属是1984年新命名的菌属,属于链球菌科,有19个种,分成5群。临床分离的肠球菌多属于群2,如粪肠球菌、屎肠球菌。

（一）生物学特性

本菌为革兰氏阳性球菌,大小为$(0.6\sim2.0)\mu m\times(0.6\sim2.5)\mu m$,单个、成对或短链状排列,琼脂平板上生长的细菌呈球杆状,液体培养基中呈卵圆形、链状排列。无芽孢,无荚膜,个别菌种有稀疏鞭毛。兼性厌氧,最适生长温度为35 ℃,大多数菌株在10 ℃和45 ℃均能生长。所有菌株在含6.5%NaCl肉汤中能生长,在40%胆汁培养基中能分解七叶苷。当粪肠球菌培养于含血的培养基中,可合成细胞色素或触酶或两者皆有。含D群链球菌D抗原。

（二）致病物质与所致疾病

肠球菌属是人类肠道中的正常菌群,多见于尿路感染,与尿路器械操作、留置导尿、尿路生理结构异常有关,是重要的医院感染病原菌。也可见于腹腔和盆腔的创伤感染。近年来不断上升的肠球菌感染率和广泛使用抗生素出现的耐药性有关。肠球菌引起的菌血症常发生于有严重基础疾病的老年人、长期住院接受抗生素治疗的免疫功能低下患者。

（三）微生物学检验

1.标本采集

采集尿液、血液及脓性分泌物等。

2.直接显微镜检查

尿液及脓液等直接涂片革兰氏染色镜检,血液标本经增菌培养后涂片革兰氏染色镜检,本菌为单个、成双或短链状排列的卵圆形革兰氏阳性球菌。

3.分离培养

血液标本先增菌培养,脓汁、尿标本直接接种于血平板。肠球菌在血平板上形成圆形、表面光滑的菌落,α溶血或不溶血,粪肠球菌的某些株在马血、兔血平板上出现β溶血。含杂菌标本接种选择性培养基如叠氮胆汁七叶苷琼脂,肠球菌形成黑色菌落。

4.鉴定

肠球菌的主要特征是:革兰氏阳性球菌,成对或短链状排列;菌落灰白色、圆形凸起,表面光滑,菌株不同可呈现不同的溶血现象;触酶阴性,多数菌种能水解吡咯烷酮-β-萘基酰胺(PYR),胆汁七叶苷阳性,在含6.5%NaCl培养基中生长。临床常见肠球菌的主要鉴定特征见表14-5。

表 14-5　临床常见肠球菌的主要鉴定特征

菌种	甘露醇	山梨醇	山梨糖	精氨酸	阿拉伯糖	棉子糖	蔗糖	核糖	动力	色素	丙酮酸盐
鸟肠球菌	＋	＋	＋	－	＋	－	＋	＋	－	－	＋
假鸟肠球菌	＋	＋	＋	＋	＋	－	＋	＋	＋	－	＋
棉子糖肠球菌	＋	＋	＋	－	－	＋	＋	＋	－	－	＋

续表

菌种	甘露醇	山梨醇	山梨糖	精氨酸	阿拉伯糖	棉子糖	蔗糖	核糖	动力	色素	丙酮酸盐
恶臭肠球菌	+	+	+	−	−	−	+	+			+
屎肠球菌	+	−	−	+	+	−	+	+			
卡氏黄色肠球菌	+	−	+	+	+	+	+	+	+	+	
孟氏肠球菌	+	−	+	+	+	+	+	+	−	+	
微黄肠球菌	+	−	+	+	+	+	+		+		
鸡肠球菌	+	−	+	+	+	+	+	+			
坚韧肠球菌	−	−	−	+	−	−	−	/			
海瑞肠球菌	+	+	+	+	+	+	+	/	+		+
不称肠球菌	−	−	−	+	−	−	−	/			
粪肠球菌(变异味)	−	−	−	+	−	−	−	/			+
硫黄色肠球菌	−	−	−	−	−	−	+	+		+	

注：+＞90％阳性；−＞90％阴性。

(1)PYR试验:是一种快速筛选鉴定试验,用于鉴定能产生吡咯烷酮芳基酰胺酶的细菌,如肠球菌、化脓性链球菌、草绿色气球菌和某些凝固酶阴性葡萄球菌等。

(2)胆汁-七叶苷试验:肠球菌能在含有胆盐的培养基中水解七叶苷,生成 6,7-二羟基香豆素,并与培养基中的铁离子反应生成黑色的化合物,但本试验不能区别肠球菌与非肠球菌,需做盐耐受试验进一步鉴定。

(3)盐耐受试验:肠球菌能在含 6.5％NaCl 的心浸液肉汤中生长,本法结合胆汁-七叶苷试验可对肠球菌作出鉴定。

(四)药物敏感性试验

肠球菌药物敏感试验选择药物 A 组为青霉素或氨苄西林,B 组为万古霉素,U 组为环丙沙星、诺氟沙星等。

肠球菌的耐药分为天然耐药和获得性耐药,对一般剂量或中剂量氨基糖苷类耐药和对万古霉素低度耐药常是先天性耐药,耐药基因存在于染色体上。近年来获得性耐药菌株不断增多,表现为对氨基糖苷类高水平耐药和对万古霉素、替考拉宁高度耐药,临床实验室应对肠球菌进行耐药监测试验。临床应特别重视耐万古霉素的肠球菌,联合使用青霉素 G、氨苄西林与氨基糖苷类抗生素是治疗的首选方法。

目前医院内感染肠球菌呈上升趋势,从重症患者分离出的肠球菌应鉴定到种。

四、奈瑟菌属和卡他莫拉菌

《伯杰鉴定细菌学手册》第 9 版中,奈瑟菌属和莫拉菌属均归于奈瑟菌科。奈瑟菌属中的淋病奈瑟菌、脑膜炎奈瑟菌以及莫拉菌属中的卡他莫拉菌是主要的致病菌。干燥奈瑟菌、浅黄奈瑟菌、金黄奈瑟菌、黏膜奈瑟菌等为腐生菌。

(一)生物学特性

奈瑟菌为革兰氏阴性双球菌,直径 0.6～0.8 μm,呈肾形或咖啡豆形,凹面相对。人工培养后可呈卵圆形或球形,排列不规则,单个、成双或四个相连等。在患者脑脊液、脓液标本中常位于中性粒细胞内。但在慢性淋病患者多分布于细胞外。无芽孢,无鞭毛,新分离株多有荚膜和菌毛。卡他莫拉菌为革兰氏阴性双球菌,直径 $0.5\sim1.5~\mu m$,形态似奈瑟菌,有时革兰氏染色不易脱色。

奈瑟菌为需氧菌,营养要求高,需在含有血液、血清等培养基中才能生长。最适生长温度为 $35~℃$,最适 pH 为 $7.4\sim7.6$,$5\%CO_2$ 可促进生长。脑膜炎奈瑟菌在巧克力平板上 $35~℃$ 培养 $18\sim24~h$,形成直径 $1\sim2~mm$、圆形凸起、光滑湿润、半透明、边缘整齐的菌落,血平板上不溶血,卵黄双抗培养基上为光滑、湿润、扁平、边缘整齐的较大菌落。淋病奈瑟菌对营养的要求比脑膜炎奈瑟菌更高,只能在巧克力平板和专用选择培养基中生长。初次分离须供给 $5\%CO_2$,$35~℃$ 培养 $24\sim48~h$,形成圆形、凸起、灰白色、直径为 $0.5\sim1.0~mm$ 的光滑型菌落。根据菌落大小、色泽等可将淋病奈瑟菌的菌落分为 T1~T5 五种类型,新分离菌株属 T1、T2 型,菌落小,有菌毛。人工传代培养后,菌落可增大或呈扁平菌落,即 T3、T4 和 T5 型。菌落具有自溶性,不易保存。卡他莫拉菌能在普通培养基上生长,在血平板或巧克力平板上生长良好,$35~℃$ 培养 $24~h$,形成直径为 $1\sim3~mm$、灰白色、光滑、较干燥、不透明的菌落,菌落可特征性地被接种环像曲棍球盘推球似的在培养基表面整体推移。

根据荚膜多糖抗原的不同,可将脑膜炎奈瑟菌分为 A、B、C、D、X、Y、Z、29 E、W135、H、I、K 和 L 等 13 个血清群,我国流行的菌株以 A 群为主。根据外膜蛋白抗原的不同,将淋病奈瑟菌分成 A、B、C、D、E、F、G、H、N、R、S、T、U、V、W 和 X 等 16 个血清型。

奈瑟菌属细菌抵抗力低,对冷、热、干燥及消毒剂敏感,淋病奈瑟菌在患者分泌物污染的衣裤、被褥、毛巾及厕所坐垫上,能存活 $18\sim24~h$。

(二)致病物质与所致疾病

脑膜炎奈瑟菌寄居于鼻咽部,人群携带率为 $5\%\sim10\%$,流行期间可高达 $20\%\sim90\%$。感染者以 5 岁以下儿童为主,6 个月至 2 岁的婴儿发病率最高。主要致病物质是荚膜、菌毛和内毒素。引起化脓性脑脊髓膜炎。

淋病奈瑟菌的致病物质有外膜蛋白、菌毛、IgA1、蛋白酶、内毒素等。成人通过性交或污染的毛巾、衣裤、被褥等传染,引起性传播疾病淋病,男性可发展为前列腺炎、附睾炎等;女性可致前庭大腺炎、盆腔炎或不育。新生儿通过产道感染可引起淋菌性结膜炎。

卡他莫拉菌是最常见的与人类感染有关的莫拉菌,作为内源性的条件致病菌主要引起与呼吸道有关的感染,如中耳炎、鼻窦炎、肺炎和患有慢性阻塞性肺病的老年患者的下呼吸道感染。

(三)微生物学检验

1.标本采集

(1)脑膜炎奈瑟菌:菌血症期取血液,有出血点或瘀斑者取瘀斑渗出液,出现脑膜刺激症状时取脑脊液。上呼吸道感染、带菌者取鼻咽分泌物等。标本采集后应立即送检,或用预温平板进行床边接种后立即置 $35~℃$ 培养。

(2)淋病奈瑟菌:男性尿道炎急性期患者用无菌棉拭取脓性分泌物,非急性期患者用无菌细小棉拭深入尿道 $2\sim4~cm$,转动拭子后取出。女性患者先用无菌棉拭擦去宫颈口分泌物,再用另一棉拭深入宫颈内 1 cm 处旋转取出分泌物。患结膜炎的新生儿取结膜分泌物。因本菌对体外环境抵抗力极低且易自溶,故采集标本后应立即送至检验室。

(3)卡他莫拉菌:呼吸道感染患者采集合格痰标本或支气管灌洗液。

2.直接显微镜检查

(1)脑膜炎奈瑟菌:脑脊液离心,取沉淀物涂片,或取瘀斑渗出液涂片做革兰氏染色或亚甲蓝染色镜检。如在中性粒细胞内、外有革兰氏阴性双球菌,可作出初步诊断。阳性率达80％左右。

(2)淋病奈瑟菌:脓性分泌物涂片,革兰氏染色镜检。如在中性粒细胞内发现有革兰氏阴性双球菌时,结合临床症状可初步诊断。男性尿道分泌物阳性检出率可达98％,女性较低,仅50％～70％。

(3)卡他莫拉菌:痰标本涂片革兰氏染色镜检,见多个中性粒细胞、柱状上皮细胞及大量的革兰氏阴性双球菌,平端相对,可怀疑本菌感染。

3.分离培养

(1)脑膜炎奈瑟菌:血液或脑脊液标本先经血清肉汤培养基增菌后,再接种巧克力平板,5％ CO_2 培养。

(2)淋病奈瑟菌:细菌培养仍是目前世界卫生组织推荐的筛选淋病患者唯一可靠的方法。标本应接种于预温的巧克力平板,5％～10％ CO_2 培养。为提高阳性率,常采用含有万古霉素、多黏菌素、制霉菌素等多种抗菌药物的选择性培养基(MTM、ML)。

(3)卡他莫拉菌:痰标本接种普通培养基或巧克力平板,35 ℃培养。

4.鉴定

奈瑟菌的主要特征:革兰氏阴性球菌,肾形或咖啡豆状,成双排列,凹面相对,常位于中性粒细胞内外;初次分离需要5％～10％ CO_2。脑膜炎奈瑟菌在巧克力平板上形成圆形凸起的露珠状菌落;淋病奈瑟菌在巧克力平板上形成圆形凸起、灰白色的菌落。氧化酶和触酶阳性,脑膜炎奈瑟菌分解葡萄糖、麦芽糖,产酸不产气;淋病奈瑟菌只分解葡萄糖,产酸不产气。

卡他莫拉菌为革兰氏阴性双球菌,在巧克力平板上形成不透明、干燥的菌落。氧化酶和触酶阳性,不分解糖类,还原硝酸盐,DNA酶阳性。临床常见奈瑟菌及卡他莫拉菌的主要鉴别特征见表14-6。

革兰氏阴性双球菌和氧化酶阳性是奈瑟菌属的两个推测性鉴定指标。区分革兰氏阴性双球菌和革兰氏阴性球杆菌的方法是将待检菌接种于巧克力平板上,贴10 U的青霉素纸片,35 ℃孵育18～24 h,挑取纸片边缘生长的菌落,涂片、染色观察,若菌体延长为长索状则为革兰氏阴性球杆菌,而革兰氏阴性双球菌则仍保持双球菌形态,某些菌体出现肿胀。

临床上常用商品化鉴定系统如Vitek2、Vitek AMS-3、Rapid NH等进行鉴定。检测淋病奈瑟菌目前常采用核酸杂交技术或核酸扩增技术,作为快速诊断和流行病学调查,也可做协同凝集试验、直接免疫荧光试验。

(四)药物敏感性试验

奈瑟菌药敏试验选择药物为青霉素、头孢菌素及环丙沙星等。治疗首选药物为青霉素。近年来,由于淋病奈瑟菌耐药质粒转移,由其介导的耐青霉素酶的淋病奈瑟菌临床上多见,应根据药敏试验结果指导临床合理用药。引起下呼吸道感染的卡他莫拉菌,既往对青霉素敏感,近年来报告耐药菌株日渐增多,尽管卡他莫拉菌常产生β-内酰胺酶,但临床使用的β-内酰胺类抗生素如含β-内酰胺酶抑制剂的β-内酰胺类抗生素、头孢菌素、大环内酯类抗生素、喹诺酮类抗生素和甲氧苄啶-磺胺甲噁唑治疗其感染仍然是有效的。

淋病的早期正确诊断具有重要的医学和社会学意义,诊断报告必须慎重,对各种实验室诊断试验需掌握其敏感性和特异性的程度,必须综合分析各种试验的结果,最后确证还依赖于分离培养和鉴定。脑膜炎奈瑟菌的快速诊断能为治疗提供时机,故瘀点及脑脊液的涂片染色镜检是快速简便方法。

表 14-6　临床常见奈瑟菌及卡他莫拉菌的主要鉴别特征

菌种	在巧克力平板上的菌落形态	生长试验			氧化分解产物					酸盐还原试验	多糖合成	DNA酶
		MTM ML NYC培养基	血平板或巧克力平板(22℃)	营养琼脂	葡萄糖	麦芽糖	乳糖	蔗糖	果糖			
卡他布兰汉菌	浅红棕色,不透明,干燥,1~3 mm	V	+	+	-	-	-	-	-	+	-	+
脑膜炎奈瑟菌	灰褐色,半透明,光滑,1~2 mm	+	-	V	+	+	-	-	-	-	-	-
淋病奈瑟菌	同上,0.5~1.0 mm	+	-	-	+	-	-	-	-	-	-	-
解乳糖奈瑟菌	灰褐→黄,半透明,光滑,1~2 mm	+	V	+	+	+	+	-	-	-	-	-
灰色奈瑟菌	同上	V	-	+	-	-	-	-	-	-	-	-
多糖奈瑟菌	同上	V	-	+	+	+	-	-	-	-	+	-
微黄奈瑟菌	绿黄色→不透明,光滑或粗糙,1~3 mm	V	+	+	+	+	-	V	V	-	V	-
干燥奈瑟菌	白色,不透明,干燥,1~3 mm	-	-	+	+	+	-	+	+	-	-	-
黏液奈瑟菌	绿黄色,光滑,1~3 mm	-	+	+	+	+	+	+	+	+	+	-
浅黄奈瑟菌	黄色,不透明,光滑,1~2 mm	-	+	+	-	-	-	-	-	-	+	-
延长奈瑟菌	灰褐色,半透明,光滑反光,1~2 mm	-	+	+	-	-	-	-	-	-	-	-

第五节　分枝杆菌属检验

　　分枝杆菌属是一类细长或略带弯曲、为数众多(包括 54 个种)呈分枝状生长的需氧杆菌。因其繁殖时呈分枝状生长故称分枝杆菌。本属细菌的主要特点是细胞壁含有大量脂类,可占其干重的 60%,这与其染色性、抵抗力、致病性等密切相关。耐受酸和抗乙醇,一般不易着色,若经加温或延长染色时间而着色后,能抵抗 3% 盐酸乙醇的脱色作用,故又称抗酸杆菌。需氧生长,无鞭毛,无芽孢和荚膜。引起的疾病均为慢性,有肉芽肿病变的炎症特点。

　　分枝杆菌的种类较多,包括结核分枝杆菌、非结核分枝杆菌和麻风分枝杆菌。结核分枝杆菌是一大群分枝杆菌的总称,与人类有关的结核分枝杆菌主要有堪萨斯分枝杆菌、海分枝杆菌、瘰疬分枝杆菌、戈分枝杆菌、鸟分枝杆菌、蟾分枝杆菌、龟分枝杆菌、偶发分枝杆菌和耻垢分枝杆菌等。本属细菌无内外毒素,其致病性与菌体某些成分如索状因子、蜡质 D 及分枝菌酸有关。

一、结核分枝杆菌

结核分枝杆菌简称结核杆菌,是引起人和动物结核病的病原菌。目前已知在我国引起人类结核病的主要有人型和牛型结核分枝杆菌。

(一)临床意义

1.致病性

结核分枝杆菌主要通过呼吸道、消化道和受损伤的皮肤侵入易感机体,引起多种组织器官的结核病,其中以通过呼吸道引起的肺结核最多见。肺外感染可发生在脑、肾、肠及腹膜等处。该菌不产生内毒素和外毒素,也无荚膜和侵袭性酶。

2.科赫现象

结核的特异性免疫是通过结核分枝杆菌感染后所产生,试验证明,将有毒结核分枝杆菌纯培养物初次接种于健康豚鼠,不产生速发型变态反应,而经 10～14 d,局部逐渐形成肿块,继而坏死,溃疡,直至动物死亡。若在 8～12 周之前给动物接种减毒或小量结核分枝杆菌,第二次接种时则局部反应提前,于 2～3 d内发生红肿硬结,后有溃疡但很快趋于痊愈。此现象为科赫在1891 年观察到的,故称为科赫现象。

3.结核菌素试验

利用Ⅳ型变态反应的原理,检测机体是否感染过结核杆菌。

(二)微生物学检验

1.标本采集

根据感染部位的不同,可采集不同标本。结核患者各感染部位的标本中大多都混有其他细菌,为此应采取能抑制污染菌的方法。若做分离培养,必须使用灭菌容器,患者应停药1～2 d后再采集标本。可采集痰、尿、粪便、胃液、胸腔积液、腹水、脑脊液、关节液、脓液等。

2.检验方法

(1)涂片检查。

直接涂片。①薄涂片:挑取痰或其他处理过的标本约 0.01 mL,涂抹于载玻片上,用姜-尼(热染法)或冷染法抗酸染色。镜检,报告方法:一,全视野(或 100 个视野)未找到抗酸菌;+,全视野发现3～9 个;++,全视野发现 10～99 个;+++,每视野发现 1～9 个;++++,每视野发现10 个以上(全视野发现 1～2 个时报告抗酸菌的个数)。②厚涂片,取标本0.1 mL,涂片,抗酸染色、镜检,报告方法同上。

集菌涂片:主要方法有沉淀集菌法和漂浮集菌法。

荧光显微镜检查法:制片同前。用金胺"O"染色,在荧光显微镜下分枝杆菌可发出荧光。

(2)分离培养:结核分枝杆菌的分离培养对于结核病的诊断、疗效观察及抗结核药物的研究均具有重要意义。培养前针对标本应做适当的前处理,如痰可做 $4\%H_2SO_4$ 或 $4\%NaOH$ 处理20～30 min,除去杂菌再接种于罗氏培养基,37 ℃培养,定时观察,至4～8 周。此方法可准确诊断结核杆菌。

(3)基因快速诊断:简便快速、灵敏度高、特异性强。但需注意实验器材的污染问题,以免出现假阳性。

(4)噬菌体法。

（三）治疗原则

利福平、异烟肼、乙胺丁醇、链霉素为第一线药物。利福平与异烟肼合用可以减少耐药的产生。对于严重感染，可用吡嗪酰胺与利福平及异烟肼联合使用。

二、非典型（非结核）分枝杆菌

分枝杆菌属中除结核杆菌和麻风杆菌以外，均称为非结核分枝杆菌或非典型分枝杆菌。因其染色性同样具有抗酸性亦称非结核抗酸菌，其中有 14～17 个非典菌种能使人致病，可侵犯全身脏器和组织，以肺最常见，其临床症状、X 线所见很难与肺结核病区别，而大多数非典菌对主要抗结核药耐药，故该菌的感染和发病已成为流行病学和临床上的主要课题，与发达国家一样，我国近年来发现率也有增高趋势。以第Ⅲ群鸟-胞内分枝杆菌复合群和第Ⅳ群偶发分枝杆菌及龟分枝杆菌为多。

三、麻风分枝杆菌

麻风分枝杆菌简称麻风杆菌，是麻风病的病原菌。首先于 1937 年从麻风患者组织中发现。麻风分枝杆菌亦为抗酸杆菌，但较结核杆菌短而粗。抗酸染色着色均匀，呈束状或团状排列。为典型的胞内寄生菌，该菌所在的细胞胞质呈泡沫状称麻风细胞。用药后细菌可断裂为颗粒状、链状等，着色不均匀，叫不完整染色菌。革兰氏阳性无动力、无荚膜和芽孢。

麻风分枝杆菌是麻风的病原菌，麻风是一种慢性传染病，早期主要损害皮肤、黏膜和神经末梢，晚期可侵犯深部组织和器官，此菌尚未人工培养成功，已用犰狳建立良好的动物模型。人类是麻风分枝杆菌的唯一宿主，也是唯一传染源。本病在世界各地均有流行，尤以第三世界较为广泛。

麻风病根据机体的免疫、病理变化和临床表现可将多数患者分为瘤型和结核型两型，另外还有界限类和未定类两类。治疗原则：早发现，早治疗。治疗药物主要有砜类、利福平、氯法齐明及丙硫异烟胺。一般采用二或三种药物联合治疗。

第六节　厌氧性细菌检验

一、概述

厌氧性细菌是一大群专性厌氧，必须在无氧环境中才能生长的细菌。主要可分为两大类，一类是革兰氏染色阳性有芽孢的厌氧芽孢梭菌，另一类是无芽孢的革兰氏阳性及革兰氏阴性球菌与杆菌。前一类因有芽孢，抵抗力强，在自然界（水、土等）、动物及人体肠道中广泛存在，并且能长期耐受恶劣的环境条件。一旦在适宜条件下即可出芽繁殖，产生多种外毒素，引起严重疾病。后一类则是人体的正常菌群，可与需氧菌、兼性厌氧菌共同存在于口腔、肠道、上呼吸道、泌尿生殖道等。这类无芽孢厌氧菌的致病性属条件致病性的内源性感染，在长期使用抗生素、激素、免疫抑制剂等发生菌群失调或机体免疫力衰退，或细菌进入非正常寄居部位才可致病。两类细菌都必须作厌氧培养以分离细菌,但细菌学诊断的价值却有所不同。1986 年版的《伯杰系统细菌学手册》的分类标准为:①革兰氏染色特性;②形态;③鞭毛;④芽孢;⑤荚膜;⑥代谢产物等。以此为基础将主要厌氧菌归类如下:革兰氏阳性有芽孢杆菌、革兰氏阳性无芽孢杆菌、革兰氏阴性无芽孢杆菌、革兰氏阳性厌氧球菌、革兰氏阴性厌氧球菌。

厌氧菌的分类:厌氧性细菌是指在有氧条件下不能生长,在无氧条件下才能生长的一大群细菌。目前已知,与医学有关的无芽孢厌氧菌有 40 多个菌属,300 多个菌种和亚种;而有芽孢的厌氧菌只有梭菌属,包括 83 个种。

(一)生物学分类

据厌氧菌的生物学性状及代谢产物分析,将主要厌氧菌归类。

(二)据耐氧性分类

(1)专性厌氧菌:是指在降低氧分压的条件下才能生长的细菌。又分为极度厌氧菌(氧分压＜0.5％,空气中暴露 10 min 致死,如丁酸弧菌)和中度厌氧菌(氧分压为 2％～8％,空气中暴露 60～90 min 能生存,如大多数人类致病厌氧菌)。

(2)微需氧菌:能在含 5％～10％CO_2 空气中的固体培养基表面生长的细菌,如弯曲菌属。

(3)耐氧菌:其耐氧程度刚好能在新鲜配制的固体培养基表面生长。一旦生长,暴露数小时仍不死亡,如第三梭菌、溶组织梭菌。

主要厌氧菌的分类见表 14-7。

表 14-7　主要厌氧菌的生物学分类

	种和亚种类	主要常见菌种
革兰氏阳性有芽孢杆菌梭菌属	83	破伤风梭菌、肉毒梭菌、艰难梭菌、溶组织梭菌、产气荚膜梭菌等
革兰氏阳性无芽孢杆菌		
丙酸杆菌属	8	痤疮丙酸杆菌、颗粒丙酸杆菌、贪婪丙酸杆菌、嗜淋巴丙酸杆菌
优杆菌属	34	不解乳优杆菌、迟缓优杆菌、黏性优杆菌、短优杆菌等
乳酸杆菌属	51	本菌属与致病关系不大
放线菌属	12	衣氏放线菌、奈氏放线菌、溶齿放线菌、化脓放线菌等
蛛网菌属	1	丙酸蛛网菌
双歧杆菌属	24	两歧双歧杆菌、青春双歧杆菌、婴儿双歧杆菌、短双歧杆菌、长双歧杆菌等
革兰氏阴性无芽孢杆菌		
类杆菌属	18	脆弱类杆菌、多形性类杆菌、普通类杆菌
普雷沃属	20	产黑色素普雷沃菌、中间普雷沃菌等
紫单胞菌属	12	不解糖紫单胞菌、牙髓紫单胞菌
梭杆菌属	10	具核梭杆菌、坏死梭杆菌、变形梭杆菌、死亡梭杆菌等
纤毛菌属	1	口腔纤毛菌属
沃廉菌属	2	产琥珀酸沃廉菌(来自牛瘤胃)和直线沃廉菌(来自人牙龈沟)
月形单胞菌属		生痰月形单胞菌(来自人牙龈沟)和反刍月形单胞菌(来自反刍动物瘤胃)
革兰氏阳性厌氧球菌		
消化球菌属	1	黑色消化球菌

	种和亚种类	主要常见菌种
消化链球菌	9	厌氧消化链球菌、不解糖消化链球菌、吲哚消化链球菌、大消化链球菌、天芥菜春还原消化链球菌、四联消化链球菌
厌氧性链球菌或微需氧链球菌	4	麻疹链球菌、汉孙链球菌、短小链球菌;另外,还有已属于口腔链球菌的中间型链球菌和星群链球菌
瘤胃球菌属	8	
粪球菌属	3	
八叠球菌属	2	
革兰氏阴性厌氧球菌		
韦荣菌属	7	小韦荣菌属、产碱韦荣菌
氨基酸球菌属	1	发酵氨基酸球菌
巨球菌属	1	埃氏巨球菌

厌氧菌是人体正常菌群的组成部分,在人体内主要聚居于肠道,其数量比需氧菌还多,每克粪中高达 10^{12} 个,其中最多的是类杆菌。

二、厌氧菌感染

(一)厌氧菌在正常人体的分布及感染类型

1.厌氧菌在正常人体的分布

厌氧菌分布广泛,土壤、沼泽、湖泊、海洋、污水、食物以及人和动物体都有它的存在。正常人的肠道、口腔、阴道等处均有大量的厌氧菌寄居,其中肠道中的厌氧菌数量是大肠埃希菌的1 000～10 000倍。此外,人体皮肤、呼吸道、泌尿道也有厌氧菌分布。正常情况下,寄居于人体的正常菌群与人体保持一种平衡状态,不致病。一旦环境或机体的改变导致了这种平衡的改变,导致厌氧菌的感染。重要的厌氧菌种类及其在正常人体的分布见表14-8。

2.外源性感染

梭状芽孢杆菌属引起的感染,其细菌及芽孢来源于土壤、粪便和其他外界环境。

3.内源性感染

无芽孢厌氧菌大多数是人体正常菌群,属于条件致病菌,在一定条件下可引起感染,一般不在人群中传播。

(二)临床意义

由厌氧菌引起的人类感染在所有的感染性疾病中占有相当大的比例,有些部位的感染如脑脓肿、牙周脓肿和盆腔脓肿等80%以上是由厌氧菌引起的。其中部分系厌氧菌单独感染,大部分系与需氧菌混合感染。

1.厌氧菌感染的危险因素

(1)组织缺氧或氧化还原电势降低,如组织供血障碍、大面积外伤、刺伤。

(2)机体免疫功能下降,如接受免疫抑制剂治疗、抗代谢药物治疗、放射治疗、化学药物治疗的患者以及糖尿病患者、慢性肝炎患者、老年人、早产儿等均易并发厌氧菌感染。

表 14-8　重要的厌氧菌种类及其在正常人体内的分布

厌氧菌	皮肤	上呼吸道	口腔	肠道	尿道	阴道
芽孢菌						
革兰氏阳性杆菌						
梭状芽孢杆菌属	0	0	±	＋＋	±	±
无芽孢菌						
革兰氏阳性杆菌						
乳杆菌属	0	0	＋	＋＋	±	＋＋
双歧杆菌属	0	0	＋	＋＋	0	±
优杆菌属	±	±	＋	＋＋	0	±
丙酸杆菌属	＋＋	＋	±	±	±	±
放线菌属	0	±	＋＋	＋	0	0
革兰氏阴性杆菌						
类杆菌属	0	＋	＋	＋	＋	＋
梭杆菌属	0	＋	＋＋	＋	＋	±
普雷沃菌属	0	＋	＋＋	＋＋	＋	＋
紫单胞菌属	0	＋	＋＋	＋＋	＋	＋
革兰氏阳性球菌						
消化球菌属	＋	＋	＋＋	＋＋	±	＋＋
消化链球菌属	＋	＋	＋＋	＋＋	±	＋＋
革兰氏阴性球菌						
韦荣菌属	0	＋	＋	＋	±	＋

（3）某些手术及创伤,如开放性骨折、胃肠道手术、生殖道手术以及深部刺伤等易发生厌氧菌感染。

（4）长期应用某些抗菌药物,如氨基糖苷类、头孢菌素类、四环素类等,可诱发厌氧菌感染。

（5）深部需氧菌感染,需氧菌生长可消耗环境中的氧气,为厌氧菌生长提供条件,从而导致厌氧菌合并感染。

2.厌氧菌感染的临床及细胞学指征

（1）感染组织局部产生大量气体,造成组织肿胀和坏死,皮下有捻发感,是产气荚膜梭菌所引起感染的特征。

（2）发生在口腔、肠道、鼻咽腔、阴道等处的感染,易发生厌氧感染。

（3）深部外伤如枪伤后,以及动物咬伤后的继发感染,均可能是厌氧菌感染。

（4）分泌物有恶臭或呈暗血红色,并在紫外光下发出红色荧光,均可能是厌氧菌感染。分泌物或脓肿有硫磺样颗粒,为放线菌感染。

（5）分泌物涂片经革兰氏染色,镜检发现有细菌,而培养阴性者,或在液体及半固体培养基深部生长的细菌,均可能为厌氧菌感染。

（6）长期应用氨基糖苷类抗生素无效的病例,可能是厌氧菌感染。

（7）胃肠道手术后发生的感染。

三、厌氧菌标本的采集与送检

标本采集与送检必须注意两点:标本绝对不能被正常菌群所污染;应尽量避免接触空气。

（一）采集

用于厌氧菌培养的标本不同于一般的细菌培养,多采用特殊的采集方法,如针筒抽取等,应严格无菌操作,严禁接触空气。不同部位标本采集方法也各有不同特点,具体方法见表14-9。

表 14-9　不同部位标本采集法

标本来源	收集方法
封闭性脓肿	针管抽取
妇女生殖道	后穹隆穿刺抽取
下呼吸道分泌物	肺穿刺术
胸腔	胸腔穿刺术
窦道、子宫腔、深部创伤	用静脉注射的塑料导管穿入感染部位抽吸
组织	无菌外科切开
尿道	膀胱穿刺术

（二）送检方法与处理

采集标本须注意:不被正常菌群污染,并尽量避免接触空气。采集深部组织标本时,需用碘酒消毒皮肤用注射器抽取,穿刺针头应准确插入病变部位深部,抽取数毫升即可,抽出后可排出一滴标本于乙醇棉球上。若病灶处标本量较少,则可先用注射器吸取 1 mL 还原性溶液或还原性肉汤,然后再抽取标本。

在紧急情况下,可用棉拭子取材,并用适合的培养基转送。厌氧培养最理想的检查材料是组织标本,因厌氧菌在组织中比在渗出物中更易生长。

标本送到实验室后,应在 20～30 min 处理完毕,至迟不超过 2 h,以防止标本中兼性厌氧菌过度繁殖而抑制厌氧菌的生长。如不能及时接种,可将标本置室温保存(一般认为,冷藏对某些厌氧菌有害,而且在低温时氧的溶解度较高)。

1.针筒运送

一般用无菌针筒抽取标本后,排尽空气,针头插入无菌橡皮塞,以隔绝空气,立即送检。这种方法多用于液体标本的运送,如血液、脓液、胸腔积液、腹水、关节液等。

2.无菌小瓶运送

一般采用无菌的青霉素小瓶,瓶内加一定量的培养基和少量氧化还原指示剂,用橡皮盖加铝盖固定密封,排除瓶内空气,充以 CO_2 气体。同时先观察瓶内氧化还原指示剂的颜色,以判断瓶内是否为无氧环境,如合格将用无菌注射器将液体标本注入瓶中即可。

3.棉拭子运送

一般不采用棉拭子运送,如果使用该方法,一定使用特制运送培养基,确保无氧环境,确保不被污染,确保快速送检。

4.厌氧罐或厌氧袋运送

将厌氧罐或厌氧袋内装入可有效消耗氧气的物质,确保无氧环境。该方法一般用于运送较大的组织块或床边接种的培养皿等。

四、厌氧菌的分离与鉴定

(一)直接镜检(见表 14-10)

根据形态和染色性,结合标本性状与气味,初步对标本中可能有的细菌做出估计。

表 14-10　厌氧菌直接镜检初步鉴别

菌名	革兰氏染色	形态及其他特征
脆弱类杆菌	G^-b	两端钝圆,着色深,中间色浅且不均匀,且有气泡,长短不一
产黑素普雷沃菌	G^-b	多形性,长短不一,有浓染和空泡,无鞭毛和芽孢。标本有恶臭,琥珀味,紫外线照射发红色荧光
具核梭杆菌	G^-b	菌体细长,两头尖,紫色颗粒,菌体长轴成双排列,标本有丁酸味
坏死梭杆菌	G^-b	高度多形性,长短不一,菌体中部膨胀成圆球形
韦容球菌	G^-c	极小的革兰氏阴性球菌
消化链球菌	G^+c	革兰氏阳性成链状的小球菌
乳酸杆菌	G^+b	细长,有时多形性,呈单、双、短链或栅状分布
痤疮丙酸杆菌	G^+b	排列特殊呈 X、Y、V 或栅状,标本有丙酸气味
双歧杆菌	G^+b	多形性,有分支呈 Y、V 形或栅状,标本中有醋酸气味
放线菌	G^+b	分支呈棒状、X、Y、V 或栅状,浓汁中的黄色颗粒,有琥珀酸的气味
破伤风梭菌	G^+b	细长,梭形或鼓槌状,有芽孢,有周鞭毛
产气荚膜梭菌	G^+b	粗大杆菌,呈单或双排列,有芽孢,有荚膜
艰难梭菌	G^+b	粗长杆菌,有芽孢,有鞭毛,近来发现有荚膜

(二)分离培养

主要分初代培养和次代培养两个阶段,其中初代培养相对比较困难,关键的问题就是厌氧环境和培养基的选择。初代培养的一般原则是:①先将标本涂片染色直接镜检,指导培养基的选择;②尽量选用在厌氧菌中覆盖面宽的非选择性培养基;③最好多选 1～2 种覆盖面不同的选择性培养基;④尽量保证培养基新鲜;⑤要考虑到微需氧菌存在的可能。

1.选用适当的培养基接种

应接种固体和液体两种培养基。

(1)培养基的使用:应注意下列各点。①尽量使用新鲜培养基,2～4 h 内用完;②应使用预还原培养基,预还原 24～48 h 更好;③可采用预还原灭菌法制作的培养基(用前于培养基中加入还原剂,如 L-半胱氨酸、硫乙醇酸钠、维生素 C 及葡萄糖等,尽可能使预还原剂处于还原状态);④液体培养基应煮沸 10 min,以驱除溶解氧,并迅速冷却,立即接种;⑤培养厌氧菌的培养基均应营养丰富,并加有还原剂与生长刺激因子(血清、维生素 K、氯化血红素、聚山梨酯-80 等)。

(2)培养基的选择:初次培养一般都使用选择培养基和非选择培养基。①非选择培养基:本培养基使分离的厌氧菌不被抑制,几乎能培养出所有的厌氧菌,常使用心脑浸液琼脂(BHI)、布氏琼脂(BR)、胰豆胨肝粉琼脂(GAM)、胰陈酵母琼脂(EG)、CDC 厌氧血琼脂等;②选择培养基:为有目的选择常见厌氧菌株,以便尽快确定厌氧的种类,常用的有 KVIB 血平板(即上述非选择培养基中加卡那霉素和万古霉素)、KVLB 冻溶血平板(置−20 ℃,5～10 min,以利产黑素类杆菌早期产生黑色素)、七叶苷胆汁平板(BBE,用于脆弱类杆菌)、FS培养基(梭杆菌选择培养基)、ES培养基(优杆菌选择培养基)、BS培养基(双歧杆菌选择培养基)、卵黄(EYA)及兔血平板(RBA,用于产气荚膜梭菌)、VS培养基(用于韦荣球菌)、CCFA培养基(艰难梭菌选择培养基)等。

2.接种

每份标本至少接种3个血平板,分别置于有氧、无氧及5%～10%CO₂环境中培养,以便正确地培养出病原菌,从而判断其为需氧菌、兼性厌氧菌、微需氧菌或厌氧菌中的哪一类。

3.厌氧培养法

(1)厌氧罐培养法:在严密封闭的罐子内,应用物理或化学的方法造成无氧环境进行厌氧培养。常用冷触媒法、抽气换气法、钢末法和黄磷燃烧法。

(2)气袋法:利用气体发生器产生二氧化碳和氢气,后者在触媒的作用下与罐内的氧气结合成水,从而造成无氧环境。

(3)气体喷射法:又称转管法。本法系从培养基的制备到标本的接种直至进行培养的全过程,均在二氧化碳的不断喷射下进行。本法的关键是必须有无氧CO₂。

(4)厌氧手套箱培养法:是迄今厌氧菌培养的最佳仪器之一,该箱由手套操作箱与传递箱两部分组成,前者还附有恒温培养箱,通过厌氧手套箱可进行标本接种、培养和鉴定等全过程。

(5)其他培养法:平板焦性没食子酸法、生物耗氧法、高层琼脂培养法。

4.厌氧状态的指示

亚甲蓝和刃天青。无氧时均呈白色,有氧时亚甲蓝呈蓝色,刃天青呈粉红色。

5.分离培养厌氧菌失败的原因

培养前未直接涂片和染色镜检;标本在空气中放置太久或接种的操作时间过长;未用新鲜配制的培养基;未用选择培养基;培养基未加必要的补充物质;初代培养应用了硫乙醇酸钠;无合适的厌氧罐或厌氧装置漏气;催化剂失活;培养时间不足;厌氧菌的鉴定材料有问题。

6.鉴定试验

可根据厌氧菌的菌体形态、染色反应、菌落性状以及对某些抗生素的敏感性做出初步鉴定。最终鉴定则要进行生化反应及终末代谢产物等项检查。

(1)形态与染色:可为厌氧菌的鉴定提供参考依据。

(2)菌落性状:不同的厌氧菌其菌落形态和性质不同。梭菌的菌落特点是形状不规则的,而无芽孢厌氧菌多呈单个的圆形小菌落。色素、溶血特点以及在紫外线下产生荧光的情况也可以作为厌氧菌鉴定的参考依据。

(3)抗生素敏感性鉴定试验:常用的抗生素有卡那霉素及甲硝唑。卡那霉素可用于梭杆菌属与类杆菌属的区分,甲硝唑用于厌氧菌与非厌氧菌的区分。

(4)生化特性:主要包括多种糖发酵试验、吲哚试验、硝酸盐还原试验、触酶试验、卵磷脂酶试验、脂肪酸酶试验、蛋白溶解试验、明胶液化试验、胆汁肉汤生长试验以及硫化氢试验等。目前有多种商品化的鉴定系统可以使用。

(5)气液相色谱:可以利用该技术来分析厌氧菌的终末代谢产物,已成为鉴定厌氧菌及其分类的比较可靠的方法。

五、常见厌氧菌

（一）破伤风杆菌

1.微生物学检查

破伤风的临床表现典型,根据临床症状即可做出诊断,所以一般不做细菌学检查。①特殊需要时,可从病灶处取标本涂片,革兰氏染色镜检;②需要培养时,将标本接种疱肉培养基培养;③也可进行动物试验。

2.临床意义

本菌可引起人类破伤风,对人的致病因素主要是它产生的外毒素。细菌不入血,但在感染组织内繁殖并产生毒素,其毒素入血引起相应的临床表现,本菌产生的毒素对中枢神经系统有特殊的亲和力,主要症状为骨骼肌痉挛。

（二）产气荚膜梭菌

1.微生物学检查

(1)直接涂片镜检:在创口深部取材涂片,革兰氏染色镜检,这是极有价值的快速诊断方法。

(2)分离培养及鉴定:可取坏死组织制成悬液,接种血平板或疱肉培养基中,厌氧培养,取培养物涂片镜检,利用生化反应进行鉴定。

2.临床意义

本菌可产生外毒素及多种侵袭酶类,外毒素以 α 毒素为主,本质为卵磷脂酶;还可产生透明质酸酶、DNA 酶等。本菌主要可引起气性坏疽及食物中毒等,气性坏疽多见于战伤,也可见于工伤造成的大面积开放性骨折及软组织损伤等。患者表现为局部组织剧烈胀痛,局部严重水肿,水汽夹杂,触摸有捻发感,并产生恶臭。病变蔓延迅速,可引起毒血症、休克甚至死亡。某些 A 型菌株产生的肠毒素,可引起食物中毒,患者表现为腹痛、腹泻,1～2 d 可自愈。

（三）肉毒梭菌

1.微生物学检查

(1)分离培养与鉴定:在怀疑为婴儿肉毒病的粪便中检出本菌,并证实其是否产生毒素,诊断意义较大。

(2)毒素检测:可取培养滤液或悬液上清注射小鼠腹腔,观察动物出现的中毒症状。

2.临床意义

本菌主要可引起食物中毒,属单纯性毒性中毒,并非细菌感染。临床表现与其他食物中毒不同,胃肠症状很少见,主要表现为某些部位的肌肉麻痹,重者可死于呼吸困难与衰竭。本菌还可以引起婴儿肉毒病,一岁以下婴儿肠道内缺乏拮抗肉毒梭菌的正常菌群,可因食用被肉毒梭菌芽孢污染的食品后,芽孢在盲肠部位定居,繁殖后产生毒素,引起中毒。

（四）艰难梭菌

1.微生物学检查

由于本菌的分离培养困难,所以在临床上一般不采用分离培养病原菌的方法,可通过临床表现及毒素检测来进行诊断。

2.临床意义

本菌可产生 A、B 两种毒素,毒素 A 为肠毒素,可使肠壁出现炎症,细胞浸润,肠壁通透性增加,出血及坏死。毒素 B 为细胞毒素,损害细胞骨架,致细胞固缩坏死,直接损伤肠壁细胞,因而导致腹泻及假膜形成。本菌感染与大量使用抗生素有关,如阿莫西林、头孢菌素和克林霉素等,其中以克林霉素尤为常见。艰难梭菌所致假膜性肠炎,患者表现为发热、粪便呈水样,其中可出现大量白细胞,重症患者的水样便中可出现地图样或斑片状假膜。这些症状一般可在使用有关抗生素一周后突然出现。

六、无芽孢厌氧菌

（一）主要种类及生物学性状

无芽孢厌氧菌共有 23 个属,与人类疾病相关的主要有 10 个属。见表 14-11。

表 14-11　与人类相关的主要无芽孢厌氧菌

革兰氏阴性		革兰氏阳性	
杆菌	球菌	杆菌	球菌
类杆菌属	韦荣菌属	丙酸杆菌属	消化链球菌属
普雷沃菌属		双歧杆菌属	
卟啉单胞菌属		真杆菌属	
梭杆菌属		放线菌属	

（1）革兰氏阴性厌氧杆菌有 8 个属,类杆菌属中的脆弱类杆菌最为重要。形态呈多形性,有荚膜。除类杆菌在培养基上生长迅速外,其余均生长缓慢。

（2）革兰氏阴性厌氧菌球菌有 3 个属,其中以韦荣菌属最重要。为咽喉部主要厌氧菌,但在临床厌氧菌分离标本中,分离率小于 1%,且为混合感染菌之一。其他革兰氏阴性球菌极少分离到。

（3）革兰氏阳性厌氧球菌有 5 个属,其中有临床意义的是消化链球菌属,主要寄居在阴道。本菌属细菌生长缓慢,培养需 5～7 d。

（4）革兰氏阳性厌氧杆菌有 7 个属,其中以下列 3 个属为主。①丙酸杆菌属:小杆菌,无鞭毛,能在普通培养基上生长,需要 2～5 d,与人类有关的有 3 个种,以痤疮丙酸杆菌最为常见。②双歧杆菌属:呈多形性,有分支,无动力,严格厌氧,耐酸;29 个种中有 10 个种与人类有关,其中只有齿双歧杆菌与龋齿和牙周炎有关;其他种极少从临床标本中分离到。③真杆菌属:单一形态或多形态,动力不定,严格厌氧,生化反应活泼,生长缓慢,常需培养 7 d,最常见的是迟钝真杆菌。

（二）微生物学检查

要从感染灶深部采取标本。最好是切取感染灶组织或活检标本,立即送检。

1.直接涂片镜检

将采集的标本直接涂片染色镜检,观察细菌形态、染色及菌量,为进一步培养以及初步诊断提供依据。

2.分离培养与鉴定

分离培养是鉴定无芽孢厌氧菌感染的关键步骤。标本应立即接种相应的培养基,最常用的培养基是以牛心脑浸液为基础的血平板。置 37 ℃厌氧培养 2～3 d,如无菌生长,继续培养1周。

如有菌生长则进一步利用有氧和无氧环境分别传代培养,证实为专性厌氧菌后,再经生化反应进行鉴定。

（三）临床意义

无芽孢厌氧菌是一大类寄生于人体的正常菌群,引起的感染均为内源性感染,在一定的致病条件下,可引起多种人类感染。所致疾病如下。

1.败血症

主要由脆弱类杆菌引起,其次为革兰氏阳性厌氧球菌。

2.中枢神经系统感染

主要由革兰氏阴性厌氧杆菌引起,常可引起脑脓肿。

3.口腔与牙齿感染

主要由消化链球菌、产黑素类杆菌等引起。

4.呼吸道感染

主要由普雷沃菌属、坏死梭杆菌、核梭杆菌、消化链球菌和脆弱类杆菌引起。

5.腹部和会阴部感染

主要由脆弱类杆菌引起。

6.女性生殖道感染

主要由消化链球菌属、普雷沃菌属和卟啉单胞菌等引起。

7.其他

无芽孢厌氧菌尚可引起皮肤和软组织感染、心内膜炎等。

七、厌氧球菌

在临床标本中检出的厌氧菌约有1/4为厌氧球菌。其中与临床有关的有革兰氏阳性黑色消化球菌和消化链球菌属及革兰氏阴性的韦荣球菌属。

（一）黑色消化球菌临床意义

黑色消化球菌通常寄生在人的体表及与外界相通的腔道中,是人体正常菌群的成员之一。本菌可引起人体各部组织和器官的感染（肺部、腹腔、胸膜、口腔、颅内、阴道、盆腔、皮肤和软组织等）。常与其他细菌混合感染,也可从阑尾炎、膀胱炎、腹膜炎以及产后败血症的血中分离出来。

（二）消化链球菌属临床意义

在《伯杰氏系统细菌学手册》1986年第2卷中把消化链球菌属分成厌氧消化链球菌、不解糖消化链球菌、吲哚消化链球菌、大消化链球菌、微小消化链球菌等共9个菌种。本菌在临床标本中以厌氧消化链球菌最常见。消化链球菌可引起人体各部组织和器官的感染,又以混合感染多见。

（三）韦荣球菌属临床意义

韦荣球菌属有小韦荣球菌和产碱韦荣球菌两个种。它们都是口腔、咽部、胃肠道及女性生殖道的正常菌群。大多见于混合感染,致病力不强,小韦荣球菌常见于上呼吸道感染中,而产碱韦荣球菌则多见于肠道感染。

八、厌氧环境的指示

（一）化学法

亚甲蓝指示剂或刃天青指示剂。

（二）微生物法

专性需氧菌。

第七节 需氧革兰氏阳性菌属检验

需氧革兰氏阳性杆菌种类繁多，广泛分布于自然界的水和土壤中，多数为人和动物的正常菌群，少数细菌具有高度致病性。本节主要叙述与临床有关的较常见的芽孢杆菌属、李斯特菌属、丹毒丝菌属、加特纳菌属、棒状杆菌属和需氧放线菌。

一、芽孢杆菌属

芽孢杆菌属隶属于芽孢杆菌科，为一群革兰氏阳性杆菌，有氧条件下形成芽孢为其主要特征。包括 70 多个菌种，比较常见的有炭疽芽孢杆菌、蜡样芽孢杆菌、巨大芽孢杆菌、苏云金芽孢杆菌、蕈状芽孢杆菌、枯草芽孢杆菌、嗜热芽孢杆菌等。其中大部分细菌为腐生菌，广泛分布于自然环境中，一般不致病，炭疽芽孢杆菌和蜡样芽孢杆菌对人和动物具有致病性，以下主要叙述这两个菌种。

（一）炭疽芽孢杆菌

炭疽芽孢杆菌简称炭疽杆菌，是最早发现的病原菌，也是芽孢杆菌属中致病力最强的一种，引起人、兽共患的烈性传染病——炭疽。2001 年美国 9.11 事件后恐怖分子利用含有炭疽芽孢杆菌的干燥菌粉，通过邮件传播，制造生物恐怖，造成 11 人死亡。

1.生物学特性

本菌为目前发现的致病菌中最大的革兰氏阳性杆菌，大小为 $(5 \sim 10) \mu m \times (1 \sim 3) \mu m$，菌体两端平齐，无鞭毛。新鲜标本直接涂片常见单个或短链状排列，经培养后形成长链，类似竹节状。芽孢多在有氧条件下形成，位于中央，小于菌体。有毒菌株具有明显的荚膜。

本菌需氧或兼性厌氧，生长条件要求不严格。普通平板上形成灰白色、扁平、干燥、粗糙型菌落，边缘不整呈卷发状，在低倍镜下观察更为明显。在血平板上 15 h 内无明显溶血，24 h 后轻度溶血，而其他需氧芽孢杆菌多数溶血明显而快速。有毒株在 $NaHCO_3$ 血平板上，经 5% CO_2 条件下培养 18～24 h 可产生荚膜，变为黏液型（M）菌落，用接种针挑取菌落可见拉丝现象，无毒株为粗糙型（R）菌落。在肉汤培养基中由于形成长链而呈絮状沉淀生长，在明胶培养基中可使表面液化成漏斗状，细菌沿穿刺线扩散生长，形成倒伞状生长区。

炭疽芽孢杆菌的抗原包括细菌性抗原和炭疽毒素两部分。细菌性抗原主要有以下几种。①菌体多糖抗原：与毒力无关，由 D-葡萄糖胺、D-半乳糖及乙酸组成；耐热耐腐败，在患病动物腐败脏器或毛皮中，长时间煮沸而不被破坏，仍能与相应抗血清发生环状沉淀反应，即 Ascoli 热沉淀试验,但该抗原特异性不高,与其他需氧芽孢杆菌、人 A 型血型抗原及 14 型肺炎链球菌的多糖抗原有交叉,故应用 Ascoli 试验时,应结合其他鉴定试验综合分析。②荚膜多肽抗原:由质粒 pXO2 编码,为 D-谷氨酸 γ 多肽,是该菌毒力因子和特异性抗原,以抗荚膜多肽血清作荚膜肿胀试验,对本菌有鉴定意义。③芽孢抗原:为特异抗原,具有免疫原性和血清学诊断价值。炭疽毒素由质粒 pXO1 编码,为外毒素复合物,由保护性抗原(protectiveantigen,PA)、致死因子(lethal factor,LF)和水肿因子(edema factor,EF)三种蛋白质组成,其中 PA 为结合片段,能与靶组织结合固定,LF 和 EF 为毒素效应部分,只有三种成分结合成复合物才能发挥毒素作用,引起典型的中毒症状。

本菌芽孢的抵抗力很强,干热 140 ℃ 3 h 或高压蒸汽 121.3 ℃ 15 min 才能杀灭。芽孢在干燥土壤或动物皮毛中可存活 60 年以上,一旦污染,可维持长时间的传染性。芽孢对化学消毒剂中的碘和氧化剂较敏感。

2.致病物质与所致疾病

炭疽是一种人兽共患病,四季均可发病,以羊、牛等食草动物发病多见。人感染主要是接触感染动物的皮毛、组织器官、排泄物等,也可以通过吸入气溶胶或食病畜肉而被感染,引起皮肤炭疽、肺炭疽和肠炭疽,以皮肤炭疽多见(约占 90%),肺炭疽较少见(5%),但致死率高达 85% 以上,这三型炭疽均可引起败血症,并发脑膜炎。由于该菌感染方式多样,芽孢抵抗力强,致死率高,常被恐怖分子用作生物武器威胁人类。我国于 2005 年颁布了"全国炭疽监测方案",对生物恐怖制定了预防和应对措施。

炭疽芽孢杆菌的主要致病物质是荚膜和炭疽毒素。炭疽毒素中的 EF 使毛细血管通透性增加引起水肿,LF 引起巨噬细胞释放 TNF-α、IL-1 β 等炎症性细胞因子。炭疽毒素引起的肺部 DIC、纵隔肿胀、气道阻塞,是造成感染者死亡的主要原因。炭疽病愈后可获得持久免疫力。

3.微生物学检验

检验时必须严格按烈性传染病检验守则操作,检验材料应无害化处理。对检验人员加强预防措施,如戴防毒面具、防疫口罩,穿防生化衣,或给从业人员接种疫苗,谨防实验室感染。

标本采集:皮肤炭疽患者采取病灶深部组织或分泌物;肺炭疽患者采取痰或血液;肠炭疽患者取呕吐物或粪便;炭疽性脑膜炎取脑脊液或血液。死畜严禁宰杀、解剖,可切割耳、舌尖采集少量血液,局限病灶可采取病变组织或附近淋巴结。可疑污染物如皮革、兽毛、谷物等,固体标本取 10~20 g,液体取 50~100 mL。

直接显微镜检查:直接涂片或组织压片进行革兰氏染色,可同时做荚膜染色、荚膜肿胀试验。镜下见到革兰氏阳性杆菌,菌体两端平截,类似竹节状,结合临床可作初步报告。

分离培养:临床标本一般接种血平板,污染标本接种于含有戊烷脒多黏菌素 B 的选择性平板。标本用 2% 兔血清肉汤增菌后再进行分离培养可提高检出率。

炭疽芽孢杆菌的主要特征:革兰氏阳性杆菌,菌体两端平齐,常链状排列;芽孢位于中央,小于菌体;菌落灰白色、干燥、粗糙,边缘不整齐;分解葡萄糖、麦芽糖、蔗糖、覃糖,不发酵乳糖等其他糖类;能分解淀粉和乳蛋白,在牛乳中生长 2~4 d 后使牛乳凝固,然后缓慢融化;触酶阳性。临床常见芽孢杆菌的主要鉴定特征见表 14-12。

表 14-12　临床常见芽孢杆菌的主要鉴定特征

特性	炭疽芽孢杆菌	蜡样芽孢杆菌	枯草芽孢杆菌	苏云金芽孢杆菌	蕈状芽孢杆菌	巨大芽孢杆菌
荚膜	+	−	−	−	−	−
动力	−	+	+	+	−	+
厌氧生长	+	+	−	+	+	−
卵磷脂酶	+	+	−	+	+	−
V-P	+	±	+	+	+	−
甘露醇	−	−	+	−	−	+
青霉素抑制剂	+	−	−	−	−	−
噬菌体裂解	+	−	−	−	−	−
串珠试验	+	−	−	−	−	−

(1)串珠试验:将待检菌接种于含 0.05～0.5 U/mL 青霉素的培养基中 35 ℃培养 6 h 后,炭疽杆菌形态发生变化,菌体成为大而均匀的圆球状成串排列,为炭疽芽孢杆菌特有的现象。

(2)青霉素抑制试验:炭疽杆菌在 5 U/mL 的青霉素平板上可生长,在含≥10 U/mL 的青霉素平板上受到抑制不生长。

(3)重碳酸盐毒力试验:将待检菌接种于含 0.5％ $NaHCO_3$ 和 10％马血清的平板上,置 10％ CO_2 环境中 35 ℃培养 24 h,有毒株产生荚膜,形成 M 型菌落,无毒株形成 R 型菌落。

(4)植物凝集素试验:根据炭疽杆菌菌体多糖是某些植物凝集素受体的原理,可用凝集素试验检测炭疽杆菌。常用方法有荧光标记试验、酶联免疫吸附试验。

(5)噬菌体裂解试验:取待检菌新鲜肉汤培养物涂布于普通营养平板,将 AP631 噬菌体液滴加于平板,培养 12～18 h 后,出现噬菌斑为试验阳性。炭疽芽孢杆菌为阳性结果,其他芽孢杆菌为阴性。该试验已作为国家进出口商品检验局发布的"出口畜产品中炭疽杆菌检测方法"的行业标准。

(6)核酸检测:从质粒 pXO1 中提取编码 PA 的 DNA 片段,经 PCR 扩增,制备[32]P 标记的核酸探针,用原位杂交技术检测标本中相应基因片段,该技术特异性强,重复性好。

4.药物敏感性试验

本菌对青霉素类、磺胺类、氨基糖苷类、四环素类、环丙沙星类抗生素均敏感,大多能抑制繁殖体和芽孢。

如果菌落、细菌形态符合炭疽芽孢杆菌特点;牛乳凝固试验、青霉素抑制、噬菌体裂解试验、串珠试验均为阳性,可报告"经检验发现炭疽芽孢杆菌"。有条件时可应用 DNA 探针,其敏感性、特异性强,其他鉴定试验作为参考指标。

(二)蜡状芽孢杆菌

蜡状芽孢杆菌广泛分布于自然界的土壤、水和尘埃中,易污染米饭、淀粉、乳及乳制品、果汁等,引起食物中毒,并可导致败血症。

1.生物学特性

本菌为革兰氏阳性杆菌,约为(1～1.2)μm×(3～5)μm 大小,菌体两端钝圆,多数呈短链状排列。生长 6 h 后即可形成芽孢,位于菌体中心,不膨出。无荚膜。引起食物中毒的菌株多数有周鞭毛,根据鞭毛抗原可进行细菌分型。

本菌需氧或兼性厌氧,营养要求不高,在普通平板上形成的菌落较大、灰白色、不透明、表面粗糙似融蜡状,故名蜡状芽孢杆菌。在肉汤培养基中呈均匀浑浊生长,形成菌膜。在血平板上形成β溶血。

2.致病物质与所致疾病

蜡状芽孢杆菌主要的致病物质是肠毒素,引起的食物中毒有两种类型。①呕吐型:由耐热的肠毒素(分子量小于 5 kD,110 ℃、10 min 灭活)引起,进食 1～6 h 后出现恶心、呕吐,腹泻少见,病程 10 h 左右;②腹泻型:由不耐热肠毒素(分子量 55～60 kD,55 ℃、5 min 灭活)引起,进食8～16 h 后发生急性胃肠炎症状,以腹痛腹泻为主,病程为 24 h 左右。本菌引起的食物中毒以夏秋季多见,被污染食品大多无腐败变质现象。此菌在米饭中极易繁殖,国内由此引起的食物中毒报道较多。

3.微生物学检验

(1)标本采集:可疑食物、患者粪便及呕吐物。

(2)直接显微镜检查:将采集的标本用无菌盐水制成悬液直接涂片染色镜检,观察细菌形态特征。

(3)分离培养:可用血平板、普通平板进行分离培养,根据菌落特征进一步鉴定。

(4)鉴定。蜡状芽孢杆菌的主要特征:革兰氏阳性杆菌,芽孢位于菌体中心,不膨出。菌落较大、灰白色、不透明、表面粗糙似融蜡状;分解葡萄糖、麦芽糖、蔗糖、果糖、水杨苷,产酸不产气,V-P 试验和卵磷脂酶阳性,液化明胶,缓慢液化牛乳,多数菌株能利用枸橼酸盐。如动力阳性可排除炭疽芽孢杆菌和蕈状芽孢杆菌,卵磷脂酶阳性可与巨大芽孢杆菌鉴别。

利用 H 抗原分型血清进行分型,我国、欧美及日本等国各自研制出分型血清,尚无统一的分型标准。我国的分型血清包括 11 个型,检出的食物中毒蜡状芽孢杆菌主要为 5 型、3 型和 1 型。

4.药物敏感性试验

本菌对氯霉素、红霉素、庆大霉素敏感,对青霉素、磺胺类、呋喃类耐药。

暴露于空气中的食品一定程度上都受本菌污染,而且必须有大量细菌繁殖产生足够的毒素才能引起食物中毒,因此不能分离出蜡样芽孢杆菌就认为是食物中毒的病原菌。采集的标本除分离培养外还需要做活菌计数,一般认为活菌计数＞10^5 CFU/g 或＞10^5 CFU/mL 时有引起食物中毒的可能。

二、李斯特菌属

李斯特菌属主要包括产单核细胞李斯特菌、伊氏李斯特菌、格氏李斯特菌、斯氏李斯特菌、威氏李斯特菌等,广泛分布于水、土壤以及人和动物粪便中。对人和动物有致病性的主要是产单核细胞李斯特菌。

(一)生物学特性

产单核细胞李斯特菌为革兰氏阳性,短小,常呈 V 字形排列,很少有长链状,但 42.8 ℃培养下多形成长链;有鞭毛,在 25 ℃运动活泼,35 ℃动力缓慢;无芽孢;一般不形成荚膜,在血清葡萄糖蛋白胨水中可形成多糖荚膜。

兼性厌氧,营养要求不高,普通培基上即可生长。在血平板上形成圆形、光滑的灰白色菌落,有狭窄β溶血环。在肉汤培养基中浑浊生长,表面形成菌膜。在半固体培养基中沿穿刺线向四周蔓延生长,形成倒伞状。能在 4 ℃条件下生长,可进行冷增菌。

根据菌体和鞭毛抗原不同,分为 4 个血清型和多个亚型,抗原结构与毒力无关。1 型以感染噬齿动物为主,4 型以感染反刍动物为主,各型均可感染人类,以 1a、2b、4b 亚型最为多见,4b 亚型致病力最强。本菌与葡萄球菌、链球菌和大肠埃希菌等均有共同抗原,血清学诊断缺乏特异性。

本菌耐盐(200 g/L NaCl 溶液中长期存活)、耐碱(25 g/L NaOH 溶液存活 20 min),对酸、热及常用消毒剂敏感,60 ℃~70 ℃加热 5~20 min 或 70%的乙醇 5 min 都可杀灭本菌。

（二）致病物质与所致疾病

产单核细胞李斯特菌为细胞内寄生菌,常伴随 EB 病毒感染引起传染性单核细胞增多症,也可引起脑膜炎、败血症及流产,易感者为新生儿、孕妇及免疫缺陷和免疫力低下者。传染源为健康带菌者,有报道健康人粪便中该菌携带率为 0.6%~16%,主要以粪—口途径传播,也可经胎盘、产道垂直感染,对胎儿和新生儿有一定致死率或者神经生理上造成永久性缺陷。若污染奶、肉类等食品可引起食物中毒。与病畜接触可致眼、皮肤局部感染。本菌还可引起鱼类、鸟类、哺乳动物疾病,如牛、绵羊的脑膜炎、家畜流产。致病物质主要为溶血素 O(listeriolysin O,LLO)和菌体表面成分如表面蛋白 P104、胞外蛋白 P60 等。细菌借助 P104、P60 黏附于宿主细胞上,LLO 与细菌进入单核巨噬细胞内繁殖有关。

（三）微生物学检验

1.标本采集

全身感染及脑膜炎患者采取血液、脑脊液标本,局部病灶取脓性分泌物或咽拭子,新生儿可取脐带残端、羊水、外耳道分泌物、粪便、尿液等。

2.直接显微镜检查

本菌在陈旧培养物可由革兰氏阳性转为革兰氏阴性,且两端着色深容易误认为双球菌。

3.分离培养

本菌在血平板上形成狭窄 β 溶血环;在半固体培养基中 25 ℃运动活泼,形成倒立伞状生长区,35 ℃;利用其在 4 ℃下可生长的特性,将标本先置 4 ℃冷增菌后再分离培养可提高阳性率。

4.鉴定

本菌 35 ℃培养 24 h 内可发酵多种糖类,如葡萄糖、麦芽糖、果糖、蕈糖、水杨苷,产酸不产气,3~10 d 分解乳糖产酸;MR、V-P、触酶、七叶苷试验阳性;硝酸盐还原、吲哚、明胶液化、脲酶阴性。产单核细胞李斯特菌主要鉴定特性见表 14-13。

表 14-13　产单核细胞李斯特菌与其他相似细菌鉴别特性

菌种	触酶	动力	胆汁七叶苷	葡萄糖	TSI 琼脂产 H_2S	溶血	硝酸盐	脲酶
产单核细胞李斯特菌	+	+	+	+	—	β	—	—
棒状杆菌属	+	—	V	V	—	V	V	V
红斑丹毒丝菌	—	—	—	—	无/α	+	—	—

注:"V"为 11%~89%的菌株阳性。

（四）药物敏感性试验

本菌对氨苄西林、链霉素、四环素、氯霉素和红霉素等多种抗生素敏感;对磺胺类、杆菌肽、羧苄西林、多黏菌素 B 耐药,首选药物为氨苄西林。

三、丹毒丝菌属

丹毒丝菌属包括红斑丹毒丝菌、产单核细胞丹毒丝菌和扁桃体丹毒丝菌,可从土壤、水和食物中分离到。代表菌种为红斑丹毒丝菌,也是本属目前发现的可感染人的致病菌。

（一）生物学特性

红斑丹毒丝菌为革兰氏阳性杆菌,单个或短链状排列,R 型菌落涂片染色镜下可见菌体呈长丝状或分枝状及出现断裂,与放线菌形态相似,无芽孢、无鞭毛也无荚膜。

本菌初次分离在含血清或葡萄糖的培养基上及 5% CO_2 环境中生长旺盛。在血琼脂平板上因菌株毒力不同可形成 S、R 两种菌落,S 菌落小、突起有光泽,R 菌落大、表面呈颗粒状。在亚碲酸钾血平板可形成黑色菌落。在液体培养基可呈微浑浊生长,底层有少量沉淀。

对湿热和常用消毒剂敏感。但对石炭酸抵抗力较强,在 5 g/L 的石炭酸中可存活 90 多天,分离本菌时可利用石炭酸处理污染标本。

（二）致病物质与所致疾病

本菌引起的疾病为一种急性传染病,主要发生于多种家畜、家禽和鱼类中,猪感染后称猪丹毒。人类多因接触患病动物及其皮革制品经皮肤伤口而被感染,发生局部红肿、疼痛,称为类丹毒,可发展为急性淋巴管炎,也可引起败血症、关节炎及心内膜炎,多发于屠宰及鱼、肉加工人员。本菌若污染奶及奶制品也可引起食物中毒。

主要致病物质为内毒素和一些酶类,如透明质酸酶使血管通透性增高,神经氨酸酶可促使 DIC 形成,导致微循环障碍,发生酸中毒、出血和休克。

（三）微生物学检验

1.标本采集

可以采取患者血液、皮疹渗出液或脓液标本进行检验。动物标本可取心血、内脏、局部组织或渗出液等。

2.直接显微镜检查

革兰氏染色时易被脱色而呈革兰氏阴性。血液或渗出液标本涂片染色镜检可见细菌多散在于血细胞之间,也有的被白细胞吞噬。

3.分离培养

用血平板进行分离培养,初次分离最好在 5% CO_2 环境中培养。血液标本采用含有葡萄糖或血清的肉汤进行增菌。

4.鉴定

红斑丹毒丝菌触酶、氧化酶、MR、V-P 反应均为阴性。48 h 内发酵葡萄糖、乳糖,6～7 d 发酵麦芽糖,可液化明胶,多数菌株硫化氢阳性。主要鉴定特性及与相似细菌产单核细胞李斯特菌的鉴别。

（四）药物敏感性试验

本菌对青霉素、头孢菌素、红霉素、四环素等均敏感。

四、加特纳菌属

加特纳菌属目前只包括一个菌种,即阴道加特纳菌,为阴道正常菌群,可由于菌群失调引起细菌性阴道病。

（一）生物学特性

阴道加特纳菌为小杆菌但具多形态性,大小为 0.5 $\mu m \times$ (1～2.5)μm,单个或成双排列,无特殊结构。革兰氏染色与菌株和培养条件有关,临床新鲜标本分离株或高浓度血清中生长的菌株呈革兰氏阳性,实验室保存菌株为革兰氏阴性。

多数菌株为兼性厌氧,营养要求较高,普通培养基上不生长。常用血平板在 5% CO_2 环境中培养,形成针尖状、圆形、光滑、不透明的菌落,在人和兔血平板上出现 β 溶血环,羊血平板上不溶血。

（二）致病物质与所致疾病

阴道乳酸杆菌大量减少,阴道加特纳菌和厌氧菌过度增殖,造成阴道正常菌群微生态平衡失调,引起非特异细菌性阴道病（bacterial vaginosis,BV）,为性传播疾病之一。BV 还可导致妇产科多种严重并发症如子宫术后感染、产后子宫内膜炎等,还可引起新生儿败血症。健康妇女雌激素对阴道上皮细胞糖原含量及由糖原产生的乳酸的影响是控制阴道微生态的主要因素。

（三）微生物学检验

1.标本采集

根据临床及感染部位不同采集不同标本。疑为 BV 患者主要采集阴道分泌物,疑为子宫内膜感染者刮宫取内膜细胞培养,胎内感染无菌采集羊水。

2.直接显微镜检查

阴道分泌物直接涂片,革兰氏染色可见上皮细胞（细胞质呈红色,细胞核为蓝紫色）被大量革兰氏阳性或染色不定小杆菌覆盖,导致细胞边缘不清,称为线索细胞。若涂片中以革兰氏阳性杆菌（乳酸杆菌）为主,只有少量短小杆菌则提示可能为非 BV 患者。

3.分离培养

用含 5% 人血的平板置 5% CO_2 环境中培养 48 h 后进一步鉴定,如不能及时鉴定,可将分离菌株混悬于兔血清中低温冻存。

4.鉴定

主要生化反应为水解马尿酸、淀粉,发酵葡萄糖、麦芽糖、蔗糖等,其他生化反应不活泼。

以革兰氏染色找到线索细胞、阴道分泌物 pH 测定及胺试验为主要鉴定依据,一般情况下不做加特纳菌的分离培养和生化反应。

（1）pH 测定:测定阴道分泌物 pH,大于 4.5 为可疑 BV。

（2）胺试验:阴道分泌物滴加 10% KOH,若发出腐败鱼腥样胺臭味即为阳性。

5.药物敏感性试验

所有菌株对青霉素类、万古霉素和甲硝唑敏感;对磺胺类、萘啶酸、新霉素、多黏菌素耐药。

BV 为细菌混合感染,因阴道加特纳菌为正常菌群,因此定性检出不一定就证明感染。必要时做细菌定量计数,若每毫升阴道分泌物该菌计数呈 100～1 000 倍增加,则提示可能为感染的病原菌。

五、棒状杆菌属

棒状杆菌属归属放线菌科,是一群菌体呈棒状的革兰氏阳性杆菌,包括的细菌种类繁多,主要有白喉棒状杆菌、假白喉棒状杆菌、干燥棒状杆菌、假结核棒状杆菌、溶血棒状杆菌、化脓棒状杆菌等。引起人类疾病的主要是白喉棒状杆菌，其他的多数为条件致病菌，形态与白喉棒状杆菌相似，统称类白喉棒状杆菌。

（一）生物学特性

白喉棒状杆菌简称白喉杆菌，为革兰氏阳性细长微弯的杆菌，一端或两端膨大呈棒状，无特殊结构。细菌排列不规则，多呈 X、L、V 等形，是由于繁殖时菌体分裂方式不同所致。用亚甲蓝、Albert 法、Neisser 法等染色可显示菌体内有浓染的异染颗粒，排列成念珠状或位于菌体两端，也称为极体，为本菌的形态鉴别特征。

需氧或兼性厌氧，营养要求高，在含有血液、血清、鸡蛋的培养基上生长。在血平板上 35 ℃培养 24 h 后形成灰白色、不透明的 S 型菌落，有狭窄的 β 溶血环。在吕氏血清斜面上生长较快，10～12 h 即形成灰白色、有光泽的菌苔，镜下形态典型，异染颗粒明显。亚碲酸钾能抑制杂菌生长，因此亚碲酸钾血平板通常用于白喉棒状杆菌的初次分离培养，亚碲酸盐离子能透过细胞膜进入白喉棒状杆菌细胞质中，还原为金属碲而沉淀，使菌落呈黑色。白喉棒状杆菌根据在亚碲酸钾血平板上生长的菌落特点分为三型：重型、轻型、中间型。该型别分类与疾病轻重无明显关系，也无特殊意义。

细菌表面具有 K 抗原，为不耐热、不耐碱的蛋白质，可激发宿主产生抗菌免疫和超敏反应。细胞壁具有耐热抗原，为阿拉伯半乳糖，是寄生于人和动物的棒状杆菌的共同抗原，与分枝杆菌和诺卡菌属有交叉。

本菌对干燥、寒冷、日光等因素较其他无芽孢菌强，对湿热和常用消毒剂敏感。

（二）致病物质与所致疾病

白喉棒状杆菌所致的疾病白喉为急性呼吸道传染病，传染源为患者和带菌者，通过飞沫或污染的物品传播。在患者咽喉部及鼻腔黏膜该菌几乎呈纯培养状态。细菌在黏膜局部定殖并产生外毒素，引起局部炎症和毒血症，黏膜上皮细胞渗出的纤维蛋白和局部细菌、炎症细胞、坏死组织凝结在一起形成灰白色膜，称为假膜，不易拭去。若假膜延伸并脱落于气管，可致患者窒息，成为早期致死的主要原因。此外，在阴道、眼结膜、表浅创伤部位也可见到假膜。

主要致病物质是由白喉棒状杆菌产生的外毒素——白喉毒素，但是并非所有的菌株都能产生，只有携带有产毒素基因（tox＋）β-棒状噬菌体（Corynephage β）的溶源性菌株才能产生该毒素。白喉毒素是由二硫键连接的单条多肽链，为无活性的酶原，经酶蛋白降解为 A、B 两个多肽片段后发挥生物活性，A 片段不能单独侵入细胞但有酶活性 B 片段可与易感细胞膜受体结合，携带 A 片段转运入胞质内。白喉毒素常见的易感细胞有心肌、外周神经、肝、肾、肾上腺等组织，使细胞蛋白质合成障碍，因此临床常有心肌炎和软腭麻痹症状及肝、肾等严重病变。

类白喉杆菌通常分布于人和动物鼻腔、咽喉、外耳道、外阴和皮肤，一般无致病性或与其他细菌一起引起混合感染。近年来，由于大量使用免疫抑制剂和不适当使用抗生素，尤其介入性诊疗手段的广泛应用，这些条件致病菌导致的医院内感染病例增多，如菌血症、心内膜炎、骨髓炎等。

（三）微生物学检验

1.标本采集

从疑似假膜的边缘采集分泌物，未见假膜者采集鼻咽部或扁桃体黏膜分泌物。

2.直接显微镜检查

将标本直接涂片,分别做革兰氏染色和异染颗粒染色,镜检发现革兰氏阳性棒状杆菌,形态典型且有明显异染颗粒,可作初步报告,为临床早期诊断提供依据。

3.分离培养

标本分离可用亚碲酸钾血平板,纯培养用吕氏血清斜面。

4.鉴定

白喉棒状杆菌触酶阳性;分解葡萄糖、麦芽糖、半乳糖、糊精,不分解乳糖、甘露醇,重型迟缓分解蔗糖,还原硝酸盐,不液化明胶,吲哚和脲酶试验阴性。已有商品化的试剂盒用于棒状杆菌属的鉴定如 API 快速棒状杆菌试剂条、Minitek 系统等。

白喉棒状杆菌包括无毒株和有毒株,需要通过毒力试验鉴定白喉杆菌的致病菌株,应用白喉抗毒素检测白喉杆菌毒素,确定产毒株,常用方法有 ELISA 法和 Elek 平板毒力试验。

(四)药物敏感性试验

本菌对青霉素、红霉素、氯霉素等广谱抗生素敏感,但对磺胺类耐药。

经革兰氏染色和异染颗粒染色,形态典型有明显异染颗粒者可作出"检出形似白喉棒状杆菌"的初步报告。经亚碲酸钾血平板分离到黑色菌落,毒力试验阳性者,可报告"检出白喉棒状杆菌产毒菌株"。

六、需氧放线菌

放线菌是一类原核细胞型微生物,以分裂方式繁殖,常形成分枝状无隔营养菌丝。与医学有关的放线菌可按照细胞壁中是否含有分枝菌酸分为两类:不含分枝菌酸的主要包括放线菌属、链霉菌属和红球菌属;含有分枝菌酸的主要包括诺卡菌属、分枝杆菌属、棒状杆菌属。链霉菌属和红球菌属较少引起人类感染,放线菌属为厌氧菌,分枝杆菌属、棒状杆菌属见相关章节,以下主要介绍需氧性放线菌——诺卡菌属。

诺卡菌属目前包括 11 个种,广泛分布于土壤中,多数为腐生微生物,分解有机植物,有些可产生利福霉素、蚁毒素等,与人和动物致病性有关的主要是星状诺卡菌和巴西诺卡菌。

(一)生物学特性

诺卡菌为革兰氏阳性杆菌,有细长的分枝菌丝。形态基本与放线菌属相似,但菌丝末端不膨大。抗酸染色弱阳性,若延长脱色时间则失去抗酸性,可与结核分枝杆菌相区别。在培养早期分枝状菌丝较少,多为球状或杆状菌体;如培养时间较长可见有丰富的菌丝形成,丝体呈粗细不等的串珠状。在患者痰、脓汁、脑脊液等直接涂片中多见纤细的分枝状菌丝。

为专性需氧菌,营养要求不高但繁殖速度较慢,在普通平板或 L-J、沙氏平板上 35 ℃下培养 5～7 d 才可见到菌落,菌落表面干燥、有皱褶或呈颗粒状,可产生橙红、黄色、绿色等不同色素。在液体培养基中,由于需氧可在表面生成菌膜,下部液体澄清。

(二)致病物质与所致疾病

诺卡菌属的细菌多引起外源性感染,有毒株为兼性胞内寄生菌,可抑制吞噬体和溶酶体融合,抗吞噬细胞的有氧杀菌机制。星状诺卡菌主要通过呼吸道引起人的原发性、化脓性肺部感染,症状类似肺结核,也可经肺部转移到皮下组织,产生脓肿及多发性瘘管,或扩散到其他脏器,如引起脑脓肿、腹膜炎等。在感染的组织及脓汁内有淡黄色、红色或黑色的色素颗粒。巴西诺卡菌可因外伤侵入皮下组织,引起慢性化脓性肉芽肿,表现为脓肿及多发性瘘管,好发于足、腿部,称为足分枝菌病,本病也可以由某些真菌及马杜拉放线菌引起。

（三）微生物学检验

1.标本采集

采集组织渗出液、痰、脓液等,注意观察有无色素颗粒。

2.直接显微镜检查

如标本中有色素颗粒,取其置玻片上压碎进行革兰氏染色和抗酸染色,镜检可见革兰氏阳性（有时染色性不定）纤细的菌丝体和长杆菌,抗酸染色弱抗酸性,可初步确定为诺卡菌。但在脑脊液或痰中发现抗酸性的长杆菌,注意与结核分枝杆菌相鉴别。

3.分离培养

标本可接种于沙氏平板和血平板,35 ℃培养 2～4 d 后可见有黄、橙或红色的菌落。星状诺卡菌最高生长温度可达 45 ℃,可用于鉴别本菌。

4.鉴定

除菌落、菌体形态鉴定外,星状诺卡菌和巴西诺卡菌主要鉴别特性见表14-14。

表 14-14 两种诺卡菌主要鉴别特性

菌种	液化明胶	分解酪氨酸	脓化牛乳	45 ℃生长
星状诺卡菌	−	−	−	+
巴西诺卡菌	+	+	+	−

（四）药物敏感性试验

本菌属细菌对磺胺类药物敏感,对青霉素耐药。

第八节　非发酵革兰氏阴性杆菌检验

非发酵革兰氏阴性杆菌是一群不发酵葡萄糖或仅以氧化形式利用葡萄糖的需氧或兼性厌氧、无芽孢的革兰氏阴性杆菌;在分类学上分别属于不同的科、属和种,但具有类似的表型特征,如多为需氧菌,菌体直而细长,大小为 $(1～5)\mu m \times (0.5～1)\mu m$,绝大多数动力阳性,最适生长温度一般为 30 ℃～37 ℃,多为条件致病菌。近年来由该类细菌引起感染的报告日益增多,尤其在院内感染中铜绿假单胞菌、不动杆菌等占有重要地位,同时由于非发酵菌对抗生素的耐药率日渐增高,已引起临床医学及检验医学的重视。

非发酵革兰氏阴性杆菌包括的菌种较多,主要有下列菌属:假单胞菌属、不动杆菌属、窄食单胞菌属、伯克霍尔德菌属、产碱杆菌属、无色杆菌属、莫拉菌属、金氏杆菌属、金色杆菌属、艾肯菌属、土壤杆菌属、黄单胞菌属、丛毛单胞菌属、食酸菌属等。

一、假单胞菌属

（一）概述

假单胞菌属属于假单胞菌目的假单胞菌科,本菌属分布很广,水、土壤和植物中均有存在,多数为腐生菌,少数为动物寄生菌,对人类都为条件致病菌。本菌属目前共有153种细菌,临床最常见的是铜绿假单胞菌,其他尚有荧光假单胞菌、恶臭假单胞菌、斯氏假单胞菌等,但较少见。

1.生物学特性

假单胞菌属是一类无芽孢、散在排列的革兰氏阴性杆菌,菌体直或微弯、有单鞭毛或丛鞭毛,运动活泼。

本属细菌专性需氧,生长温度范围广,最适生长温度35 ℃,少数细菌可在4 ℃或42 ℃生长,如铜绿假单胞菌和许多非荧光假单胞菌在42 ℃生长,而恶臭假单胞菌和几乎所有的荧光假单胞菌在42 ℃不生长。假单胞菌属中,铜绿假单胞菌、荧光假单胞菌、恶臭假单胞菌、韦龙氏假单胞菌和蒙氏假单胞菌组成已知的荧光组假单胞菌,这些细菌经培养可产生水溶性黄绿色或黄褐色的青脓素,这种色素在短波长的紫外光下可发出荧光;而斯氏假单胞菌、曼多辛假单胞菌、产碱假单胞菌、假产碱假单胞菌、浅黄假单胞菌和稻皮假单胞菌组成非荧光组假单胞菌。本属细菌可以生存的pH范围是5.0~9.0,最适pH为7.0;营养要求不高,在实验室常用培养基(如普通琼脂平板、血平板、巧克力平板、麦康凯平板等)上均可生长。

2.致病物质与所致疾病

本菌属有多种毒力因子,包括菌毛、内毒素、外毒素和侵袭性酶。

本菌属一般不是人类的正常菌群,来源于环境,通常是水、潮湿的土壤,污染的医疗器械、输液或注射等,可引起医院感染。人类非发酵菌感染中,假单胞菌占70%~80%,主要为铜绿假单胞菌。临床常见假单胞菌的致病物质及所致疾病谱见表14-15。

表14-15 临床常见假单胞菌的致病物质及所致疾病

菌种	毒力因子	所致病菌
铜绿假单胞菌	外毒素A、内毒素、蛋白水解酶、藻朊酸盐、菌毛、对很多抗生素固有耐药	条件致病可引起社区或医院获得性感染、肺囊性纤维化患者的呼吸系统感染
荧光假单胞菌 恶臭假单胞菌 斯氏假单胞菌	未知,发生感染的患者常处在疾病状态且暴露于污染的医疗器械或溶液	较少引起感染,可引起菌血症、尿路感染、伤口感染和呼吸道感染
曼多辛假单胞菌 产碱假单胞菌 假产碱假单胞菌	未知	尚未发现引起人类疾病

3.微生物学检验

(1)标本采集:假单胞菌属感染的常见标本有血液、脑脊液、胸腔积液、脓液、分泌液、痰液、尿液等。因该属细菌生长条件要求不高,其标本的采集与运送无特别的要求。

(2)直接显微镜检查:标本直接涂片做革兰氏染色检查。本菌属为革兰氏阴性杆菌,中等大小,菌体直或微弯,散在排列,无芽孢。

(3)分离培养:血液、脑脊液等无杂菌污染的标本,可经增菌后或直接接种于血平板及麦康凯平板,粪便等杂菌多的标本接种于强选择性培养基进行分离培养。

(4)鉴定假单胞菌属的主要特征:革兰氏阴性杆菌,动力阳性;专性需氧,营养要求不高,普通培养基、麦康凯培养基上生长良好,某些菌株具有明显的菌落形态或色素。氧化酶阳性,葡萄糖氧化发酵试验(O/F 试验)通常为氧化型;可将硝酸盐转化为亚硝酸盐或氮气。但浅黄假单胞菌和稻皮假单胞菌氧化酶阴性,常不能在麦康凯培养基上生长。

在临床实际工作中,假单胞菌属细菌的鉴定常采用商品化的试剂盒或全自动或半自动的细菌鉴定系统,临床常见的假单胞菌一般都能获得满意的鉴定结果。本属细菌的诊断一般不需要采用血清学诊断技术。

4.药物敏感性试验

由于假单胞菌属的一些细菌对很多抗生素天然耐药,本属细菌抗感染药物的选择一般由临床微生物技术人员、感染科医师和药剂师等共同协商作出决定。临床治疗假单胞菌感染的抗菌药物主要有三类:β-内酰胺类、氨基糖苷类和喹诺酮类。按美国临床实验室标准化研究所(Clinical and Laboratory Standards Institute,CLSI)推荐,非发酵革兰氏阴性细菌除铜绿假单胞菌、不动杆菌属细菌、洋葱伯克霍尔德菌和嗜麦芽窄食单胞菌外,药敏试验不选用 Kirby-Bauer法,应选用肉汤或琼脂稀释法或 E-test 法。

(二)铜绿假单胞菌

铜绿假单胞菌是假单胞菌属的代表菌种,广泛分布于自然界、家庭和医院中,其在外界存活的重要条件是潮湿环境,在人类的皮肤和黏膜表面罕见。在临床,该菌是肠杆菌科以外的革兰氏阴性杆菌中最常见的细菌。

1.生物学特性

铜绿假单胞菌为革兰氏阴性杆菌,菌体呈细杆状,长短不一,散在排列;无芽孢,一端有单鞭毛,运动活泼,临床分离株常有菌毛。

本菌为专性需氧菌,部分菌株能在兼性厌氧环境中生长,营养要求不高,在普通培养基上生长良好,培养温度常选择 35 ℃,4 ℃不生长而 42 ℃生长是该菌的鉴别点之一。

在血平板、麦康凯平板上形成的菌落表现为扁平湿润,锯齿状边缘,常呈融合性生长,表面常可见金属光泽;产蓝绿色、红色或褐色色素,可溶于水,有类似葡萄或煎玉米卷气味;在血平板上常呈 β-溶血,来自肺囊性纤维化患者的菌株常表现为黏液型菌落。从临床标本分离的铜绿假单胞菌约有 80%～90%产生色素。

铜绿假单胞菌有菌体(O)抗原、鞭毛(H)抗原、黏液(S)抗原和菌毛抗原。O 抗原有两种成分:一种是外膜蛋白,为保护性抗原,免疫性强,具有属特异性;另一种为脂多糖(LPS),具有型特异性,可用于细菌分型。

铜绿假单胞菌对外界因素的抵抗力比其他无芽孢菌强,在潮湿的环境中能长期生存。对干燥、紫外线有抵抗力。但对热抵抗力不强,56 ℃、30 min 可被杀死。对某些消毒剂敏感,1%苯酚处理 5 min 即被杀死。临床分离菌株对多种抗生素不敏感。

2.致病物质与所致疾病

铜绿假单胞菌的致病作用与多种毒力因子有关,主要有:外毒素 A,通过抑制蛋白质合成杀死宿主细胞;数种蛋白溶解酶,能溶解弹性蛋白、明胶及纤维蛋白等,与铜绿假单胞菌引起的角膜溃疡、小肠和结肠的炎性病变有关;溶血素,可破坏红细胞,导致出血病变,还能破坏覆盖于肺泡表面的卵磷脂,进而减低肺泡表面张力,导致肺不张,使肺炎病变加重;铜绿假单胞菌的菌毛可使细菌黏附到宿主细胞上。某些菌株产生藻朊酸盐和脂多糖聚合体,可抑制吞噬细胞的吞噬作用而导致肺囊性纤维化患者的潜在感染。

完整的皮肤黏膜是天然的屏障,故铜绿假单胞菌很少成为健康人的原发病原菌,但改变或损伤宿主正常的防御机制,如烧伤导致皮肤黏膜破坏、留置导尿管、气管切开插管,或免疫机制缺损如粒细胞缺乏、低蛋白血症、各种肿瘤患者,应用激素和广谱抗生素的患者,常可导致皮肤、尿路、呼吸道等感染。烧伤焦痂、婴儿或儿童的皮肤、脐带和肠道、老年人的尿道则是较常见的原发病灶或入侵门户。如果人体抵抗力降低或细菌毒力强,数量多,就可在血中生长繁殖,发生败血症。如因污染的镜片导致眼外伤,也可引起眼部感染。

铜绿假单胞菌对外界因素的较强抵抗力及对多种抗生素固有耐药,有助于该菌在医院环境中存活而引起医院感染。铜绿假单胞菌是呼吸道、尿道、伤口、血液甚至中枢神经系统医院感染的常见病原菌,肺囊性纤维化患者的呼吸道感染、皮肤坏死出血性丘疹与糖尿病患者恶性外耳炎多由感染铜绿假单胞菌所致。

3.微生物学检验

(1)标本采集:按疾病和检查目的分别采取不同的临床标本,如痰、伤口分泌物、尿液、脓液及穿刺液、血液、脑脊液、胸腔积液和腹水、关节液等。

(2)直接显微镜检查:脑脊液、胸腔积液和腹水离心后取沉淀物涂片,脓汁、分泌物直接涂片革兰氏染色镜检。为革兰氏阴性杆菌,菌体长短不一,有些菌体周围可见有荚膜。

(3)分离培养:血液和无菌体液标本可先增菌后再转种血平板和麦康凯平板,痰、脓液、分泌物、中段尿等可直接接种上述培养基。

(4)鉴定:根据培养物的菌落特征、产生水溶性蓝绿色、红色或褐色色素、特殊的气味、氧化酶试验阳性、氧化发酵试验为氧化分解葡萄糖等即可作出初步鉴定。但对色素产生不典型的铜绿假单胞菌还需要做其他生化反应(如明胶液化、精氨酸双水解试验、42 ℃生长试验等,乙酰胺酶检测试验也有一定的价值)与其他假单胞菌鉴别。铜绿假单胞菌主要生化反应结果如下:氧化酶阳性,在氧化发酵培养基上,能氧化利用葡萄糖、木糖产酸,不能发酵乳糖。精氨酸双水解酶阳性,乙酰胺酶多阳性,利用枸橼酸盐,还原硝酸盐并产生氮气。吲哚阴性,赖氨酸脱羧酶阴性(表14-16)。

表 14-16　临床常见假单胞菌的鉴定特征

菌种	42 生长℃	硝酸盐还原	还原硝酸盐产气	明胶液化	精氨酸双水解硝酸盐酶	赖氨酸脱羟酶	尿素水解	氧化葡萄糖	氧化乳糖	氧化甘露醇	氧化木糖
铜绿假单胞菌	+	+	+	V	+	−	V	+	−	V	+
荧光假单胞菌	−	−	−	+	+		V	+	V	V	+
曼多辛假单胞菌	+	+	+	+	+		V	+	−	−	+
恶臭假单胞菌	−	−	−	+	+		V	+	V	V	+
斯氏假单胞菌	V	+	+	+	+		V	+	−	+	+
蒙龙氏假单胞菌	−	−	−	−	+		V	+	−	−	−
韦龙氏假单胞菌	−	+	+	V	+	ND	V	+	ND	+	+

注:ND,无数据;V,不定的;+,>90%菌株阳性;−,>90%菌株阴性。

4.药物敏感性试验

铜绿假单胞菌呈现明显的固有耐药性,对多数抗生素不敏感,对原为敏感的抗生素也可以产生耐药,因此,初代敏感的菌株在治疗3~4 d后,测试重复分离株的抗生素敏感性是必要的。目前,对假单胞菌感染多采用联合治疗,如选用一种β-内酰胺类抗生素与一种氨基糖苷类或一种喹诺酮类抗菌药物联合治疗。严重的铜绿假单胞菌感染,如败血症、骨髓炎及囊性纤维化患者应延长疗程。

标本经涂片革兰氏染色和分离培养后,如为革兰氏阴性杆菌,菌落产生典型色素,具有特殊的气味、氧化酶阳性,即可初步报告"检出铜绿假单胞菌"。色素产生不典型者,经生化鉴定,如符合鉴定依据中的各条标准,才可提出报告。

对于临床标本中分离出铜绿假单胞菌的意义,必须结合患者的临床表现与标本来源进行分析。一般来说,以纯培养方式从正常无菌标本中分离出铜绿假单胞菌,要进行细菌鉴定和抗生素敏感试验,而从非无菌标本如无临床体征或无肺炎症状的患者气管内标本分离到铜绿假单胞菌,即使是优势生长,也没有必要进一步鉴定,因为使用多种抗生素治疗的患者常出现铜绿假单胞菌定植。

(三)荧光假单胞菌

1.生物学特性

荧光假单胞菌为革兰氏阴性杆菌,散在排列,一端丛毛菌,运动活泼,偶见无鞭毛无动力的菌株。专性需氧,营养要求不高,在普通培养基上可生长,在麦康凯平板上亦可生长,培养温度常选择 35 ℃,大多数菌株在 4 ℃生长,42 ℃不生长。约 94% 的菌株产生水溶性荧光素,在紫外线(360 nm)照射下呈黄绿色荧光,有些菌株产生蓝色色素,不扩散。

2.致病物质与所致疾病

荧光假单胞菌存在于土壤和水等环境中,常与食物(鸡蛋、血、牛乳等)腐败有关,是人类少见的条件致病菌,可引起医院感染。由于具有嗜冷性,可在冰箱储存血液中繁殖,若输入含有此菌的血库血液,可导致患者不可逆性的休克而死亡。所以,血库血液的采集和保存,应防止荧光假单胞菌的污染。

3.微生物学检验

尿、分泌物等临床标本可直接接种在血平板上,血液标本可先增菌后再接种于血平板分离。本菌鞭毛 3 根以上,42 ℃不能生长,可与铜绿假单胞菌相区别。本菌的最低鉴定特征有:单端鞭毛 3 根以上,动力阳性;氧化分解葡萄糖,不分解麦芽糖,氧化酶阳性,精氨酸水解阳性,明胶液化阳性;可产生荧光素,4 ℃生长,42 ℃不生长。本菌对卡那霉素敏感。

(四)恶臭假单胞菌

1.生物学特性

恶臭假单胞菌为革兰氏阴性杆菌,有些菌株为卵圆形,单端丛毛菌,运动活泼。专性需氧,培养温度常选择 35 ℃,42 ℃不生长,4 ℃生长不定,菌落与铜绿假单胞菌相似,但只产生荧光素(青脓素),不产生绿脓素,借此可与铜绿假单胞菌相区别,其陈旧培养物有腥臭味。

2.致病物质与所致疾病

恶臭假单胞菌为鱼的一种致病菌,常从腐败的鱼中检出,是人类少见的条件致病菌,常引起医院感染。偶从人类尿道感染、皮肤感染和骨髓炎标本中分离出,分泌物有腥臭味。

3.微生物学检验

鉴定中注意与其他假单胞菌相区别,只产生荧光素不产生绿脓素,42 ℃不生长可与铜绿假单胞菌区别;不液化明胶,不产生卵磷脂酶,陈旧培养物上有腥臭味,有别于荧光假单胞菌。

（五）斯氏假单胞菌

1.生物学特性

斯氏假单胞菌为革兰氏阴性杆菌，一端单鞭毛，运动活泼；常选择 35 ℃ 进行培养，4 ℃ 不生长，大部分菌株在 42 ℃ 生长；营养要求不高，普通平板可生长，新分离菌株在培养基上可形成特征性干燥、皱缩样菌落，黏附于琼脂表面难以移动，可产生黄色色素，不产生荧光素。

2.致病物质与所致疾病

斯氏假单胞菌存在于土壤和水中，在医院设备及各种临床标本中亦有发现，本菌引起的感染并不多见，偶可引起抵抗力低下患者伤口、泌尿道、肺部感染等。

3.微生物学检验

注意与曼多辛假单胞菌相鉴别，其特征性菌落、精氨酸双水解试验阴性、氧化分解甘露醇，有别于曼多辛假单胞菌。

二、不动杆菌属

不动杆菌属归于假单胞菌目的莫拉菌科，根据 DNA-DNA 杂交将不动杆菌属分成25个 DNA 同源组，或称基因种，至少有 19 种不动杆菌的生化反应和生长试验已被公布，但只有 16 种不动杆菌被命名。由于大部分不动杆菌不能依靠表型实验将其同其他不动杆菌区分开来，目前将不动杆菌分成两组，分解糖（氧化分解葡萄糖）的不动杆菌和不分解糖（不氧化分解葡萄糖）的不动杆菌。

（一）生物学特性

不动杆菌属为一群不发酵糖类、氧化酶阴性、硝酸盐还原阴性、不能运动的革兰氏阴性杆菌。菌体多为球杆状，常成双排列，看似双球菌，有时不易脱色，可单个存在，无芽孢、无鞭毛。细菌培养温度常选择 35 ℃，该属细菌接种在血平板和巧克力平板后，在二氧化碳或空气环境中孵育，生长良好，培养 24 h 后，血平板上表现为光滑、不透明、有些菌种呈 β-溶血菌落；可在麦康凯培养基上生长（但需在空气环境中孵育），细菌生长较血平板慢，不发酵乳糖，菌落呈无色或淡紫红色。

（二）致病物质与所致疾病

不动杆菌广泛分布于自然界和医院环境中，是长期住院患者呼吸道和皮肤菌群的一部分。在临床标本中，最常见的是鲍曼不动杆菌，它是仅次于铜绿假单胞菌而居临床分离阳性率第二位的非发酵革兰氏阴性杆菌，为条件致病菌。其致病物质目前尚不清楚，主要引起呼吸道、泌尿生殖道和血液的医院感染。该属微生物常感染较衰弱的患者，如应用医疗设备或接受多种抗生素治疗的烧伤或 ICU 患者，所致的疾病包括呼吸道感染、泌尿生殖道感染、伤口感染、软组织感染和菌血症等。

（三）微生物学检验

1.标本采集

根据临床疾病的不同采集不同的标本，常见为痰液、尿液、血液和分泌物。

2.直接显微镜检查

采集分泌物、痰液、脓液、脑脊液、尿液等标本后先做涂片，革兰氏染色后镜检，为革兰氏阴性球杆菌，有抵抗酒精脱色的倾向，细菌较粗壮，常成双排列，在吞噬细胞内也有存在，易误认为奈瑟菌属细菌。

3.分离培养

在血平板和麦康凯平板上经 35 ℃培养 24 h 后,可形成光滑、不透明、奶油色、凸起的菌落,菌落大小较肠杆菌科细菌小;洛菲不动杆菌菌落较小,直径为 1～1.5 mm;溶血不动杆菌在血平板上可产生 β 溶血;有些菌株苛养,在血平板上呈针尖样菌落,在营养肉汤中不生长;某些氧化葡萄糖的不动杆菌可使血平板呈独特的棕色。在麦康凯平板上形成乳糖不发酵菌落,但因菌落略带紫色而常被误认为乳糖发酵菌落,需注意。

4.鉴定

商品化的鉴定系统(如法国生物梅里埃 API 20 NE)可很好地鉴定不动杆菌。一些培养物经涂片、染色,如为革兰氏阴性成双排列的球杆菌,形态似奈瑟菌;KIA 底层及斜面均不变色、无动力;氧化酶阴性,硝酸盐还原试验阴性,可初步确定为不动杆菌属的细菌。氧化酶阴性、硝酸盐还原试验阴性、无动力的革兰氏阴性杆菌极为罕见。本菌属内种的鉴定参见表 14-17。

表 14-17　不动杆菌和嗜麦芽窄食单胞菌的主要鉴定特征

菌种	麦康凯生长	动力	氧化葡萄糖	氧化麦芽糖	七叶苷水解	赖氨酸脱羟酶	硝酸盐还原
分解糖不动杆菌	+	－	＋	－	－	－	－
不分解糖不动杆菌	+	－	－	V	－	－	－
嗜麦芽窄食单胞菌	+	+	＋	＋	V	+	V

注:V,不定的;＋,＞90%菌株阳性;－,＞90%菌株阴性。

(四)药物敏感性试验

不动杆菌均对青霉素、氨苄西林和头孢拉啶耐药,大多数菌株对氯霉素耐药,对氨基糖苷类抗生素耐药的菌株也逐渐增多,不同菌株对二代和三代头孢菌素的耐药性不同,所以每个分离菌株均应进行药敏试验。不动杆菌可采用纸片扩散法、肉汤和琼脂稀释法进行药敏试验,抗生素敏感试验结果对指导临床用药非常重要,药物的选择:A 组药物包括头孢他啶、亚胺培南和美洛培南;B 组药物包括美洛西林、替卡西林、哌拉西林、氨苄西林舒巴坦、哌拉西林/他唑巴坦、替卡西林/克拉维酸、头孢吡肟、头孢噻肟、头孢曲松、庆大霉素、阿米卡星、妥布霉素、四环素、多西环素、米诺环素、环丙沙星、加替沙星和左氧氟沙星;C 组药物主要是甲氧苄啶/磺胺甲噁唑。

不动杆菌对很多抗生素显示耐药,因此在临床上选择最佳的抗生素进行抗感染治疗较困难。不动杆菌引起的单纯尿路感染,选择单个药物进行治疗往往是有效的,但对于严重的感染如肺炎或菌血症,就需要采用 β-内酰胺类联合氨基糖苷类抗生素进行治疗。

三、窄食单胞菌属

窄食单胞菌属属于黄单胞菌目的黄单胞菌科,目前共有 5 个种,分别是嗜麦芽窄食单胞菌、非洲窄食单胞菌、微嗜酸窄食单胞菌、好氧反硝化窄食单胞菌和嗜根窄食单胞菌,后三种菌均是在 2002 年命名。在 1997 年以前,本属仅有一种细菌,即嗜麦芽窄食单胞菌,该菌在 1961 年根据其鞭毛特征命名为嗜麦芽假单胞菌,1983 年根据核酸同源性和细胞脂肪酸组成等归入黄单胞菌属,命名为嗜麦芽黄单胞菌。但由于其无黄单胞菌素,无植物病原性,能在 37 ℃生长等,与其他黄单胞不同,1993 年有学者提议将此菌命名为嗜麦芽窄食单胞菌,该菌也是本属中临床最常见的条件致病菌。

（一）生物学特性

窄食单胞菌属细菌为革兰氏阴性杆菌,菌体直、较短或中等大小,单个或成对排列,一端丛毛菌,有动力。常选择的培养温度为 35 ℃,4 ℃不生长,近半数菌株 42 ℃生长。在空气环境中生长良好,营养要求不高,在血平板上生长良好,麦康凯平板可生长,形成乳糖不发酵菌落。在血平板上培养 24 h 后,菌落较大,表面光滑、有光泽,边缘不规则,有色素产生,使菌落呈淡紫绿色到亮紫色,菌落下部常呈绿色变色,有氨水气味。

（二）致病物质与所致疾病

本菌为条件致病菌,其致病的毒力因子尚不清楚。该菌广泛存在于自然界,包括潮湿的医院环境中,能变成长期住院患者呼吸道菌群的一部分,可因患者使用医疗器械,如静脉导管和导尿管等,导致该菌进入机体无菌部位引起感染。最常见的是医院感染,包括导管相关性感染、菌血症、伤口感染、肺炎、尿路感染和机体其他部位的各种感染等。在非发酵菌引起的感染中,仅次于铜绿假单胞菌和不动杆菌而居临床分离阳性率的第三位。

（三）微生物学检验

1.标本采集

根据临床疾病的不同采集不同的标本,血液标本先肉汤增菌,其他标本直接接种于血平板和麦康凯平板。

2.直接显微镜检查

标本涂片,革兰氏染色后镜检,为革兰氏阴性杆菌,菌体直、较短或中等大小,单个或成对排列。

3.分离培养

标本接种于血平板和麦康凯平板,35 ℃、空气环境中孵育 24 h 后在血平板和麦康凯平板上的菌落特征见上述生物学特性。

4.鉴定

嗜麦芽窄食单胞菌在一些商业化的鉴定系统（如法国生物梅里埃 API 20 E）中可得到很好的鉴定。嗜麦芽窄食单胞菌的主要生化反应特征有:氧化酶阴性,DNA 酶（这是将本菌与其他氧化分解葡萄糖革兰氏阴性杆菌相区别的关键因素）和赖氨酸脱羧酶阳性,葡萄糖氧化分解缓慢,可快速氧化分解麦芽糖,明胶水解试验阳性,部分菌株（约占 39%）硝酸盐还原试验阳性;分解硝酸盐产氮气阴性,精氨酸双水解酶阴性,鸟氨酸脱羧酶阴性,吲哚生成阴性,一般不分解尿素。

下列特征可用来推测性地鉴定嗜麦芽窄食单胞菌:在血平板或麦康凯平板上生长良好;动力阳性（一般鞭毛数大于 2 个）;氧化酶阴性;氧化麦芽糖产酸,但氧化葡萄糖较缓慢可产弱酸性反应;赖氨酸脱羧酶阳性、DNA 酶阳性;一些菌株产生黄色色素;对碳青霉烯类抗生素天然耐药。

（四）药物敏感性试验

本菌对大多数临床常用的抗生素如氨基糖苷类和很多 β-内酰胺类（包括对铜绿假单胞菌很有效的抗生素,如碳青霉烯类）天然耐药,主要与该菌存在一种锌离子依赖金属 β-内酰胺酶有关,但对甲氧苄氨嘧啶-磺胺甲噁唑一般均敏感。可采用纸片扩散法、肉汤或琼脂稀释法及 E-test 法检测其抗生素敏感性,抗生素敏感试验可选择的药物非常有限,主要有 A 组的甲氧苄啶-磺胺甲噁唑,B 组的米诺环素和左氧氟沙星。

四、产碱杆菌属

产碱杆菌属属于伯克霍尔德菌目的产碱杆菌科,在伯杰系统细菌手册原核生物分类概要中被分为 16 个种,临床常见的产碱杆菌主要有粪产碱杆菌、木糖氧化产碱杆菌、脱硝产碱杆菌,现又命名为脱硝无色杆菌和皮氏产碱杆菌。

（一）生物学特性

本菌为革兰氏阴性短杆菌,常成单、双或成链状排列,具有周鞭毛,无芽孢,多数菌株无荚膜。专性需氧,培养温度常选择 35℃,在血平板、巧克力和麦康凯平板上生长良好,在血培养系统肉汤、普通营养肉汤(如脑-心浸液)中也生长良好。在麦康凯平板上均形成不发酵乳糖菌落,粪产碱杆菌在血平板的菌落多呈羽毛状边缘,周围有绿色变色区域环绕,菌落产生特征性的、类似苹果或草莓水果样气味;皮氏产碱杆菌在血平板上不产生色素,凸起、有光泽的菌落周围由绿褐色变色区域环绕。

（二）致病物质与所致疾病

本属中临床分离最常见的是粪产碱杆菌,主要存在于土壤和水中,包括潮湿的医院环境,在很多哺乳类动物上呼吸道中也可分离出此菌。大部分感染是条件致病,主要引起医院感染,细菌主要来自污染的医疗设备或溶液,如雾化器、呼吸机和灌洗液等。其致病物质尚不清楚,血、痰、尿、脑脊液等是常见的发现该菌部位。

（三）微生物学检验

1.标本采集

根据临床疾病不同采集不同标本,如血、尿、痰、脓汁、脑脊液等。

2.直接显微镜检查

脑脊液、尿液离心取沉淀涂片,脓液和痰液可直接涂片革兰氏染色镜检,本菌为革兰氏阴性短杆菌。

3.分离培养

血液、脑脊液标本需肉汤增菌后再转种同体培养基,脓液、分泌物、尿液可直接接种于血平板和麦康凯平板。经 35℃空气环境培养 24 h 后,在血平板上可形成大小不等、灰白色、扁平、边缘稍薄的的湿润菌落,粪产碱杆菌有水果香味;在麦康凯上形成不发酵乳糖菌落;在液体培养基中呈均匀浑浊生长,表面形成菌膜,管底有黏性沉淀。

4.鉴定

产碱杆菌属细菌的主要生化特征是:氧化酶阳性,不分解任何糖类,葡萄糖氧化发酵培养基中产碱;本属细菌除能利用柠檬酸盐和部分菌株能还原硝酸盐外,多数生化反应为阴性。

商品化鉴定系统对本属细菌的鉴定能力有限或不确定。本属细菌与产碱假单胞菌极为相似,二者主要区别在于前者为周毛菌而后者为极端单鞭毛菌。木糖氧化产碱杆菌通过氧化葡萄糖和氧化木糖产酸而很容易和其他产碱杆菌区别。粪产碱杆菌在含碳水化合物培养基上呈强烈的产碱反应,大部分菌株形成细小、边缘不规则的菌落,同时产生特征性的水果味并使血平板呈绿色,本菌的一个重要生化特征是能还原亚硝酸盐产气而不能还原硝酸盐。依据能还原硝酸盐和能在 6.5% NaCl 中生长可将皮氏产碱杆菌与其他产碱杆菌区别；脱硝产碱杆菌较少从临床分离到，仅该菌能还原硝酸盐为亚硝酸盐并产气。临床常见产碱杆菌的主要鉴定特征见表 14-18。

表 14-18　有医学意义的 4 种产碱杆菌的主要鉴定特征

特征	脱硝产碱杆菌(n=4)	皮氏产碱杆菌(n=5)	粪产碱杆菌(n=49)	木糖氧化产碱杆菌(n=135)
动力和周鞭毛	+	+	+	+
氧化葡萄糖产酸	−	−	−	V
氧化木糖产酸	−	−	−	+
触酶	+	+	+	+
生长：				
麦康凯琼脂	+	+	+	+
SS 琼脂	+	+	+	+
西蒙枸橼酸盐	+	+	+	+
尿素	−	−	−	−
硝酸盐还原	+	+	−	+
硝酸盐产气	+	−	−	V
亚硝酸盐还原	ND	−	+	ND
明胶水解 *	−	−	V	−
色素：				
不溶性	−	−	−	−
可溶性	V,黄色	−	V,黄色	−,棕色
生长：				
25 ℃	+	+	+	+
35 ℃	+	+	+	+
42 ℃				
精氨酸双水解 * *	−	−	−	V
0% NaCl 营养肉汤	+	+	+	+
6% NaCl 营养肉汤	V	+++	+	V

注：n,为菌株数；表中结果为孵育 2 d 的结果；＋,＞90％菌株阳性；−,＞90％菌株阴性；V,11％～89％的菌株阳性；*,明胶水解试验指的是孵育 14 d 后的结果；ND,不确定或无数据获得；* *,孵育 48 h 轻微生长,7 d 明显生长。

（四）药物敏感性试验

目前尚无有效的药物敏感性试验用于本属细菌抗生素敏感性检验,临床治疗这类细菌感染也无限定性的指导。

五、其他非发酵革兰氏阴性杆菌

（一）金色杆菌属

金色杆菌属属于黄杆菌目中的黄杆菌科,主要包括9种细菌,分别是大比目鱼金色杆菌、黏金色杆菌、产吲哚金色杆菌、脑膜败血金色杆菌、大菱鲆金色杆菌、吲哚金色杆菌、C.defluvii、C.joostei 和 C.miricola,后三种菌均是 2003 年以后命名的。

1.生物学特性

本属细菌是一群中等大小、稍长的革兰氏阴性直杆菌,无鞭毛,动力阴性。营养要求不高,在血平板和巧克力平板上生长良好,可在麦康凯培养基上生长,在血培养系统肉汤、普通营养肉汤(如脑-心浸液)中也生长良好。在二氧化碳或空气环境中,经 35 ℃培养 24 h,在麦康凯培养基上形成乳糖不发酵菌落,在血平板上形成圆形、光滑、有光泽、边缘整齐的菌落(孵育 24 h 后菌落直径 1～2 mm),产亮黄色或橙色色素。

2.致病物质与所致疾病

金色杆菌属在自然状态下存在于土壤、植物、食物和水中,在医院内主要存在于各种水环境中,不是人体的正常菌群。作为环境微生物,尚未发现特别的毒力因子与其致病有关,但它们可在含氯的自来水中生存,这种能力使其很容易在医院水环境中存活。脑膜败血金色杆菌是其中最常见的与人类感染有关的种,可产生蛋白酶和明胶酶,引起宿主细胞与组织的损伤,对早产儿具有高度致病性,可致新生儿脑炎,在婴儿室引起流行,且死亡率较高。也可引起免疫力低下成人肺炎、脑膜炎、败血症和尿路感染。产吲哚金色杆菌在临床标本中经常能分离到,多无临床意义,仅偶可引起有严重基础疾病住院患者的菌血症和与住院期间使用留置设施有关的医院感染。

3.微生物学检验

(1)标本采集:根据临床疾病不同采集不同标本,如血、尿、痰、脓液、脑脊液等。

(2)直接显微镜检查:脑脊液、尿液离心取沉淀涂片,脓液和痰液可直接涂片革兰氏染色镜检,本菌为革兰氏阴性中等稍大的直杆菌,常呈现中间较细,两端较粗的"I"形。

(3)分离培养:血液、脑脊液标本需肉汤增菌后再转种固体培养基,脓液、分泌物、尿液可直接接种血平板和麦康凯平板。经 35 ℃空气环境培养 24 h 后,观察菌落特征。本属细菌均产黄色色素、氧化酶阳性、氧化分解葡萄糖。

(4)鉴定:目前商品化鉴定系统对本属细菌的鉴定能力有限且不确定。本属细菌的主要鉴定特征是:氧化酶阳性、吲哚阳性、无动力、产黄色色素的非发酵革兰氏阴性杆菌,但通常吲哚反应较弱难以显示,应用更敏感的 Ehrlich 方法进行检测。本属细菌触酶阳性、鸟氨酸脱羧酶阴性,SS 琼脂不生长,在三糖铁培养基上 H_2S 生成阴性。产吲哚金色杆菌和黏金色杆菌的表型鉴定比较困难,但黏金色杆菌氧化木糖产酸、42 ℃可生长有助于鉴别。应该强调,试验的结果(如DNA 酶、吲哚、尿素和淀粉水解)取决于培养基、试剂和培养时间。临床常见金色杆菌属细菌的主要特征见表 14-19。

表 14-19　临床常见金色杆菌主要鉴定特征

特征	脑膜败血金色杆菌(n＝149)	黏金色杆菌(模式菌株)	产吲哚金色杆菌(模式菌株)
动力,鞭毛	—	—	—
产酸			
葡萄糖	＋	(＋)	(＋)
木糖	—	(＋)	—
甘露醇	＋	—	—
乳糖	V	—	—
蔗糖	—	—	—
麦芽糖	＋	＋	＋
淀粉	—	—	(＋)

续表

特征	脑膜败血金色杆菌(n=149)	黏金色杆菌(模式菌株)	产吲哚金色杆菌(模式菌株)
海藻糖	+	(+)	(+)
ONPG	+	ND	−
触酶	+	+	+
氧化酶	+	+	+
麦康凯上生长	+	+	(+)
枸橼酸盐	−	+	+
尿素	−	(+)	−
硝酸盐还原	+	+	+
亚硝酸盐还原	V	+	−
三糖铁斜面产酸	−	−	−
三糖铁深层产酸	−	−	−
H_2S(醋酸铅纸)	+	+	+
明胶水解*	+	+	+
黄色不溶性色素	−	+	+
生长在：			
25 ℃	+	+	+
35 ℃	+	+	+
42 ℃	V	+	−
七叶苷水解	+	+	+
赖氨酸脱羟酶	−	ND	ND
精赖氨酸双水解酶	V	ND	ND
0% NaCl营养肉汤	+	+	+
6% NaCl营养肉汤	−	−	−

注:n为菌株数量;表中结果为孵育2 d的结果,括号中的结果为3到7 d的相应结果;+:>90%菌株阳性;−:>90%菌株阴性;V:11%~89%的菌株阳性;*:明胶水解试验指的是孵育14 d后的结果;ND:不确定或无数据。

4.药物敏感性试验

目前实验室中尚无有效的金色杆菌属细菌的抗生素敏感试验,因此如果依据体外纸片扩散法的药敏结果指导临床用药会造成严重的误导。本属细菌一般对青霉素类(包括碳青霉烯类)、头孢菌素和氨基糖苷类(这类抗生素常用于其他革兰氏阴性菌感染的抗感染治疗)抗生素耐药,但对用于治疗革兰氏阳性菌感染的药物如克林霉素、利福平和万古霉素有一定的敏感性,环丙沙星和甲氧苄氨嘧啶-磺胺甲噁唑对这类细菌也有一定的效果。

(二)莫拉菌属

《伯杰系统细菌学手册》原核生物分类概要(2004)将莫拉菌属归于假单胞菌目的莫拉菌科,该属含有18种细菌,医学上重要的莫拉菌有腔隙莫拉菌、卡他莫拉菌、非液化莫拉菌、奥斯陆莫拉菌、苯丙酮酸莫拉菌、亚特兰大莫拉菌、狗莫拉菌和林肯莫拉菌等;牛莫拉菌和山羊莫拉菌只从健康的动物身上分离过,未有人类致病的报道。

1.生物学特性

本菌为革兰氏阴性球杆菌或短粗的杆菌,革兰氏染色不易脱色,常成双或短链状排列,类似奈瑟菌。在血平板和巧克力平板上生长良好,绝大多数菌株在麦康凯琼脂上生长缓慢形成类似肠杆菌科细菌样的乳糖不发酵菌落。在二氧化碳或空气环境中经 35 ℃ 孵育至少 48 h。

临床最常见分离的菌种非液化莫拉菌在血平板上可形成光滑、透明或半透明的菌落,菌落直径0.1~0.5 mm(培养 24 h 后)或 1 mm(培养 48 h 后),偶尔这些菌落可扩散并向琼脂中凹陷;腔隙莫拉菌在巧克力平板上形成周围有黑色晕轮的小菌落,菌落常向琼脂中凹陷;亚特兰大莫拉菌菌落也较小(菌落直径通常 0.5 mm 左右)常呈扩散状并向琼脂中凹陷;林肯莫拉菌和奥斯陆莫拉菌的菌落类似,但很少向琼脂中凹陷;绝大多数狗莫拉菌菌落类似肠杆菌科细菌(菌落大而光滑),在含有淀粉的 MH 琼脂上生长时会产生褐色色素,但有些菌株也可产生类似肺炎克雷伯菌的黏液性菌落。

2.致病物质与所致疾病

莫拉菌是定植于人类鼻、喉和上呼吸道其他部位黏膜表面的正常菌群,较少位于泌尿生殖道(奥斯陆莫拉菌可为泌尿生殖道的正常菌群),也可定植于皮肤,是一类低毒力的条件致病菌,很少引起感染,致病因子暂不清楚。腔隙莫拉菌可引起眼部感染,如结膜炎、角膜炎等;莫拉菌引起的其他感染包括菌血症、心内膜炎、化脓性关节炎和呼吸道感染;狗莫拉菌是一个新种,主要定植于狗和猫的上呼吸道,在人类血液和狗咬伤口处曾分离过本菌。

3.微生物学检验

(1)标本采集:根据临床疾病的不同采集不同的标本,标本在采集、运送和处理过程中无特别要求。

(2)直接显微镜检查:标本涂片革兰氏染色后镜检,为革兰氏阴性的球杆菌或短粗杆菌,多呈双或短链状排列。

(3)分离培养:细菌在血平板经 35 ℃ 培养 24~48 h 后出现针尖大小(通常菌落直径小于 0.5 mm)到直径 2 mm 之间的圆形、凸起、光滑湿润、无色不溶血的菌落。

(4)鉴定:本属细菌生化反应特征为氧化酶、触酶阳性,不能分解任何糖类,不产生吲哚和 H_2S。

商品化鉴定系统对本属细菌的鉴定能力有限或不确定。临床鉴定本属细菌主要依据其生化反应的不同而进行,根据本菌氧化酶、触酶阳性(可排除不动杆菌)、不分解任何糖类(可同大多数奈瑟菌相区别),首先确定其属,然后依靠生化反应进一步鉴定其种,确定本菌属各种之间的生化反应见表14-20。

表 14-20　莫拉菌主要鉴别特征

特征	腔隙莫拉菌	非液化莫拉菌	狗莫拉菌	林肯莫拉菌	奥斯陆莫拉菌	苯丙酮酸莫拉菌	亚特兰大莫拉菌
氧化酶	+	+	+	+	+	+	+
触酶	+	+	+	+	+	+	+
麦康凯生长	−	−	+	−	−	+	+
动力	−	−	−	−	−	−	−
OF 葡萄糖	−	−	−	−	−	−	−
尿素酶	−	−	−	−	−	+	−
苯丙氨酸脱氨酶	−	−	−	ND	−	+	−
七叶苷水解	+	ND	−	−	−	−	−
硝酸盐还原	+	+	+	−	V	+	ND

特征	腔隙 莫拉菌	非液化 莫拉菌	狗莫 拉菌	林肯 莫拉菌	奥斯陆 莫拉菌	苯丙酮 酸莫拉菌	亚特兰 大莫拉菌
亚硝酸盐还原	－	－	V	V	－	－	V
DNA酶	－	－	＋	－	－	－	－
溶血(羊血)	－	－	－	－	－	－	－
明胶水解	＋	－	－	－	－	－	－

注:＋,90％以上的菌株阳性;－,90％以上菌株阴性;V,11％～89％的菌株阳性;ND,没有资料。

4.药物敏感性试验

由于在临床上很少遇到由本属细菌引起的感染,同时也缺乏有效的体外药物敏感性试验方法,因此对于本属细菌感染的治疗临床也缺乏限定性的治疗指导。总的来说,尽管在莫拉菌中已出现产 β-内酰胺酶的菌株,但某些 β-内酰胺类抗生素对本属大部分细菌仍然是有效的。

由于本属细菌是低毒力、很少引起临床感染的微生物,因此对于从临床标本中检出本属细菌首先要考虑标本污染问题,尤其对来自与黏膜表面有接触的临床标本更需注意。但对来自鼻窦吸出物和经鼓膜穿刺术获得的中耳标本中的莫拉菌、来自机体无菌部位的莫拉菌以及标本中几乎是纯培养的莫拉菌均应进行鉴定和报告。

第九节　弧菌属和气单胞菌属检验

一、弧菌属

弧菌科包括弧菌属和发光杆菌属。弧菌科细菌是一群菌体短小、弯曲成弧形或直杆状的革兰氏阴性细菌;兼性厌氧,利用葡萄糖,大多数菌株氧化酶阳性,具有一端单鞭毛;大多菌株生长需要 2％～3％氯化钠;广泛分布于自然界,以水中最为多见;有一些种对人类致病。

弧菌属隶属于弧菌科,迄今所知有 36 个种,与人类感染有关的弧菌有 O1 群霍乱弧菌、O139 群霍乱弧菌、非 O1 群霍乱弧菌、拟态弧菌、副溶血弧菌、创伤弧菌、河弧菌、弗尼斯弧菌、霍利斯弧菌、少女弧菌、溶藻弧菌、麦氏弧菌、辛辛那提弧菌和鲨鱼弧菌等。其中以霍乱弧菌和副溶血弧菌最为重要。霍乱弧菌引起霍乱,副溶血弧菌常引起食物中毒,偶尔引起浅部创伤感染。其他弧菌可引起人类腹泻和肠道外感染如伤口感染及菌血症等。

本属细菌能利用葡萄糖,对弧菌抑制剂 O/129(2,4-二氨基-6,7-二异丙基喋啶)敏感,其中有些菌株为嗜盐菌(在无盐时不能生长),除麦氏弧菌外氧化酶均阳性。弧菌属与其他相关细菌的鉴别见表 14-21。

表 14-21　临床常见弧菌及其所致疾病

鉴别特征	弧菌属	发光杆菌属	气单胞菌属	邻单胞菌属	肠杆菌属
氧化酶	+	+	+	+	
生长或刺激生长需 Na⁺	+	+	−	−	−
对弧菌抑制剂 O/129 敏感	+	+	−	+	−
酯酶产物	+	V	+	−	V
右旋甘露醇发酵	+	−	+	−	+
DNA 中的 G+C 含量(mol%)	38~51	40~44	57~63	51	38~60
有外鞘的端生鞭毛	+	−	−	−	−
在固体培养基中生长出周鞭毛	V	−	−	−	V

注:+,＞90%阳性;V,11%~89%阳性;−,＜10%阳性。

（一）霍乱弧菌

1.生物学特性

霍乱弧菌系革兰氏阴性杆菌,大小为(0.5~0.8)μm×(1.5~3)μm。从患者体内新分离的细菌形态典型,呈弧形或逗点状;经人工培养后,细菌呈杆状,与肠杆菌科细菌不易区别。有菌毛,无芽孢,有些菌株有荚膜。菌体一端有单鞭毛。采患者"米泔水"样粪便或培养物做悬滴观察,细菌运动非常活泼,呈穿梭样或流星状。涂片行革兰氏染色镜检,可见大量革兰氏阴性弧菌,呈鱼群样排列。

霍乱弧菌有不耐热的 H 抗原和耐热的 O 抗原。H 抗原为共同抗原,特异性低;O 抗原具有群特异性和型特异性,是霍乱弧菌分群和分型的基础。根据 O 抗原的不同,霍乱弧菌现分为 155 个血清群,其中仅 O1 群霍乱弧菌和 O139 群霍乱弧菌引起霍乱。O139 群与 O1 群抗血清无交叉反应,但遗传学特征和毒力基因与 O1 群相似。除 O1 群和 O139 群以外的霍乱弧菌可引起人类的胃肠炎,无明显的季节分布,不引起霍乱流行,不被 O1 群霍乱弧菌多价血清所凝集,称为非 O1 群霍乱弧菌,以往也称不凝集弧菌或非霍乱弧菌。O1 群霍乱弧菌的 O 抗原由 A、B、C 三种抗原成分组成,其中 A 抗原是 O1 群的群特异性抗原。通过三种抗原成分的不同组合可分成三个血清型:AB 构成小川型（Ogawa）,AC 构成稻叶型（Inaba）,ABC 构成彦岛型（Hikojima）。常见的流行型别为小川型和稻叶型。依据生物学特性,O1 群霍乱弧菌又可分为古典生物型和 E1 Tor 生物型。

霍乱弧菌为兼性厌氧菌,营养要求不高,在普通琼脂上生长良好。16 ℃~44 ℃均可生长,37 ℃最为适宜。具耐碱性,在 pH 为 6.8~10.2 范围均可生长,在 pH 为 8.2~9.0 的碱性蛋白胨水或碱性平板上生长迅速。初次分离常选用 pH 为 8.5 的碱性蛋白胨水进行选择性增菌,35 ℃培养 4~6 h 可在液体表面大量繁殖形成菌膜。在 TCBS(硫代硫酸盐-枸橼酸盐-胆盐-蔗糖,thiosufale-citrate-bile salts-sucrose,TCBS)选择性培养基上,发酵蔗糖产酸,菌落呈黄色。在含亚碲酸钾的选择性培养基上如 4 号琼脂和庆大霉素琼脂平板,可将碲离子还原成元素碲,形成灰褐色菌落中心。在血平板上菌落较大,El Tor 生物型还可形成 β 溶血环。也可在无盐培养基上生长。O139 群霍乱弧菌在含明胶的培养基上形成不透明的浅灰色菌落,周围有一圈不透明带,此菌落涂片观察可发现荚膜。

2.致病物质与所致疾病

霍乱弧菌是烈性传染病霍乱的病原菌。自 1817 年以来,曾在世界上引起七次大流行,死亡率很高,均由霍乱弧菌 O1 群引起,前六次为霍乱弧菌的古典生物型,第七次为 E1 Tor 生物型。1992 年 10 月,在印度、孟加拉国等一些国家和地区出现了霍乱样腹泻的暴发和流行,分离的病原菌与 O1 群～O138 群霍乱弧菌诊断血清均不凝集,但从患者血清中分离到霍乱样肠毒素,经核苷酸序列同源性分析属于霍乱弧菌,故命名为霍乱弧菌 O139 血清群。O139 可能是今后主要流行的血清群。

霍乱弧菌活泼的鞭毛运动有助于细菌穿过肠黏膜表面黏液层而接近肠壁上皮细胞。细菌依靠普通菌毛定植于小肠黏膜上,只有黏附定植的霍乱弧菌方可致病。霍乱毒素(choleratoxin,CT)是一种肠毒素,是霍乱弧菌的主要致病物质,由一个 A 亚单位和五个 B 亚单位构成,A 亚单位为毒力亚单位(包括 A1 和 A2 两个组分),B 亚单位为结合亚单位,两者以非共价键形式结合。霍乱弧菌在小肠黏膜大量繁殖产生 CT 后,CT 的 B 亚单位与小肠黏膜细胞神经节苷脂受体结合,使毒素分子变构,A 亚单位脱离 B 亚单位进入细胞内,作用于腺苷酸环化酶,使细胞内 cAMP 浓度明显增加,肠黏膜细胞分泌功能亢进,肠液大量分泌,引起严重的腹泻和呕吐。另外,霍乱弧菌还可产生小带联结毒素、副霍乱毒素和溶血素,与其致病性相关。

3.微生物学检验

(1)标本采集:霍乱是烈性传染病,尽量在发病早期,使用抗生素之前采集标本。可取患者"米泔水"样便,亦可采取呕吐物或肛门拭子。标本应避免接触消毒液。采取的标本最好床边接种,不能及时接种者可用棉签挑取标本或将肛门拭子直接插入卡-布运送培养基中送检。应避免使用甘油盐水缓冲运送培养基。送检标本应装在密封且不易破碎的容器中,由专人运送。

(2)直接显微镜检查。①涂片染色镜检:取标本直接涂片 2 张,干后用甲醇或乙醇固定,革兰氏染色,镜检有无"鱼群"样排列的革兰氏阴性弧菌。②动力和制动试验:直接取"米泔水"样便制成悬滴(或压滴)标本,用暗视野或相差显微镜直接观察呈穿梭样运动的细菌;同法制备另一悬滴(或压滴)标本,在悬液中加入 1 滴不含防腐剂的霍乱多价诊断血清(效价 ≥1:64),可见最初呈穿梭状运动的细菌停止运动并发生凝集,则为制动试验阳性,可初步推断有霍乱弧菌存在。

(3)分离培养:将标本直接接种于碱性胨水,或将运送培养基的表层接种于碱性胨水 35 ℃、6～8 h 后,接种至 TCBS 平板或 4 号琼脂平板或庆大霉素琼脂平板,35 ℃、12～18 h 观察菌落形态。在 TCBS 平板上形成黄色,4 号琼脂或庆大霉素琼脂平板上呈灰褐色中心的菌落,均为可疑菌落。应使用 O1 群和 O139 群霍乱弧菌的多价和单价抗血清进行凝集,结合菌落特征和菌体形态,作出初步报告。

(4)鉴定。霍乱弧菌的主要特征:革兰氏染色阴性,动力阳性,TCBS 平板上形成黄色、4 号琼脂或庆大霉素琼脂平板上呈灰褐色中心的菌落,氧化酶阳性,发酵葡萄糖和蔗糖,赖氨酸、鸟氨酸脱羧酶阳性,精氨酸双水解酶阴性,在无盐培养基上生长,在含有高于 6% 氯化钠的培养基上不能生长。依据血清学分群及分型进行最后鉴定。符合霍乱弧菌 O1 群的菌株尚需区分古典生物型和 El Tor 生物型(表 14-22)。

霍乱弧菌的主要鉴别试验如下。①霍乱红试验:霍乱弧菌在含硝酸盐的蛋白胨水中培养时,能分解培养基中的色氨酸产生吲哚,同时,将硝酸盐还原成为亚硝酸盐,两种产物结合生成亚硝酸吲哚,滴加浓硫酸后呈现蔷薇色,为霍乱红试验阳性;但该试验并非霍乱弧菌所特有,其他能分解色氨酸和还原硝酸盐的细菌均能发生阳性反应。②黏丝试验:将0.5%去氧胆酸钠水溶液与霍乱弧菌混匀成浓悬液,1 min内悬液由混变清,并变得黏稠,以接种环挑取时有黏丝形成,弧菌属细菌除副溶血弧菌部分菌株外,均有此反应。③O/129敏感试验:将10 μg及150 μg的O/129纸片贴在接种有待测菌的琼脂平板上,35 ℃、18～24 h后,纸片周围出现任何大小的抑菌圈均为敏感,O1群和非O1群霍乱弧菌均敏感,但已有对O/129耐药的菌株出现,用此试验进行鉴定时需谨慎。④耐盐试验:霍乱弧菌能在含0%～6%氯化钠培养基中生长,氯化钠浓度高于6%则不生长。⑤鸡红细胞凝集试验:在洁净的玻片上滴加生理盐水一滴,取18～24 h的细菌斜面培养物与生理盐水混匀成浓厚菌悬液;加入用生理盐水洗涤三次的2.5%新鲜鸡红细胞盐水悬液一滴,充分混匀,1 min内出现凝集为阳性;古典生物型阴性,El Tor生物型阳性。⑥多黏菌素B敏感试验:在融化并已冷却至50 ℃的普通琼脂中加入50 U/mL多黏菌素B,混匀后倾注平板,凝固备用;取被测试菌株2～3 h的肉汤培养物,接种于平板表面,35 ℃(2 h、18～24 h)观察有无细菌生长;古典生物型不生长(敏感),El Tor生物型生长(不敏感)。⑦第Ⅳ、V组噬菌体裂解试验:第Ⅳ组噬菌体可裂解古典生物型,不能裂解El Tor生物型;第V组噬菌体可裂解El Tor生物型,不能裂解古典生物型。⑧V-P试验:霍乱弧菌古典生物型阴性,El Tor生物型阳性,但有个别菌株为阴性。

表14-22 古典生物型和El Tor生物型的不同生物学特征

特征	古典生物型	El Tor生物型
羊红细胞溶血	—	D
鸡红细胞凝集	—	+
V-P试验	—	+
多黏菌素B敏感试验	+	—
Ⅳ组噬菌体裂解	+	—
V组噬菌体裂解	—	+

直接荧光抗体染色和抗O1群抗原的单克隆抗体凝集试验,可快速诊断霍乱弧菌感染。

4.药物敏感性试验

霍乱弧菌在MH培养基上生长良好,可用CLSI规定的纸片扩散法进行体外抗生素药敏试验,常规测定四环素、氯霉素、SMC-TMP、呋喃唑酮。对于具有自限性的腹泻而言,体外药敏试验并非必须,但对监控弧菌的耐药性发展趋势有意义。

(二)副溶血弧菌

1.生物学特性

副溶血弧菌系革兰氏阴性菌,呈弧状、杆状、丝状等形态。菌体一端有单鞭毛,运动活泼,无荚膜,无芽孢。

副溶血弧菌兼性厌氧。营养要求不高,但具有嗜盐性,在含3.5% NaCl、pH为7.7～8.0培养基中生长最好,最适生长温度为30 ℃～37 ℃。当NaCl浓度高于8.0%时则不生长。在无盐蛋白胨水中生长不良或不生长。在TCBS平板上形成绿色或蓝绿色菌落。从腹泻患者标本中分离到的95%以上的菌株在含人O型红细胞或兔红细胞的我妻(Wagatsuma)培养基上可产生β-溶血现象,称为神奈川现象(Kanagawa phenomenon,KP)。神奈川现象是鉴定副溶血弧菌致病菌株的一项重要指标。在SS平板上形成扁平、无色半透明、蜡滴状、有辛辣味的菌落。在麦康凯平板上部分菌株不生长,能生长者,菌落圆整、扁平、半透明或浑浊,略带红色。

副溶血弧菌有 13 种耐热的菌体(O)抗原,具有群特征性。有鞭毛(H)抗原,不耐热,无型特异性。此外,在菌体表面存在不耐热的表面(K)抗原。

2.致病物质与所致疾病

副溶血弧菌是一种嗜盐性细菌,主要存在于近海的海水和海产品中。该菌是我国沿海地区最常见的食物中毒病原菌。因摄入污染食物,主要是海产品如鱼类、贝类等,其次为盐腌渍品等引起食物中毒、急性肠炎。

副溶血弧菌通过菌毛的黏附,产生耐热直接溶血素(thermostable direct hemolysin,TDH)和耐热相关溶血素(thermostable related hemolysin,TRH)两种致病因子,TDH 有 2 个亚单位组成,能耐受 100 ℃、10 min 不被破坏。动物实验表明有细胞毒性、心脏毒性和肠毒性,可致人和兔红细胞溶血,其致病性与溶血能力呈平行关系。TRH 生物学特性与 TDH 相似。

3.微生物学检验

(1)标本采集:可采集患者粪便、肛门拭子和可疑食物。标本采集后,应及时接种,或置碱性胨水或卡-布运送培养基中送检。

(2)直接显微镜检查:一般不做直接显微镜检查,必要时用分离培养的可疑菌落涂片行革兰氏染色观察形态,同时做悬滴法(或压滴法)检测动力。

(3)分离培养:将标本接种于含 1% NaCl 的碱性胨水或 4% NaCl 的蛋白胨水中进行选择性增菌后,接种至 TCBS 平板或嗜盐菌选择平板;也可将标本直接接种至 TCBS 平板或嗜盐菌选择平板。35 ℃、12～18 h 观察菌落形态。在 TCBS 平板上形成绿色或蓝绿色、不透明、直径为 1～2 mm 的微突起的菌落,在嗜盐菌选择性平板上形成较大、中心隆起、稍浑浊、半透明或不透明的无黏性的菌落,均为可疑菌落。

(4)鉴定。副溶血弧菌的主要特征:革兰氏染色阴性,动力阳性,TCBS 平板上形成绿色或蓝绿色菌落,神奈川现象阳性,氧化酶阳性,对 O/129 敏感,发酵葡萄糖、麦芽糖、甘露醇产酸,吲哚试验阳性,大部分菌株脲酶阴性,V-P 试验阴性,在不含 NaCl 和含 10%NaCl 的蛋白胨水中不生长,在含 1%～8% NaCl 的蛋白胨水中生长,赖氨酸脱羧酶、鸟氨酸脱羧酶阳性,精氨酸双水解酶阴性。

(三)其他弧菌

从临床标本中分离到的弧菌都应认为具有临床意义,特别是从粪便标本中分离到霍乱弧菌 O1 群、O139 群和副溶血弧菌,或从任何临床标本分离到创伤弧菌均应及时通知临床医师,并应根据我国《传染病防治法》的有关规定及时处理。

1.拟态弧菌

过去认为该菌是不发酵蔗糖的霍乱弧菌。1981 年 Davis 首次报道了拟态弧菌,它大部分是从腹泻患者分离得到。这些腹泻患者通常进食过未煮熟的海产品,尤其是生食牡蛎。拟态弧菌引起胃肠炎的临床表现、流行病学和生态学特征和非 O1 群霍乱弧菌相似。

2.创伤弧菌

1976 年首次被认识。在致病性弧菌中,该菌引起的疾病最为严重,引起的菌血症和伤口感染的病程进展非常快而致命。感染通常发生在气温较高的季节,通过生食牡蛎等海产品,侵入肠黏膜淋巴结和门静脉侵入血流导致菌血症,死亡率约为 50%。好发于年轻人,特别是酒精性肝功能损伤或有免疫缺陷的人。另外,可引起创口感染,导致蜂窝织炎,偶尔可侵入血流导致菌血症而死亡。少见引起腹泻。致病机制尚不明确,但产生的溶细胞素、蛋白酶和胶原酶可造成组织的严重损害。

3.溶藻弧菌

在海洋环境非常常见,从感染的伤口、耳朵,有时在眼睛中可以分离得到。本菌是弧菌属细菌中的最耐盐的致病菌。

4.河弧菌

该菌 1981 年首次被命名,最早从腹泻患者中分离到,全世界有引起腹泻的报道。

5.弗尼斯弧菌

该菌在 1983 年作为一个种被描述,它的致病性不确定,很少从粪便中分离到。最近,有报告从腹泻患者中分离到,提示有一定的临床意义。

6.霍利斯弧菌

该菌 1982 年首次被命名,可引起腹泻、创口感染及菌血症,通过食用海产品和接触海水而获得感染。

7.少女弧菌

该菌在 1981 年被发现,并从加利福尼亚海岸的小热带鱼及人类的感染伤口中分离得到。从海洋鱼类、污水、牡蛎及熊的伤口中可以分离得到此菌。

8.麦氏弧菌

通常可从河水、海水和海产品中分离得到。1981 年让-雅克报道此弧菌能导致胆囊炎、腹膜炎及菌血症,是氧化酶阴性的弧菌。

9.辛辛那提弧菌

从菌血症患者及脑膜炎患者中分离得到,随后从人肠道、耳朵、腿部伤口,以及动物、水中均可分离得到。

10.鲨鱼弧菌

该菌在 1984 年被发现,从一条死鲨鱼中分离得到。1989 年从鲨鱼咬伤的感染伤口中分离得到鲨鱼弧菌。

二、气单胞菌属

气单胞菌属隶属于气单胞菌科,根据 DNA 杂交的结果,分为 14 个基因种或 DNA 杂交群(DNA hybridization groups,HGs),气单胞菌为水中常居菌,可存在于水处理工厂、供水系统、蓄水池中的地面水和饮用水中,也存在于清洁或污染的湖水和海水中,在牛肉、猪肉、家禽肉以及奶制品中也有发现。目前认为,与人类疾病相关的气单胞菌有豚鼠气单胞菌、嗜水气单胞菌、简达气单胞菌、舒伯特气单胞菌、易损气单胞菌和维隆气单胞菌。维隆气单胞菌包括维隆气单胞菌温和生物型和维隆气单胞菌维隆生物型。

(一)生物学特性

气单胞菌系革兰氏阴性短杆菌,有时呈球杆状,大小为$(0.3\sim1.0)\mu m\times(1.0\sim3.5)\mu m$;除杀鲑气单胞菌外,均有动力。

气单胞菌兼性厌氧。营养要求不高,在普通平板上可以生长,形成灰白色、光滑、湿润、凸起,2 mm 大小的菌落,血平板上可有溶血现象。在无盐培养基上生长,在 TCBS 平板上不生长,部分菌株在 MacConky 平板上能生长。在 0 ℃～45 ℃范围内均可以生长,根据生长温度的不同,可分为嗜冷菌(37 ℃以上不生长)和嗜温菌(10 ℃～42 ℃生长)两大类。

气单胞菌抗原结构复杂,基因种的血清分型显示出血清学上的异质性。许多抗原结构能在多种细菌中存在。O11、O34 和 O16 似乎在人类的感染中特别重要。易损气单胞菌和霍乱弧菌 O139 群有交叉反应。

(二)致病物质与所致疾病

气单胞菌可引起哺乳动物(如人、鸟类等)和冷血动物(如鲑、鱼、蛇等)的感染。可引起人类的肠道内感染和肠道外感染。

气单胞菌常引起 5 岁以下儿童和成人的肠道内感染,是夏季腹泻的常见病原菌之一,与摄入被细菌污染的食物和水有关。临床症状从较温和的腹泻到严重的痢疾样腹泻(血样便),成年人表现为慢性化。其主要的致病物质为溶血毒素和细胞毒素等。

肠道外感染主要为皮肤和软组织感染,与外伤后伤口接触污染的水有关。主要由嗜水气单胞菌和维隆气单胞菌引起。气单胞菌可引起眼部感染、脑膜炎、肺炎、胸膜炎、骨髓炎、关节炎、腹膜炎、胆囊炎、尿道感染和败血症。

(三)微生物学检验

1.标本采集

根据不同的疾病采取粪便或肛门拭子、血液、脓液、脑脊液、尿液标本。

2.直接显微镜检查

一般不做直接显微镜检查,必要时可对脓液、脑脊液涂片,行革兰氏染色观察形态。

3.分离培养

粪便及脓液标本等可直接接种,初次分离常用血平板,MacConky 平板和加有 20 μg/mL 氨苄西林的血琼脂平板。豚鼠气单胞菌在 MacConky 平板上发酵乳糖,嗜水气单胞菌和维隆气单胞菌在血平板中有溶血现象,形成灰白色、光滑、湿润、凸起、2 mm 大小的菌落。含菌量较少的标本可用碱性胨水进行增菌培养。

4.鉴定

气单胞菌属的主要特征:革兰氏染色阴性,TCBS 平板上不生长,在无盐培养基上生长,氧化酶和触酶阳性,还原硝酸盐,发酵葡萄糖和其他碳水化合物产酸或产酸产气,对 O/129 耐药。许多菌株在 22 ℃时的生化反应比 37 ℃活跃。

(四)药物敏感性试验

绝大多数气单胞菌产生 β-内酰胺酶,对青霉素、氨苄西林、羧苄西林、替卡西林耐药,但对广谱的头孢菌素、氨基糖苷类抗生素、氯霉素、四环素、甲氧苄啶-磺胺甲噁唑和喹诺酮类药物敏感。绝大多数维隆气单胞菌温和生物型对头孢噻吩敏感,而嗜水气单胞菌和豚鼠气单胞菌对头孢噻吩耐药。

第十节 弯曲菌属和螺旋菌属检验

利用分子生物学技术(DNA-rRNA 杂交、16 SrRNA 序列分析)和免疫分型技术,将弯曲菌及其他相关细菌归入一个共同的 rRNA 超家族,包括弯曲菌属、螺杆菌属、弓形虫属、沃林菌属和"Flexispira"5 个菌属。

一、弯曲菌属

弯曲菌属是一类呈逗点状或 S 形的革兰氏阴性杆菌,广泛分布于动物界,其中有些可引起动物和人类的腹泻、胃肠炎和肠道外感染。目前弯曲菌共有 18 个种和亚种,对人致病主要有空肠弯曲菌、大肠弯曲菌及胎儿弯曲菌。

(一)生物学特性

本属细菌为革兰氏阴性无芽孢的弯曲短杆菌,大小为$(0.2\sim0.8)\mu m\times(0.5\sim5)\mu m$,不易染色,菌体弯曲呈 S 状或海鸥展翅状等,一端或两端各有一根鞭毛,运动活泼,暗视野显微镜下呈"投标样"运动。

本属细菌为微需氧菌,多氧或无氧环境下均不生长,最适生长环境是含 5% O_2、10% CO_2、85% N_2 的微氧环境;培养温度通常取决于所需要分离的菌株,在不同温度下培养基的选择性也不同,通常绝大多数实验室用 42 ℃作为初始分离温度,这一温度对空肠弯曲菌、大肠弯曲菌的生长有利,相反其他菌株在37 ℃生长良好。营养要求高,普通培养基不生长,选择性培养基大多含有抗生素(主要为头孢哌酮),以抑制肠道正常菌群。常用培养基有含血的 Skirrow 培养基、头孢哌酮-万古霉素-两性霉素琼脂培养基(CVA)和不含血的碳-头孢哌酮-去氧胆酸盐(CCDA)、碳基选择性培养基(CSM)和半固体动力培养基等。弯曲菌在同一培养基上可出现两种菌落,一种为灰白、湿润、扁平、边缘不整齐的蔓延生长的菌落;另一种为半透明、圆形、凸起、有光泽的小菌落,陈旧菌落可因产生色素而变红。

本菌有菌体(O)抗原、热不稳定抗原和鞭毛(H)抗原,前两种抗原是弯曲菌分型的依据。

(二)致病物质与所致疾病

弯曲菌属具有黏附定居和入侵上皮细胞的能力,通过产生的肠毒素、细胞毒素和内毒素等多种毒力因子致病,病变部位通常在空肠、回肠,也可蔓延至结肠。

弯曲菌广泛分布于动物界,常定居于人和动物的肠道内,通过粪便污染环境。传播途径主要为食物和水,传播方式多为经口传播,食用未煮熟的鸡、饮用未经处理的水和未经消毒的牛奶均可引起弯曲菌肠炎的发生。

空肠弯曲菌空肠亚种是弯曲菌属中最重要也是最常见的致病菌(占弯曲菌腹泻的 80%~90%),腹泻是空肠弯曲菌感染最常见的临床表现,先为水样便,每天 3~20 次,以后转为黏液脓血样便,甚至黑便或肉眼血便。除腹泻外,大多数患者有发热、腹痛、恶心和不适等症状。临床症状可在 1 周内消退,但多达 20% 的患者,其症状可持续 1~3 周,恢复期的患者粪便中还可带菌 2 周到 1 月。除肠炎外,近年来也出现了空肠弯曲菌继发关节炎、败血症、脑膜炎和格林-巴利综合征(Guillain-Barre syndrome,GBS)。格林-巴利综合征是外周神经的急性脱髓鞘性疾病,血清学和培养资料表明,20%～40%的格林-巴利综合征患者在其神经症状出现前1～3周都曾有过空肠弯曲菌感染。GBS患者分离到的空肠弯曲菌大都具有特殊的血清型O19,可与人体的神经组织发生交叉免疫反应而致病。

胎儿弯曲菌主要引起肠外感染,其中胎儿亚种为主要的人类致病菌,可致人类菌血症、心内膜炎、血栓性静脉炎、活动性关节炎、脑膜炎、心包炎、肺部感染、胸膜炎、腹膜炎、胆囊炎等。

(三)微生物学检验

1.标本采集

采集粪便、肛拭子及剩余食物等标本并立即送检,或将标本接种于卡-布运送培养基中送检;对于高热和脑膜炎患者,可于用药前抽取静脉血或脑脊液,注入布氏肉汤中送检。

2.直接显微镜检查

(1)悬滴法动力检查:显微镜下观察有无螺旋状或投标样运动,脑脊液标本经离心沉淀后再制成悬滴标本检查。

(2)染色标本检查:取新鲜粪便或脑脊液离心沉淀物涂片、革兰氏染色,查找革兰氏阴性、弯曲呈S状或螺旋状杆菌。鞭毛染色见一端或两端单根鞭毛。

3.分离培养

可将标本直接接种于选择性培养基上,也可将标本过滤后培养。将一层孔径0.45～0.65 μm的滤膜放于不含抗生素的无血弯曲菌琼脂(CCDA)或CSM培养基上,滴加10～15滴标本悬液于滤膜上,由于弯曲菌有动力可穿过滤膜,将平板置于37 ℃孵育1 h,除去滤膜,平板置于37 ℃微需氧环境中继续培养,必要时给予一定浓度的氢气。弯曲菌形成的菌落为灰色、扁平、表面湿润、圆形凸起、边缘不规则、常沿穿刺线蔓延生长的菌落,在血平板上不溶血。本属细菌在布氏肉汤中呈均匀浑浊生长。培养时需注意气体环境和适合的温度,空肠弯曲菌最适的温度为42 ℃～43 ℃,胎儿弯曲菌在42 ℃不生长。

4.鉴定

弯曲菌属的主要特征:革兰氏阴性小杆菌,呈弧形、S形、"海鸥形"或螺旋形,微需氧,氧化酶和触酶阳性,还原硝酸盐为亚硝酸盐,不分解和不发酵各种糖类,不分解尿素。

(四)药物敏感性试验

弯曲菌感染大多呈轻症和自限性,一般不需特异性治疗。体外试验显示,绝大多数弯曲菌对头孢菌素和青霉素耐药,环丙沙星治疗弯曲菌感染非常有效,但近年来也出现了不少耐药菌株。空肠弯曲菌和大肠弯曲菌能产生β-内酰胺酶,对阿莫西林、氨苄西林和替卡西林等β-内酰胺类抗生素耐药;对大环内酯类、喹诺酮类、氨基糖苷类、氯霉素、呋喃妥因和四环素等药物敏感,但近年来耐喹诺酮类药物的耐药菌株在不断增加。空肠弯曲菌通常对红霉素敏感,其耐药率小于5%,用红霉素治疗空肠弯曲菌肠炎的效果较好;而80%以上的大肠弯曲菌对红霉素耐药。胎儿弯曲菌引起的全身感染可用红霉素、氨苄西林、氨基糖苷类和氯霉素治疗。

二、螺杆菌属

螺杆菌属也是一类微需氧的革兰氏阴性螺形杆菌。最早根据其形态染色、培养条件、生长特征、生活环境等归于弯曲菌,但近年来根据其超微结构(螺旋与胞周纤维)、酶活性、脂肪酸序列、生长特性等的不同,尤其是该菌属16 SrRNA与弯曲菌属存在的巨大区别,将其从弯曲菌属中划分出来而成立一个新的螺杆菌属。其中与人关系最密切的是幽门螺杆菌。1983年澳大利亚学者 Marshall 和 Warren 首次从胃病患者的胃黏膜中分离出该菌,并随后提出该菌是人类胃炎、十二指肠溃疡和胃溃疡的重要病原菌。在发现这种细菌之前,医学界认为正常胃里细菌是不能存活的,并且认为消化性疾病是非感染性疾病,此发现使得原本慢性的、经常无药可救的胃炎、胃溃疡等可用抗生素和一些其他药物进行治疗。Marshall 和 Warren 因该发现获得 2005 年度诺贝尔医学生理学奖。

（一）生物学特性

幽门螺杆菌为革兰氏阴性,呈海鸥状、S 或弧形的螺杆状细菌。大小为 $(2.5\sim4.0)\mu m\times(0.5\sim1.0)\mu m$。运动活泼,菌体一端或两端可伸出 $2\sim6$ 条带鞘的鞭毛,长约为菌体的 $1.0\sim1.5$ 倍,鞭毛在运动中起推进器作用,在定居过程中起锚住作用。延长培养时间,细菌会发生圆球体样的形态变化,包括两种类型,一种较大,在透射镜下可见稀疏的细胞质,细胞体积膨大,这种类型可能是一种退化型,在传代中不能再生;另一种小圆球体,透射电镜下可见电子密度较高的细胞质,且有完整的细胞膜,在合适的培养条件下能重新生长成繁殖体。

本菌为微需氧菌,在含 5%～8% O_2、10% CO_2 和 85% N_2 的环境中稳定生长,在空气中和绝对无氧条件下均不能生长。从临床标本中分离的野生株在培养时均需要补充适当的 CO_2,同时培养环境中必须保持 95% 以上的相对湿度。幽门螺杆菌生长的最适 pH 为中性或弱碱性,最适生长温度为 37 ℃,25 ℃不生长,42 ℃少数生长,此与弯曲菌属明显不同。本菌营养要求较高,精氨酸、组氨酸、异亮氨酸、亮氨酸、甲硫氨酸、苯丙氨酸、缬氨酸是其必需氨基酸,某些菌株还需要丙氨酸或丝氨酸。缺乏葡萄糖时,幽门螺杆菌不能生长,但有适量葡萄糖和丙氨酸时能大大促进其生长,这说明葡萄糖可能仍然是幽门螺杆菌能量和碳源的重要来源之一。许多固体培养基都能用于幽门螺杆菌的分离培养,例如,哥伦比亚平板、心脑浸液平板、布氏平板和 M-H 平板等,但必须加入适量的全血(马、羊或人)或胎牛血清作为补充物。生长较为缓慢,通常需要 3～5 d 甚至更长时间,其菌落呈两种形态,一为圆形孤立的小菌落,无色半透明呈露滴状,直径为 0.5～1 mm,血平板上有轻度溶血;另一种沿接种线扩散生长,融合成片,扁平,无色半透明。为了避免兼性厌氧菌和霉菌等的过度生长,常需加入万古霉素、TMP、两性霉素、多黏菌素等组合抑菌剂。

（二）致病物质与所致疾病

幽门螺杆菌的致病因素包括毒力因子、感染后引发机体的免疫反应、宿主胃环境等因素。前者包括细菌动力(鞭毛)、尿素酶(脲酶)和黏附素、细胞空泡毒素(VacA)以及细胞毒素相关基因 A 蛋白(CagA)等因子。幽门螺杆菌确切的致病机制尚不清楚,可能与下列机制有关:特殊的螺旋状和端鞭毛运动方式有助于幽门螺杆菌穿过胃黏膜表面的黏液层与胃黏膜上皮细胞接触;幽门螺杆菌具有高活性的胞外脲酶分解尿素,形成"氨云"和 CO_2,改变局部 pH,利于该菌定植于胃黏膜下层;氨的产生使黏液层离子发生变化,最后导致黏膜中的氢离子反向扩散,刺激胃泌素产生,损伤胃黏膜。

幽门螺杆菌的传播途径迄今仍不十分清楚,推测是经口感染。自然人群中幽门螺杆菌感染率是如此之高,因此人类应是幽门螺杆菌感染的主要传染源。某些猴类、鼬鼠、猫、狗等动物的胃中,亦曾分离到幽门螺杆菌,因此有人认为幽门螺杆菌感染也是动物源性传染病。

幽门螺杆菌为一高度适应于胃黏膜酸性环境的微需氧菌,定植于胃黏膜表面和黏膜层之间。自马歇尔和沃伦分离出该菌以来,大量研究表明它是胃炎、消化溃疡的主要致病因素,并且与胃黏膜相关性淋巴组织(MALT)淋巴瘤、胃癌的发生密切相关,世界卫生组织国际癌症研究机构已将其纳入一类致癌因子。幽门螺杆菌感染非常普遍,在人群中的感染率为 50%～80%,感染可持续数十年甚至终生,但其中只有大约 15% 的感染者发生疾病,其原因尚不十分清楚,估计与幽门螺杆菌不同亚型的毒力以及宿主的遗传因素差异有关。

(三)微生物学检验

1.标本采集

多部位采集胃、十二指肠黏膜标本,标本要新鲜,保持湿润,置 2 mL 无菌等渗盐水中保存,在运送途中不超过 3 h,在 4 ℃ 下最多保存 5 h。流行病学调查和检测治疗效果时可取血清检查。

2.直接显微镜检查

(1)直接镜检:取胃、十二指肠黏膜活检标本作革兰氏染色或吉姆萨染色,在油镜下查找细长弯曲或呈海鸥展翅状排列的菌体。由于涂片是在幽门螺杆菌定植部位的黏膜进行观察,阳性率很高,且对治疗后残留少量的幽门螺杆菌也可作出诊断,因此是简便、实用、准确和较快速的诊断方法。

(2)组织学检查:在对活检标本进行病理组织学观察时,可同时进行特殊染色作细菌学检查。常规组织学检查的 HE 染色因幽门螺杆菌与黏膜或胞质对比较差,阳性率低。可行 Warthin-Starry 银染色、吉姆萨染色、甲苯胺蓝染色、石炭酸复红染色等。

3.分离培养

本菌的细菌学培养通常不如组织学检查的敏感率高,但若要进行药敏试验和流行病学调查,培养还是必不可少的。用选择性和非选择性培养基同时分离该菌可提高敏感性。用含 5% 绵羊血的布氏平板或加入 7% 马血的心脑浸液作为非选择性培养基,用改良的 Skirrow 平板(加入万古霉素 10 mg/L、两性霉素 B 10 mg/L、甲氧苄啶 5 mg/L)作为选择性培养基,在含 5%～8% O_2、10% CO_2、85% N_2 的微需氧环境中 37 ℃孵育 3～5 d,长出细小、灰白色、半透明、不溶血的菌落。

4.鉴定

幽门螺杆菌的主要特征:革兰氏阴性,呈海鸥状、S 形或弧形;微需氧,35 ℃ 生长,43 ℃、25 ℃ 不生长;脲酶强阳性、氧化酶、过氧化氢酶和碱性磷酸酶阳性;对萘啶酸耐药、头孢噻吩敏感;在 1% 甘油和 1% 胆盐中不生长。对大多数常用于鉴定肠杆菌科细菌的经典试验不起反应。

5.血清学诊断

用 ELISA 法直接检测幽门螺杆菌的菌体抗原或血清中抗体,具有快速、简便、取材方便、无侵入性及成本低的优点,但敏感性和特异性尚有待提高。菌体抗原检测用酶抗体法将粪便中幽门螺杆菌蛋白作为抗原,对有否幽门螺杆菌感染进行检测。抗体检查主要是检测幽门螺杆菌感染后血清中存在的 IgG。常用的方法主要有酶联免疫吸附法、免疫印迹技术、胶乳凝集试验等。

6.其他诊断方法

(1)活检组织快速尿素酶试验(RUT):取一小块新鲜活检标本置于含尿素的培养基中或试剂条内,由于幽门螺杆菌产生大量的细胞外尿素酶(相当于普通变形杆菌的 20～70 倍),可分解尿素产大量的氨,使培养基 pH 升高,指示剂变色,能在 5～30 min 内检测出幽门螺杆菌。这是一种简便实用、快速灵敏且较为准确的检测幽门螺杆菌方法,适合胃镜检查的患者。

(2)^{13}C 或 ^{14}C 标记尿素呼气试验(UBT):利用幽门螺杆菌产生的脲酶可分解尿素释放 CO_2 的特点,受检者服用 ^{13}C 或 ^{14}C 标记的尿素,经脲酶作用产生带同位素的 CO_2,然后随血流到达肺部,并呼出。测定患者服用尿素前后呼气中带有的含同位素的 CO_2 量,就可判断是否有幽门螺杆菌感染。该方法敏感性与特异性均很好,只是 ^{13}C 检测需要特殊的质谱仪,价格昂贵,而检测 ^{14}C 相对幽门螺杆菌脲酶试验简单,但其又具有放射性的危害。

对幽门螺杆菌感染的诊断较为复杂,目前国内共识以下方法检查结果阳性者可诊断幽门螺杆菌现症感染:①胃黏膜组织 RUT、组织切片染色、Hp 培养三项中任一项阳性;②^{13}C-或 ^{14}C-UBT 阳性;③粪便幽门螺杆菌抗原(HpSA)检测(单克隆法)阳性;④血清幽门螺杆菌抗体检测阳性提示曾经感染,从未治疗可视为现症感染。

（四）药物敏感性试验

目前还没有法定的参照方法用于检测幽门螺杆菌的药物敏感性,但多数学者采用琼脂稀释法作为参考标准。幽门螺杆菌对多黏菌素、三甲氧苄氨嘧啶、磺胺、万古霉素和萘啶酸天然耐药。在体外药敏试验中,幽门螺杆菌对许多抗生素都很敏感,但体内用药效果并不满意,主要因为幽门螺杆菌寄生在黏液层下的胃上皮细胞表面,抗生素不能渗入胃黏膜深层。由于单用一种药物对幽门螺杆菌的疗效差,一般建议2种或3种药物合用,以提高疗效。临床上治疗幽门螺杆菌的药物有阿莫西林、甲硝唑、克拉霉素、四环素、呋喃唑酮等,具体治疗方案采用铋剂加两种抗生素,对于溃疡患者可应用质子泵抑制剂加一种抗生素或 H_2 受体拮抗剂加两种抗生素,连续治疗2周。由于幽门螺杆菌抗生素治疗方案的广泛应用,其耐药性问题也日益严重,因而药物的替换治疗及预防问题都值得重视和研究。

第十五章

真菌学检验

第一节　酵母样真菌检验

一、念珠菌属

(一)分类

念珠菌属于半知菌亚门、芽孢菌纲、隐球酵母目、隐球酵母科。本属菌有 81 个种,其中 11 种对人致病,如白念珠菌、热带念珠菌、克柔念珠菌、光滑念珠菌、近平滑念珠菌、葡萄牙念珠菌、都柏林念珠菌等。

(二)生物学特性

白念珠菌呈圆形或卵圆形,直径为 3～6 μm,革兰氏染色阳性,但着色不均匀。以出芽方式繁殖,形成的芽生孢子可伸长成芽管,不与母细胞脱离而发育成假菌丝。在病灶中常见长短不一、不分枝的假菌丝。白念珠菌在普通琼脂、血琼脂和沙保弱(sabouraud agar,SDA)培养基生长均良好。需氧,29 ℃或 35 ℃培养 2～3 d 即可形成表面光滑、灰白色或奶油色的典型酵母样菌落。在玉米-吐温 80 培养基上可形成假菌丝和厚膜孢子。白念珠菌在含有 0.05％氯化三苯基四氮唑(triphenyltetra zolium chloride,TZC)的培养基上,29 ℃培养 48 h,培养基不变色,而其他念珠菌可使培养基变为红色,热带念珠菌最为明显,呈深红色或紫色。将白念珠菌置于动物或人血清中,37 ℃孵育 1～3 h,白念珠菌可由孢子长出短小的芽管。因其他念珠菌一般不形成芽管,故常以此试验与之鉴别。热带念珠菌菌体卵圆形,可见芽生孢子及假菌丝,菌丝上芽生孢子可产生分支或呈短链状。在 SDA 培养基上形成米色或灰色的酵母样菌落,有时表面有皱褶。克柔念珠菌在 SDA 培养基上生长 48～72 h 后呈柔软、灰黄色,在 CHROMagar 显色培养基上菌落呈粉红色或淡紫色。光滑念珠菌在 SDA 培养基上培养 48～72 h 形成奶油色乳酪样菌落,在 CHROMagar 显色培养基上形成较大、紫红色菌落形态。

(三)致病性

念珠菌几乎可以引起人体任何器官或系统感染,分为浅部和深部感染。白念珠菌是临床常见的致病念珠菌,但是近几年非白念珠菌如近平滑念珠菌、热带念珠菌、光滑念珠菌等引起的感染逐渐增多。

白念珠菌最重要的毒力因素就是对机体上皮细胞的黏附和随后形成的假菌丝以及产生的胞外蛋白酶。可侵犯人体许多部位如皮肤、黏膜、肠道、肺、肾、脑等,严重时可引起全身感染。常见白念珠菌感染有:①皮肤念珠菌病,好发于皮肤潮湿、皱褶处;②黏膜念珠菌病,以鹅口疮、口角炎、外阴及阴道炎最多见;③内脏念珠菌病,热带念珠菌可引起皮肤、黏膜和内脏念珠菌病。近平滑念珠菌容易在静脉插管、肠外营养液等中定植,引起导管相关性感染、全身性感染等。

（四）实验室检查

1.标本采集

采集分泌物、尿液、血液或脑脊液等标本。

2.显微镜检查

取标本直接涂片、革兰氏染色,镜下可见革兰氏染色阳性、着色不均匀的圆形或卵圆形体以及芽生孢子和假菌丝,是念珠菌感染诊断的重要证据。

3.分离培养

将标本接种在 SDA 上,29 ℃或 35 ℃培养 1～4 d 后,培养基表面可出现酵母样菌落。

4.鉴定

念珠菌的共同特征是:芽生孢子、假菌丝和酵母样菌落。鉴定白念珠菌除必须具备以上特征外还应有:体外血清中形成芽管,玉米培养中产生厚膜孢子,在含 TZC 的培养基中生长不使培养基变色。另外,根据念珠菌对糖类的发酵和同化能力的不同可以进行种间鉴别。目前临床用商品化的显色培养基如科玛嘉念珠菌显色培养基可快速鉴定白念珠菌和其他念珠菌。将念珠菌接种于显色培养基上,30 ℃培养 48～72 h 后根据菌落颜色即可鉴别。

5.血清学检测

用特异性抗体血清或单克隆抗体进行玻片凝集试验可以鉴别念珠菌。目前已有成品试剂盒如白念珠菌 IgM、IgG 抗体检测试剂盒(ELISA 法)。

6.核酸检测

通过 PCR 扩增念珠菌特异性 DNA 片段后以分子探针检测,具有良好的敏感性和特异性。

7.生化反应鉴定

目前有试剂盒如 API 20C 可以通过生化反应进行酵母菌的鉴定,能够鉴定常见的酵母菌。另外,目前有自动化鉴定卡 Vitek YST 可以鉴定临床常见致病菌。

8.药敏试验

目前在临床上常选择的药敏试验方法包括 ATB Fungus 3 等。

（五）检验结果解释和应用

念珠菌几乎可以引起人体任何器官或系统感染,念珠菌病可发生于表皮和局部,也可以发生于深层和具有播散性。白念珠菌是临床常见的致病性念珠菌,广泛分布于自然界,是正常体表、上呼吸道、胃肠道及阴道的定植菌之一,机体免疫力下降时可引起皮肤、黏膜、内脏及中枢感染等。无菌部位分离的念珠菌有较明确的意义。留置静脉插管是引起念珠菌血流感染的常见原因,若累及多个器官则引起播散性感染。痰液中分离的念珠菌多数为定植菌,不能单凭痰念珠菌培养阳性作为抗真菌治疗的指征,因此对于痰培养阳性的患者,应评估危险因素,结合有无临床表现,决定是否抗真菌治疗。念珠菌肺炎的诊断需依据组织学的检查。念珠菌尿与患严重基础疾病、患泌尿系统疾病、使用尿道插管、女性、入住 ICU 病房等相关,以白念珠菌为主,临床上发现念珠菌菌尿后是否治疗、何时治疗及疗程仍不明确,经典诊断依赖于脓尿和尿中念珠菌的高计数,若无症状常不需治疗。白念珠菌是引起免疫低下患者鹅口疮的病原体,有肉眼可见的白膜即可诊断。念珠菌是引起女性阴道炎最常见的病原体之一,若排除其他病原体感染,分泌物增多伴典型的豆腐渣样白色小块,即可诊断念珠菌性阴道炎。粪便中培养出念珠菌一般认为是定植菌。

1.耐药性

不同的念珠菌对不同药物的敏感性存在较大差异。白念珠菌、近平滑念珠菌和热带念珠菌对伏立康唑和氟康唑较敏感,而光滑念珠菌对氟康唑耐药率较高。克柔念珠菌对氟康唑天然耐药,对两性霉素 B 敏感度降低。皱褶念珠菌普遍对多烯类耐药,但对新的三唑类抗真菌药物和卡泊芬净敏感。伏立康唑和棘白菌素类对侵袭性念珠菌分离株的体外抗菌活性仍然很好。白念珠菌、热带念珠菌、光滑念珠菌、克柔念珠菌和乳酒念珠菌对所有棘白菌素类药物敏感性高,而近平滑念珠菌、季也蒙念珠菌、葡萄牙念珠菌和无名念珠菌对棘白菌素类药物敏感性减低。热带念珠菌对唑类的交叉耐药性较其他几种念珠菌要高。葡萄牙念珠菌通常对两性霉素 B 耐药。

2.常用药物

如:①治疗轻至中度念珠菌血流感染时,首选氟康唑或卡泊芬净或米卡芬净,次选两性霉素 B 或伏立康唑;②治疗中度至重度血流感染时,首选卡泊芬净或米卡芬净,次选两性霉素 B、脂质体两性霉素 B、两性霉素 B 脂质复合物或伏立康唑;③治疗念珠菌食管炎时,首选卡泊芬净或米卡芬净,次选伊曲康唑或伏立康唑;④治疗外阴阴道炎时,首选制霉菌素(局部用药)或氟康唑(全身用药),次选伊曲康唑或酮康唑;⑤治疗泌尿系统感染时,有症状者首选氟康唑,次选两性霉素 B±氟胞嘧啶;⑥治疗眼内炎时,首选两性霉素 B±氟胞嘧啶或氟康唑,次选两性霉素 B 脂质体、两性霉素 B 脂质复合物或伏立康唑;⑦治疗感染性心内膜炎时,首选卡泊芬净、两性霉素 B±氟胞嘧啶,次选米卡芬净;⑧治疗腹膜炎时,首选氟康唑、卡泊芬净或米卡芬净,次选两性霉素 B;⑨治疗脑膜炎时,首选两性霉素 B 脂质体+氟胞嘧啶,次选氟康唑。

二、隐球菌属

(一)分类

隐球菌属致病菌属包括 17 个种和 8 个变种,其中对人致病的主要是新型隐球菌。根据新型隐球菌多糖成分和生化方面的差异,将新型隐球菌分为 3 个变种,新型隐球菌新生变种,格特变种和格鲁比变种。已报道可引起人类疾病的还有浅黄隐球菌、浅白隐球菌和罗伦隐球菌等。

(二)生物学特性

新型隐球菌在组织中呈圆形或卵圆形,直径一般为 4~6 μm,菌体外有宽厚荚膜,荚膜比体大 1~3 倍,折光性强,一般染色法不易着色而难以发现而得名。新型隐球菌在室温或 37 ℃时易在各种培养基上生长,在 SDA 上数天内即可长出菌落,呈乳白色,日久呈黏液状。新型隐球菌按血清学分类可分为 A、B、C、D 及 AD,共五型,此外尚有少量为未确定型。

(三)致病性

新型隐球菌广泛分布于世界各地,且几乎所有的艾滋病患者并发的隐球菌感染都是由该变种引起。格特变种主要分布于热带、亚热带地区,尽管该地区艾滋病发病率非常高,但很少见艾滋病伴发的隐球菌病是由该变种引起。我国有 A、B、D 及 AD 型存在,以 A 型最多见。鸽粪被认为是最重要的传染源,还有马、奶牛、狗、猫、山羚羊、猪等也被报道曾分离出本菌。本菌属外源性感染,经呼吸道侵入人体,由肺经血行播散时可侵犯所有的脏器组织,主要侵犯肺、脑及脑膜,也可侵犯皮肤、骨和关节,但以侵犯中枢神经系统最常见,约占隐球菌感染的80%。健康人对该菌具有有效的免疫能力。新型隐球菌病好发于细胞免疫功能低下者,如获得性免疫缺陷综合征、恶性肿瘤、糖尿病、器官移植及大剂量使用糖皮质激素者。因此,临床上隐球菌性脑膜炎常发生在系统性红斑狼疮、白血病、淋巴瘤等患者。近20年来,隐球菌的发病率不断升高。

（四）实验室检查

1.标本采集

临床常采集的标本为脑脊液、痰液、骨髓等。

2.显微镜检查

用患者脑脊液做墨汁负染色检查,可见透亮菌体,内有一个较大的反光颗粒和数个小的反光颗粒及出芽现象,菌体外有透亮的宽厚荚膜。若脑脊液直接制片未发现菌体,可离心沉淀后重复检查。该方法是诊断隐球菌脑膜炎最简单和快速的方法。常规染色可发现隐球菌,PAS染色后新型隐球菌呈红色。用氢氧化钾涂片可看见发芽的菌体,不能看见荚膜,需与淋巴细胞、脓细胞等鉴别。支气管肺泡灌洗液墨汁染色偶能发现隐球菌。

3.分离培养

脑脊液标本、外周血等无菌体液标本建议接种添加10%羊血的脑心浸液;呼吸道标本、便标本等建议接种SDA。置25℃和37℃培养,病原性隐球菌均可生长,而非病原性隐球菌在37℃时不生长。培养2～5 d后形成酵母型菌落。

4.鉴定

新型隐球菌主要特征为初代培养菌落墨汁负染色可见到荚膜,比标本直接镜检荚膜窄,经多次传代后荚膜可消失。37℃培养生长良好,呈酵母型菌落,脲酶试验阳性,能同化葡萄糖和麦芽糖但不能发酵,同化肌酐。

酚氧化酶试验:酚氧化酶是含铜的末端氧化酶,能催化单酚羟化为二酚,进一步将其氧化成醌,而醌在非酶促条件下自氧化生成黑色素。酚氧化酶是新型隐球菌所特有的酶。依据酚氧化酶试验可将新型隐球菌区别于其他隐球菌。

将新型隐球菌接种于L-多巴枸橼酸铁和咖啡酸培养基中,经培养2～5 d后新型隐球菌形成棕黑色菌落,但目前实验室使用较少。

5.血清学检测

利用单克隆抗体,直接或通过乳胶凝集试验、ELISA等免疫学方法检测新型隐球菌荚膜多糖特异性抗原,已成为临床的常规诊断方法,其中以乳胶凝集试验最为常用。隐球菌抗原检测具有辅助诊断和判断预后的价值。该方法检测隐球菌感染的特异性和敏感性能够达到90%以上。巴西副球孢子菌的抗原浓度>0.1 mg/mL时存在交叉反应,会造成假阳性。也有文献报道毛孢子菌和结核分枝杆菌感染患者可出现假阳性。乳胶凝集法隐球菌抗原高浓度会出现前带效应,造成弱阳性或假阴性结果。根据临床症状高度怀疑隐球菌病,可以将标本稀释后进行检测。乳胶凝集法血清或脑脊液滴度为1:2或1:4的阳性反应结果,怀疑隐球菌感染;滴度≥1:8则认为患有隐球菌病。

6.核酸检测

核酸检测为诊断隐球菌提供了新的有效方法。临床标本可用痰液、支气管吸出物等,核酸检测方法有探针杂交法、PCR扩增法。

7.手工或自动化鉴定

如 API 20C、Vitek YST 卡、质谱技术等。

8.药敏试验

临床上多采用 ATB Fungus 3、Etest 条进行新型隐球菌药物敏感性的测定。

（五）检验结果解释和应用

新型隐球菌广泛分布于自然界，在鸽粪中大量存在，也可以存在于人体表、口腔或肠道中。对人类而言，通常是条件致病菌，对于临床上出现中枢感染的症状、体征、脑脊液压力明显升高及糖含量明显下降的患者，应高度怀疑隐球菌脑膜炎的可能，尤其对具有免疫功能低下者、有养鸽或鸽粪接触史者等。2/3 以上的隐球菌病病例存在中枢神经系统感染，如隐球菌性脑膜炎、脑膜脑炎、脑脓肿或脑和脊髓的肉芽肿，以脑膜炎最为多见，本病起病常隐匿，表现为慢性或亚急性过程，起病前可有上呼吸道感染或肺部感染史。实验室检查具有重要意义，包括涂片镜检、培养、隐球菌抗原和病理检测等。脑脊液新型隐球菌抗原阳性、墨汁镜检看到荚膜菌体或培养分离出菌体，均为中枢神经系统隐球菌感染的确诊证据。血清新型隐球菌抗原阳性要高度怀疑呼吸系统、中枢神经系统感染可能；肿瘤、系统性红斑狼疮、结节病、风湿因子阳性可导致假阳性，但需排除感染后方考虑假阳性可能。呼吸道分泌物培养阳性，要仔细对呼吸系统状态进行评估，只有充分证据显示没有感染，才能视作定植。

隐球菌对棘白菌素类药物天然耐药。目前，被临床公认的、可用于治疗隐球菌病的药物为两性霉素 B、5-氟胞嘧啶和氟康唑。

1.免疫健全宿主

（1）轻症局限性肺隐球菌：治疗药物首选氟康唑，疗程为 8 周至 6 个月；次选伊曲康唑，疗程 6 个月。

（2）中枢神经系统或播散性隐球菌病：治疗药物首选两性霉素 B±氟胞嘧啶，2 周后改为氟康唑或伊曲康唑，疗程 10 周；次选两性霉素 B±氟胞嘧啶，疗程为 6～10 周。

2.免疫抑制宿主

（1）培养阳性、无/轻度症状肺隐球菌病：治疗药物选择氟康唑或伊曲康唑，疗程 6～12 个月，随后转为二级预防。

（2）中枢神经系统或播散性隐球菌病：治疗药物首选两性霉素 B±氟胞嘧啶，2 周后改为氟康唑或伊曲康唑，疗程为 8 周，随后维持；次选两性霉素 B±氟胞嘧啶，疗程为 6～8 周，随后维持；或两性霉素 B 脂质剂型，疗程为 6～10 周，随后维持。

（3）中枢神经系统或播散性隐球菌病维持治疗：治疗药物首选氟康唑，次选伊曲康唑。

三、毛孢子菌属

（一）分类

毛孢子菌属分为阿萨希毛孢子菌、白吉利毛孢子菌、皮肤毛孢子菌、倒卵状毛孢子菌、皮瘤毛孢子菌等。

（二）致病性

常见的是侵犯毛发和须部的毛结节菌病，由白吉利毛孢子菌引起。华生等人是首例播散性毛孢子菌感染的报道者,该例患者患有支气管肿瘤且伴有脑转移。此后又有数十例报道,这些病例均系在原发病基础上的继发感染,且绝大多数被感染致死。近来发现大多是由阿萨希毛孢子菌感染引起。可有皮肤感染、肺部感染和播散性感染。

毛孢子菌属可引起毛发、指甲、皮肤以及系统感染,统称毛孢子菌病。临床较常见的有白毛结节和系统性毛孢子菌病。近来发现阿萨希毛孢子菌是皮肤、呼吸道和胃肠道的免疫受损患者和新生儿的条件致病菌。播散性感染和系统性念珠菌病有着同样的传播途径,且病死率高。它可以被常规培养出来,但应与其他的酵母菌相鉴别。

1.毛结节菌病

多发生于毛发,毛干上附有白色或灰白色针尖大小至小米粒大的结节,中等硬度,易于从毛干上刮下,镜下检查为真菌菌丝和孢子。此外,胡须、腋毛、阴毛等处也可发生结节。

2.系统性毛孢子菌病

多发生于原有基础疾病,如恶性肿瘤尤其是血液病、各种原因导致的白细胞减少症等。有时虽无免疫缺陷,但手术后可发病,如心瓣膜置换术、静脉导管、内镜等。可有持续发热,侵犯最多的部位是血液循环和肾,其次是肺、胃肠道、皮肤、肝脾等,导致相关器官的损害。皮损好发于头面部、躯干部、前臂等,常对称分布,多为紫癜性丘疹、结节,中心发生坏死、溃疡、结痂。皮损真菌培养 90% 为阳性。在中性粒细胞减少的患者,可从皮肤和血液中分离到毛孢子菌。

(三)实验室检查

1.标本采集

临床常采集的标本为血液、脑脊液、骨髓、瓣膜组织、皮肤软组织等。

2.直接显微镜检查

镜下可见关节孢子、真假菌丝、芽生孢子。

3.分离培养

标本接种于 SDA,27 ℃培养后菌落呈奶油色,湿润或干燥,有时呈脑回状,表面附有粉末状物。

4.鉴定

糖发酵阴性,重氮蓝 B 阳性,水解尿素。毛孢子菌有芽孢,地霉没有芽生孢子;两者都有关节孢子及有隔菌丝,地霉从关节角部发芽;毛孢子菌属尿素阳性,而地霉菌属尿素阴性。属内鉴别需用 API 20C 进行。

(1)阿萨希毛孢子菌:此菌新近从白吉利毛孢子菌分出来,新版 API 20C 可鉴定出此菌。①菌落特征:中等速度扩展生长,干燥,有时脓液样,表面呈粉状,边缘有宽而深的裂隙;②显微镜检查:出芽细胞,无侧生分生孢子,关节孢子呈桶状,无附着孢。

(2)皮肤毛孢子菌:①菌落特征,SDA 上中等速度扩展生长,培养 10 d 后菌落呈奶酪样、圆形、脑回状、闪光,表面无粉状物,老后边缘有裂隙;②显微镜检查,芽生细胞很多,反复接种菌丝增多,关节孢子柱状至椭圆形。

(3)倒卵状毛孢子菌:①菌落特征,菌落限制性生长,白色,有粉状物,中央有皱褶,边缘平坦;②显微镜检查,芽生细胞,无侧生分生孢子,玻片培养可见附着孢。

(4)皮瘤毛孢子菌:①菌落特征,SDA 上室温培养 10 d 后菌落呈奶白色、圆形,脑回状较小;

②显微镜检查,芽孢、关节孢子及真假菌丝;③核酸检测,rRNA 基因测序发现腐质隐球菌,在 CMA 上生长关节孢子,经过分子生物学鉴定是两个毛孢子菌菌种,一个是真皮毛孢子菌(T.dermatis),一个是 T.debeurmannianum。

（四）检验结果解释和应用

毛孢子菌广泛分布于世界各地,也是皮肤正常菌丛之一。毛孢子菌属可引起毛发、指甲、皮肤以及系统感染,统称为毛孢子菌病。毛孢子菌感染多见于白血病患者;亦可见于免疫功能低下的多发性骨髓瘤、再生障碍性贫血、淋巴瘤、器官移植及获得性免疫缺陷综合征患者;它还可见于非免疫功能低下的白内障摘除术者、人工心脏瓣膜、静脉药瘾、长期腹膜透析及外用激素治疗的患者。

对于毛孢子菌临床实验室一般不需要进行药敏试验,确证为毛孢子菌感染可选择伏立康唑、多烯类抗真菌药物进行治疗,棘白菌素类对其无活性。

四、红酵母属

（一）分类

红酵母属属于撕裂孢子真菌,隐球酵母科,在生理学和形态学上与隐球菌属有许多相似点。广泛存在于自然界中,常见的种为黏红酵母、小红酵母和深红酵母。

（二）致病性

该属细菌通常可从土壤、空气、水中分离到,是潮湿皮肤上的正常定植菌,因此可以从浴室的窗帘、浴缸、牙刷等潮湿的环境中分离到。有时能从阴道脓肿、皮肤及粪便中分离获得。

由红酵母属导致的人类感染非常罕见,虽然也有关于其他种导致人类感染的报道,但只有深红酵母被肯定地认为能感染人类。有报道显示能引起红酵母脓毒症、心内膜炎、脑膜炎和脑室炎、腹膜透析性腹膜炎、中心静脉插管引发的脓毒症、系统性感染。当医院的仪器,如用来清洗支气管镜的毛刷被污染时,可能在院内引起小的暴发流行。红酵母脓毒症是最常见的感染,它主要见于患有癌症、细菌性心内膜炎或其他消耗性疾病,且这些患者正在接受癌症化疗或通过导管留置控制感染症状,其最主要来源是导管污染或静脉高营养。最常见的临床症状是发热,但有些患者可表现为中毒性休克,这些患者的血培养往往呈阳性,一旦感染源(例如滞留的导管)去除,症状应会消失且血培养转阴。

（三）实验室检查

1.标本采集

根据患者临床表现、感染部位,采集标本。标本应于采集后 2 h 内送达实验室,若不能在 2 h 内送达,应于 4 ℃保存。

2.直接镜检

由于红酵母常为污染菌,偶见少数芽生孢子,不好判定,除非有大量酵母菌芽生孢子,结合培养,才能判定。黏红酵母细胞与胶红酵母的主要区别为前者硝酸盐阴性,后者阳性。

3.分离培养

在 SDA 培养基上中等速度生长,菌落呈红色或粉红色,黏红酵母菌落呈珊瑚红到粉红色或橙红色,表面亮而光滑,但有时表面呈网状,多皱褶或呈波波状,质地软,不发酵但能同化某些糖类,如葡萄糖、麦芽糖、蔗糖、木糖和棉子糖等。

（四）检验结果解释和应用

红酵母属属于较湿润部位皮肤的正常定植菌,广泛分布于空气、土壤和海水中,能从人皮肤、肺、尿液和粪便等标本中分离出。较少引起人类感染,有引起脓毒症、脑膜炎、与腹膜透析相关的腹膜炎、与导管相关的脓毒症等。临床分离出该菌株需结合临床症状具体分析。

治疗方面的经验较少,有报道显示对于红酵母属真菌感染可用两性霉素 B±氟胞嘧啶或唑类治疗。

第二节　皮肤癣菌检验

一、分类

皮肤癣菌是一类嗜角质的丝状真菌,具有无性期和有性期两种形态。大多数从环境和人体分离到的菌株处于无性期。按菌落特征及大分生孢子的形态将皮肤癣菌分为 3 个属,即毛癣菌属、小孢子菌属及表皮癣菌属。有性期属于裸囊菌科、节皮菌属。

（一）毛癣菌属

约有 20 余种,其中约 8 个种存在有性期,约 14 个种能感染人和动物。常侵犯皮肤、毛发和甲板。该属大分生孢子狭长,呈棍棒状或腊肠状,壁光滑,分隔多,头较钝。

（二）小孢子菌属

约有 18 个种,其中 9 个种存在有性期,约 13 个种可感染人或动物。可侵犯皮肤和毛发,一般不侵犯甲板,侵犯毛发主要引起发外感染,在发外产生大量孢子,呈镶嵌状或链状排列。该属大分生孢子较多,呈纺锤形或梭形,壁粗糙,壁厚,分隔多。

（三）表皮癣菌属

絮状表皮癣菌是主要的致病种。主要侵犯人的皮肤和甲板,不侵犯毛发。大分生孢子呈杵状或梨形,芭蕉样群生、末端钝圆、分隔少,有厚壁孢子,无小分生孢子。

二、致病性

从生态学角度根据其来源及寄生宿主的不同,皮肤癣菌可分为亲人性、亲动物性和亲土性三类。引起人类皮肤癣菌病主要由亲人性皮肤癣菌引起,后两类偶可感染人类。

亲土性和亲动物性皮肤癣菌感染可以产生炎症性皮损,进展迅速,伴有疼痛和瘙痒。人群之间也可以相互传播。在临床上一般根据感染部位来命名皮肤癣菌病,如头癣、甲癣、手足癣等。通常,小孢子菌不侵犯甲板,表皮癣菌不侵犯毛发。

皮肤癣菌通常引起毛发、皮肤和甲板的感染,临床称为皮肤癣菌病或癣。临床疾病一般按照皮肤癣菌侵犯身体的不同部位而命名,如皮肤癣菌感染头皮及毛发称头癣;感染面部胡须区皮肤、须毛或儿童的眉毛称须癣;感染平滑皮肤称体癣;股癣是发生于腹股沟、会阴部和肛门周围的皮肤癣菌感染,是体癣的特殊类型;发生在手掌和指间的感染称手癣;发生在足跖部及趾间的感染称足癣;由皮肤癣菌引起的甲板和甲床感染称甲癣。

三、标本采集

（一）甲标本

采集标本前常规消毒病甲,以减少培养时的细菌污染,提高阳性率。采用钝刀从甲的变色、萎缩或变脆部位、健甲与病甲的交界处取材,取材标本量要足且有一定深度。建议取材后立刻进行真菌镜检及培养,应尽量剪碎后接种。对于甲沟炎患者,应用75％乙醇清洁局部后采用棉拭子蘸取损害分泌物,每位患者至少应取两个拭子,放入无菌试管中以备镜检和培养。

（二）皮屑标本

采集标本前常规消毒取材区域。钝刀从损害边缘向外刮取或用剪刀剪去疱顶。如果鳞屑量较少或婴幼儿患者,可采用粘着透明胶带或粘着皮肤采样送检,将透明胶带粘着面紧压于损害之上,然后剥下,将粘着面向下贴在透明载玻片上送检。皮屑标本建议取材后立刻进行真菌镜检及培养。

（三）毛发标本

选择适当的毛发,应检测那些无光泽毛发或断发以及在毛囊口附近折断的毛发。用灭菌镊子将毛发从头皮拔除。不应去掉毛根部。如果怀疑头皮隐性感染,可用塑料梳子刷头皮后将其压在琼脂表面进行培养。毛发标本建议取材后立刻进行真菌镜检及培养。

四、实验室检查

（一）染色镜检

皮屑标本用10％KOH液、甲屑用20％KOH液处理后制成涂片;病发置载玻片上,加10％KOH微加温使角质溶解。直接镜检或棉蓝染色后镜检。检查时应遮去强光,先在低倍镜下检查有无菌丝和孢子,然后用高倍镜观察孢子和菌丝的形态、特征、位置、大小和排列等。

皮肤癣菌感染在皮屑、甲屑镜检时可见有隔菌丝或成串孢子,病发可见发内孢子或发外孢子。

（二）分离培养

皮肤癣菌呈丝状型菌落,呈绒毛状、棉毛状、粉末状等,表面光滑、折叠、沟回状;颜色为白、淡黄、棕黄、红色或紫色。在光镜下可见有隔、分支、无色的菌丝,菌丝旁有小分生孢子侧生,多散在,呈半球形、梨形或棒状;不同属大分生孢子有特征,是鉴定的重要依据。菌落观察在25 ℃ SDA培养基上描述其生长速度,即在25 ℃培养7 d测量菌落直径。①非常快速生长:直径≥9 cm;②快速生长:直径为3～9 cm;③中等速度:直径为1～3 cm;④缓慢速度:直径为0.5～1 cm;⑤非常慢速度:直径≤0.5 cm。

毛癣菌属生长速度属于慢到中等,质地光滑到毛状,表面呈白色、黄色、米黄色或红紫色,背面呈苍白色、黄色、褐色或红褐色。镜下见菌丝分隔、透明,分生孢子梗与营养菌丝无区别,小分生孢子呈单细胞、圆形、梨形或棒形,孤立或像葡萄状群生。大分生孢子呈多细胞、圆柱状、棒状或香烟形,壁光滑。有时存在关节型孢子和厚膜孢子。

小孢子菌属生长速度属于慢到快,质地光滑、毛状或羊毛状。表面颜色呈白色、米黄色、黄棕色、黄色或锈色,背面呈苍白色、黄色、红色、褐色或红褐色。镜下可见分隔菌丝,分生孢子梗几乎没有或与营养菌丝无法区别。小分生孢子单细胞,卵圆形到棒形,孤立。大分生孢子梭形,壁薄或厚,有棘状突起,孤立,含 2～25 个细胞。

表皮癣菌生长缓慢,质地膜状变成毡状到粉状,表面呈黄色到土黄色,背面呈羚羊皮色到褐色,中心有不规则皱襞或脑回状沟。转种后容易发生绒毛状变异。镜下见大分生孢子丰富,呈棒形、顶端钝圆、壁薄、光滑、孤立或成群,形成在菌丝侧壁或顶端,2～3 个一组。无小分生孢子。在成熟菌落中形成大量厚壁孢子。

(三)微生物鉴定

将病变处标本接种于沙氏琼脂培养基上,25 ℃～30 ℃培养,选取生长 7～14 d 的菌落,按照流程进行鉴定。

皮肤癣菌的鉴定主要根据菌落的形态及镜下结构,尤其是大分生孢子的特征,必要时辅以相应的鉴定试验。但皮肤癣菌在接种传代和保藏过程中极易发生变异,甚至有些初代培养的菌株就已发生了变异。另外,有时虽然为同一个种,但不同菌落的形态相差较大。这样给临床菌株的鉴定带来很大影响。

传统的皮肤癣菌鉴定方法:①DTM 选择性培养基,用于皮肤癣菌筛选,绝大多数皮肤癣菌能使 DTM 培养基 1 周内由黄变红,与其他真菌相反;②根据大分生孢子的特征将皮肤癣菌的三个属分开;③根据菌落的大体特征及镜下特征进一步区分到种。另外还有一些补充试验,如米饭培养基试验、毛发穿孔试验、尿素酶试验、玉米吐温琼脂培养基试验、毛癣菌琼脂 1～7 号、BCP-MSG 培养基生长情况及有性型检测的交配试验等。Wood 灯(ultraviolet light,UV 光)对于皮肤癣菌病的鉴别诊断是有益的。皮肤癣菌感染的毛发在 UV 光下可产生荧光,其可用来选择病发镜检或培养。对于临床可疑皮肤癣菌感染的标本,可以接种在含有或不含有放线菌酮(0.5 g/L)的培养基上。在确认阴性结果之前,培养应连续进行 3 周。

(四)药敏试验

CLSI 的 M38-A3 丝状菌药物敏感性检测方案中专门规定了对皮肤癣菌的药物敏感性检测要求,可以作为临床药敏试验的检测方法。但其折点仍未确定。由于皮肤癣菌发生获得性耐药的报道还十分有限,因此临床实验室并不常规推荐对其进行药物敏感性检测,只是当疗效欠佳时才考虑实施。

五、检验结果的解释和应用

临床标本分离到皮肤癣菌一般认为是致病性的,但极少数情况下也存在定植情况,如头癣患者的密切接触者中可以出现头皮及毛发皮肤癣菌分离阳性,但不出现任何临床症状,这种情况应考虑存在潜伏感染,予以治疗。

皮肤癣菌一般不引起血源性感染,但在免疫受损患者可以侵犯真皮和皮下组织,引起肉芽肿性损害,此时深部组织中可以分离出皮肤癣菌。

皮肤癣菌对外用抗真菌药物均敏感,包括咪唑类药物如克霉唑、咪康唑、酮康唑、益康唑、联苯苄唑、异康唑、舍他康唑、卢力康唑;丙烯胺类药物如萘替芬、特比萘芬和布替萘芬;硫代氨基甲酸酯类药物如利拉萘酯;吗啉类药物如阿莫罗芬;其他如环吡酮胺。皮肤癣菌对系统抗真菌药物如氟康唑、伊曲康唑、特比萘芬均敏感。

第三节　接合菌检验

一、分类

接合菌种类复杂,其分类及命名也在不断变化。接合菌属于接合菌门、接合菌纲,其下分为毛霉目和虫霉目。近年来,接合菌的命名和分类有了新的进展。在毛霉目已知的 16 科中,有 8 科的 12 属中的 24 种具有致病性;虫霉目分为 2 科 2 属,其中新月霉科耳霉属包括冠状耳霉,蛙粪霉科蛙粪霉属包括林蛙粪霉。

二、致病性

(一)分布与定植

大部分接合菌为世界性分布,可以利用多种物质作为营养源。致病性接合菌均可以在 37 ℃ 生长,有些接合菌的最高生长温度可以达到 50 ℃。在自然界中可从腐败的水果、蔬菜、食物、土壤和动物的粪便中分离到毛霉目的许多菌种。其中最常见的是根霉属真菌,其孢子囊在空气中广泛分布,可以释放大量孢子,是临床上最常见的病原性接合菌。人类感染主要是通过吸入接合菌孢子所致,鼻窦和肺部是最常受累的部位。空气中大量的孢子也很容易造成环境的污染。空调系统的污染可以造成鼻窦和肺部接合菌病的发生。此外,静脉输液受到污染可以导致播散性感染,纱布和静脉插管的污染可以导致皮肤感染。接合菌不会在人-人之间传播。毛霉目真菌大多数为腐生菌,广泛分布于土壤、动物粪便及其他腐败的有机物上,少数寄生于其他真菌上,极少数寄生于高等植物上,引起植物病害,也能引起人类的接合菌病。虫霉目致病菌在热带及亚热带分布较广,因而其感染在非洲、中南美、印度、东南亚等地的发病率相对较高。

(二)致病性

毛霉病通常由吸入孢子而发病。可导致变态反应,或引起肺部或鼻窦的感染。如果因创伤而接种真菌,可导致角膜、耳、皮肤或皮下组织的感染。若食用被真菌污染的食物,可导致胃肠道的感染。当真菌进入血管,可致管腔闭塞。原发感染可经血行或神经干播散至其他器官,尤其中枢神经系统。免疫功能低下者易感染毛霉病,如糖尿病、HIV 感染、应用大剂量糖皮质激素、血白细胞减少、白血病、营养不良的患者。此外,静脉药物滥用、医用外科材料受污染等也可引起。蛙粪霉病主要好发于儿童和青春期,据报告,半数以上的病例发生于 10 岁以下的儿童,成人病例少见。耳霉病主要见于成年男性,女性及儿童少见。推测虫霉病的传播途径可能是通过微小外伤和昆虫叮咬。

三、实验室检查

（一）标本采集

毛霉目真菌病通常进展快、诊断困难，及时获得临床标本并检测，对于毛霉目真菌病的检测至关重要。从可能感染部位取材，分泌物或者支气管冲洗物离心后沉渣直接采用 10%KOH 溶液涂片并进行真菌培养。组织病理标本或无菌部位获得的标本更有意义。获取标本后及时送真菌实验室，标本不能冷冻。毛霉病患者一般不会出现血培养阳性，血培养阳性无明确临床意义。

（二）染色镜检

显微镜下可以见到菌丝粗大（7～15 μm）、透明，无分隔或者分隔少，壁薄易折叠，分支呈直角。有时看到菌丝的横断面，表现为圆形肿胀细胞样。镜检阳性有诊断意义，镜检阴性，不能除外诊断。

（三）分离培养

1.毛霉目

可在许多真菌培养基上快速生长，PDA 及改良的 SDA 培养基是适合的培养基（放线菌酮可抑制其生长，故其培养基不加放线菌酮），25 ℃～30 ℃培养 2～4 d 后可见典型的絮状而致密的菌落，迅速铺满整个培养皿或试管，形成丰富的气生菌丝体。根据菌种、生长时间不同菌落颜色可呈白色、黄色、灰色外观。显微镜下可有假根、囊托及匍匐菌丝，菌丝粗大、无隔，孢子梗发自菌丝或假根结节，孢子梗顶端可有孢子囊（直径为 50～300 μm）。

2.虫霉目

菌落通常呈波浪状或粉末状，呈放射状条纹，菌落颜色由奶油色变成灰色。其特征是存在初生孢子和次生孢子，在成熟期喷射状释放。

耳霉的菌落透明，呈放射状条纹，最初为波浪样外观，后逐渐变成粉末状，培养皿盖上常覆盖有由无性孢子释放的次级分生孢子，老的培养基可见到绒毛状分生孢子。初生孢子为圆形（40 μm），有明显的乳突。

蛙粪霉在 25 ℃～37 ℃生长迅速，培养 2～3 d 开始生长，初为白色蜡样菌落，呈放射状条纹，颜色逐渐加深，2～3 周后可形成灰黄色甚至灰黑色，表面可有一层绒毛样菌丝。培养 7～10 d 显微镜下可见宽大的无隔菌丝可裂解形成多个独立的单核菌丝体。有性型通过配囊结合形成接合孢子。接合孢子呈厚壁状，遗留鸟嘴样附属物（来自配囊配子）。初生孢子呈圆形，由原始分生孢子肿胀顶端处释放。次生孢子呈梨形，由孢子梗直接释放产生。

（四）微生物鉴定

KOH 制片直接镜检可见直角分支的宽大（6～25 μm）、透明、无分隔或极少分隔的菌丝。

对毛霉目真菌进行鉴定需要根据：①菌落形态；②最高生长温度；③显微镜下观察有无囊托、假根、匍匐菌丝；④孢子囊、孢囊孢子的形态等。常需要分子生物学进一步鉴定至种的水平。

1.毛霉目

（1）毛霉属：菌落生长迅速，颜色由白色变黄色，最终可发灰色。最高生长温度为 32 ℃～42 ℃。显微镜下孢子梗发自气生菌丝，分支较少，呈透明状；无假根及匍匐菌丝；孢子囊呈球形，黄色至棕色；囊轴呈圆形，扁平或椭圆形；无囊托；孢囊孢子呈扁球形稍长，壁光滑。

（2）根霉属：50 ℃～55 ℃可生长；30 ℃可迅速生长，初为白色，后渐变成棕色或灰色。背面呈白色，菌落黏性。显微镜下孢子梗发自假根，单个或成簇，未分支，呈深棕色；有假根及匍匐菌丝;孢子囊球形,呈灰黑色;囊轴扁球形稍长,呈棕色;有囊托但短;孢囊孢子呈扁球形,伴棱角。

(3)根毛霉属:耐热,50 ℃～55 ℃可生长。显微镜下孢子梗壁光滑发自匍匐菌丝,散在或成群分支,呈棕色;有假根及匍匐菌丝,假根壁薄;孢子囊圆形,呈灰棕色至棕黑色;囊轴圆形至梨形,呈灰棕色;无囊托;孢囊孢子呈球形,透明。

(4)囊托霉属:菌落生长迅速,由白色变成灰色外观,42 ℃生长良好。显微镜下孢子梗不分支,孢子囊呈梨形,囊托花瓶状或钟状,囊轴半圆形,孢囊孢子光滑呈圆柱形。

(5)横梗霉属:菌落呈白色、羊毛状,逐渐变成灰色,最高生长温度为 46 ℃～52 ℃。显微镜下孢子梗发自匍匐菌丝,散在或成群,分支,呈苍白色、灰色;有假根及匍匐枝但不明显;孢子囊圆形至梨形,呈苍白色、灰色;囊轴半圆形或圆顶型伴尖端突起;有囊托,呈明显圆锥形;孢囊孢子圆形至椭圆形,壁光滑。

(6)克银汉霉属:菌落由白色变成深灰色,最适生长温度为 45 ℃。显微镜下孢子梗顶端发出分支,末端膨大成顶囊,其上有许多小梗,单孢子的小型孢子囊即形成在小梗上。

2.虫霉目

主要有以下两个致病菌种。

(1)冠状耳霉:在 PDA 培养基上培养,菌落呈扩散性生长,很快可以见到放射性射出的次级菌落。显微镜下观察可见菌丝直径为 $6\sim15\ \mu m$。分生孢子梗高为 $60\sim90\ \mu m$,顶端轻微变细。初级孢子直径大约为 $40\ \mu m$,有明显乳头状基底,培养时间延长会出现茸毛样附属物(绒毛孢子)。孢子可以喷射释放,在初级菌落周围形成次级菌落。

(2)蛙粪霉:在 PDA 培养基上培养,菌落呈腊样,无气生菌丝。菌落中心呈脑回样,周边有放射性深在裂隙。

显微镜下观察可见初级分生孢子梗短,末端肿胀。初级孢子球形,喷射释放形成乳头状结构。次级孢子梨形。孢子可见球形的突出物。

(五)药敏试验

可采用 CLSI 的 M38-A3 丝状菌药物敏感性检测方案,检测产孢接合菌的体外药物敏感性。绝大多数毛霉菌对抗真菌药物不够敏感,而且其折点也未确定。大多数抗真菌药物对毛霉目真菌的敏感性较一致,但是存在一定的种属差异性。

四、检验结果的解释和应用

(一)真菌培养结果解释和应用

接合菌为条件致病菌,自然界分布广泛,某些菌可以是实验室污染菌。因此对接合菌分离结果需要慎重解释。一般认为从血液、穿刺液、脓液和肺组织中分离出的接合菌是感染菌,而从痰液中分离出的接合菌则应结合直接镜检进行考虑,涂片细胞学检查为合格的痰标本,且在初始分离培养基上呈优势生长,可认为是有意义的感染菌。

(二)药敏试验结果解释和应用

两性霉素 B 是治疗毛霉目真菌最有效的抗真菌药物,但体外药敏试验及动物实验提示小克银汉霉对两性霉素 B 的敏感性较差。

同一类药物对接合菌的 MIC 也存在多样性。新一代唑类药物中,伏立康唑对毛霉目真菌活性差。毛霉病暴发感染可能与其应用伏立康唑有关。泊沙康唑对毛霉目真菌有抗菌活性。多项体外药敏研究和动物模型均显示泊沙康唑对大多数毛霉目真菌有较低的 MIC 值。

棘白菌素类药物体外药敏显示对毛霉目真菌的抗菌能力差,且体内试验亦表明当其单独用药时抗菌活性不明显。但最近有研究证明与两性霉素 B 联合时有潜在的临床应用价值。

目前关于虫霉目真菌体外药敏的资料比较匮乏。虽然碘化钾体外药敏对这些真菌显示无活性,但体内却显示有一定的作用。两性霉素 B 对虫霉目真菌 MIC 值较高。伊曲康唑和酮康唑具有较好的体外抗菌活性。除此之外,蛙粪霉较之耳霉对各种抗真菌药更为敏感。

第四节　曲霉菌检验

一、曲霉菌属

(一)分类

曲霉是一类丝状真菌,自然界中广泛存在。常可以在泥土、植物腐物、空气中等处分离到。曲霉属的有性阶段属于子囊菌门、不整子囊菌纲、散囊菌目、散囊菌科、散囊菌属、裸孢壳属和萨托菌属;其有性期仅发现于部分曲霉。无性阶段属丝孢纲、丝孢目、丛梗孢科。目前已知的曲霉属包括 185 个种。约有 20 余种可引起人类机会性感染。其中烟曲霉是最常见的致病曲霉,其次是黄曲霉和黑曲霉。棒曲霉、灰绿曲霉、构巢曲霉、米曲霉、土曲霉、焦曲霉、杂色曲霉虽然也有报道引起人类致病,但发生率低。

国际曲霉分类专家在对烟曲霉及相关菌种的种系发生研究中更新了其分类和鉴定,并增加了一些新的菌种。为了应对临床实验室鉴定的局限性,提出了"烟曲霉复合体""黄曲霉复合体"和"土曲霉复合体"的概念。

(二)致病性

曲霉在自然环境中分布广泛,呈世界范围的分布。在土壤、水、食物和其他自然环境中均能分离到曲霉,而且干燥的曲霉孢子很容易通过空气、昆虫或者鸟类播散。部分曲霉能够产生真菌毒素,人和动物食入后对身体有害。

曲霉引起的人类疾病可分为机会性感染、变态反应性曲霉病及曲霉毒素中毒。免疫受损是曲霉机会性感染的最常见原因。感染可以表现为局限性的曲霉球到严重的侵袭性感染。后者的发生主要与曲霉和宿主之间存在的免疫反应状态相关,与侵袭性曲霉病发病相关的主要危险因素有:中性粒细胞及巨噬细胞数量减少(>3 周)或功能异常(慢性肉芽肿病);骨髓造血干细胞及实体器官移植、肿瘤放化疗、慢性阻塞性肺病、ICU 机械通气以及长期使用糖皮质激素、细胞毒药物等免疫功能受损的患者。随着对烟曲霉等致病性曲霉基因组学和蛋白质组学研究的进展,对曲霉致病和耐药相关的一些基因有了进一步了解。同时从宿主角度对于曲霉感染免疫的研究也使其发病机制更加明了。

(三)实验室检查

1.标本采集

采取痰液、支气管灌洗液和其他下呼吸道标本进行真菌镜检和培养,单纯培养阳性也有可能属于定植微生物或者污染。无菌组织中培养阳性是最可靠的曲霉病确诊证据,如手术或活检获得的肺组织。鼻窦组织、其他组织活检标本、皮肤活检标本、心脏瓣膜以及合适的眼部标本都能培养出曲霉菌。尽管有些患者会罹患曲霉心内膜炎,但是曲霉感染的血培养通常是阴性的。

2.染色镜检

KOH制片能够快速地观察到菌丝成分以及曲霉菌丝形态学特征。还可通过荧光染色进行观察。典型的曲霉菌丝是透明45°分支分隔的菌丝,直径为 3~6 μm,有平行光滑的细胞壁,有时能见到分隔。侵袭性曲霉病中菌丝在组织中增殖明显,通常呈放射性或平行生长。在肺部空洞定植的曲霉菌丝呈紊乱团块状排列。在慢性感染中,菌丝呈非典型样,明显增粗,直径约为12 μm,有时见不到清晰的隔膜。在肺部或者耳道中镜检看到分生孢子头或子囊对于诊断很有意义。

3.分离培养

在沙氏培养基中,曲霉主要产生无性形态。在标准的察氏培养基、高糖察氏培养基(含20%~30%葡萄糖)或2%麦芽浸膏培养基上都能够进行菌落和显微特征的观察。一般标准的观察时间为培养 7 d 后,如果是观察有性期,则需要更长的时间。有的菌株是嗜高渗的,因此在低浓度的含糖培养基中不易生长。在 25 ℃和 37 ℃培养 7 d 后,观察菌落的直径、培养基背面的颜色、质地、光泽度、液滴的渗出和色素的扩散。

4.微生物鉴定

曲霉生长速度、菌落形态和温度耐受实验等在鉴定菌种方面有重要意义。常用的培养基为察氏琼脂或麦芽浸汁琼脂;耐高渗透压的菌种可用含 20%或 40%蔗糖的培养基。一般培养温度为 27±1 ℃,耐高温的菌种可 37 ℃或 45 ℃。培养时间为 7~14 d,部分可延长,肉眼及在低倍镜下观察菌落。曲霉的鉴定主要是依靠形态学特征,通常以菌落形态和分生孢子头的颜色进行群的划分,然后以分生孢子的形态和颜色、产孢结构的数目、顶囊形态以及有性孢子的形态进行种的鉴定。

(1)曲霉的菌落形态:①除构巢曲霉和灰绿曲霉外,曲霉属其他种生长速度较快,在察氏琼脂培养基上25 ℃培养 7 d 后,构巢曲霉和灰绿曲霉的直径为 0.5~1 cm,而其他曲霉直径能达到1~9 cm;②曲霉菌落呈绒毛状或粉状,不同菌种表面颜色不同,大多数曲霉的培养基背面无色或淡黄色,但构巢曲霉培养基背面可以呈紫红色、橄榄色,杂色曲霉背面则可呈橘黄色、紫红色;③烟曲霉耐高温,40 ℃的温度中生长良好,曲霉属中只有烟曲霉有此特性,烟曲霉在20 ℃~50 ℃均可生长,鉴于目前烟曲霉分子分类正在变化中,临床实验室对于分离到的形态学特征与烟曲霉相近似的菌株建议统一报告为“烟曲霉复合体”,具体菌种应通过温度试验、药物敏感性试验及基因测序结果来进一步鉴定。

(2)曲霉的显微镜下特征:曲霉属的每个种有共同的形态特征,每个菌种又有其特殊形态特征。①曲霉的基本形态特征:菌丝透明有分隔;曲霉无性期的产孢结构由分生孢子梗、顶囊、瓶梗等组成;分生孢子梗从足细胞产生,分生孢子梗的顶端是顶囊,顶囊是曲霉属特征性的结构;分生孢子梗的形态和颜色因菌种不同而不同,顶囊的上面呈放射状覆盖着一层花瓶样的柱形细胞,称瓶梗,瓶梗上面产生分生孢子链;有些曲霉的顶囊上覆盖有两层瓶梗细胞,其中直接覆盖在顶囊上的瓶梗细胞称梗基,梗基上面的瓶梗细胞产生分生孢子。②曲霉的特殊结构:主要包括闭囊壳、壳细胞、粉孢子、菌核,这些特征对于鉴定某些曲霉很有意义;闭囊壳破裂后,子囊释放出来,闭囊壳在某些曲霉的有性期产生;壳细胞是一种大的无增殖能力的细胞,与某些曲霉有性期有关;粉孢子是通过裂解其支持细胞产生的一类孢子,其基底常缩短并带有残余的溶解细胞,这些

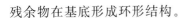

残余物在基底形成环形结构。

5.药敏试验

曲霉属于产孢丝状真菌,其体外药敏试验方法比较成熟,可采用 CLSI 的 M38-A3 丝状菌药物敏感性检测方案或 E 试验。与所有丝状真菌相似,曲霉菌对抗真菌药物的折点尚未确定。但至少不同种的曲霉菌对不同抗真菌药物敏感性存在差异。

(四)检验结果的解释和应用

1.真菌培养结果解释和应用

曲霉菌为条件致病菌,自然界分布广泛,某些菌可以是实验室污染菌。因此曲霉菌分离结果需要慎重解释。结合镜检结果判断培养得到的曲霉是否具有临床意义,一般来说以下几种形式认为具有临床意义:①无菌部位或下呼吸道临床标本中发现菌丝;②单一标本中为优势菌或者多次标本分离得到同一菌株;③组织中发现菌丝。当怀疑肺部真菌感染的时候,最好连续培养三次痰标本。对于从血液中分离出的曲霉菌,一般认为是污染菌,而从痰液中分离出的曲霉菌则应结合直接镜检结果进行考虑,涂片细胞学检查为合格的痰标本,且在初始分离培养基上呈优势生长,可以作为临床诊断的依据。

2.药敏试验结果解释和应用

曲霉对两性霉素 B、伊曲康唑、伏立康唑、泊沙康唑、特比萘芬、棘白菌素类药物(包括卡泊芬净、米卡芬净及阿尼芬净)敏感。美国感染病学会制定的曲霉病治疗指南中,伏立康唑为首选药物,棘白菌素类药物也可以用于侵袭性曲霉病的治疗。两性霉素 B 和卡泊芬净或伏立康唑和卡泊芬净有联合抗曲霉及其生物膜的作用。近年来有烟曲霉对唑类药物耐药乃至交叉耐药的报道,如耐伊曲康唑的烟曲霉报道增多,而且出现多药物耐药的烟曲霉临床分离株。提示有必要对长期用药者进行药物敏感性的监测。对两性霉素 B 耐药的黄曲霉临床分离株也有报道。土曲霉对两性霉素 B 天然耐药。构巢曲霉对两性霉素 B 也常常耐药。

第五节　暗色真菌检验

一、分类

致病性暗色真菌是指一组菌丝和/或孢子的壁具有黑色素样颜色的真菌。这类真菌种类众多,形态学变化大,归属于子囊菌门,真子囊菌纲,分为 6 个目 6 个科 14 个属。暗色真菌常见的致病菌集中于刺盾炱目的蔓毛壳科,包括枝孢瓶霉属的卡氏枝孢瓶霉、着色霉属的裴氏着色霉和 F.monophora、瓶霉属的疣状瓶霉、外瓶霉属的皮炎外瓶霉、棘状外瓶霉等。另一类致病性暗色真菌属于格孢腔菌目,主要包括链格孢霉属、离蠕孢属、弯孢霉属、凸脐孢属等条件致病性暗色丝状真菌,其中以离蠕孢属的穗状离蠕孢致病多见。目前临床已报道百余种致病性暗色真菌。

二、致病性

暗色真菌在自然界广泛分布,其致病菌多为土壤腐生菌,已从土壤、朽木、腐败植物等处分离出多种致病性着色真菌,病原菌多通过外伤接种进入皮肤引起感染。

暗色真菌在人类可致浅表型真菌感染及甲真菌病、足菌肿等,更常见的是引起着色芽生菌病和暗色丝孢霉病。有时甚至发生系统性感染而危及生命。暗色真菌感染的发生可能与外伤有关。最近的研究表明天然免疫缺陷、免疫功能异常患者对暗色真菌的易感性明显提高。

三、实验室检查

（一）标本采集

采取患者的脓液、分泌物、痂皮或活检组织等标本,对其进行显微镜检查和真菌培养等检查。

（二）镜检

取痂屑、渗出物、脓液或活检标本进行 KOH 涂片镜检可以发现单个或成对成簇的棕色厚垣多分隔的硬壳小体,直径为 $4\sim12~\mu m$。硬壳小体对诊断着色芽生菌病有重要意义。暗色丝孢霉病在损害的分泌物或脓液及活检标本中可见暗色规则或串珠状菌丝、发芽或不发芽的酵母细胞。

（三）分离培养

将分泌物、脓液、活组织标本接种于沙氏琼脂斜面上在 25 ℃～30 ℃温度下培养 4 周,大多数致病性暗色真菌在 1～2 周内均可形成绒毛样菌落(个别菌种初代培养呈酵母样),呈灰色、暗绿色、暗棕色或黑色,在马铃薯琼脂或玉米琼脂培养基上生长良好,产孢丰富。根据其产孢结构特点可对其进行鉴定。

（四）微生物鉴定

暗色真菌的鉴定主要包括形态学鉴定(基于孢子发生方式)、生理生化鉴定(温度、碳源和氮源同化)、血清学鉴定(外抗原试验)、分子生物学鉴定(核酸杂交、ITS 测序、RAPD、RFLP)。在组织病理中,某些暗色真菌黑色素量较低,常规染色不易看到真菌成分,可以采用 Fontana-Masson 染色,它可以将黑色素染色,因而被推荐作为和曲霉等造成的透明丝孢霉病的常规鉴别方法。

形态学鉴定依然是暗色真菌鉴定的重要手段,应用马铃薯琼脂或玉米琼脂培养基进行小培养是观察分生孢子的发生方式的理想手段。近年来,分子鉴定发展迅速,18S rRNA 因其保守性而被广泛应用,大部分暗色真菌可以由 ITS 测序进行菌种鉴定,但应用此方法作为鉴定金标准仍然存在争议。如链格孢霉属等一些种属,不同种间形态学存在差异,然而 ITS 区域可能相同,因此对于这些种属而言,ITS 是否没有足够的多态性、亦或是否我们定义了过多的种等问题仍然存在争议。对于某些少见菌种与美国国家生物技术信息中心比对时应注意,因为大约 10％的序列可能存在出入,菌种鉴定不能全部依赖于测序,应当结合形态学鉴定及命名法。常见病原性暗色真菌鉴定特征介绍如下。

1.卡氏枝孢瓶霉

在 SDA 上 27 ℃培养 14 d 后,菌落直径可达 2 cm;菌落紧密,橄榄绿至黑色,有较清楚的暗色边界,表面可见棕绿色短的气生菌丝。显微镜下可见分生孢子呈单细胞性、褐色、表面光滑,椭圆形,底部有一暗色的脐,孢子大小为(1.5～3) $\mu m\times$(3～10) μm,产孢方式主要为支孢型,以向顶性方式排列为多分支的分生孢子链。在某些菌株上可以观察到有清楚领状结构的瓶梗。本菌的最高生长温度为 37 ℃,不能液化明胶。

2.裴氏着色霉

在 SDA 上,27 ℃培养 14 d 后菌落直径可达 2.5 cm;表面平坦或高起有皱褶,表面绒毛状或絮状，橄榄绿至黑色，可见灰色短而密集的气生菌丝。显微镜下可见多形性产孢，主要可见喙支孢型、支孢型产生的分生孢子，偶可见瓶型产孢。分生孢子单细胞性，呈椭圆形或圆筒形、长椭圆形，菌落大小为 $(1.5\sim3)$ $\mu m\times(3\sim6)$ μm。

3.F.monophora

F.monophora 是 2004 年根据 ITS 区序列分析从裴氏着色霉中分出的一个新种，主要分布在南美及非洲，在中国则主要集中在南方，引起的疾病谱较 F.pedrosoi 广，感染不仅仅限于皮肤和皮下组织，还可以引起脑部系统性感染。

4.疣状瓶霉

在 SDA 上，27 ℃培养 14 d 后菌落直径达 2 cm，褐色至黑色，表面密生灰色短的气生菌丝。显微镜下可见瓶梗呈安瓿瓶形或葫芦形，产孢方式为瓶型产孢，顶端可见清楚的领口状结构。分生孢子在瓶梗的开口处依次产生，半内生性，由黏液包绕后聚集在瓶口顶端，分生孢子为单细胞性，呈近球形，无色至褐色，菌落大小为 $(1\sim2)$ $\mu m\times(3\sim4)$ μm。

5.皮炎外瓶霉

皮炎外瓶霉又名皮炎王氏霉。初代培养菌落呈黑色糊状，继代培育可产生气中菌丝。糊状菌落显微镜下可见酵母样芽生孢子，产菌丝菌落中可见圆筒形或瓶形的分生孢子梗即环痕梗，在菌丝末端或侧支产生，周围聚集多个分生孢子。分生孢子呈圆至卵圆形，大小为 $(1\sim3)$ $\mu m\times(1.5\sim4)$ μm。另有一种颗粒型菌落，显微镜下可见暗色的厚垣孢子样细胞团块或孢子链，有时这种细胞内部可纵横分隔。该菌可在 42 ℃生长，不能利用硝酸钾，可与其他的外瓶霉相区别。

6.棘状外瓶霉

菌落潮湿发亮，呈黑色酵母样，主要由酵母细胞组成。继代培养逐渐产生短的绒毛状菌丝。显微镜下可见菌丝分支分隔，分生孢子梗即环痕梗从菌丝末端或侧面产生，颜色较深，直立、与菌丝呈直角分支，其顶端有一较长的鼻状突起即环痕产孢处，该突起为外瓶霉中最长的，环痕数目在外瓶霉中最多，可达 30 段以上。环痕孢子为单细胞，呈透明或半透明，亚球形至椭圆形，光滑，大小为 2.5 $\mu m\times3.5$ μm。本菌可在 38 ℃～39 ℃生长，可利用硝酸盐。

7.穗状离蠕孢

菌落平坦扩展，呈絮状至毛状，灰黄至橄榄色。菌丝棕色，分支分隔。显微镜下可见分生孢子梗在菌丝末端或侧面产生，顶部产孢，呈膝状弯曲，孢子脱落后留下瘢痕。分生孢子以合轴方式产生，短柱状或卵圆形，两端钝圆，底部与分生孢子梗相连接部位有一痕。分生孢子两极均可发芽。

（五）药敏试验

可采用 CLSI 的 M38-A3 丝状菌药物敏感性检测方案，检测产孢暗色真菌的体外药物敏感性。暗色真菌的体外抗菌药物敏感性报道日渐增多，然而判读折点还没有确切的标准，临床相关性数据也不足。

四、检验结果的解释和应用

（一）真菌培养结果解释和应用

暗色真菌在自然界分布广泛，某些菌可以是实验室污染菌。因此对暗色真菌分离结果需要慎重解释。一般认为，从血液、穿刺液、脓液和肺组织中分离出的暗色真菌是感染菌，而从有菌开放部位中分离出的暗色真菌则应结合直接镜检结果进行考虑。

（二）药敏试验结果解释和应用

总体而言,唑类药物抗暗色真菌药物敏感性数据较一致,其中以伊曲康唑有较好的活性,但是也有长期应用伊曲康唑治疗的裴氏着色霉感染患者对唑类药物耐药。新型三唑类药物泊沙康唑、伏立康唑对于暗色真菌也有广谱抗菌活性,而且泊沙康唑对于链格孢属、外瓶霉属的抗菌活性高于伏立康唑。

两性霉素 B 对于临床比较常见的暗色真菌如外瓶霉属、链格孢属体外抗菌活性较好,弯孢霉属、外瓶霉属、喙枝孢属偶尔会出现耐药。一些研究认为氟胞嘧啶对于不同暗色真菌导致的着色芽生菌病和暗色丝孢霉病有一定的抗菌活性,也有一些研究认为无抗菌活性。特比萘芬对于丝状真菌有着明确的抗菌活性,有报道认为特比萘芬对于链格孢属、弯孢霉属、离蠕孢属有着广谱的抗菌活性。棘白菌素类药物对于暗色真菌的药物敏感性不尽相同,有菌种特异性。

第六节　双相真菌检验

一、分类

双相型真菌是指一类具有温度依赖性形态转换能力的病原真菌。它们在组织内和在特殊培养基上 37 ℃培养时呈酵母相,而在普通培养基上室温培养时则呈菌丝相。目前国际公认的致病性双相真菌有6 种,包括马尔尼菲青霉、孢子丝菌属、组织胞浆菌属、球孢子菌属、副球孢子菌属和芽生菌属。双相真菌有性期大多属于子囊菌门,具体分类将在每个菌种中分别介绍。

二、致病性

孢子丝菌属为自然界腐物寄生菌,广泛存在于柴草、芦苇、粮秸、花卉、苔藓、草炭、朽木、土壤、沼泽泥水等。孢子丝菌属在世界广泛分布,尤其在热带和亚热带区域。

马尔尼菲青霉在竹鼠体内共生,已从东南亚的四种竹鼠中分离出该菌,但至今尚未确定其自然生活环境,土壤可能是它的主要存在地,本菌极易在甘蔗和竹笋中生长。

荚膜组织胞浆菌为世界性分布,但在北美中部、中美和南美更为多见,在我国南方地区有散在发病,其自然栖息地为富含鸟和蝙蝠粪的土壤中,美国报道多次组织胞浆菌病暴发流行在蝙蝠栖息的地方(如洞穴),尤其在热带地区。

粗球孢子菌在土壤中栖居,一般局限于美国加利福尼亚的圣华金谷地区。雨季的气候有利于土壤中真菌菌丝的增殖,真菌产生大量的关节孢子,随空气中的灰尘传播。

巴西副球孢子菌在酸性土壤中可长期存活,从犰狳中可分离到此菌。多发生于中美洲和南美洲,尤其以巴西常见。

皮炎芽生菌最适于在含有机废物的潮湿土壤或在烂木中生长,但很少能成功地分离到该菌。从北美的中西部到东南部均有病例报道。

双相真菌大多数为自然界腐生菌,是原发性真菌病病原菌。除孢子丝菌病多为皮肤外伤后感染外,其他主要是呼吸道感染,但绝大多数感染无症状,为自限性疾病,少数患者可发展为严重的系统性损害,为原发真菌感染。

（一）孢子丝菌病

多在外伤后接触土壤等后,将申克孢子丝菌带入皮内而引起感染,在地方流行区,可因吸入真菌孢子而发生肺部感染。

（二）马尔尼菲青霉病

人和竹鼠可能从一共同环境来源而感染,一般认为通过吸入空气中马尔尼菲青霉孢子而致病,并经血行播散至全身内脏器官。

（三）组织胞浆菌病

许多正常人在吸入少量的荚膜组织胞浆菌孢子后不引起任何症状,仅胸片显示肺部有不活动小病灶或钙质沉积。当吸入大量孢子、免疫受损或患其他疾病时,则产生不同程度的肺部或播散性感染。特别在幼儿中常产生急性暴发性播散性感染,并常迅速导致死亡。

（四）球孢子菌病

粗球孢子菌的关节孢子经呼吸道进入人体后,多数人仅引起短暂而轻度的肺部感染。在免疫抑制或易感人群中,可引起慢性的肺部感染或播散性感染。少数因外伤后接触本菌污染物而发病。

（五）副球孢子菌病

一般是在吸入播散在空气中的孢子后发病,肺部最常受累,随后病原菌随淋巴管扩散到局部的淋巴结。

（六）皮炎芽生菌病

感染发生于吸入散布在空气中的孢子后,肺常为原发感染部位,一些患者感染不累及其他器官而消退,而另一些患者感染可侵及皮肤、骨、前列腺和其他器官。

三、实验室检查

（一）标本采集

采集痰、支气管肺泡灌洗液、气管抽吸物或肺活检材料,肺外感染采集体液（如血、尿、滑液）及组织标本（如皮肤、肝、骨）。组织标本应分成2份,分别行菌学和组织学检查。

（二）染色镜检

用湿片或组织印片检查（KOH 或荧光如钙荧光白染色）。瑞氏、吉姆萨或 PAS 染色检查在单核细胞或巨噬细胞内的马尔尼菲青霉、荚膜组织胞浆菌。骨髓液及组织切片用 HE、PAS、GMS、瑞氏、吉姆萨染色。间接荧光抗体染色为快速、敏感和特异的诊断法。

（三）分离培养

用血琼脂、BHI 琼脂、抑制性真菌琼脂、沙保琼脂或肉汤等培养基,在 30 ℃孵育 4～8 周或更久。对怀疑的菌落可转种后置 37 ℃孵育 7～14 d,使菌丝相变为酵母相。

（四）微生物鉴定

1.孢子丝菌属

长期以来一直认为孢子丝菌病仅由申克孢子丝菌感染所致。近年来,随着分子生物学鉴定方法的发展,发现申克孢子丝菌其实是由一组不同种系构成的复合体,即申克孢子丝菌复合体。目前国内临床分离的孢子丝菌经 DNA 测序证实均为球形孢子丝菌。

(1)直接镜检:常规方法不易发现真菌成分。可疑标本涂片后作革兰氏染色或 PAS 染色,油镜下可见在多核粒细胞内或大单核细胞内外有革兰氏阳性的长圆形雪茄烟样或梭形小体,大小为$(1\sim2)$ $\mu m\times(3\sim7)$ μm,只有少数患者可查到菌体。

(2)菌落形态:在 SDA 上 25 ℃培养 3~5 d 后可见菌落生长。初为乳白色湿润、光滑、膜样菌落,逐渐变成深褐色至黑色,中央凹陷,周边隆起,有放射状皱褶的绒毛样菌落。多次转种后,菌落颜色可以变淡,甚至白色,但常有一小部分仍保持褐色,表面光滑,气生菌丝少见。在脑心浸液琼脂(BHI)上 37 ℃培养,可见白色或灰白色酵母样菌落。

(3)镜下结构:菌丝相可见细长分支、分隔菌丝,直径 1~2 μm。分生孢子梗由菌丝两侧呈锐角长出,纤细而长,顶端变尖。分生孢子为单细胞性,有两种类型:一种呈无色、球形或梨形,大小为$(2\sim3)$ $\mu m\times(3\sim5)$ μm,3~5 个簇集排列在分生孢子梗顶端如花朵样;另一种呈黑色、球形或圆锥形,较大,合轴排列于菌丝四周,称为套袖状分生孢子。酵母相可见大小不等的球形或卵圆形酵母细胞,以出芽方式繁殖,细长厚壁的芽孢呈梭形或雪茄烟样,附着在较大的球形或卵圆形酵母细胞上。①S.brasiliensis 在 PDA 上 35 ℃培养 21 d 后菌落直径≤30 mm,有黑色素分生孢子,合轴分生孢子长 2~6 μm;②S.luriei 在 PDA 上 35 ℃培养 21 d 后菌落直径超过 30 mm,缺乏黑色素分生孢子,合轴分生孢子长 4~10 μm;③S.globosa 最高生长温度为 35 ℃,着色分生孢子呈球形,不能同化棉子糖;④申克孢子丝菌最高生长温度为37 ℃,能同化棉子糖。

2.马尔尼菲青霉

(1)直接镜检:可疑标本涂片吉姆萨或瑞氏染色,于单核细胞内见到圆形、椭圆形细胞,可见有明显的横隔。

(2)菌落形态:在 SDA 上 25 ℃培养 3~4 d 开始生长。菌落有两种形态:一种菌落为淡灰色至红色膜样,周围基质出现红色环,2 周后成熟菌落呈玫瑰红色蜡样,有脑回样皱纹及放射状沟纹,产生白色或灰褐色绒样气中菌丝,背面红色;另一种菌落为白色、淡黄色绒样菌落,产生红色色素渗入基质中,2 周后成熟菌落呈黄间白或黄间红色,或黄绿色绒样,周围基质及背面红色。在 BHI 上 37 ℃培养为酵母相,无色素产生。

(3)镜下结构:菌丝相可见无色透明、分隔菌丝,分生孢子梗光滑而无顶囊,帚状枝双轮生,散在,稍不对称,有 2~7 个散开、不平行的梗基,其上有 2~6 个瓶梗,顶端狭窄,可见单瓶梗,其顶端有单链分生孢子,散乱。分生孢子初为椭圆形,后呈圆形,光滑,可见孢间联体。酵母相可见表面光滑、圆形、椭圆形、长形酵母细胞,裂殖而非芽生,也可见多数短的菌丝成分。

3.荚膜组织胞浆菌

(1)直接镜检:可疑标本 KOH 涂片的结果常为阴性,皆应涂片染色后检查,常用瑞氏、吉姆萨或 PAS 染色后在油镜下检查,菌体常位于巨噬细胞内,直径为 2~4 μm,常呈卵圆形,在较小一端有出芽,细胞周围有一圈未被染色的空晕,提示是本菌的细胞壁。菌体内有一个大的空泡,在大的一端有一弯月形红染的原浆块,芽很细,染色时可以脱落。菌体有时在组织细胞外,多聚集成群。如果 KOH 涂片中见到直径为 12~15 μm 的厚壁、圆形、芽生孢子,细胞内可见脂肪小滴,少数可见宽基底出芽,应考虑杜波变种。

(2)菌落形态:在 SDA 上 25 ℃培养生长缓慢,2~3 周可见菌落生长。形成白色棉絮状菌落,然后变黄转至褐色,背面呈黄色或橙黄色。在 BHI 上 37 ℃培养呈酵母相。两个变种菌丝相不易区分。

(3)镜下结构:菌丝相可见透明、分支、分隔菌丝。分生孢子梗呈直角从菌丝长出,大分生孢子呈齿轮状,直径为 8～14 μm,圆形、壁厚、表面有指状突起,齿轮状大分生孢子是最具有诊断意义的特征性结构。可见少数直径为 2～3 μm 的圆形或梨形小分生孢子。酵母相可见卵圆形孢子,有荚膜及芽基较窄的芽生细胞。染色后很像洋葱的横切面,分层清楚。两个变种酵母相可以鉴别,荚膜变种的酵母细胞小,直径为 2～4 μm,杜波变种的酵母细胞较大,直径为 12～15 μm。

此外荚膜变种可分解尿素,但不能液化明胶;而杜波变种在 24～96 h 内即可液化明胶,但尿素试验阴性。

4.球孢子菌

(1)直接镜检:可疑标本 KOH 制片可见典型的圆形、厚壁(2 μm)的球形体,直径为 30～60 μm,不出芽,内含内孢子,直径为 2～5 μm。内孢子可以充满小球形体或内生孢子排列在小球形体内壁,中央为一空泡。球形体破裂,内孢子外释。每个内孢子可延长为关节菌丝,关节菌丝断裂为关节孢子,后者发展为小球形体。在肺空洞病例,痰液标本可见到菌丝及小球形体。

(2)菌落形态:在 SDA 上 25 ℃培养,生长快,2～7 d 后可见菌落生长。很快由白色菌落转变为黄色棉絮状菌落,表面通常为白色,背面可呈黑褐色至灰色。在 35 ℃～37 ℃培养亦呈菌丝相,但生长缓慢稀疏。在采用特殊的液体转换培养基上,37 ℃～40 ℃和 20%CO_2条件下培养,可以产生球形体和内生孢子。

(3)镜下结构:菌落应用 1%甲醛处理,数小时后再作镜检,以防吸入。菌丝相可见关节菌丝,圆柱状;关节孢子呈柱状、厚壁,大小为(2～4) μm×(3～6) μm,呈互生状生长;在关节孢子之间有一空细胞,彼此分开,具有特征性。酵母相的结构同直接镜检。

粗球孢子菌和 C.posadasii 两个种形态学一致,只能通过基因分析和在高盐浓度存在时生长率不同(C.posadasii 生长更慢)来区别。

5.巴西副球孢子菌

(1)直接镜检:可疑标本 KOH 涂片,可见一个或多个芽生孢子以细颈与圆形母细胞相连,呈典型的驾驶轮形,大小不等,直径为 10～30 μm,有时可达 60 μm,从母细胞上脱落的芽细胞直径为 2～10 μm。

(2)菌落形态:在 SDA 上(培养基内不宜加氯霉素或放线菌酮)25 ℃培养,生长缓慢。菌落小,一般直径为 1 cm,为白色或带棕色绒毛样生长,边缘整齐,背面棕黑色菌落不下沉,但表面可以开裂。在 BHI 上 37 ℃培养,为生长缓慢的酵母菌落,表面光滑或有皱褶。

(3)镜下结构:菌丝相除细长分隔菌丝外,有 3～6 μm 小分生孢子,陈旧菌落可见厚壁孢子。酵母相的结构同直接镜检。

6.皮炎芽生菌

(1)直接镜检:可疑标本 KOH 涂片可见圆形、厚壁、直径 8～18 μm 的单芽孢子,芽颈较粗,孢子呈圆形。

(2)菌落形态:在 SDA 上 25 ℃培养,初为酵母样薄膜生长,后为乳白色菌丝覆盖,背面淡棕色。在 BHI 上 37 ℃培养,可长成奶油色或棕色酵母样菌落,表面有皱褶。

(3)镜下结构:菌丝相可见许多圆形和梨形直径为 4～5 μm 的小分生孢子,直接从菌丝或分生孢子柄上长出,陈旧培养可见间生厚壁孢子。酵母相与直接镜检相同,但可见短菌丝或芽管。

(五)药敏试验

可采用 CLSI 的 M38-A3 丝状菌药物敏感性检测方案,来检测双相真菌菌丝相的体外药物敏感性。绝大多数双相真菌的药敏试验折点尚未确定。

四、检验结果的解释和应用

（一）真菌培养结果解释和应用

由于双相真菌很少在人体定植，一般分离自人体标本的双相真菌均有临床意义。特别是从血液、骨髓、穿刺液、脓液和肺组织中分离出的双相真菌一般认为是感染菌，涂片细胞学检查为合格的痰标本，且在初始分离培养基上呈优势生长，可认为是有意义的感染菌。

（二）药敏试验结果解释和应用

1.孢子丝菌

伊曲康唑、泊沙康唑、特比萘芬和两性霉素 B 对孢子丝菌的菌丝相和酵母相均有抗菌活性。特比萘芬对孢子丝菌的菌丝相和酵母相药敏试验的结果一致。伊曲康唑、伏立康唑和两性霉素 B 对孢子丝菌的菌丝相 MIC 值明显高于酵母相，尤其伊曲康唑差别最大，提示对伊曲康唑、伏立康唑及两性霉素 B 最好选择酵母相来进行体外药敏试验，所得结果可能与临床疗效一致性较好。此外，伊曲康唑与米卡芬净、伊曲康唑与特比萘芬的体外联合药敏试验显示具有良好的协同作用。

2.马尔尼菲青霉

对两性霉素 B、伊曲康唑及伏立康唑高度敏感，对氟康唑敏感性较低。米卡芬净对马尔尼菲青霉的菌丝相抑菌活性强，但对孢子相则较弱。

3.组织胞浆菌

对两性霉素 B、伊曲康唑、氟康唑、伏立康唑、泊沙康唑敏感，米卡芬净对组织胞浆菌的菌丝相抑菌活性强，但对孢子相则较弱。

4.球孢子菌

对两性霉素 B、伊曲康唑、氟康唑、伏立康唑、泊沙康唑敏感，米卡芬净对粗球孢子菌的菌丝相抑菌活性强，但对孢子相则较弱。

5.副球孢子菌

对两性霉素 B、伊曲康唑、氟康唑、伏立康唑、泊沙康唑敏感。

6.皮炎芽生菌

对两性霉素 B、伊曲康唑、氟康唑、伏立康唑、泊沙康唑敏感，米卡芬净对皮炎芽生菌的菌丝相抑菌活性强，但对孢子相则较弱。

第十六章　病毒学检验

第一节　腺病毒检验

一、病原学

腺病毒(adenoviruses,ADV)是 1953 年由罗等人最先发现的,随后希勒曼和沃纳等从患者呼吸道分泌液中分离到同样的病毒。1956 年,国际病毒命名委员会根据恩德斯等人的建议将这类病毒命名为 ADV。

腺病毒呈无囊膜的球形结构,其病毒粒子在感染的细胞核内常呈晶格状排列,每个病毒颗粒包含一个 36 kb 的线性双链 DNA,两端各有一个 100~600 bp 的反向末端重复序列(inverted terminal repeat,ITR)。ITR 的内侧为病毒包装信号,是病毒包装所需要的顺式作用元件。基因组包含早期表达的与 ADV 复制相关的 $E1 \sim E4$ 基因和晚期表达的与 ADV 颗粒组装相关的 $L1 \sim L5$ 基因。

线状双股 DNA 与核心蛋白形成直径为 60~65 nm 的髓芯,被包裹于衣壳内。衣壳呈二十面体对称,由 252 个直径为 8~10 nm 的壳粒组成,壳粒排列在三角形的面上,每边 6 个,其中 240 个为六邻体(非顶点壳粒),另 12 个为五邻体基底(顶点壳粒)。六邻体上的表位是诊断不同血清型的标准,它包括哺乳动物 ADV 属的抗原成分,是病毒体对免疫选择压力最敏感的部位。

ADV 是无包膜病毒,在低 pH 环境下可稳定存在,有很强的耐物理和化学试剂的能力。ADV 可耐受胃肠分泌物及胆汁,因此 ADV 可在胃肠内复制,并导致相应的临床症状。

二、致病性

ADV 可通过人、水、媒介物和器械传播。室温条件下,ADV 在污物中存在周期可达 3 周。ADV 在儿童和军营人员中易发生感染和大规模流行,大多数婴幼儿在出生后的 5 年内至少感染过 1 种 ADV 毒株。在过去的几年中,ADV 作为主要的病原体在免疫功能低下的宿主如艾滋病患者、免疫遗传缺陷的患者、实体器官和造血干细胞移植受者中,引起高发病率和病死率,其感染的主要流行株为 ADV-7 型。ADV 感染无明显的季节性,但冬春季相对较多。在这些患者体内常会出现细菌、真菌等微生物共感染的情况。艾滋病患者感染 ADV 会产生肺炎、肝炎、脑膜软化、肾炎、胃肠炎等并发症。

5％～10％的儿童和 1％～7％成人呼吸道感染是 ADV 感染,主要症状有发热、咽喉炎、扁桃体炎、咳嗽、咽痛,大多病例还会伴随胃肠道症状。免疫功能正常的患者,ADV 感染为自限性,2 周内症状缓解或消失,且会诱导机体产生特异性免疫。

ADV 感染可致胃肠道症状(尤其是婴幼儿),在病毒性胃肠炎中 ADV 检出率为 0.8％～14％。70％ADV 性胃肠炎由 ADV-40 和 41 型引起,其他血清型如 ADV-1、2、3 型等亦可引起腹泻。ADV 胃肠炎广泛分布于世界各地,小儿发病情况仅次于轮状病毒,发病年龄以 0～2 岁为多,全年散发,夏季及冬末略多,潜伏期为 10 d 左右。

ADV 感染也可引起尿路感染,尤其是接受造血干细胞移植和实质器官移植的患者。典型症状包括排尿困难、血尿、出血性膀胱炎和肾移植后功能不全。

在 ADV 持续感染过程中,其通过感染树突状细胞(dendritic cells,DC)产生早期和晚期抗原来改变细胞表面标志,同时可通过感染单核细胞来抑制其分化为 DC,从而逃避 T 细胞的识别。在急性 ADV 感染恢复过程中,T 细胞介导的细胞免疫是很重要的,T 细胞功能低下的患者感染 ADV 的概率非常高。研究显示,TNF-α、IL-6、IFN-γ 在致命的 ADV 感染的儿童血清中含量高,而在轻度 ADV 感染者体内存在水平很低。体液免疫在 ADV 感染的免疫应答中亦起重要作用,有 ADV 血症的 HSCT(造血干细胞移植)接受者在免疫应答清除病毒的过程中会产生高水平的血清特异性抗体。

ADV 主要通过破坏细胞骨架中的中间丝结构释放其子代病毒颗粒,在病毒感染的末期,病毒水解细胞骨架蛋白 K18,使之不能聚合并形成中间丝结构,由此导致被感染细胞裂解,释放病毒。

由于 ADV 的变异,2006 年和 2007 年分别在北京和美国的 14 个州暴发了小范围的 ADV 流行,其中北京分离株 3、7 和 11 型 ADV 与 GenBank 中其他序列比较虽然有着较高的同源性,但是都有一定的核苷酸和氨基酸的变异,变异多发生在抗原决定簇密集的 HVR_1 区和 HVR_7 区。

三、实验室检查

(一)标本采集与处理

在患者发病 1～2 d 的急性期采集标本,根据症状可采集鼻咽洗液、鼻咽拭子、眼结膜拭子、粪便、肛拭子、尿道或宫颈拭子、脱落细胞刮片、脑积液和血清等标本。由于病毒对热不稳定,收集的标本通常应放在低温环境以防病毒失活。盛放标本的容器及保护剂应当是灭菌且无核酸的,以防止污染。标本在 4 ℃条件下进行运送,实验室收到标本后应立即处理,暂时无法处理的标本,应将初步处理后放 -20 ℃或 -70 ℃冰箱贮藏。

(二)病毒分离与培养

常用 A549,Hep-2 和 Hela 细胞来培养临床标本中的 ADV。除血清型 40 和 41 外,其他 ADV 血清型在人上皮细胞系上生长良好,细胞感染后会出现细胞圆缩和核内包涵体聚集成串等病变现象,其病变在 2～7 d 可见,并可持续到 28 d。尽管细胞培养仍然是金标准,但对临床标本仍是不敏感,且比较慢,易受细菌和真菌的污染。

(三)电子显微镜

电子显微镜鉴别主要在科研机构使用,可依据粪便中存在的病毒颗粒(10^6～10^8/mL)诊断急性胃肠炎。

（四）组织病理学

依据肺的组织病理学特征可对 ADV 引起的肺炎加以鉴别。肺的组织病理学特征包括弥散性肺炎、支气管上皮细胞的坏死、单核细胞浸润的毛细支气管炎和透明膜的形成等，通过原位杂交、免疫组化和 PCR 可进一步进行病原学鉴定。

（五）抗原检测

常用来直接检测 ADV 在呼吸道和胃肠道的感染，较快速且灵敏度较高。常用免疫荧光和酶免疫分析，与细胞培养相比，免疫荧光所测 ADV 的灵敏性能提高 40%～60%。其他直接测定抗原的方法包括免疫层析法和乳胶凝集法。研究证实，与细胞培养检测方法相比，使用免疫层析试剂盒所测定的灵敏度可达 90%。

（六）分子生物学

分子生物学技术用来检测 ADV 基因组，方法敏感，当患者体内病毒载量较低或需要快速的检验结果时更为适用。最近几年分子生物学的方法在临床运用越来越多，常选择与六邻体基因、纤突基因或病毒相关的 RNAⅠ和Ⅱ作为 PCR 引物，PCR 方法包括常规的 PCR、real time-PCR。常规的 PCR 是一种定性分析的方法，需要 1～2 d 的时间，而 real time-PCR 可以在数小时内定量分析出结果。扩增后也可以进行序列测定。德国的 Madischiw 等结合了普通 PCR 或者定量 PCR 与测序技术，发明了一种两步诊断法。测序是对核酸序列最全面、直观的反映。

四、结果解释及应用

细胞培养和电子显微镜分析由于费时费力，实验条件要求高，故较少在临床应用，而病理分析由于敏感性较低和对患者损伤较大临床也较少采用。抗原检测和病毒核酸检测一般用于急性期的感染诊断，这时病毒暴发式增长，检测抗原有助于临床确诊。

分子检测多用于疾病早期或 ADV 的分型诊断，在疾病早期由于病毒载量较低，尚未引起免疫系统产生特异性抗体，血清学诊断意义不大，而分子检测可以针对非血标本，有效检出早期感染并对病毒进行明确分型，为临床治疗提供明确依据。

第二节 轮状病毒检验

一、病原学

人类轮状病毒（human rotavirus，HRV）属于呼肠孤病毒科轮状病毒属，呈球形，双链 RNA 病毒，约 18 kb，由 11 个节段组成，外有双层衣壳，每层衣壳呈二十面体对称。内层壳粒呈放射状排列，与薄而光滑的外层衣壳形成轮状，故名轮状病毒。完整病毒大小为 70～75 nm，无外衣壳的粗糙型颗粒为 50～60 nm。具双层衣壳的病毒有传染性。每个节段含有一个开放读码框（ORF），分别编码 6 个结构蛋白（VP1～VP4、VP6、VP7）和 5 个非结构蛋白（NSP1～NSP5）。根据 VP6 组特异性，将 RV 分为 A～G 共 7 个组，根据 VP6 亚组特异性，又将 A 组分为Ⅰ、Ⅱ、

（Ⅰ＋Ⅱ）、（非Ⅰ非Ⅱ）等 4 个亚组。A 组最常见，是引起婴幼儿腹泻的最主要原因，轮状病毒疫苗也是根据 A 组设计。以 VP4 的抗原性将 A 组 RV 分为 21 个 P 血清型（P1～P21，常见的有 P1A、P1B、P2、P3、P4 等）。VP7 为糖蛋白，是中和抗原，具特异性，以其抗原性将 A 组分为 14 个 G 血清型（G1～G14）。

目前把具有共同群抗原的轮状病毒归为 A 组轮状病毒，而其他不具有这种群抗原的轮状病毒称为非 A 组轮状病毒。我国发现的成人腹泻轮状病毒属 B 组，但是 1988—1989 年从腹泻患者中又发现 C 组轮状病毒，该组病毒仅在少数国家发生过几例。目前引起世界流行的轮状病毒主要是 A 组轮状病毒，B 组仅在我国有报道。

轮状病毒对理化因子的作用有较强的抵抗力。病毒经乙醚、氯仿、反复冻融、超声、37 ℃1 h 或室温（25 ℃）24 h 等处理，仍具有感染性。该病毒耐酸、碱，在 pH 为 3.5～10.0 的环境中都具有感染性。95％的乙醇是最有效的病毒灭活剂，56 ℃加热 30 min 也可灭活病毒。

二、致病性

轮状病毒胃肠炎是一种全球性疾病，发病具有季节性。几乎每个儿童在 5 岁前都感染过 HRV。在发展中国家和发达国家，轮状病毒感染都是一个重要的健康和公共卫生问题。

轮状病毒属是婴幼儿腹泻的主要病原，全世界因急性胃肠炎而住院的儿童中，有 40％～50％为轮状病毒感染所引起。全球每年因轮状病毒感染而死亡的儿童超过 50 万，约占所有 5 岁以下儿童死亡数的 5％。1973 年研究者通过电镜检查描述 HRV 病毒，1983 年我国病毒专家洪涛等发现了成人腹泻轮状病毒（adult diarrhea rotavirus，ADRV）。

轮状病毒胃肠炎患者是重要的传染源，主要经粪-口途径传播。潜伏期为 1～7 d，一般在 48 h 以内。人轮状病毒侵入人体后在小肠（特别是十二指肠和上段空肠）绒毛上皮细胞中复制，并随粪便大量排出。一般于发病后 8 h 内可从粪便中查出 HRV，但以发病后第 3 d 或第 4 d 排出 HRV 量最大，患儿排出 HRV 可持续 12 d 以上。

人对 HRV 普遍易感。6 个月以内婴儿由于母传抗体的保护作用，发病较少。以后通过隐性感染或发病，抗体维持在一定水平。HRV 感染后引起肠道局部和血清抗体反应，轮状病毒两个亚组间无交叉保护作用。

三、实验室检查

（一）标本采集处理

采集发病早期 5 d 内的腹泻粪便，水样便可用吸管吸至塑料或玻璃容器内，密封后送实验室。称取粪便加 9 倍量 PBS 制成 10％的悬液，3 000 r/min 离心 10 min 后取上清冻存。

（二）电镜或免疫电镜检查

取便提取液超速离心，取沉渣经磷钨酸染色电镜观察，或进行免疫电镜观察，由于病毒颗粒聚集而易被检出。电镜下常见病毒颗粒，大小为 60～80 nm，有双层壳，核心呈放射状，类似车轮排列，此为完整病毒颗粒，也可见空心的或不完整病毒颗粒。呼肠孤病毒和轮状病毒的形态相似，电镜下需加以区别：①轮状病毒内衣壳的壳粒为棍棒状，向外呈辐射状排列，构成内衣壳，外周为一层由光滑薄膜构成的外衣壳，故而病毒表面光滑；相反，呼肠孤病毒内衣壳的壳粒接近球形或呈短棱柱状，外衣壳的壳粒清楚可见，故整个病毒的表面呈粗糙颗粒状。②轮状病毒的核心较小，直径为 37～40 nm，而呼肠孤病毒的核心较大，直径为 40～45 nm。

（三）病毒分离培养

用原代猴肾细胞和传代非洲绿猴肾（MA104）分离病毒的粪便标本，用胰酶预处理（10 μg/mL）并在培养液中也加入胰酶（0.5～1.0 μg/mL），有利于病毒生长。37 ℃旋转培养。一般无细胞病变（CPE），当经过几代培养后也可出现 CPE。

（四）抗原检测

常用 ELISA 双抗夹心法，用组特异性单抗和亚组血清型特异性单抗配合使用，可检出 A 组轮状病毒，并判定亚组和血清型。ELISA 法有大约 5% 的假阳性，系粪便中类风湿因子所致，此假阳性可用阻断试验加以克服。也可选用乳胶凝集试验，以组特异性抗体吸附乳胶颗粒，加粪便抽取液进行反应。具有较好特异性，但不及 ELISA 法敏感，必须在粪便中含有大量病毒颗粒（10^7/g 以上）时，乳胶凝集试验才出现阳性结果。

（五）抗体检测

在急性期可从十二指肠分泌液中查出 IgM 和 IgG，6～12 个月消失。感染后第 4 d 至 6 个月，可从感染的人粪便中查出 IgA 抗体。在原发感染的急性期早期出现血清 IgM 抗体，5 周内消失。血清 IgA 抗体在感染后第 1 周出现，2 周达高峰，持续 4 个月。血清 IgG 抗体在感染后1～4 周缓慢上升，以 30～45 d 滴度最高，维持 12～15 个月。血清中和抗体在感染后 2 周内出现，有型的特异性。感染后 2 周血清补体结合抗体达高峰，一年内下降。

（六）病毒 RNA 检测

将标本或感染的培养物冻融处理后，经差速离心、蔗糖密度梯度离心制备病毒样品后，从轮状病毒中提取 RNA 进行聚丙烯酰胺凝胶电泳（polyacryamide gel electropHoresis，PAGE）后银染，根据病毒 RNA 节段的数目及电泳图式即可作出判断。可用于直接检测 HRV 感染，并同时能鉴定出病毒基因组，是研究 HRV 分类学和流行病学的最常见方法。

（七）核酸杂交及 PCR 技术

核酸杂交一般用地高辛等标记组特异性探针（VP6 基因）或型特异性探针（VP4 或 VP 基因型特异性序列）检测 HRV-RNA。PCR 技术既可以用于诊断，又可用于分型。由于扩增 RV 的RNA 基因片段首先需将特异片段反转录成 cDNA，但由于粪便中存在某些抑制反转录的物质，使该法的灵敏度受到一定影响。

（八）快速检测

HRV 诊断试剂盒（胶体金法）、HRV 快速一步检测卡用于体外快速检测人粪便中 HRV 抗原定性检测方法，以电子显微镜检测为参考，HRV 检测卡准确度为 94.4%、特异性达 95.8%。

四、结果解释及应用

对于 HRV 感染的诊断，除临床表现和季节分布特点外，实验室诊断是主要的。由于人和动物的 HRV 感染极为普遍，而动物的临床发病及其血清中的抗体效价又无明显的线性平行关系，因此，抗体测定在 HRV 感染的现症诊断上的价值不大，只能说明感染率。即使应用双份血清亦然。因为血清中 IgM 的含量与感染的关系比较密切，IgM 测定可能具有较大的现症诊断意义。

HRV 的人工培养是相当困难的，至今没有一株 HRV 能有效地在任何细胞或器官培养系统中繁殖，仅少数毒株已培养出，如人 HRV-Wa（血清型 I 代表株），Ⅱ 亚组病毒能在猴肾原代细胞上生长。RV 敏感细胞是小肠黏膜上皮细胞，但此类高度分化细胞的培养十分困难。故临床实验室很少应用。

电镜法可根据其特殊形态快速作出诊断,然而此法受设备和操作人员所限,不适于大规模样品检测。PAGE 法特异性强,根据 HRV-RNA 基因组 11 个片段的电泳图谱,可以肯定阳性结果。此法实验设备和方法较简单,可检测大量标本,但应尽量避免标本中的 RNA 酶和材料的污染以及标本反复冻化和保存不当可导致标本中 RNA 降解,造成阴性结果。ELISA 法敏感性高,实验设备和方法简单,甚至肉眼也可判定结果,适用于大规模样品调查。此法易受实验条件误差和凹孔板质量的影响而不稳定。上述三法的敏感性近似,均可作为检测 HRV 的常规方法。三种方法各有特点,实验室可根据条件和实验目的选择使用。酶免疫试验最近已用于检测 B 组 HRV 感染。HRV 感染的血清学证据可用补体结合试验、ELISA 或免疫荧光试验、免疫黏附血凝试验、血凝抑制试验等进行检测。此外,核酸电泳和核酸杂交已逐渐成为常规技术,在诊断、鉴别诊断及分子流行病学研究中发挥重要作用。

第三节 流行性感冒病毒检验

一、病原学

流感病毒(influenza virus,IFV)属正黏病毒科流感病毒属,单股负链 RNA 病毒。根据其核蛋白(nucleoprotein,N)及基质蛋白(matrix protein,M1)的不同分为甲、乙、丙型。甲乙丙三型流感病毒均可使人致病,但甲型流感的致病力最强且容易引起大流行。甲型流感病毒呈多形性,其中球形直径 80～120 nm,丝状,可长达 400 nm,被分为 8 个不同分子量的节段。禽流感病毒(avianinfluenza virus,AIV)属于甲型。根据甲型病毒表面的血凝素(haemagglutinin,HA,16 个亚型)和神经氨酸酶(neuraminidase,NA,9 个亚型)蛋白的不同可将甲型流感病毒分为 144 种亚型。所有的甲型流感病毒均对禽致病,如高致病禽流感 H5N1、H7N7 及 H7N9 等。感染人的甲型流感病毒主要亚型的有 H1N1、H3N2、H1N2、人感染禽流感 H5N1、人感染禽流感 H7N9 等。

流感病毒在加热 56 ℃30 min 或煮沸数分钟后即可灭活。病毒对脂溶剂敏感,并可被紫外线、甲醛、氧化剂(如过氧乙酸)、卤素化合物(如漂白粉及碘剂)等灭活。

流感病毒基因组共编码至少 10 种蛋白(PA、PB1、PB2、H、N、M1、M2、NS1 和 NS2 等)。RNA1～3 分别编码 PB2、PB1 和 PA 3 种 RNA 聚合酶,3 个 P 基因都与表型变异有关。与 DNA 聚合酶相比,RNA 聚合酶缺乏校正和修复功能,每个核苷酸在每个复制周期中的突变率较高。另外,流感病毒宿主种类繁多,而且分段的基因组复制周期短,感染频率高,因此在感染和复制过程中极易发生变异,产生新毒株或新亚型(变种),这在甲型流感病毒中表现得最为突出。这种快速而持续的变异,使得机体免疫系统不能对流感病毒产生长期的免疫力,从而导致流感的反复流行。

关于流感病毒感染生物,原则上不同物种之间因病毒受体不同而不交叉感染。有些物种如猪,其体内存在禽和人两种流感病毒受体,AIV 与人流感病毒均可感染猪,而猪可作为 AIV 感染人的中间宿主。低致病力毒株有可能重排成高致病力毒株。研究显示,1957 年(H2N2)和 1968 年(H3N2)引起人类流行的流感病毒均是通过人和禽流感病毒重排而形成的新亚型。而引起人 H5N1 的禽流感 AIV 与引起 1918 年流感的高致病性病毒相似,是一种完全适应人类的禽流感病毒,并未发现其在中间宿主与感染人类的过程中发生流感病毒的基因重排,由此说明 AIV 不经重排可以直接感染人类。

二、致病性

1933 年等首次从人分离到甲型流感病毒,乙型和丙型流感病毒分别于 1940 年和 1947 年被发现。甲型流感病毒的宿主范围广泛,除可感染人引发世界性流感大流行外,还可感染其他种属的动物,如禽类、马、猪和海豹等,在动物中广泛存在而导致动物流感流行并可造成大量动物死亡,危害程度最大。其中猪的感染在流行病学传播中最有价值。乙型和丙型则主要感染人,一般呈小型流行或散发,危害程度较小。

流行性感冒病毒引起的流行性感冒(简称流感)为急性呼吸道传染病,具有突然暴发、迅速蔓延、波及面广的特点。传染源为流感患者和隐性感染者。人类流感的传播方式包括吸入传染性飞沫、直接接触或有可能通过(污染物)间接接触,将病毒自我接种到上呼吸道或结膜的黏膜上。由于流感病毒抗原性变异较快,所以人类无法获得持久的免疫力,人群普遍易感,多发于青少年。病毒侵入呼吸道上皮细胞,几小时内开始复制,产生大量病毒。病毒复制通常局限于呼吸道上皮细胞,一般不发生病毒血症。成人从症状出现前 24 h 到 7 d 具有传染性。儿童携带病毒时间更长,传染期>10 d,严重免疫缺陷者可携带病毒几周甚至几个月。发病 2 周后血中出现 H 和 N 抗体,包括 IgM、IgA 和 IgG,4～7 周滴度达到高峰后缓慢下降,几年后仍可检测到。流感一般预后良好,常于短期内自愈。个别患者可并发副鼻窦炎、中耳炎、喉炎、支气管炎、肺炎等。死者大多为婴幼儿、老年人和合并有慢性基础疾病者。

本病除散发外,易发生暴发、流行、大流行甚至世界性大流行。流感流行具有一定季节性。我国北方每年流感活动高峰一般均发生在当年 11 月底至次年的 2 月底,而南方除冬季活动高峰外,还有一个活动高峰(5～8 月份)。然而,流感大流行可发生在任何季节,传播迅速,流行范围大,患病率高,病死率高,无显著年龄差别。

流感在人类历史上已存在很长时间,早在 1580 年就有了全球性流感流行的记录。在 20 世纪共有 4 次流感暴发,即 1918—1920 年的西班牙流感(H1N1)、1957 年的亚洲流感(H2N2)、1968 年的我国香港地区流感(H3N2)和 1977 年的俄罗斯流感(H1N1 再次暴发)。

三、实验室检查

流行病学资料是诊断流感的主要依据之一,并结合典型临床表现可做出临床诊断。但在流行初期、散发或轻型的病例诊断比较困难,确诊需依据实验室检查。

(一)标本采集

标本的采集时间非常重要,发病 4 d 内采集的呼吸道标本阳性率最高。对儿童发病 5 d 采集的标本进行检测仍然有效。可采集各种类型呼吸道标本,包括鼻拭子、鼻咽拭子、鼻咽抽提物、鼻洗液和口腔含漱液等。鼻洗液和鼻咽抽提物比鼻、咽拭子更敏感。气管插入患者可采集气管吸出物和支气管灌洗液。标本放入无菌容器内,即刻密闭送检,要防止干燥和降解。同时采集间隔 2～3 周的急性期和恢复期双份血液标本用于血清学检测。

(二)病毒分离及鉴定

病毒培养不仅可用于病毒鉴定,还可进一步用于抗原和基因特性、药物敏感性试验和疫苗制备。MDCK 细胞是流感病毒培养常用细胞。为了避免病毒失活,需要将标本快速送至实验室。病毒感染导致的细胞病变效应是非特异性的。IFV 的确认试验可以在细胞培养 12～24 h 后,利用免疫荧光(immunofluorescence,IF)进行特异性单克隆抗体检测。血凝素(HA)试验和细胞培养上清液血凝素抑制(HI)试验或 RT-PCR 进行抗原分析确认 IFV 亚型。传统的培养方法费时,一般需要 2～10 d,常规流感诊断一般不使用此方法。

病毒分离是人流感确诊的金标准。但是病毒分离的实验条件要求较高,加之其有高致病性的危险,对毒株的检测及管理上要严格考虑生物安全措施。IFV 分离最好在生物安全 3 级或 3 级以上的国家指定实验室进行。

(三)病毒特异性抗原检测

采用 IF 或酶免疫法(EIA)直接检测 IFV 特异性抗原,这些试验可检测 IFVA 和 B 或可区分类型(流感 A 或 B),而不能区分人甲型 IFV 亚型或禽流感亚型。IF 通过直接结合荧光染料的特异性抗体(直接免疫荧光法)或通过连接荧光染料的抗抗体(间接免疫荧光法)进行检测,可观察到特异性细胞内荧光。直接 IF 检测速度快,但不如间接 IF 敏感。试验中确保足够的呼吸道上皮细胞量非常重要,最好在发病早期采集标本。

(四)流感快速诊断试验

大多数为抗原检测,可在 30 min 内获得结果,操作简便,不需专业人员,可在床旁进行,但成本昂贵。其敏感性低于直接 IF、病毒分离和 RT-PCR。实验特异性高,有假阴性可能,只能作为辅助检测,不能作为确诊或排除的依据。

(五)病毒核酸检测

RT-PCR 不仅具有很高敏感性,而且可用于区分亚型。根据已知甲型 IFV 亚型 H 和 N 序列设计引物,特异性扩增某一种亚型 RNA。如需要了解基因突变情况,可对 DNA 产物进行序列分析。分子生物学检测在人员、设施、试剂等技术上要求较高,一般认为同一患者采取不同部位标本(例如呼吸道及粪便)、同一患者不同时间的两份标本或同一份标本在两个不同实验室检测(最好其中之一为参考实验室)结果一致,临床结果才更为可靠。阳性结果可认为有确诊价值。为防止标本中 RNA 降解,采集标本后应尽快送检。RT-PCR 只能在有专业设备和专业人员的实验室进行,检测速度快,可同时检测大量标本。

(六)抗体检测

检测血清(或其他体液)中 IFV 特异性抗体,既可检测总抗体,也可检测特异性 IgG、IgA 或 IgM 抗体。HI 和补体结合(CF)耗时费力,难以标准化,但试剂价廉,可广泛应用。HI 比 CF 敏感,而且对于区分 HA 亚型更特异。EIA 比 HI 或 CF 敏感,其中 IgG 和 IgA 检测比 IgM 敏感,但不能显示近期感染。

四、结果解释及应用

病毒性疾病实验室的主要检测技术可分为以下两个方面:一方面直接检测病毒,如病毒分离及鉴定、病毒特异性抗原和病毒核酸检测;另一方面间接检测病毒诱导的机体免疫应答,目前主要是特异性抗体检测,尚无特异的细胞免疫反应检测方法。直接检测病毒是活动性感染的直接依据,定量检测参数有助于评价感染和疾病过程以及疗效。而抗体检测不太适合于急性感染早期以及病程和疗效的随访。

如果考虑早期采取抗病毒药物的治疗措施,可采用快速诊断实验。在医院感染控制中,流感

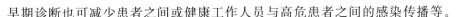

早期诊断也可减少患者之间或健康工作人员与高危患者之间的感染传播等。

血清学检查对急性感染诊断价值较小,一般只能在发病2~3周后甚至更长时间才会有抗体出现,可用于近期感染患者诊断或者检测流感疫苗反应,抗体检测对于未曾患过流感的儿科患者价值更大。疾病急性期(发病后7 d内采集)和恢复期(间隔2~3周采集)双份血清标本,后者抗体滴度与前者相比有4倍或以上升高,有助于确诊和回顾性诊断。仅有单次血清结果、从无到有的转变或2次同一水平抗体出现,只能证明感染,不能证明发病过程的存在。

要综合考虑敏感性、特异性、周转时间、重复性、易于操作和成本等方面的因素,从而决定选择何种试验进行检测。一般来说,直接检测技术如RT-PCR或免疫荧光法(IF)能够快速进行检测,比血清学和病毒分离敏感。血清学比RT-PCR成本低,但需要急性期和恢复期血清标本。感染的早期特异性诊断最好通过直接检测病毒获得,特别是呼吸道疾病。直接取患者呼吸道标本或肺标本,或者是将采集的标本接种到MDCK细胞培养过夜增殖后进行检测。和直接检测标本相比,病毒培养放大了病毒量,提高了敏感性。IFV检测可以多种方法联合使用,提高了敏感性和特异性。

第四节　肝炎病毒检验

一、病原学

(一)甲型肝炎病毒(Hepatitis A virus,HAV)

HAV属小RNA病毒科中的肝RNA病毒属,病毒衣壳由60个亚单位组成,每个病毒衣壳亚单位含的4种多肽,即VP1、VP2、VP3和VP4是病毒特异表面抗原,但只有一个血清型。

(二)乙型肝炎病毒(Hepatitis B virus,HBV)

属于嗜肝DNA病毒科。HBV感染者血液中有三种形态的颗粒,即完整的病毒颗粒(Dane颗粒)、球形颗粒以及管形颗粒。其中以球形颗粒含量最高。Dane颗粒有双层脂蛋白外膜与由核壳蛋白包裹双链DNA分子的核心。球形和管形颗粒则只含病毒外壳蛋白即乙肝表面抗原(Hepatitis B surface antigen,HBsAg),Dane颗粒还有核心抗原(Hepatitis B core antigen,HBcAg)。

(三)丙型肝炎病毒(Hepatitis C virus,HCV)

HCV病毒体呈球形,直径小于80 nm(在肝细胞中为36~40 nm,在血液中为36~62 nm),为单股正链RNA病毒,在核衣壳外包绕含脂质的囊膜,囊膜上有刺突。HCV-RNA由9 500~10 000 bp组成,5′和3′非编码区(NCR)分别有319~341 bp和27~55 bp,含有几个顺向和反向重复序列,可能与基因复制有关。

(四)丁型肝炎病毒(Hepatitis D virus,HDV)

HDV体形细小,直径为35~37 nm,核心含单股负链共价闭合的环状RNA和HDV抗原(HDAg),其外包以HBV的HBsAg。HDV-RNA的分子量很小,只有5.5×10^5,这决定了HDV的缺陷性,不能独立复制增殖。需依赖HBV存在复制。

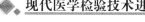

（五）戊型肝炎病毒（Hepatitis E virus，HEV）

属肝炎病毒科肝炎病毒属，目前，该属仅有戊型肝炎病毒一个种。

二、致病性

（一）HAV

多侵犯儿童及青年，发病率随年龄增长而递减。HAV 经粪-口途径侵入人体后，先在肠黏膜和局部淋巴结增殖，继而进入血流，形成病毒血症，最终侵入靶器官肝脏，在肝细胞内增殖。由于在组织培养细胞中增殖缓慢并不直接引起细胞损害，故推测其致病机制，除病毒的直接作用外，机体的免疫应答可能在引起肝组织损害方面起到一定的作用。现可应用狨猴作为实验感染模型以研究 HAV 的致病机制。动物经大剂量病毒感染后 1 周，肝组织呈轻度炎症反应和有小量的局灶性坏死现象。此时感染动物虽然肝功能异常，但病情稳定。可是在动物血清中出现特异性抗体的同时，动物病情反而转剧，肝组织出现明显的炎症和门静脉周围细胞坏死。由此推论早期的临床表现是 HAV 本身的致病作用，而随后发生的病理改变是一种免疫病理损害。

（二）HBV

在青少年和成人期感染 HBV 者中，仅 5％～10％发展成慢性，一般无免疫耐受期。慢性乙型肝炎发生肝硬化的高危因素包括病毒载量高、HBeAg 持续阳性、ALT 水平高或反复波动、嗜酒、合并 HCV、HDV 或 HIV 感染等。HBV 前 C 及 C 基因发生变异，可导致 HBeAg 和抗-HBc 均阴性；前 S 及 S 基因发生变异，可导致 HBsAg 为阴性，而 HBV DNA 的复制仍然活跃。HBV 感染是肝细胞癌（hepatic cellular cancer，HCC）的重要相关因素，HBsAg 和 HBeAg 均阳性者的 HCC 发生率显著高于单纯 HBsAg 阳性者。

（三）HCV

丙型肝炎发病机制仍未十分清楚。当 HCV 在肝细胞内复制引起肝细胞结构和功能改变或干扰肝细胞蛋白合成，可造成肝细胞变性坏死，表明 HCV 直接损害肝脏在导致发病方面起到一定作用。但多数学者认为细胞免疫病理反应可能起重要作用。学者经研究发现丙型肝炎与乙型肝炎一样，其组织浸润细胞以 CD3$^+$ 为主，细胞毒 T 细胞（TC）特异攻击 HCV 感染的靶细胞，可引起肝细胞损伤。临床观察资料表明，人感染 HCV 后所产生的保护性免疫力很差，能发生再感染，甚至部分患者会导致肝硬化及肝细胞癌。其余约半数患者为自限性，可自动康复。

（四）HDV

流行病学调查表明，HDV 感染呈世界性分布，我国以四川等西南地区较多见。全国各地报道的乙肝患者中，HDV 的感染率为 0～10％。在 HDV 感染早期，HDAg 主要存在于肝细胞核内，随后出现 HDAg 抗原血症。HDAg 刺激机体产生特异性 HD 抗体，初为 IgM 型，随后是 IgG 型抗体。HDV 感染常可导致 HBV 感染者的症状加重与恶化，故在发生重症肝炎时，应注意有无 HBV 伴 HDV 的共同感染。HDV 与 HBV 有相同的传播途径，预防乙肝的措施同样适用于丁肝。由于 HDV 是缺陷病毒，如能抑制 HBV，则 HDV 亦不能复制。

（五）HEV

主要经粪-口途径传播，潜伏期为 10～60 d，平均为 40 d。经胃肠道进入血液，在肝内复制，经肝细胞释放到血液和胆汁中，然后经粪便排出体外。人感染后可表现为临床型和亚临床型（成人中多见临床型），病毒随粪便排出，污染水源、食物和周围环境而发生传播。潜伏期末和急性期初的患者粪便排毒量最大,传染性最强,是本病的主要传染源。HEV 通过对肝细胞的直接损伤和免疫病理作用,引起肝细胞的炎症或坏死。临床上表现为急性戊型肝炎(包括急性黄疸型和无黄疸型)、重症肝炎以及胆汁淤滞性肝炎。多数患者于发病后 6 周即好转并痊愈,不发展为慢性肝炎。孕妇感染 HEV 后病情常较重,尤以怀孕 6～9 个月最为严重,常发生流产或死胎,病死率达 10%～20%。免疫低下患者罹患此病可慢性化。

三、实验室检测

(一)HAV

1.抗-HAV IgM 检测

抗-HAV IgM 的检测方法包括基于捕获法原理的 ELISA 和 CLIA 等。ELISA 捕获法采用抗人 IgM μ 链包被微孔板形成固相抗体,加入待测样本后,其中的 IgM 抗体(包括特异的抗-HAV 和非特异的 IgM)与固相上的抗 μ 链抗体结合而吸附于固相载体上;再加入 HAV 抗原与固相上特异的 IgM 结合,加入酶标记的抗-HAV 抗体,形成相应的抗原抗体复合物,洗涤后,加入酶底物比色测定。

2.抗-HAV IgG 检测

常采用 ELISA 和化学发光免疫测定法(chemiluminescent immunoassay,CLIA)检测抗-HAV IgG。ELISA 主要包括间接法、竞争法和捕获法。化学发光免疫测定是将免疫反应与化学发光检测相结合的一项技术。根据标记物的不同可分为三类,即发光物直接标记的 CLIA(常用的标记物质是吖啶酯类化合物)、元素化合物标记的电化学发光免疫试验(electrochemiluminescent immunoassay,ECLIA)[常用标记物是三联吡啶钌(Ru(bpy)$_3^{2+}$)]和时间分辨荧光免疫试验(time-resolved fluoroimmunoassay,TRFIA)(常用的标记物是镧系元素化合物)。化学发光酶免疫分析法(chemiluminescent enzyme immunoassay,CLEIA)属于酶免疫分析,酶的反应底物是发光剂,常用的标记酶为 HRP 和碱性磷酸酶(alkaline phosphatase,ALP),其中 HRP 的发光反应底物为鲁米诺,碱性磷酸酶的底物为环 1,22-二氧乙烷衍生物(AMPPD)。

(二)HBV

1.HBsAg 检测

HBsAg 检测方法主要有 ELISA、CLIA、免疫渗滤层析(胶体金试纸条)和 HBsAg 中和试验(neutralization test,NT)。采用 HBsAg 中和试验进行检测时,每份待测样本应分别设对照孔和检测孔,在对照孔中加入对照试剂,在检测孔中加入特异性 HBsAb。检测孔中的特异性 HBsAb 与预包被的 HBsAb 及酶标记的 HBsAb 竞争结合样本中的 HBsAg,从而使结合到预包被板孔上,并与酶标记 HBsAb 结合形成夹心复合物的 HBsAg 的量减少;而对照孔中不存在这样的竞争,HBsAg 可以正常结合到预包被板孔上,并与酶标记的 HBsAb 结合形成夹心复合物。

2.HBsAb 检测

双抗原夹心法原理,方法主要有 ELISA、CLIA 和免疫渗滤层析试验,其中 CLIA 多为定量检测。

3.HBeAb 检测

竞争法原理,检测方法主要有 ELISA 法和 CLIA 法。

4.HBcAb 检测

竞争法或双抗原夹心法原理,方法主要有 ELISA 和 CLIA。

5.抗 HBc-IgM 检测

捕获法原理,方法主要有 ELISA 和 CLIA。

6.HBV 外膜蛋白前 S1 抗原(Pre-S1)和前 S2 抗原(Pre-S2)检测

采用双抗体夹心 ELISA 法。试剂、操作、结果判定及注意事项参考前述双抗体夹心 ELISA。健康人 Pre-S1 阴性。

7.HBV-DNA PCR 检测

临床也常用 real-time PCR 做定量检测。

8.耐药基因检测

可用 PCR-RELP、测序等检测耐药突变位点。

（三）HCV

1.HCV IgG 检测

HCV IgG 抗体的检测是基于间接法或双抗原夹心法原理。方法主要有 ELISA、CLIA、免疫渗滤层析试验和确认试验。HCV 抗体确认试验采用重组免疫印迹实验进行检测,在硝酸纤维素膜条上预包被 HCV 合成多肽抗原和重组抗原(Core、NS3、NS4、NS5)及对照线蛋白。将硝酸纤维素膜条浸泡在稀释的血清或血浆样本中反应后洗涤,加入酶标记的抗人 IgG 抗体温育,如样本中含有 HCV 特异性抗体,则会形成"包被抗原-抗体-酶标二抗"复合物,加入底物液显色,终止后,根据出现的不同条带情况判断结果。

2.HCV 核心抗原检测

采用双抗体夹心模式检测,主要有 ELISA 和 CLIA 两类方法。HCV 核心抗原理论上在病毒感染两天就可以在血液中检测到,而抗-HCV 平均"窗口期"为近两个月。因此如果患者抗 HCV 阴性而 HCV 核心抗原阳性时,可通过进行核酸检测进一步确认检测结果。其他同抗-HCV。

3.HCV 抗原抗体联合检测

采用双抗原抗体夹心 ELISA 方法。HCV 核心抗原抗体联合检测可有效缩短检测的窗口期。当结果为弱阳性反应需要进一步确认时,因有可能为早期感染,可采用核酸检测的方法进行结果确认。

4.HCV-RNA

可使用 RT-PCR 法。也可使用 NASBA 技术检测。

（四）HDV

抗-HDV IgM 和抗-HDV IgG 检测常用 ELISA 方法进行检测。抗-HDV IgM 检测原理为捕获法,抗-HDV IgG 检测原理为竞争法。

（五）HEV

抗-HEV IgM 和抗-HEV IgG 检测常用 ELISA 方法进行检测。抗-HEV IgM 检测原理为捕获法,抗-HEV IgG 检测原理为间接法。

四、检验结果的解释和应用

（一）抗-HAV 检测

可用于诊断既往或现症的 HAV 感染，以及观察接种 HAV 疫苗之后的免疫效果。采用免疫学方法测定抗-HAV IgM、IgG 或总抗体，检测的阳性反应有可能不是真正的阳性，尤其是较弱的阳性反应，可能是因为被检者血液中的一些干扰因素如类风湿因子、补体、异嗜性抗体、较高浓度血红蛋白和胆红素等所致的假阳性。因此，临床上可根据患者特异 IgM 到特异 IgG 抗体的转换，和/或特异 IgG 浓度或滴度的 4 倍升高变化，结合患者的临床表现及其他生化检测来综合判断患者是否是甲型肝炎。

（二）HBV 检测

1.HBV 的免疫检测

HBV 标志物的联合检测可诊断 HBsAg 携带者、急性乙型肝炎潜伏期、急性和慢性肝炎患者。HBsAg 阴性不能完全排除 HBV 感染。

2.HBV-DNA 检测

HBV 感染的确证标志。定量检测用于治疗监测、血筛及母婴传播研究等。

（三）HCV 检测

1.抗 HCV 检测

目前检测抗-HCV 的 ELISA 和化学发光方法的试剂属于第 2 或第 3 代试剂，包被抗原内含有 HCV core、NS3、NS4 和 NS5 抗原（第 3 代），敏感性和特异性与前两代试剂相比显著提高。该方法目前被广泛用于献血员中的 HCV 感染筛查和临床实验室检测，抗-HCV 检测阳性提示感染过病毒；对大部分病例而言，抗-HCV 阳性常伴有病毒核酸 HCV RNA 的存在。因此，抗-HCV 是判断 HCV 感染的一个重要标志。抗-HCV 阳性而血清中没有 HCV RNA 提示既往感染，在血清中检测不到 HCV RNA 并不意味着肝脏没有病毒复制。对于极少数病例，特别是经过免疫抑制剂治疗的患者，免疫功能低下，抗-HCV 阴性仍可检测到 HCV RNA，此类患者适宜采用 HCV 核心抗原或抗原抗体联合检测试剂进行检测。

2.HCV-RNA 检测

HCV 感染的确证标志。定量用于治疗监测。

（四）抗-HDV 检测

抗-HDV IgM 在临床发病的早期即可检测到，于恢复期消失，是 HDV 感染中最先检测出的抗体，特别是在重叠感染时，抗-HDV IgM 往往是唯一可以检测出的血清学标志物。抗-HDV IgG 出现在 HDV IgM 下降时。慢性 HDV 感染，抗-HDV IgG 保持高滴度，并可存在数年。

（五）抗 HEV 检测

戊型肝炎的临床症状和流行病学都与甲肝相似。一般认为，戊肝急性期第一份血清抗-HEV 滴度＞40，以后逐渐下降，或抗-HEV 先阴性后转为阳性，或抗-HEV 滴度逐步增高，均可诊断为急性 HEV 感染。抗-HEV IgG 阳性可以作为机体既往感染 HEV 或机体注射戊肝疫苗有效的标志物。注射疫苗后，抗-HEV IgG 阳性即说明机体对 HEV 具有免疫力。

第五节　人类免疫缺陷病毒检验

一、病原学

人类免疫缺陷病毒(human immunodeficiency virus,HIV)为反转录病毒科的 RNA 病毒。病毒颗粒呈球形,直径为 100～120 nm;病毒体外层为脂蛋白包膜,其中嵌有 gp120 和 gp41 两种特异的糖蛋白,前者为包膜表面刺突,后者为跨膜蛋白。病毒内部为 20 面体对称的核衣壳,病毒核心含有 RNA、反转录酶和核衣壳蛋白。核心为由两条相同的单股正链 RNA 在 5′端通过氢键结合而形成的二聚体 RNA、反转录酶组成,呈棒状或截头圆锥状。HIV 显著特点是具有高度变异性。HIV 感染的宿主范围和细胞范围较窄,在体外仅感染表面有 CD4 受体的 T 细胞、巨噬细胞,感染后细胞出现不同程度的病变,培养液中可检测到反转录酶活性,培养细胞中可检测到病毒抗原。

二、致病性

HIV 感染后的数年至 10 余年可无任何临床表现。发病以青壮年较多,发病年龄 80% 为 18～45 岁,即性生活较活跃的年龄段。发展为艾滋病后可以出现各种临床表现。一般初期的症状就像普通感冒、流感样,可出现全身疲劳无力、食欲减退、发热等症状,随着病情的加重,症状日见增多,如皮肤、黏膜出现白念珠菌感染,出现单纯疱疹、带状疱疹、紫斑、血疱、瘀斑等;以后渐渐侵犯内脏器官,出现原因不明的持续性发热,可长达 3～4 个月;还可出现咳嗽、气促、呼吸困难、持续性腹泻、便血、肝脾大、并发恶性肿瘤等。临床症状复杂多变,但每个患者并非上述所有症状全都出现。侵犯肺部时常出现呼吸困难、胸痛、咳嗽等;侵犯胃肠可引起持续性腹泻、腹痛、消瘦无力等;还可侵犯神经系统和心血管系统。

三、实验室检查

(一)病毒分离

HIV 感染者外周血细胞、血浆、全血等均存在病毒。可通过与正常人外周血细胞共培养的方法进行病毒分离,用于 HIV 感染的辅助诊断及 HIV 抗体阳性母亲所生婴儿的早期辅助鉴别诊断。HIV 病毒分离培养阳性表明人体内存在 HIV,阴性仅表示未能分离培养出病毒,不能作为 HIV 未感染的诊断依据。

(二)抗体检查

人体感染 HIV 后,2～6 周产生抗 HIV 特异性抗体。HIV 抗体检测分为筛查试验和确证试验。

1.筛查试验

主要用于 HIV 感染筛查,因此要求操作简便、成本低廉,而且灵敏、特异。目前主要的筛检方法是 ELISA 方法检测 HIV 抗体,还有少数的颗粒凝集试剂和快速 ELISA 试剂。

2.确证试验

筛检实验阳性血清的确证最常用的是 western blot(WB),由于该法相对窗口期较长,灵敏度稍差,而且成本高昂,因此只适合作为确证实验。随着第三代和第四代 HIV 诊断试剂灵敏度的提高,WB 已越来越满足不了对其作为确证实验的要求。FDA 批准的另一类筛检确证试剂是免疫荧光试验(IFA)。IFA 比 WB 的成本低,而且操作也相对简单,整个过程在 1~1.5 h 即可结束。此法的主要缺点是需要昂贵的荧光检测仪和有经验的专业人员来观察评判结果,而且实验结果无法长期保存。现在 FDA 推荐向 WB 不能确定的供血员发布最终结果时以 IFA 的阴性或阳性为准,但不作为血液合格的标准。

(三)HIV P24 抗原检测

HIV P24 抗原出现早于 HIV 抗体,有助于进行辅助诊断以缩短窗口期,目前多采用 ELISA 夹心法进行检测。HIV P24 抗原阳性,表示检测样品中含有 P24 抗原,但不能作为诊断依据,可用于 HIV 抗体不确定或窗口期的辅助诊断及 HIV 抗体阳性母亲所生婴儿的早期辅助鉴别诊断等。HIV P24 抗原阴性结果只表示在本试验中无反应,不能排除 HIV 感染。

(四)HIV 病毒载量检测

HIV 病毒载量指感染者体内游离的 HIV 病毒含量,即每毫升血液中含有的 HIV RNA 拷贝数。常用的 HIV 病毒载量检测方法包括反转录 PCR、核酸序列扩增、分支 DNA 杂交和荧光定量 PCR 实验等。HIV 病毒载量检测结果高于检测限,可作为 HIV 感染窗口期的辅助诊断、HIV 抗体不确定及 HIV 抗体阳性母亲所生婴儿的早期辅助鉴别诊断,不能单独用于 HIV 感染的诊断。病毒载量检测还可用于判断 HIV 感染疾病预后、是否需要抗病毒治疗及疗效等。HIV 病毒载量检测结果低于检测限,见于没有感染 HIV 的个体、抗病毒治疗效果好或极少数自身可有效抑制病毒复制的 HIV 感染者。

(五)HIV 耐药检测

在对 HIV 感染者抗病毒治疗时,病毒载量下降不理想或抗病毒治疗失败时,需进行 HIV 耐药性检测。目前耐药性检测有两种方法,即基因型检测及表型检测。基因型检测通过分子生物学方法检测与耐药性相关的病毒基因突变。表型检测通过病毒培养直接检测体内感染 HIV 毒株对不同药物的敏感度,揭示是否存在耐药及交叉耐药。如果检测结果提示耐药,需要密切结合临床、患者服药依从性、药物的代谢和药物水平等因素综合判定。

(六)CD4$^+$T 淋巴细胞检测

用于 CD4$^+$T 淋巴细胞检测的方法分为自动检测方法和手工操作法。自动检测方法包括流式细胞仪(单平台一步法、多平台三级程序法)、专门的细胞计数仪,手工操作方法则需要显微镜或酶联免疫实验设备。目前检测 CD4$^+$T 淋巴细胞数的标准方法为应用流式细胞仪技术检测,可得出 CD4$^+$T 淋巴细胞的绝对值及占淋巴细胞的百分率。

四、检验结果的解释和应用

(一)病毒分离

病毒分离可用于 HIV-1 感染的辅助诊断及 HIV-1 抗体阳性母亲所生婴儿早期辅助鉴别诊断。病毒分离培养必须在生物安全三级实验室进行,技术要求高,目前多用于 HIV 相关的科学研究,临床不作为常规诊断项目。

(二)HIV 抗体检测

HIV 抗体检测是 HIV 感染诊断的金标准,筛查试验阳性不能判定是否感染,必须经有资质的确证实验室进行确证试验,确证试验阳性才可报告"HIV 抗体阳性(+)",判断为 HIV 感染。

（三）HIV P24 抗原检测

HIV P24 抗原检测结果阳性仅作为 HIV 感染的辅助诊断依据，不能据此确诊，阳性结果还需经中和试验确认，操作复杂，临床不将其作为常规检测项目。

（四）HIV 病毒载量检测

HIV 病毒载量检测灵敏度非常高，在 HIV 感染辅助诊断、患者预后评估及评价抗病毒治疗效果等方面发挥重要作用，但由于有假阳性的可能，阳性结果仅为 HIV 感染的辅助诊断指标，不可据此诊断。

（五）耐药性检测

常用的方法包括基因型和表型检测。表型检测可指导 HIV 感染者的有效用药，但必须在生物安全三级实验室进行，技术要求高，临床不将其作为常规诊断项目。基因型检测费用较低，技术相对容易，但结果分析较复杂，需要掌握大量相关知识，且无法指出药物耐药的程度。目前国际上广泛应用是基因型耐药检测。

（六）CD4$^+$T 淋巴细胞

CD4$^+$绝对值的变化可用于艾滋病的免疫状态分析、疗效观察及预后判断。艾滋病患者 CD4/CD8 比值显著降低，多在 0.5 以下。

第十七章 肿瘤标志物检验

第一节 酶类肿瘤标志物检验

一、碱性磷酸酶

(一)生理与生物化学

碱性磷酸酶(alkaline phosphatase,ALP)是一组底物特异性低,在碱性环境中水解磷酸单酯化合物的酶,不同组织来源的酶分子量不同。血清中 ALP 主要来自肝脏、骨骼、小肠、胎盘、肾脏,以前两者来源占主要成分。40%~75%ALP 由成骨细胞所制造,约 10%在肝内合成,经胆道排入小肠。ALP 同工酶由4 种基因编码。3 种基因调控组织特异性同工酶,即肠 ALP、生殖细胞 ALP 和胎盘 ALP 的合成,第 4 种基因编码组织非特异性同工酶。组织非特异同工酶在肝脏、骨和肾脏中含量丰富。

肝胆疾病时由于 mRNA 的翻译增加从而使 ALP 的合成增加。增加的 ALP 结合在细胞膜上。磷脂酶 D 可使 ALP 从细胞膜上分离,从而使血浆中肝 ALP 水平升高。胆汁淤积时,由于胆汁中不含有磷脂酶 D,不能将胆管中膜结合的 ALP 分离。

小肠 ALP 是一种唾液糖蛋白。小肠来源的大量肠 ALP 通过胸导管进入血循环中并被迅速清除,在血浆中仅能检测到一小部分肠 ALP。在肝实质功能下降的疾病中,如肝硬化伴门静脉高压,肠 ALP 明显增高。

成骨细胞活性增加可引起骨 ALP 升高。使成骨细胞释放 ALP 的机制与肝细胞释放 ALP 相似。破骨细胞吸收骨质,而成骨细胞发挥成骨作用,在成骨细胞/破骨细胞比率未减小的疾病中才会出现骨 ALP 水平升高。因此 ALP 升高常见于伴有成骨转移瘤的恶性疾病中,如前列腺癌。而在伴有溶骨作用转移瘤的疾病中,ALP 水平依赖于代偿性成骨作用的活性程度。在骨质疏松等疾病中,骨 ALP 水平下降,这是由于成骨细胞/破骨细胞比率减小,引起骨重吸收增加,骨形成下降或两者均下降所致。

(二)标本采集

(1)标本采用血清或肝素化血浆;枸橼酸盐、EDTA 和草酸盐可与 Mg^{2+} 作用,引起 ALP 活性下降。

（2）患者宜空腹 12 h 后采血,溶血和脂血症会造成假性 ALP 活性下降。

（3）ALP 在 20 ℃放置 3 d 后活性下降 3‰,4 ℃~8 ℃可保存 1 周其活性不下降。

（4）某些药物可使总 ALP 活性升高或下降。

（三）参考区间

1.比色法

成人:3~13 金氏单位,儿童:5~28 金氏单位。

2.速率法

成人:37~145 U/L,儿童＜350 U/L。不同的测定方法其对应的参考范围均不相同。实验室应根据所使用的方法和实验室条件,建立自己的参考范围。

（四）临床意义

碱性磷酸酶常用于骨骼和肝胆系统疾病的诊断。当骨骼系统疾病时,特别有新骨生成时,血清 ALP 活性升高。肝脏疾病或因胆道排出障碍时,血清 ALP 明显升高。

发生肿瘤时因癌细胞浸润使组织反应性释放 ALP 入血增加。产生碱性磷酸酶的肿瘤分为两类:一是导致同工酶升高的肿瘤,通常是由涉及的组织产生(正位表达);二是导致一种或更多同工酶产生的肿瘤,通常不是由涉及的组织产生(异位表达)。

（1）胎盘 ALP 和生殖细胞 ALP:约 50％的卵巢癌和 60％的睾丸癌患者中存在这些同工酶。

（2）Kasahara 同工酶:这是一种复合性 ALP,从生化角度来看,它是胎盘 ALP 和肠 ALP 形成的一种异二聚体,见于肝细胞癌和肾细胞癌。

（3）骨 ALP:骨 ALP 随年龄增长而增高,与性别无关。绝经前妇女的骨 ALP 活性与同龄男性相比无统计学意义的差别。绝经后骨 ALP 水平明显增高。肿瘤骨转移,主要见于前列腺癌的成骨性转移和乳腺癌的溶骨性转移,可引起骨 ALP 升高。在前列腺癌骨转移时,骨 ALP 的升高大大超过具有同等骨转移程度的乳腺癌。

二、乳酸脱氢酶

（一）生理与生物化学

乳酸脱氢酶(lactate dehydrogenase,LD 或 LDH)是一个 NAD^+ 的氧化还原酶,血清中可检测的总 LD 由 LD-1、LD-2、LD-3、LD-4 和 LD-5 五个同工酶组成。每一个 LD 分子均由 4 个亚基组成,分子量为 34 000,共有两种亚基,心型(H)和肌型(M),由不同的基因位点决定。在组织中,H 和 M 型结合成 5 种同工酶(LD-1 至 LD-5)。在高氧耗组织中 H 型占主导地位,在高糖酵解活性的组织中 M 型占主导地位。

体内所有细胞的细胞质中存在着不同的 LD。总 LD 由于缺乏器官特异性,此酶活性升高的诊断和鉴别诊断的价值受到限制。但是如果 LD 总活性升高,那么同工酶的定量区别就可以在诊断上提供相关器官有用的信息。

（二）标本采集

（1）用血清或肝素抗凝血浆测定;草酸盐或氟化物抑制 LD 活性,故不能用其作为抗凝剂的抗凝血来测定。

（2）因红细胞内的 LD 浓度为血浆中的 360 倍,溶血可引起 LD 浓度增加。在血浆 LD 平均活性165 U/L时,0.8 g Hb/L的溶血导致 LD 活性增加58%,所以必须在2 h内分离血浆。

(3)血小板中含有大量LD,故血清和血浆所测 LD 有一定差异。血浆样本需高速离心,否则血浆中含有的血小板引起 LD 浓度升高,且血小板的溶解也导致 LD 活性增加。

(4)室温下(20 ℃)血清可稳定至7 d,由于LD-4和LD-5对冷敏感,故常规分析血清应贮存于室温下。

(三)参考区间

成年男性:135~225 U/L;成年女性:135~215 U/L。

(四)临床意义

(1)LD广泛存在于多种组织中,所以少量组织坏死均可使血清 LD 活力增高,特异性差,心肌梗死、肝炎、肝硬化、肾脏疾病、恶性肿瘤以及某些贫血患者均增高。在心肌梗死时,LD 升高最迟,但持续时间长,故在心梗诊断上有一定的价值。

(2)约30%恶性肿瘤患者的 LD 是升高的,但因为 LD 的临床灵敏度和特异性太低,所以不适合作为恶性肿瘤的过筛试验,但在疾病进程和治疗反应中是较好的监测指标。在神经细胞瘤中,LD 的临床灵敏度约75%。结合患者的年龄和疾病阶段,血清 LD 的水平是一项重要的预后判断标准。在多发性骨髓瘤中,LD 数值的上升表示预后差、骨外损害和巨大肿瘤的标志。LD 数值上升的患者中只有20%对化疗有反应,而 LD 数值正常的患者中有57%对化疗是有反应的。在非霍奇金淋巴瘤(NHL)中,LD 是一个预后指标,根据总体的生存时间,LD 数值上升患者其预后较 LD 数值正常患者差。治疗开始时的 LD 数值预示着完全缓解期的长短。

(3)LD 及其同工酶常用于肿瘤的诊断和鉴别诊断中。研究发现,应用 LD-4 与 LD-5 比值来区分总 LD 升高的患者是肝细胞癌还是肝转移癌。95%原发性肝细胞癌患者 LD-4 与 LD-5 比值低于临界值1.05,而82%肝转移癌患者则高于该临界值。高达70%肝转移癌患者的 LD 是上升的,LD 的临床灵敏度为65%,但 LD 与 AST、ALT 之间无相关性。

三、神经元特异性烯醇化酶

(一)生理与生物化学

自然界中存在五种烯醇化酶同工酶(分别是 αα、ββ、γγ、αβ、αγ),它们均是胞质二聚体酶,由 α、β、γ 三种亚基组成,均需 Mg^{2+} 作为辅助因子。脑组织中存在 αα、ββ、αγ 三种烯醇化酶同工酶,神经元特异性烯醇化酶(neuron-specific enolase,NSE)为 γγ 型。NSE 是参与糖酵解途径的烯醇化酶中的一种,存在于脑组织和神经内分泌组织中,其生理效应是催化底物发生烯醇化作用。NSE 在脑组织细胞的活性最高,外周神经和神经内分泌组织的活性水平居中,最低值见于非神经组织、血清和脊髓液。它被发现在与神经内分泌组织起源有关的肿瘤中,特别是肺小细胞性肺癌(SCLC)中有过量的 NSE 表达,导致血清中 NSE 明显升高。

(二)标本采集

(1)取静脉血2 mL,凝固后离心迅速分离血清。

(2)待测标本绝对禁止溶血,因红细胞中含大量的神经元特异性烯醇化酶,1%的溶血产生的血清 NSE 水平升高可达5 μg/L。

(三)检测方法

1.ELISA 法

使用针对 NSE 上两个不同抗原决定簇的2株单克隆抗体,分别作为包被抗体和酶标抗体,建立双抗体夹心法。先用链霉亲和素包被反应板微孔,再加入待测样品和生物素化抗 NSE 单抗,形成链霉亲和素-生物素化单抗-NSE 抗原的固相,洗涤后加入酶标记抗 NSE 单抗,在固相上形成抗体-抗原-酶标抗体复合物,洗涤后加入酶底物/色原呈色,呈色强度与检样中一定范围的 NSE 浓度成正比。

2.ECLIA 法

待测标本、生物素化的抗 NSE 单克隆抗体与钌标记的抗 NSE 单克隆抗体在反应体系中混匀,形成夹心抗原抗体复合物。加入链霉亲和素包被的磁性微粒与之结合,在磁场的作用下,磁性微粒被吸附至电极上,未结合的游离成分吸弃。电极通电加压后产生光信号,并与检样中一定范围的 NSE 成正比。

(四)参考区间

1.ELISA 法

正常人血清 NSE 为 12.5～25.0 μg/L。

2.ECLIA 法

正常人血清 NSE <15.2 μg/L。

各实验室应通过调查本地区不同人群建立自己的参考值。

(五)临床意义

1.NSE 与肺小细胞性肺癌(SCLC)

肺小细胞性肺癌发病率占原发性肺癌的 20%～25%,手术预后差,但对化疗和放疗敏感性高的 SCLC 患者血清 NSE 水平明显增高,NSE 对 SCLC 的诊断具有较高的特异度和敏感度,且活性水平与 SCLC 的临床进程相平行。

2.NSE 与神经母细胞瘤

神经母细胞瘤患者血清 NSE 明显升高,泽尔特报道 122 例儿童神经母细胞瘤患者血清 NSE 平均水平达 207 μg/L,转移性神经母细胞瘤患者血清 NSE 明显增高,而肾母细胞肿瘤、尤文氏肉瘤 NSE 处于低活性水平。血清 NSE 活性水平也与神经母细胞瘤的病情、疗效及预后等密切相关,如 NSE 的活性大于 100 μg/L,则预后不佳,生存期大都小于一年。

3.NSE 与多发性硬化

多发性硬化急性期,中枢神经系统白质受到免疫应答的炎性脱髓鞘病变影响,脑脊液中 NSE 水平明显升高,恢复期 NSE 活性降低,且与病情进展及预后成正相关。说明脑脊液中 NSE 活性水平测定可用于多发性硬化的诊断及治疗监测。

4.NSE 与脑组织损伤

脑组织出现机械性损伤时,脑脊液 NSE 明显上升,升高的速度及幅度与损伤程度及部位密切相关,损伤愈靠近侧脑室,脑脊液 NSE 上升得越早越快。大多数脑梗死,一过性脑缺血患者脑脊液中 NSE 增高,至恢复期和后遗症期 NSE 活性降低。

5.NSE 与神经内分泌肿瘤

肿瘤组织中含有丰富的烯醇化酶,血清 NSE 的升高来源于肿瘤组织破坏,胰岛细胞瘤、嗜铬细胞瘤、甲状腺瘤等神经内分泌肿瘤患者血清 NSE 活性均高于正常人,切除肿瘤或有效的化疗后血清 NSE 明显下降。

四、前列腺特异抗原

（一）生理与生物化学

前列腺特异抗原（PSA）是一种由前列腺腺泡和导管的上皮细胞产生、含有 237 个氨基酸残基的单链糖蛋白，分子量约为 34 kD，在功能上属于类激肽释放酶的一种丝氨酸蛋白酶。由 237 个氨基酸残基组成，N 端的氨基酸是异亮氨酸，C 端的氨基酸是脯氨酸。这种含 7% 糖类的单链糖蛋白有许多异构体，等电点 pH 为 6.8～7.2。编码 PSA 的基因位于第 19 号染色体上，和缓激肽-1 基因有 82% 同源。PSA 存在于前列腺内质网和前列腺上皮细胞及分泌物中，无论正常前列腺组织还是病变前列腺组织内均含有 PSA，且单个细胞 PSA 含量相对恒定。PSA 可与 α_1-抗糜蛋白酶和 α_2-巨球蛋白结合而失活，通常血液中没有或仅有极微量的 PSA。它能使精囊特异蛋白变成几个小分子量蛋白，起到液化精液的作用。

（二）标本采集

取静脉血 2 mL，凝固后离心分离血清。

（三）检测方法

临床检测 PSA 的常用方法有化学发光法（CLIA）和电化学发光法（ECLIA）、放射免疫分析（RIA）、免疫放射分析（IRMA）、酶联免疫吸附法（ELISA）、金标记免疫渗滤法等，以 ELISA 法和 CLIA 法最常用。目前已可检测总 PSA（t-PSA）、结合 PSA（c-PSA）以及游离 PSA（f-PSA）。

1.ELISA 法

采用双抗体夹心法。用兔抗 t-PSA（或抗 c-PSA 或抗 f-PSA 抗体）包被微孔板，加待测样本或标准品后再加酶标记单克隆抗体，使特异性地形成"固相抗体-抗原-酶标抗体"复合物，再加酶底物/色原呈色，呈色强度可反映 PSA 水平。

2.CLIA 法

实验时待测的 t-PSA（或 c-PSA 或 f-PSA 抗体）与 mAb、ALP-gAb 结合，形成双抗体夹心大分子免疫复合物 mAb-t-PSA-ALP-gAb，反应达平衡后加入标记抗鼠 IgG 抗体的磁性颗粒，使其捕获上述大分子抗原抗体复合物，在磁场的作用下自行沉淀。分离并吸弃上清液后加入发光底物 AMPPD，后者在 ALP 的作用下迅速发出稳定的光量子，产出量与待测 t-PSA（或 c-PSA 或 f-PSA抗体）的量成正比。

3.ECLIA 法

待侧标本、生物素化的抗 t-PSA（或抗 c-PSA 或抗 f-PSA）单克隆抗体与钌标记的抗 t-PSA（或抗 c-PSA或抗 f-PSA）单克隆抗体在反应体系中混匀，形成夹心抗原抗体复合物。加入链霉亲和素包被的磁性微粒与之结合，在磁场的作用下，磁性微粒被吸附至电极上，未结合的游离成分吸弃。电极通电加压后产生光信号，并与检样中一定范围的 t-PSA（或 c-PSA 或 f-PSA）成正比。

（四）参考区间

（1）总 PSA（t-PSA）有随年龄增大而增高的趋势，一般参考值正常男性血清 PSA≤4 μg/L。

（2）结合 PSA（c-PSA）测定结果一般为 c-PSA/t-PSA 比值<0.78。

（3）游离 PSA（f-PSA）测定结果通常用 f-PSA/t-PSA 比值表示，比值>0.25。

各实验室应取不同年龄的健康男性人群、不同病期的前列腺癌与良性前列腺增生患者标本测定结果，定出本实验室的参考值。

（五）临床意义

（1）PSA 是诊断前列腺癌的肿瘤标志物，也是目前少数器官特异性肿瘤标志物之一。正常人血清 PSA<4 μg/L，这个正常值有随年龄增长的趋势。前列腺癌是男性泌尿系统的主要囊性肿瘤，PSA 异常升高预示有患前列腺癌的可能。PSA 还可用于治疗后的监控，90％术后患者 PSA 可降至正常水平。若术后 PSA 值升高，提示有残存肿瘤。放疗后疗效显著者，50％以上患者在 2 个月内血清 PSA 降至正常。

（2）良性前列腺增生者，PSA 水平越高，发生急性尿潴留的风险越大。近 50％良性前列腺增生者 t-PSA 水平的增高与前列腺癌难以鉴别。目前认为良性前列腺增生者不受年龄与 t-PSA 水平的影响，c-PSA/t-PSA 比值相对稳定在 0.76～0.79。前列腺癌患者血清中 t-PSA 增高，c-PSA 水平也是增高的（c-PSA 占 90％以上），但 f-PSA 水平低于 5％。当 t-PSA 为 4.1～10.0 μg/L 时，f-PSA/t-PSA 比值<0.10，可测出约 95％的前列腺癌。有的报告 f-PSA/t-PSA 比值<0.10 为前列腺癌；0.10～0.20 为恶性病变与良性病变重叠区；>0.20 为良性病变。

（3）正常女性血循环中有低水平的 PSA，当乳腺发生良性或恶性肿瘤时，PSA 水平可能升高。

五、谷胱甘肽-S-转移酶

（一）生理与生物化学

谷胱甘肽-S-转移酶（glutathione S-transferase，GST）是一种多功能的 Ⅱ 相代谢酶家族，也是一个同源二聚体酶的超基因家族，普遍存在于各种生物体内。GST 可分为膜结合微粒体家族和胞质家族两大类。在人 GST 家族中发现 5 种胞质型同工酶及分布。

同工酶 α：肝、肾、小肠；基因位于 6p12；基因位点为 GSTA 1、A2。

同工酶 μ：肝、心脏、肌肉；基因位于 1p13.3；基因位点为 GSTM1-5。

同工酶 θ：红细胞、胃肠道；基因位于 22q11.2；基因位点为 GSTT1、T2。

同工酶 π：胎盘、肺；基因位于 11q13；基因位点为 GSTP1。

同工酶 ζ：肝、外周血；基因位于 14q24.3；基因位点为 GSTZ。

GST 是一种由相同或不同亚基构成的球状二聚体蛋白，每个亚基相对分子质量介于 23 000～29 000，由 200～240 个氨基酸组成，其晶体结构显示，每个亚基的多肽链形成 2 个结构域。N-末端氨基酸结构域由 80 个氨基酸排列形成 β-折叠和 3 股 α-螺旋，与谷胱甘肽过氧化物酶（glutathione peroxidase，GSHP）活性结合位点（G 点）结合，形成一个相对保守的酪氨酸残基（Try），Try-5 的-OH 与 GSH 的硫醇化阴离子结合形成氢键，从而在催化反应中起重要作用。GSTα、μ、π 的晶体结构具有相似性。其余氨基酸以 5～6 股 α-螺旋构成 C-末端氨基酸结构域，是亲电物质结合位点（H 位点）。

GST 催化 GSH 的巯基与各种亲电分子（化学致癌物和烷化剂）和疏水性分子结合，产生一种硫醚连接的谷胱甘肽结合物，使其更具极性和更易溶于水，经胆汁和尿液排出体外。通过非酶结合的方式将机体内各种潜在毒性化学物质及致癌剂及亲脂性化合物等从体内排出，从而达到清除毒性物质、致癌物质，达到解毒和保护 DNA 遗传物质稳定性的目的。当 GST 表达增强或活性增强，GST 通过抑制 c-jun 氨基末端激酶（c-jun N-terminal kinase 1，JNK1）和细胞凋亡信号调节激酶（apoptosis signalregulating kinase 1，ASK1）来调节促细胞分裂原活化蛋白激酶（mitogen-activated protein kinase，MAPK）通路，该通路通过蛋白质和蛋白质的相互作用参与细胞生存和死亡的信号转导,从而使 JNK1 和 ASK1 等诱导细胞凋亡的通路被抑制,细胞化疗药物潴留量明显减少,产生耐药性。

在 GST 诸多基因位点中,GSTM1、GSTT1、GSTP1 具有人群多态性。GST 超基因家族具有保护细胞免受亲电子细胞毒物质的作用,这提示基因纯合缺失导致的解毒功能的损伤,往往增加了个体对疾病的易感性,尤其是肿瘤的发生。

(二)标本采集

1.血标本

取外周静脉血 3 mL,凝固后分离血清。

2.组织标本

取癌组织中心部分剪碎,200 目网过滤,取得单个细胞,超声粉碎即可。

(三)检测方法

组织标本常用免疫组织化学法检测。

(四)参考区间

血清:0.16~1.96 μg/L;组织标本:阴性。

(五)临床意义

(1)肝癌早期血清 GST 水平即明显增高,明显高于正常人群及良性肝病者,提示 GST 可作为肝癌早期的诊断标志。

(2)GST 增高还可见于卵巢癌、大肠癌、食管癌、乳腺癌等恶性肿瘤,并与肿瘤的临床分期、治疗反应及预后有关。

(3)在非肿瘤性疾病如急慢性肝炎、肝硬化时亦可有 GST 增高。

六、γ-谷氨酰基转移酶

(一)生理与生物化学

γ-谷氨酰基转移酶(γ-glutamyl transferase,γ-GT 或 GGT)是一种肽转移酶,催化 γ-谷氨酰基的转移,其天然供体是谷胱甘肽(GSH),受体是 L-氨基酸。GGT 分子量为 90 kD,它在体内的主要功能是参与"γ-谷氨酰循环",与氨基酸通过细胞膜的转运及调节 GSH 的水平有关。人体各器官中按 GGT 含量多少依次为肾、前列腺、胰、肝、盲肠和脑。胚胎期各脏器 GGT 较高。用 4%~30% 聚丙烯酰胺电泳从血清 GGT 中分离出十二条区带,正常人以Ⅰ带为主,胎肝和肝癌中的 GGT 以Ⅱ为主,在前列腺癌、骨癌、胰腺癌、食管癌、胃癌时 GGT 也升高,可达正常的 10 倍以上。血清中的 GGT 活性主要来自肝、胆系统,具有癌胚特性。但肾脏疾病时,血清中该酶活性增高不明显,这可能与经尿排出有关。因此 GGT 主要用于肝胆疾病的辅助诊断。

(二)标本采集

(1)取静脉血 3 mL,凝固后分离血清。

(2)溶血标本对测定结果影响不大。

(3)标本在室温或 4 ℃可稳定 7 d,在 −20 ℃可稳定 2 个月。

(三)参考区间

1.速率法

成年男性 GGT:11~50 U/L(37 ℃);成年女性 GGT:7~32 U/L(37 ℃)。

2.比色法

成年男性 3～17 U/L;成年女性 2～13 U/L。

（四）临床意义

（1）肝癌患者血清 GGT 水平明显增高,在原发性及继发性肝癌时 GGT 最早出现增高,是较敏感的肿瘤标志物。另外,GGT 对判断肝癌术后有无复发及诊断 AFP 阴性的肝癌亦有重要的临床价值。

（2）血清 GGT 水平增高也常见于胰腺癌、大肠癌、胃癌、食管癌、乳腺癌及甲状腺癌等肿瘤性疾病。特别在诊断恶性肿瘤患者有否肝转移时,其阳性检测率可高达 90%。

（3）血清 GGT 水平升高还可见于急慢性肝炎、阻塞性黄疸、胆道感染、胆石症、急性胰腺炎等非肿瘤性疾病。嗜酒或长期接受某些药物如巴比妥者,GGT 活性可升高。

七、α-L-岩藻糖苷酶

（一）生理与生物化学

α-L-岩藻糖苷酶（α-L-fucosidase,AFU）是一种溶酶体酸性水解酶,分子量为 270～390 kD。广泛分布于人体组织细胞溶酶体、血液和体液中,在胎盘、胎儿组织、脑、干、肾等组织中均含有 AFU,以肝、肾等组织活性较高。AFU 的主要生理功能是参与体内含岩藻基的各种糖蛋白、糖脂和寡糖的代谢。正常组织 AFU 的释放率变化很小（孕妇除外）,从而使血清 AFU 维持在一定范围内。

（二）标本采集

取静脉血 3 mL,凝固后离心分离血清。

（三）检测方法

1.速率法

血清中 AFU 催化 2-氯-对硝基酚 α-L-岩藻吡喃苷（CNP-F）水解生成 2-氯-对硝基酚（CNP）,自动分析仪用 405 nm 或 410 nm 波长监测 CNP 的生成速率（吸亮度增高速率）,计算出 AFU 活性。

2.终点法

对硝基苯酚-α-L-岩藻糖苷在 AFU 催化下水解,生成 α-L-岩藻糖和对硝基苯酚,后者在碱性溶液中呈黄色。

（四）参考区间

1.速率法

成年人血清 AFU 活性为(27.1±12.8)U/L。不同年龄和性别间无显著性差异。

2.终点法

健康人血清 AFU 水平呈正态分布,男女间无显著差异。酶活性为(6.9±3.4)U/L。

（五）临床意义

（1）原发性肝癌患者血清中 AFU 显著增高,血清 AFU 增高水平与肝癌 TNM 分期成正相关,且有效治疗后 AFU 水平显著下降,复发时又复升高。因此,动态观察血清 AFU 水平对判断肝癌治疗效果、估计预后和预测复发具有重要的临床意义。

（2）血清 AFU 在某些转移性肝癌、肺癌、乳腺癌、卵巢癌、子宫癌等恶性肿瘤患者也可增高。

（3）某些非肿瘤性疾病,如肝硬化、慢性肝炎和消化道出血等 AFU 水平也可轻度增高。

八、基质金属蛋白酶

（一）生理与生物化学

基质金属蛋白酶（matrix metalloproteinases，MMPs）是一类以锌离子为活性中心辅基的蛋白酶。目前已发现至少 16 种 MMPs，按其作用底物可分为四大类。细胞外基质（ECM）和 MMPs 金属蛋白酶组织抑制因子（TIMPs）间复杂的网络调控机制以维持细胞和 ECM 的动态平衡，如果这种调控机制紊乱，就可能出现相应的病理状态。

MMPs 是一类结构相似的锌依赖性内肽酶家族，目前发现有 23 个酶，可以降解细胞外基质（ECM）组分。大多数基质金属蛋白酶以酶原的形式分泌，通过去除一个 10 kD 的氨基酸末端结构激活。一旦激活，MMPs 的蛋白水解活性即受金属蛋白酶组织抑制剂（TIMPs）的抑制。依据 MMPs 降解 ECM 特异性的不同，可将 MMPs 分为四个亚群：胶原酶、明胶酶、基质降解酶和膜 MMPs。胶原酶（MMP-1、8、13），能降解 I、II、III 等多种类型胶原和蛋白多糖的核心蛋白；明胶酶（MMP-2、9），能降解明胶和 IV、V、VI、VII、X 型基底膜胶原；基质溶解酶（MMP-3、7、10、11、12）能降解弹性纤维、纤维连接蛋白、层黏连蛋白等基质糖蛋白和蛋白多糖的核心蛋白，也可进一步活化其他 MMPs；膜型 MMPs（MMP-14、15、16）除能降解胶原、明胶外，也能活化其他 MMPs。

（二）标本采集

待测组织标本。

（三）检测方法

ELISA 方法可测定 MMPs 蛋白水平，分子杂交可测定其表达水平。

（四）参考区间

MMPs 种类较多，且处于临床研究阶段，可采用对照组进行相应比较。

（五）临床意义

（1）MMPs 在许多生理性过程中发挥一定作用，比如骨再生、创伤愈合等，但也与肿瘤生长、浸润和转移相关。应用基因敲除技术研究发现，缺乏 MMPs 的小鼠肿瘤发生和进展明显下降，这为 MMPs 在肿瘤发生发展中的作用提供了直接的论据。与此相反，MMPs 表达增高与高侵袭性和较差的预后相关，MMP-2 和 MMP-9 水平升高与口腔癌、肺腺癌、膀胱癌、卵巢癌、乳头状甲状腺癌等癌症的进展加速相关。类似的，MMP-3 和 MMP-9 水平在恶性程度较高的子宫内膜肉瘤中比恶性较低者要高。在食管癌中 MMP-7 水平与肿瘤侵袭性相关。

（2）MMPs 还可用于评估复发和转移风险，晚期膀胱上皮癌患者血清 MMP-2 或 MMP-3 水平可以预测复发。此外，MMP-2 水平可以预测卵巢癌复发。特定 MMPs 的表达可以用于判断转移风险。例如在胃癌中，MMP-1 水平升高与腹膜和颈部淋巴结转移相关。MMPs 抑制剂治疗也许是一种新的肿瘤治疗战略。

九、端粒酶

（一）生理与生物化学

端粒是真核生物染色体末端的高度保守的重复核苷酸序列，由富含鸟嘌呤的端粒 DNA 和端粒蛋白质组成，端粒 DNA 的 3' 末端比 5' 末端伸出 12-bp-16bp 一段，而且弯回呈帽状保护着染色体，防止其断裂、重组或降解，并促进核膜黏着以及减数分裂时生殖细胞的配对。随着细胞分裂的不断进行，端粒不断缩短，当端粒长度减小到一定临界值时，细胞即趋向衰老死亡。不同物种的端粒 DNA 序列不一致,人和其他哺乳动物的端粒 DNA 序列由 $5'→3'$ 方向是(TTAGGG)反复串联组成,在人类有 $2\sim15$ kb,是非结构基因,不具有编码蛋白质的作用。端粒酶是一种能延长端粒末端的核酸蛋白酶,由 RNA 和蛋白质组成,属于依赖 RNA 的反转录酶,可以以自身 RNA 为模板,发挥 RNA 指导的 DNA 合成作用,向染色体末端添加(TTAGGG)序列,使端粒延长,维持端粒的长度,延长细胞的寿命甚至使其永生。端粒酶与细胞的增生、分化和永生有着密切关系。正常人端粒酶为阴性。

(二)标本采集

待测组织标本。

(三)检测方法

端粒酶早期的测定方法是通过测定细胞提取物将端粒重复片段加到一个合成的寡聚脱氧核苷酸引物 $3'$ 端的能力进行的,但由于端粒酶含量低,又有干扰现象,故难度大。金等建立了灵敏、快速、高效的端粒重复序列扩增法(TRAP),以后又在引物方面做了改进。此后人们又相继建立了荧光法、原位端粒重复片段扩增法及 TRAP 与闪烁技术联合的 SPA 法等敏感的检测手段。1997 年金等对 TRAP 法进行了改良,建立了 TRAP-PCR 法,应用该法可进行端粒酶活性的定量测定。与一般 PCR 不同,它是检测酶的活性,PCR 产物量决定于酶的活力,而酶的活力一方面决定于酶将多少个端粒重复序列加到底物上,另一方面也决定于多少个底物分子被端粒酶所延伸。

(四)临床意义

(1)在恶性肿瘤中,端粒酶活性明显增高,以弥补细胞分裂时端粒 DNA 的丢失,从而使细胞无限增殖恶化。由于绝大部分肿瘤组织都呈端粒酶阳性,而在正常体细胞除少数增生活跃组织如骨髓及外周血中的白细胞外却无表达,提示端粒酶是一个广泛的肿瘤标志物。端粒酶是通过维持端粒长度使细胞成为肿瘤细胞,因此,端粒酶活性与肿瘤的关系比其他肿瘤标志物更直接,在肿瘤的发生发展中起重要作用。在乳腺癌、胃癌、肺癌和肠癌等多数恶性肿瘤组织中端粒酶表达水平升高,特别是肝癌患者中端粒酶阳性率可达 85%。

(2)端粒酶的活性与肿瘤大小、淋巴结转移、肿瘤的临床分期与预后密切相关。端粒酶阳性的肿瘤比阴性的有更大的恶性倾向,胃癌、乳腺癌、肠癌、肺癌等,随癌的恶性表型增加,端粒酶活性的检出率和强度也增加。检测细胞端粒酶活性,还可作为肿瘤组织残留、转移和复发的监测指标,判断肿瘤治疗效果。

十、醛缩酶

(一)生理与生物化学

醛缩酶(aldolase,ALD)是四聚体酶,分子量约为 160 kD。ALD 是糖酵解的关键酶之一,存在于机体各种细胞内,以骨骼肌中浓度最高。现已证实 ALD 有 A(肌肉型)、B(肝脏型)及 C(神经组织型)型 3 种同工酶。3 个亚单位 A、B、C 分别由不同的 3 个基因位点控制。ALD-A 在骨骼肌中有较高浓度,ALD-B 在肝脏中占优势,ALD-C 多出现于脑和其他组织。正常血清中主要是 ALD-A。当组织发生癌变后,肿瘤患者血清中常以 ALD-A 增高为主。

(二)标本采集

取静脉血 3 mL,凝固后离心分离血清。

（三）参考区间

分光亮度连续监测法（30 ℃）：1.0～7.5 U/L。

（四）临床意义

（1）肝癌患者血清 ALD 水平明显增高，以 ALD-A 增高为主。ALD 水平与肿块大小成正相关，低分化者 ALD-A 明显高于高分化者。在经肝动脉灌注化疗加栓塞后 ALD-A 水平显着下降。提示 ALD-A 对肝癌患者诊断及疗效判断具有一定的临床意义。

（2）ALD-A 升高还可见于胃肠恶性肿瘤、肺癌、白血病、乳腺癌及转移性肝癌等恶性肿瘤患者。

（3）在急性心肌梗死、肝硬化、慢性活动性肝炎、消化性溃疡及巨幼细胞性贫血等非肿瘤疾病亦可见血清 ALD 增高，但测定值较低。

第二节 激素类肿瘤标志物检验

肿瘤发生时，患者血清激素异常增高，包括：①内分泌腺发生恶性肿瘤时，组织所分泌的激素反应性地异常增高，这些过高的正位分泌的激素具有高度的腺体特异性，有助于该内分泌腺肿瘤的诊断；②正常时不分泌激素的组织恶变后产生其他组织的基因表达产物，最常见的是异位激素，如小细胞肺癌分泌促肾上腺皮质激素（ACTH）。这些大都是多肽类激素，具有和天然激素相同或相似的结构，或者是激素的前体、亚基、片段或大分子聚合物。和天然激素有相同的免疫原性，可用天然激素的抗体检测出来。

作为肿瘤标志物的激素有如下特点：①除良性肿瘤外，恶性肿瘤异位激素分泌量少且不恒定；②除少数外，大部分肿瘤和激素关系并不固定，有时同一种肿瘤可分泌多种激素，有时几种肿瘤分泌同一种激素，分泌激素种类最多的是肺癌；③有些肿瘤发生时，激素本身并不改变，但激素的受体改变，如乳腺癌患者雌激素和孕酮水平不增加或增加很少，但其受体数量明显改变。

下面介绍几种常见的作为肿瘤标志物的激素。

一、降钙素

（一）生理与生物化学

降钙素（calcitonin，CT）是由甲状腺滤泡旁细胞或称 C 型细胞分泌的一种含有 32 个氨基酸的单链多肽，分子量约为 3.5 kD，半衰期 4～12 min。此外，胸腺也有分泌降钙素的功能。在人类，C 细胞主要存在于甲状腺，在甲状旁腺、肺、肠及垂体等部位亦有少量分布。CT 的合成和分泌受血钙水平的调节，在血钙浓度升高时分泌，抑制钙从骨中释放，增加尿磷，从而降低血钙和血磷。胃泌素、胰高血糖素也可促进其分泌。降钙素的主要作用是降低血钙，其主要靶器官是骨组织，可使破骨细胞活动减弱，成骨细胞活动增强，从而抑制骨的重吸收，增强成骨过程，使骨组织释放的钙盐减少，而钙盐沉积增加，因而血钙下降。这一效应在儿童有特殊意义。降钙素还作用于肾脏，抑制肾小管对钙、磷的重吸收。CT 与甲状旁腺素（PTH）互为拮抗，使血钙维持在稳定的正常水平。

（二）标本采集

取静脉血 3 mL，不抗凝或 EDTA 抗凝，分离血清或血浆进行测定。由于降钙素的半衰期短，因此标本收集后应尽快进行检测。当小于 1 h 不能检测应在−20 ℃存放。

（三）检测方法

常用的分析方法有放射免疫分析法（RIA）、酶联免疫吸附法（ELISA）和化学发光法（CLIA）。

（四）参考区间

血清降钙素<100 ng/L。在所有的检测方法中，女性的 CT 检测值均较男性低，胃泌素刺激后女性 CT 增加值同样比男性低。由于产品不同及实验方法差异，各实验室应建立自己的正常参考值范围。

（五）临床意义

（1）CT 常用于筛查甲状腺髓样癌患者的无症状家族成员。此种肿瘤起源于甲状腺 C 细胞，可产生多种生物活性物质，其中以降钙素为主。患者血清降钙素水平高于正常数十至数百倍。如经手术治疗，则降钙素水平在数小时内下降，直至恢复正常。如果手术后 CT 值长期持续增高，提示肿瘤的切除不完全或有可能转移。由于 CT 和肿瘤大小、浸润、转移有关，临床上常把 CT 用于监测甲状腺髓样癌的治疗。此外，由于 C 细胞数目减少引起的甲状腺发育不良或者甲状腺部位手术，其 CT 可明显降低。

（2）肺小细胞癌可产生多种激素，其中包括降钙素，其水平与肺小细胞癌病变活动程度明显相关。病变广泛的患者降钙素的水平明显升高，缓解时降低至正常水平，复发后再升高。此外，乳腺癌、消化道癌等肿瘤也可异位分泌 CT，其血清中 CT 升高。

（3）新生儿、儿童和孕妇因骨骼更新快，血清中 CT 水平也可升高。成年女性 CT 水平一般较男性低，且随年龄增长而下降，绝经期妇女降低更明显，CT 下降也可能与妇女骨质疏松有关。

（4）肾衰竭患者 CT 也常升高，甲状旁腺功能亢进、高胃泌素血症、胰腺炎等 CT 也可升高。

二、人绒毛膜促性腺激素

（一）生理与生物化学

人绒毛膜促性腺激素（human chorionic gonadotropin，HCG）是在妊娠期由胎盘合体滋养层细胞分泌的一种糖蛋白激素，含 28～30 个氨基酸，分子量 45 kD，半衰期 12～20 h，由两个独立的氨基酸肽链 α 和 β 亚单位组成。α 亚单位与垂体激素促卵泡生成素（follicle stimulating hormone，FSH）、黄体生成素（luteinizing hormone，LH）和促甲状腺素（thyroid stimulating hormone，TSH）的组成成分相同，β 亚单位为特异性链，仅存在于 HCG。当胎盘绒毛膜细胞恶变后，HCG 的糖链异常，分泌的 HCG 多为 β 亚单位，因此 β-HCG 是更好的肿瘤诊断指标。

（二）标本采集

取静脉血 3 mL，凝固后分离血清。溶血标本或脂血标本应避免使用。标本置于−20 ℃存放，避免反复冻融。

（三）检测方法

HCG 测定通常采用放射免疫分析法（RIA）与化学发光法（CLIA），也可用时间分辨荧光免疫分析法（TRFIA）和酶联免疫吸附法（ELISA）等。

1.ELISA

采用双抗体夹心法。实验时用抗β-HCG单克隆抗体包被微孔板,分别将待测样本、标准品及阳性、阴性对照加至包被孔中,反应后加入酶标抗体,使特异性地形成固相抗体-HCG-酶标抗HCG抗体复合物,再加入酶底物、色原呈色。呈色程度与测定范围内的样本中HCG浓度成正比。

2.CLIA法

采用夹心法。避免TSH、LH与FSH的交叉干扰。样本中待测的HCG以其β链与mAb、ALP-gAb结合,形成双抗体夹心大分子免疫复合物mAb-HCG-ALP-gAb,反应平衡后加入连接有羊抗鼠IgG抗体的磁性颗粒,捕获抗原抗体复合物,并在磁场作用下沉淀磁性颗粒,分离并吸弃上清后,加入发光底物AMPPD,在ALP的作用下迅速发出稳定的光量子,与检样中HCG的量成正比。

(四)参考区间

正常人血清HCG<10 μg/L,尿<20 μg/L。由于产品不同及试验方法差异,各实验室应建立自己的正常参考值范围。

(五)临床意义

(1)β-HCG常用于早期妊娠诊断,在月经延期3 d左右即可测出,孕期9~12周血中浓度达高峰,以后逐渐下降,18周时降至最低水平,直至分娩后4 d达正常。因此,可用于诊断早孕及宫外孕,进行先兆流产的动态观察和预后判断,还可作为孕期的监护观察指标。

(2)β-HCG异常增高常见于滋养层细胞恶性肿瘤,如恶性葡萄胎和绒毛膜上皮细胞癌,血清β-HCG异常升高,且对其早期诊断、治疗评估及随访具有重要意义。卵巢癌患者血清中β-HCG水平明显高于正常人群及良性卵巢疾病,并与临床分期正相关,在治疗有效时明显下降,复发时又再次升高。

(3)β-HCG的升高亦见于精原细胞睾丸癌、乳腺癌、胃肠道癌和肺癌等恶性肿瘤,在良性疾病如肝硬化、十二指肠溃疡、炎症也可见β-HCG轻度异常。由于β-HCG无法穿过血-脑屏障,所以脑脊液中出现β-HCG并且和血清中的β-HCG比例超过1:60,说明肿瘤脑转移。

三、儿茶酚胺类物质

(一)生理与生物化学

儿茶酚胺类物质(catecholamines,CA)是一类结构中都含有儿茶酚胺的物质总称,包括肾上腺素、去甲肾上腺素和多巴胺。去甲肾上腺素主要由交感神经末梢释放,小部分由肾上腺髓质释放,作用于α受体,有强烈的收缩血管作用。肾上腺素主要由肾上腺髓质合成和分泌,作用于α和β受体,对全身器官系统都有一定的作用。和儿茶酚胺类有关的物质还包括促肾上腺皮质激素(ACTH),ACTH含39个氨基酸,分子量4.5 kD,是垂体前叶促皮质素细胞分泌的,促进肾上腺皮质增生,合成和分泌皮质类固醇,同时可促进肾上腺素的合成和生长激素的分泌。儿茶酚胺的分泌主要受交感神经、ACTH和糖皮质激素的调节,对心血管、平滑肌和神经内分泌系统起广泛的生理作用。

(二)检测方法

测定24 h尿3-甲氧基-4-羟基苦杏仁酸(VMA)的方法可分为两种,一种是采用分光亮度法,另一种是采用层析法。由于比色法特异性差,转而采用层析法,从干扰物中提取VMA,再用重氮化的对硝基苯胺显色进行测定。最近提出采用高效液相色谱技术,在固定相和流动相之间,根据差别分配原理,从其他化合物中分离 VMA,用不同的检测器测定 VMA 的峰值,方法特异、干扰少。24 h 尿液中有大量的化合物,如苯酚类、酸性酚和芳香环化合物的代谢物,均干扰比色法或层析法,故在分析前均采取提取步骤来部分纯化分析物。

目前,采用 ELISA 测定 24 h 尿中的儿茶酚胺代谢产物甲氧基肾上腺素(MN)和甲氧基去甲肾上腺素(NMN),比传统的 VMA 检测方法准确性高和临床敏感性更高。将标本乙酰化后与包被板上的 MN 和 NMN 竞争性地与抗血清结合位点结合,用标记过氧化物酶的抗兔 IgG 检测固相复合物,加入底物 TMB 显色后于 450 nm 比色进行定量测定。

（三）标本收集

为排除干扰,一般收集 24 h 尿,加入 6 mol/L HCl 10 mL 作为防腐剂,并记录尿液总体积。如进食巧克力、咖啡、阿司匹林和一些降压药物,由于含有酚氧酸类可使结果呈假性升高,故应限制食物和药物。

（四）参考区间

不同的测定方法其对应的参考范围均不相同。实验室应根据所使用的方法和实验室条件,建立自己的参考范围。

（五）临床意义

(1)嗜铬细胞瘤是起源于肾上腺髓质、交感神经节或其他部位的嗜铬组织的肿瘤,瘤体组织分泌过量去甲肾上腺素和肾上腺素,以及微量的多巴胺,因此患者血和尿中儿茶酚胺明显升高,发作后,其 24 h 尿中 3-甲氧基-4-羟基苦杏仁酸(VMA)测定阳性率高,常在正常高限的 2 倍以上,约 70% 的神经母细胞瘤 VMA 升高;24 h 尿儿茶酚胺也可显着增高。测定 24 h 尿甲氧基肾上腺素和甲氧基去甲肾上腺素也可辅助诊断。

(2)剧烈运动、低血糖等各种应激状态均可刺激交感神经,引起儿茶酚胺合成和分泌增多。原发性肾上腺皮质功能减退症可由于肾上腺皮质激素分泌不足,引起垂体分泌 ACTH 增加。增生型皮质醇增多症(库欣病)患者由于遗传性的羟化酶缺乏,导致皮质醇合成减少,引起 ACTH 负反馈性增多。

(3)肺癌、胰腺癌和乳癌等非肾上腺部位的肿瘤组织均可分泌大分子量的 ACTH。早在 1928 年就有学者描述了小细胞肺癌患者有皮质醇过多症,现在已经知道,大约 70% 的肺癌患者 ACTH 增加,大部分为无生物活性的分子量为 2~3.6 kD 的大分子 ACTH,但它和小分子量的 ACTH 一样,可生成黑色素细胞刺激素,故肺癌患者很少患有库欣综合征,但常伴皮肤色素沉着。

四、激素受体

（一）生理与生物化学

孕酮受体(PR)和雌二醇受体(ER)是位于细胞内的一种特殊的蛋白,与激素结合后可以转向核内,引起基因的转录,刺激 DNA 形成,促进蛋白的合成和细胞增殖。ER、PR 分布于多种组织,如乳腺、肝、口腔、附睾等组织,调节正常乳腺细胞的生长和分化。正常参考范围为 >10 fmol/mg 蛋白质。

（二）标本收集

待检测的组织标本,甲醛固定后石蜡包埋,做成组织切片。

（三）检测方法

随着生物技术的演进和发展，建立了多种激素受体的检测方法，主要有葡聚糖包裹活性炭吸附法、葡萄糖密度沉淀分析法、DEAE 纤维纸片法、高效液相色谱法等生化方法，以及免疫组织化学法和免疫细胞化学法、流式细胞计数法等形态学方法。目前测定 ER 和 PR 以免疫化学法为主，滴定法、酶联免疫法和免疫细胞化学法（ERICA 和 PgRICA）测组织提取液。ASCO 推荐免疫细胞化学法，并认为这是统一标准最佳的方法。

（四）临床意义

在乳腺癌患者，孕酮和雌二醇水平并无变化，但部分患者孕酮受体（PR）和雌二醇受体（ER）增加。ER 和 PR 的表达率与肿瘤分化程度成正相关，分化越好阳性率越高，ER 和 PR 阳性患者发生淋巴结转移的机会明显低于阴性者。乳腺癌组织中 ER 和 PR 含量越高，对激素的依赖性越高，内分泌治疗的效果越好。根据 ASCO 建议，乳腺组织细胞质中的雌激素受体和孕酮受体已为乳腺癌诊治的常规项目，60％阳性患者内分泌治疗较有效，95％的阴性患者治疗无效，1/3 乳腺癌转移患者雌激素受体较低。临床上发现在用化疗时有一些假阳性的患者，内分泌治疗无效。由于孕酮受体的合成依赖雌激素，孕酮受体检测是雌激素受体测定的补充，乳腺癌转移患者如果两种受体均阳性，内分泌治疗有效率为 75％；雌激素受体阳性、孕酮受体阴性者，有效率为 40％；雌激素受体阴性、孕酮受体阳性者，有效率为 25％。临床根据受体测定结果制定相应的治疗方案，内分泌治疗有效者生存期较长，预后较好。

第三节　胚胎抗原肿瘤标志物检验

胚胎抗原是在胚胎发育阶段由胚胎组织产生的正常成分，在胚胎后期减少，出生逐渐消失，或仅存微量。当细胞癌变发生返祖现象时，此类抗原可重新合成，这些胚胎抗原重新出现可能和恶性细胞转化时激活了某些在成年后已关闭了的基因有关，重新表达于肿瘤细胞表面，分泌入血。在癌肿患者，胚胎抗原类肿瘤标志物不多，但都是临床常用的重要标志物。1964 年在肝癌患者的血清中找到了 AFP 并用于临床。1965 年发现了 CEA。AFP 和 CEA 都属胚胎抗原类物质，至今仍是常用的肿瘤标志物。

一、甲胎蛋白

甲胎蛋白（AFP）是人类认识较早的比较有价值的肝癌和生殖细胞瘤肿瘤标志物，也是目前最特异的肿瘤标志物。

（一）生理与生物化学

AFP 由 590 个氨基酸组成的一种单肽链的糖蛋白，分子量为 68～70 kD，含糖 4％，是连于232 位天冬酰胺上的 N-糖链，半衰期 5 d。AFP 的编码基因定位于第 4 号染色体 4q11-4q21 区域，和人血清蛋白有高度同源性，且二者的基因位于同一条 DNA 链上。AFP 主要由胚胎时期的肝脏和卵黄囊产生，胃肠道黏膜上皮也可产生少量。AFP 可细分为卵黄囊型和肝型，它们含糖类的比例不同。AFP 常和乳酸类物质如刀豆素 A（ConA）结合，卵黄囊型 AFP 中结合了50％～

70％的 ConA,远高于肝型。AFP 在妊娠 6 周开始合成,12～14 周达到高峰,以后逐渐下降,出生一年后血清 AFP 降至正常成人水平。

（二）标本采集

抽取静脉血 2 mL,凝固后离心分离血清。测定标本严重溶血影响结果。标本应置于－20 ℃存放,避免反复冻融。胸膜渗出液、腹水和脑脊液也可用于测定。此外,在经干细胞抽提或新鲜细胞治疗后,可因合成直接针对外来抗原的抗体而出现交叉反应,从而产生 AFP 假性升高。

（三）检测方法

检测 AFP 的常用方法有放射免疫分析法（RIA）、酶联免疫吸附法（ELISA）、金标记免疫渗透法、化学发光法（CLIA）和电化学发光法（ECLIA）等。

1.ELISA 法

采用双抗体夹心法。用抗 AFP 抗体包被微孔板,分别将待测样本、标准品及阳性、阴性对照加至包被孔中,反应后加入酶结合物,使特异性地形成固相抗 AFP 抗体-AFP-酶标抗 AFP 抗体复合物,再加入酶底物、色原呈色。呈色程度与测定范围内的样本中 AFP 浓度成正比。

2.CLIA 法

采用竞争法。待测抗原 AFP 和 ALP-AFP 竞争性与抗体结合,当反应平衡时,加入连接羊抗鼠 IgG 抗体的磁性颗粒,即与 ALP-AFP-Ab 结合形成大的抗原抗体复合物,在磁场的作用下自行沉淀并将上清液中游离的 ALP-AFP、AFP 分离吸弃,加入 AMPPD 后迅速发出稳定的光量子,与 ALP-AFP-Ab 的产出量成正比,与样品中 AFP 的量成反比。

（四）参考区间

一般的参考值:出生时为 60 000～120 000 μg/L,0～2 个月为 25～1 000 μg/L,6 个月为 20 μg/L,成人<20 μg/L,妊娠 3 个月为 18～113 μg/L,妊娠 4～6 个月为 160～550 μg/L,妊娠 7～9 个月为100～400 μg/L。不同实验室应根据使用不同的方法和不同的试剂盒,确定本室的参考值范围。

（五）临床意义

1.AFP 和肝癌

肝癌患者血清中 AFP 水平明显增高,是目前最好的早期诊断标准。但是被诊断为肝癌的患者中仅有 60％（临床特异性 75％）会有 AFP 浓度异常。在原发性肝细胞癌肿,有 5％～10％的病例 AFP 正常。在少见的肝细胞胚胎瘤中,AFP 可正常或升高。而胆管细胞癌时 AFP 正常。在良性肝脏疾病如肝炎、肝硬化患者血清中 AFP 也升高,但 95％小于 200 μg/L,如 AFP 超过 500 μg/L,意味着存在肝癌。肿瘤内的 AFP 浓度和肝癌的大小、生长速度、分期或恶性程度有关,结合超声常常能发现早期肝癌（直径<5 cm）。AFP 还用于治疗监测和预后判断,AFP 是否降至正常已成为判断是否为根治性手术的指标之一。AFP 增高还见于转移性肝癌;手术后 AFP 大于 200 μg/L,意味着肝癌组织未完全切除或有转移。

2.AFP 和胚胎细胞肿瘤

AFP 和 HCG 结合还用于胚胎细胞肿瘤分型和分期,胚胎细胞肿瘤可分为精原细胞型、卵黄囊型、绒毛膜上皮细胞癌和畸胎瘤。精原细胞型肿瘤 AFP 正常,HCG 升高;卵黄囊瘤 AFP 升高,绒毛膜上皮细胞癌的患者 HCG 升高,而畸胎瘤两者均正常;90％非精原细胞性睾丸癌至少有一项升高。其中小于 20％的 Ⅰ 期患者,50％～80％的 Ⅱ 期患者,90％～100％的 Ⅲ 期患者两项同时升高。这两个标志物的浓度高低也和病情轻重、是否转移有关。

3.AFP 与良性肝病

在 10％～62％的肝硬化患者 AFP 浓度升高,既有肝硬化又有 AFP 浓度异常的患者发展为原发性肝细胞癌的风险更高。在 31％～52％急性病毒性肝炎、15％～58％慢性活动性肝炎患者 AFP 升高,与肝细胞坏死和再生程度有关。一般来说,良性肝病患者 AFP 上升是暂时的,大多在 2～3 周后下降或处于波动状态。

二、癌胚抗原

癌胚抗原(CEA)是 1965 年在大肠癌的提取物中发现的。此提取物的抗原也出现在胚胎细胞上,故称为癌胚抗原。

(一)生理与生物化学

CEA 是一种具有人胚胎抗原决定簇的酸性糖蛋白,含 45％～55％糖类,分子量为 150～300 kD,由 641 个氨基酸组成,是免疫球蛋白超家族中的一部分,与免疫球蛋白 IgG 的重链结构极相似。CEA 编码基因位于 19 号染色体,由 10 个基因组成,可分泌 36 种不同的糖蛋白,其中最主要的一种即 CEA。电子显微镜免疫组化技术证实这种蛋白确实存在于正常结肠柱状细胞和杯状细胞。1989 年已发现 CEA 有 5 种互相不重叠的抗原决定簇,分别命名为 Gold 1～5,其中 1～3 有很高的特异性,而 4、5 有交叉反应。早期胎儿中,由内胚层衍生而来的胃肠道及肝、脾都可合成 CEA,出生后消失。正常组织分泌 CEA 的有支气管、唾液腺、小肠、胆管、胰管、尿道和前列腺。在成人 CEA 主要是由结肠黏膜细胞分泌到粪便中,一天约为 70 mg,少量重吸收至血液。胃肠道肿瘤细胞因极性消失,CEA 反流入淋巴或血液,导致血清 CEA 增高。抽烟者、少数肺和支气管疾病、肠道炎症和慢性肝病患者血清 CEA 轻度升高。

(二)标本采集

标本类型包括血清、唾液、胸腔积液、腹水、脑脊液等。抽取静脉血 2 mL,凝固后离心分离血清。测定标本应避免严重溶血。标本应置于 −20 ℃ 存放,避免反复冻融。样本中的蛋白组成可能会影响某些分析方法。此外,在接受鼠免疫球蛋白治疗或诊断的患者血清中可能存在抗鼠 Ig 抗体,可干扰以鼠单克隆抗体为基础的检测。

(三)检测方法

检测 CEA 的常用方法有放射免疫分析法(RIA)、酶联免疫吸附法(ELISA)、金标记免疫渗滤法、化学发光法(CLIA)和电化学发光法(ECLIA)等。

1.ELISA 法

采用双抗体夹心法。用抗 CEA 单克隆抗体包被微孔板,分别将待测样本(包括血清、唾液、胸腔积液、腹水、脑脊液等)、标准品及阳性、阴性对照加至包被孔中,反应后加入酶结合物,使特异性地形成固相抗 CEA 抗体-CEA-酶标抗 CEA 抗体复合物,充分洗涤后再加入酶底物、色原呈色。呈色程度与测定范围内的样本中 CEA 浓度成正比。

2.CLIA 法

采用竞争法。待测抗原 CEA 和 ALP-CEA 竞争性与抗体结合,当反应平衡时,加入连接羊抗鼠 IgG 抗体的磁性颗粒,即与 ALP-CEA-Ab 结合形成大的抗原抗体复合物,在磁场的作用下自行沉淀并将上清液中游离的 ALP-CEA、CEA 分离吸弃,加入 AMPPD 后迅速发出稳定的光量子,与 ALP-CEA-Ab 的产出量成正比,与样品中 CEA 的量成反比。

（四）参考区间

正常人血清 CEA ＜5.0 μg/L。每个实验室应通过对本地区各类人群的调查，并根据使用不同的方法和不同的试剂盒，建立自己的参考值范围。

（五）临床意义

（1）吸烟人群血清中 CEA 浓度稍高于不吸烟人群。在肝硬化、肺气肿、直肠息肉、良性乳腺痛、溃疡性结肠炎患者血清 CEA 也可有增高。目前认为 CEA 有较高的假阳性和假阴性，故其不是恶性肿瘤的特异性指标，在诊断上只有辅助价值。

（2）血清 CEA 浓度＞20 μg/L 常提示有恶性肿瘤。大约 70% 的直肠癌、55% 的胰腺癌、50% 的胃癌、40% 的尿道癌和 25% 的卵巢癌患者 CEA 升高。当 CEA 比正常持续升高 5~10 倍，强烈提示恶性肿瘤特别是肠癌的存在。在直肠癌，CEA 浓度和 Duke 分期有关，28% 的 A 期和 45% 的 B 期 CEA 都异常。高水平的 CEA（＞80 μg/L），可作为肿瘤已有转移的标志，因为 CEA 是一种细胞黏附分子，极易浸润和转移。在整个直肠癌治疗期间，CEA 是一个有效的监视指标，是发现复发的理想指标，其敏感性高于 X 线和直肠镜。

（3）约有 40% 的乳腺癌患者 CEA 升高。在早期和局部的乳腺癌，CEA 常在正常参考范围，一旦 CEA 升高，往往意味有转移。肿瘤治疗有效，CEA 即行下降，如 CEA 水平又升高往往意味肿瘤的复发。一般说来，从 CEA 开始升高到临床有明显复发症状约 5 个月，这在 90% 的再手术的患者身上得到了证实。早期局限的乳腺癌患者 CEA 应该是正常的，一旦升高表明有骨或肺转移。

（4）有 65% 的小细胞肺癌患者 CEA 升高，所以 CEA 也是诊断和监视小细胞肺癌的有效工具。CEA 还常用于监测胰腺癌、胃癌、肺癌、乳腺癌的治疗。

第四节　特殊蛋白质类肿瘤标志物检验

大多数实体瘤是由上皮细胞衍生而来，当肿瘤细胞快速分化、增殖时，一些在正常组织中不表现的细胞类型或组分大量出现，成为肿瘤标志。这一类标志物的分子组成往往是不含糖或脂的多肽链，由于其体现了肿瘤共有的增殖特性，因而器官特异性差，是和多种肿瘤标志有关的广谱肿瘤标志。

一、角蛋白

（一）生理与生物化学

细胞角蛋白（cytokeratin，CK）是一类分子量为 40~70 kD 的细胞结构蛋白，在正常及恶性的上皮细胞中起支架作用，支撑细胞及细胞核。已知的角蛋白有 20 多种，肿瘤细胞中最丰富的是 CK18 和 CK19。CK19 是一种酸性多肽，分子量为 40 kD，主要分布在单层上皮上，如肠上皮、胰管、胆囊、子宫内膜和肺泡上皮，这些细胞癌变时，可释放 CK19 片段进入血液循环，此可溶性片段即为 Cyfra21-1，其试剂是从 MCF-7 癌细胞株制备出来的抗 CK19 单克隆抗体 KS19-1 和 BM19-21。

（二）标本采集

（1）抽取静脉血 2 mL，凝固后离心分离血清。

（2）血清在 2 ℃～8 ℃只能存放 48 h，否则应于−20 ℃存放并应避免反复冻融。

（3）唾液污染的标本可导致结果假性升高。溶血、黄疸和高脂血症并不干扰 Cyfra21-1 测定。

（4）气管插管和长期的正压通气，严重外伤累及富含细胞胶原蛋白组织时可能会引起 Cyfra21-1 浓度升高。

（三）检测方法

检测 Cyfra21-1 的常用方法有酶联免疫吸附法（ELISA）、免疫放射分析法（IRMA）、电化学发光法（ECLIA）和化学发光法（CLIA）等。

1.ELISA 法

使用针对 Cyfra21-1 分子上两个不同抗原决定簇的 2 株单克隆抗体，分别作为包被抗体和酶标抗体，建立双抗体夹心法。

2.IRMA 法

使用针对 Cyfra21-1 分子上两个不同抗原决定簇的 2 株单克隆抗体，一株单抗固化于试管壁上，另一株以放射性核素标记。当待测血清加入试管后，血清中 Cyfra21-1 与试管壁上的单抗结合，再加入放射性核素标记的单抗结合，形成固相单抗-Cyfra21-1-放射性核素标记单抗免疫复合物。洗去过量放射性核素标志物，即可用 γ 计数仪测定，放射性强度与标本中一定范围的 Cyfra21-1 浓度成正比。

3.ECLIA 法

采用双抗体夹心法原理，20 μL 标本、生物素化的抗细胞角蛋白 19 单克隆抗体和钌标记的抗细胞角蛋白 19 单克隆抗体混匀，形成夹心复合物。加入链霉亲和素包被的微粒，让上述形成的复合物通过生物素与链霉亲和素间的反应结合到微粒上。反应混合液吸到测量池中，微粒通过磁铁吸附到电极上，未结合的物质被清洗液洗去，电极加电压后产生化学发光，通过光电倍增管进行测定，并与检样中一定范围的 Cyfra21-1 浓度成正比。

（四）参考区间

正常人血清＜3.6 ng/mL。

由于各厂商的产品不同以及各地区的实验室差异，各实验室应建立自己的参考区间。

（五）临床意义

（1）Cyfra21-1 是一个近年来引起高度关注的肿瘤标志物，对肺癌特别是非小细胞肺癌（NSCLC）有较高诊断价值，敏感性达 80％，对 NSCLC 的早期诊断、疗效监测和预后判断均有重要意义。诊断鳞状细胞癌、腺癌、大细胞癌的阳性率分别为 67％、46％、67％，优于 CEA 和 SCC，而且 Cyfra21-1 水平和肿瘤的恶化程度、转移相一致。

（2）Cyfra21-1 对于宫颈癌、膀胱癌、乳腺癌及消化道肿瘤也具有一定的阳性率。

（3）33％的慢性肾衰患者血中 Cyfra21-1 升高，可能是肾小囊壁层为单层上皮，含有细胞角蛋白 19 片段的原因。

二、组织多肽抗原和特异性组织多肽抗原

（一）生理与生物化学

组织多肽抗原（tissue polypeptide antigen，TPA）和特异性组织多肽抗原（tissue polypeptide specific antigen,TPS)是一种非特异性肿瘤标志物,见于增殖旺盛的组织,正常组织中含量甚微。1957年从癌细胞培养液中发现了TPA,是比CEA和AFP出现更早的肿瘤标志物,但由于缺乏特异性限制了应用。它可以通过抗体抗原反应识别角蛋白8、18和19。角蛋白家族按分子量分有20种,TPA是低分子量角蛋白的混合物,属于细胞骨架蛋白类,TPS是TPA在血中的特异部分。血液中的TPA水平与细胞分裂增殖程度密切相关,恶性肿瘤细胞分裂时,增殖活跃,血清中TPA水平增高,临床上常用于迅速增殖在恶性肿瘤的辅助诊断,特别是已知肿瘤的疗效监测。

（二）标本采集

（1）抽取静脉血2 mL,凝固后离心分离血清。

（2）血清在2 ℃～8 ℃只能存放48 h,否则应于−20 ℃存放并应避免反复冻融。

（3）标本严重溶血影响结果,不能测定。

（4）婴幼儿和妊娠15周后血清TPS水平要较成年人稍高。

（三）检测方法

检测组织多肽抗原常用酶联免疫法(ELISA)和化学发光免疫分析法(CLIA)。ELISA影响因素较多,结果不稳定。而CLIA法具有极高的灵敏度、特异度和稳定性,现正被临床广泛应用。

1.ELISA法

采用双抗体夹心法,血清中TPA与TPA酶标抗体、多克隆TPA抗体包被的小球进行免疫反应,生成了抗原抗体复合物,底物和酶形成可溶性稳定的有色产物,颜色的深浅与TPA浓度成正比。

2.CLIA法

固相载体(角蛋白19单克隆抗体包被的磁微粒)先与标本中的TPA反应,洗涤后加标记抗体(异鲁米诺衍生物标记的TPA多克隆抗体)再与磁微粒表面上抗体结合的TPA反应,形成包被抗体-TPA-标记抗体复合物。加入启动试剂后检测其荧光强度。

（四）参考区间

正常人血清<60 U/L,由于各厂商的产品不同以及各地区的实验室差异,各实验室应建立自己的参考区间。

（五）临床意义

（1）肺癌和膀胱癌患者血清TPA水平明显增高,TPA水平与临床分期及淋巴结转移成正相关,手术后显著下降,复发早期即有明显上升,提示检测血清TPA对肺癌、膀胱癌的病情检测及复发的早期诊断具有一定的临床意义。

（2）血清TPA增高还可见于胃癌、乳腺癌、前列腺癌、卵巢癌及胆管癌等恶性肿瘤,如配合其他肿瘤标志物检查,可早期发现上述肿瘤的复发和有无转移。

（3）TPA可用于胆管癌和肝细胞癌的鉴别,在胆管癌时TPA为阳性,而肝细胞癌时则为阴性。

（4）在某些非肿瘤性疾病如肺气肿、支气管炎、良性肝病、消化性溃疡、胰腺炎以及妊娠时,血清TPA可增高,但其增高幅度不如恶性肿瘤。

（5）TPS与CA15-3、CA125、CA19-9、CEA、PSA等联用,可以反映肿瘤大小,同时在乳腺癌、卵巢癌、肺癌、前列腺癌、膀胱癌、肝癌和胃肠道肿瘤均可增高。TPS与CA15-3联合检查是监测转移性乳腺癌(尤其是骨转移)的最佳组合。

TPA 和 TPS 是一早期出现的敏感的广谱肿瘤标志物,但特异性较低,因而对诊断肿瘤的作用有限。

三、鳞状细胞癌抗原

(一)生理与生物化学

鳞状细胞癌抗原(squamous cell carcinoma antigen,SCCA)是一种糖蛋白,是 1977 年从子宫颈鳞状细胞癌组织中分离的抗原 TA-4 的亚组分,分子量范围 44～48 kD,具有较强的抗原表达能力。通过等电聚焦电泳可把 SCCA 分为中性和酸性两个亚组分,恶性和正常的鳞状上皮细胞均含中性组分,而酸性组分仅见于恶性细胞。其不但对子宫颈癌的诊断、监测疗效和复发有较高的临床价值,而且对多种鳞癌均有不同的特异度和敏感度。少数良性疾病也能见 SCCA 升高,如肺部感染、皮肤炎、肾衰竭和肝病。

(二)标本采集

(1)抽取静脉血 3 mL,凝固后离心分离血清。

(2)SCCA 在皮肤、头皮、汗液以及唾液中广泛存在,且容易通过空气传播,应尽量避免操作过程的污染,以免造成假阳性结果。

(三)检测方法

目前广泛用于 SCCA 的检测方法有酶联免疫法(ELISA)、化学发光免疫分析法(CLIA)和放射免疫分析法(RIA),而 CLIA 最为常用。CLIA 具有极高的灵敏度、特异度和稳定性,现正被临床广泛应用。

1.ELISA 法

已知 SCCA 浓度的标准品、未知浓度的样品加入微孔酶标板内进行检测。先将 SCCAg 和生物素标记的抗体同时温育。洗涤后,加入亲和素标记过的辣根过氧化物。再经过温育和洗涤,去除未结合的酶结合物,然后加入底物和酶结合物同时作用,产生颜色。颜色的深浅和样品中 SCCA 的浓度成比例关系。

2.CLIA 法

标本中被检物质与微粒上包被的抗体进行一定时间的反应,利用磁场分离,吸去未反应的被检物质与其他的无关成分,加入标记抗体吖啶类(N-磺酰基)羧基氨基化合物反应,冲洗;加入基质液(预激发液 H_2O_2),将吖啶酯从反应复合物中脱离下来,采用 NaOH 作为激发液,吖啶酯在过氧化物和碱性溶液中发生氧化反应,引起化学发光反应的发生,光路系统通过预先确定好的时间读取化学发光发射的量,可计算分析物的浓度。

(四)参考区间

正常人血清<1.5 μg/L。

由于各厂商的产品不同以及各地区的实验室差异,各实验室应建立自己的参考区间。

(五)临床意义

(1)SCCA 是最早用于诊断鳞癌的肿瘤标志物,子宫颈癌、肺癌、头颈部癌患者,血清中SCCA 升高,升高程度和肿瘤的恶性程度密切相关,SCCA 一旦升高往往预示病情恶化,伴发转移,所以常用于治疗监测和预后判断。其浓度随病情的加重而增高。

(2)肺鳞癌患者血清 SCCA 可明显增高,SCCA 水平与肺癌病期呈正相关,随肿瘤扩散和转移而增高,且术后 SCCA 水平显著下降,复发时再次升高。因此,血清 SCCA 检测可作为肺鳞癌检测疾病进展和判断预后的指标。

(3)肝炎、肝硬化、肺炎、肾衰竭、结核等疾病患者,SCCA 也有一定程度的升高。

四、铁蛋白

（一）生理与生物化学

铁蛋白(Ferritin)是体内含铁最丰富的蛋白,主要由肝脏合成,对体内铁的转运、储存以及铁代谢调节具有重要作用,是铁的主要储存形式。铁蛋白是由脱铁蛋白组成的具有大分子结构的糖蛋白,分子量为 450 kD,由 24 个亚单位聚集而成,每个铁蛋白分子可储存 4 500 个铁原子,亚基分为心脏型(H 型)和肝脏型(L 型)2 种,前者偏酸性,分子量 21 kD,后者偏碱性,分子量 19 kD,胎儿组织和癌组织中以 H 型为主。铁蛋白是反映机体铁储存的敏感指标,铁蛋白量的多少是判断体内缺铁还是铁负荷过量的指标。也被建议作为许多肿瘤恶性程度的非特异性诊断指标,很多肿瘤患者如霍奇金病、白血病、肝癌、胰腺癌、乳腺癌铁蛋白也可升高,因癌细胞具有较强合成铁蛋白的能力。

（二）标本采集

(1)抽取静脉血 3 mL,凝固后离心分离血清。

(2)轻度血管内溶血对结果没有影响,标本溶血会导致测定结果偏高。

（三）检测方法

目前广泛用于铁蛋白的检测方法有酶联免疫法(ELISA)、放射免疫分析法(RIA)和酶联免疫荧光法。

1.ELISA 法

吸附于聚苯乙烯上对铁蛋白抗体与样品中的铁蛋白结合,形成铁蛋白-抗铁蛋白抗体复合物,再与酶标记铁蛋白抗体结合形成铁蛋白-铁蛋白抗体-酶铁蛋白抗体复合物,其复合物中对辣根过氧化物酶作用于邻苯二胺-H_2O_2 底物产生有色物质,与标准铁蛋白比较求得血清中铁蛋白含量。

2.RIA 法

常采用固相放射免疫法,先用兔抗人脾铁蛋白与铁蛋白相结合,再用 ^{125}I 标记兔抗人脾铁蛋白与固相上结合的铁蛋白相结合,除去未结合的过多的放免标志物,洗脱结合放免标记的铁蛋白,用 γ 计数器与标准曲线比较,计算出铁蛋白值。

3.酶联免疫荧光法

该分析原理结合了一步免疫夹心方法和最后荧光检测。样品被运输到含有用碱性磷酸酶(共轭物)标记的抗 HCG 抗体的孔中。抗原结合到固定在固相包被针 SPR 内壁的抗体上,并结合到共轭物上,以形成"夹心"。没有结合的组分在冲洗步骤中消除,将底物(磷酸 4-甲基伞形烷)循环进出固相包被针 SPR,共轭物酶催化本底物水解成荧光物质(4-甲基伞形酮)。该产物的荧光在 450 nm 被测量,荧光的强度和样本中出现的抗原的浓度成正比。

（四）参考区间

成人男性:15～200 μg/L,女性:12～150 μg/L。

由于各厂商的产品不同以及各地区的实验室差异,各实验室应建立自己的参考区间。

（五）临床意义

(1)白血病患者、肺癌患者铁蛋白含量明显升高,治疗有效时(包括完全缓解及部分缓解)铁蛋白明显下降,复发时再次升高。提示铁蛋白测定可作为对白血病患者病情监测及疗效评价的有用指标。

(2)铁蛋白增高还可见于多种恶性肿瘤患者,包括肝癌、肺癌、乳腺癌、卵巢癌、食管癌、大肠癌、淋巴癌及胰腺癌等。当肿瘤发生转移时,铁蛋白含量明显增高;治疗有效时患者铁蛋白有下降趋势,反之则持续上升。表明铁蛋白检测可作为前述肿瘤患者病情及治疗效果的监测指标。

(3)铁蛋白增高也可见于某些造血系统疾病(如铁粒幼细胞性贫血、慢性溶血性贫血、海洋性贫血、特发性血色素沉着症)、各种炎症感染、急性心肌梗死、肝硬化及消化性溃疡等非肿瘤性疾病。

(4)当铁蛋白<12 μg/L 时即可肯定诊断为缺铁性贫血。营养不良时铁蛋白减少,因此,血清铁蛋白可作为儿童营养不良流行病学调查指标。

五、α_1-酸性糖蛋白

(一)生理与生物化学

酸性糖蛋白(acid glycoprotein,AG)是一类低分子量的糖蛋白,包括 α_1-酸性糖蛋白(约占70%)、α_1-巯基糖蛋白(约占12%)、触珠蛋白(约占0.2%)以及少数未知糖蛋白。α_1-酸性糖蛋白(α_1-acid glycoprotein,α_1-AG)是一种分子量约为40 kD的糖蛋白,含糖量约45%,主要由肝脏合成,也可由白细胞合成,是主要的急性时相反应蛋白之一。α_1-AG 在多种疾病鉴别上为非特异性诊断指标,而对特定患者的连续监测被用作判断疗效的指标,有监测意义。

(二)标本采集

(1)抽取静脉血3 mL,凝固后离心分离血清。

(2)血清在2℃~8℃只能存放48 h,否则应于-20℃存放并应避免反复冻融。

(3)血清不能含有染后颗粒或微粒纤维蛋白。脂血标本或冷冻标本如果在融化后已变得浑浊不清,必须高速离心后取澄清血清检测。

(三)检测方法

检测方法有酶联免疫法(ELISA)和散射比浊法,现常采用散射比浊法,灵敏度高,特异性强。

1.ELISA 法

已知 α_1-AG 浓度的标准品、未知浓度的样品加入微孔酶标板内进行检测。先将 α_1-AG 和生物素标记的抗体同时温育。洗涤后,加入亲和素标记过的辣根过氧化物。再经过温育和洗涤,去除未结合的酶结合物,然后加入底物和酶结合物同时作用,产生颜色,颜色的深浅和样品中 α_1-AG 的浓度成比例关系。

2.散射比浊法

在免疫化学反应中,人体液标本中包含的蛋白会与特异性抗体形成免疫复合物,会使穿过标本的光束发生散射,散射光的强度与标本中相关蛋白的浓度成正比。

(四)参考区间

血清参考值为470~1 250 mg/L。

由于各厂商的产品不同以及各地区的实验室差异,各实验室应建立自己的参考区间。

(五)临床意义

(1)急性炎症反应、心肌梗死、组织损伤、妊娠、类风湿关节炎等疾病,血清 α_1-AG 可增高。

(2)在风湿热急性发作早期,α_1-AG 增高明显,是急性活动期的炎症指标。RA 活动期血清

α_1-AG 明显增高,在其他自身免疫性疾病(如 SLE、DM)的非活动期 α_1-AG 常正常,疾病活动或合并感染时 α_1-AG 可增高。因此,α_1-AG 作为免疫性疾病活动的监测指标已开始用于临床。可作为 RA 活动期的指标,并对疗效判断有意义。

(3)恶性肿瘤如肝癌、骨髓瘤等,α_1-AG 大多增高;重症肝炎、肝硬化等,α_1-AG 大多下降,若 α_1-AG 下降或正常,则可有效排除肝细胞癌。因此,α_1-AG 与 AFP 联合检测,可提高对肝细胞癌、肝硬化、肝炎的鉴别能力。

(4)营养不良、肾病综合征等疾病,血清 α_1-AG 下降。

六、高尔基体蛋白 73

(一)生理与生物化学

高尔基体蛋白 73(Golgi protein 73,GP73)是相对分子量为 73 kD 的跨膜糖蛋白,又称为 Ⅱ型高尔基体膜蛋白(Golgi membrane protein Ⅱ,Golph Ⅱ)和高尔基体膜蛋白Ⅰ(Golgi membrane proteinⅠ,GolmⅠ),编码 GP73 蛋白的基因位于第 9 号染色体,全长共 3 080 个核苷酸,编码区位于 199~1 404 nt,共编码 402 个氨基酸。GP73 在正常人体的多个器官组织中均有表达,但含量很低或无,在病毒性和非病毒性肝病患者肝组织中的表达水平高于正常人,进展性的组织重建和纤维生成是触发 GP73 表达的主要因素。肝癌患者血清 GP73 显著高于非肝癌患者和正常人。

(二)标本采集

(1)抽取静脉血 3 mL,凝固后离心分离血清或血浆。

(2)标本在 4 ℃储存时间不得超过 1 周,否则应置 -20 ℃存放,并避免反复冻融。

(3)严重溶血、脂血标本不得用于检测。

(三)检测方法

检测 GP73 最常用的方法是酶联免疫吸附法(ELISA),采用双抗体夹心法,检测原理为酶标板上预包被抗 GP73 单抗,可与样品中 GP73 反应结合,配合加入 HRP 标记 GP73 多抗,然后用 TMB 底物作用显色,显色强度与样品中 GP73 的浓度成正比。

(四)参考区间

正常人血清<65 μg/L,当血清 GP73 含量≤150 μg/L 时罹患肝癌风险率低,≥150 μg/L 时已罹患肝癌或罹患肝癌风险率高。

由于各厂商的产品不同以及各地区的实验室差异,各实验室应建立自己的参考区间。

(五)临床意义

GP73 是肝癌早期诊断的一种新标志物,在急性及慢性肝脏疾病中都可以体现出高表达,GP73 检测肝癌的灵敏度为 69%,特异性为 75%,它的应用能够大大提高对 AFP 阴性的肝癌患者的检出率。在前列腺癌组织中也存在 GP73 的表达上调,且在患者的尿液中也能检测出 GP73 蛋白。

七、人附睾分泌蛋白 4

(一)生理与生物化学

人附睾分泌蛋白 4(human epididymis secretory protein 4,HE4)基因位于染色体 20q12-q13.1 上,全长为 12 kb 左右,由两个"乳清酸性蛋白域"和一个 4-二硫化中心组成,从蛋白结构上讲是一种由乳清酸性蛋白基因编码的相对分子量为 13 kD 的分泌型糖蛋白,是具有保护性免疫作用的蛋白酶抑制剂家族中的一员,该基因由 5 个外显子和 4 个内含子组成,存在多种剪切方式,编码分泌小分子蛋白。最早于 1991 年由基尔霍夫等从人附睾远端上皮细胞中发现,是附睾特异性生育相关蛋白。1999 年通过微阵列研究发现与卵巢癌相关。HE4 的临界参考值为 150 pmol/L。

（二）标本采集

（1）抽取静脉血 3 mL,凝固后离心分离血清。

（2）标本在 4 ℃可保存 3 d,否则应置－20 ℃存放,并避免反复冻融。

（3）严重溶血、脂血标本不得用于检测。

（三）检测方法

检测 HE4 的方法常采用酶联免疫吸附法（ELISA）。

（四）临床意义

（1）HE4 在恶性肿瘤中的高表达多见于卵巢癌、子宫内膜癌,少见于肺腺癌及间皮瘤。

（2）HE4 在早期（Ⅰ期）的卵巢癌中的敏感性高于 CA125,是卵巢癌敏感及特异的标志物,可用于对卵巢癌的早期诊断。手术后的卵巢癌患者血清 HE4 水平较手术前显着降低,可以作为卵巢癌病情监测及疗效观察的重要肿瘤标志物。

第十八章 细胞遗传学检验

第一节 人皮肤细胞培养染色体检验

皮肤培养的方法甚多,但其主要环节基本上是相似的。通过对人皮肤细胞培养可获得大量成纤维细胞,例如 2 mm×5 mm 的皮肤块通过培养可以产生约 10 万个细胞。再经过秋水仙素处理就可获得大量中期分裂相细胞,制片后可进行染色体观察和分析。

一、检验方法学

皮肤培养有两类方法:一类是用机械方法,用胰蛋白酶酶解制成细胞悬液后原代培养;另一类是组织块培养法,也是最常用的方法。

(一)原理

组织块培养法,通常是先获得皮肤活标本,切成碎片后,转至培养瓶中。再向瓶中加入培养液,培养期间需要更换培养液。当接种到瓶壁上的皮肤碎片长出细胞后,用胰蛋白酶将其解离下来,转瓶培养细胞生长成单细胞层。以后的每一步骤可按常规培养,收获细胞,进行染色体分析。

(二)器材与试剂

1.器材

平皿、牙科探针、眼科剪、眼科镊、吸管、培养瓶、载玻片、恒温培养箱等。

2.试剂

RPMI 1640 培养液、秋水仙素、0.075 mol/L KCl 溶液、甲醇、冰乙酸、0.25% EDTA-trypsin等。

(三)操作

1.适应证

皮肤是成纤维细胞的主要来源,当遇到以下情形时,要考虑皮肤培养。

(1)为了验证从淋巴细胞的核型分析所发现新的或未曾预料到的核型。

(2)为了确诊嵌合体,需要对两种或两种以上的组织进行分析。

(3)如果在网状内皮组织系统的患者的外周血或骨髓细胞中看到异常染色体,则需要对这种核型予以复核。

(4)如果患者(通常指畸形婴儿)已经死亡,无法再取血培养,这时取皮肤照常可以培养。如果是流产胚胎,经培养后也可做核型分析。

(5)对正常细胞和核型异常的细胞进行实验性研究。

(6)把患有特定遗传缺陷的细胞保存下来,以备将来用。

2.皮肤标本采集

一般选择上臂中部的内侧活检,深度为 1 mm 即可。在这里取材既不影响美观,又易于活检,角化少,毛囊也极少,且痛感也很小。

(1)以 75% 酒精清洁皮肤。

(2)用一把无菌的无齿镊子(长约为 11 cm)平夹皮肤皱褶,使皮肤在其上缘露出长为 6～8 mm,宽为 1～2 mm,高为 1 mm 的皮峭。如此紧紧地夹住皮肤约 30 s,直至皮肤呈现白色缺血状态。活体标本的大小以 1.5 mm×4 mm 为宜。

(3)用无菌解剖刀片沿着镊子迅速地切下这片皮肤。

(4)将切下的皮肤标本放置含有 5 mL 生长培养液中。

(5)放松镊子后可见少量出血,表明活检深度已达表皮下层,用黏性敷料覆盖伤口,几天后就可除去覆盖物(如是婴儿,活检的位置应在大腿内侧)。以上操作不需局部麻醉。

3.标本处理

组织块培养法如下。

(1)在无菌条件下,将新鲜皮肤放入装有 RPMI 1640 培养液的瓶中。

(2)在超净台内,将皮肤放入平皿中,加 15 mL PBS(含双抗 400 U/mL)冲洗 2 次。

(3)用眼科剪,剔去结缔组织及相关组织后用含 100 U/mL 双抗冲洗一次。

(4)将皮肤剪成 1～2 mm² 小块,移入 25 mL 的培养瓶,用牙科探针将组织均匀分散于培养瓶底部,组织块的间距约为 0.5～1 cm,翻瓶,于对侧瓶壁加入含 20% 血清的培养基,37 ℃ 培养 2～3 h,待组织块贴壁牢固后,再反瓶,使组织块浸在培养液中。

(5)细胞培养及制片:细胞 37 ℃ 5% CO_2 开放培养,每天观察,培养 3～7 d 可见成纤维细胞呈梭形生长。根据生长情况每隔 5～7 d 换液一次。一般培养 6～15 d,待细胞生长旺盛时,按下列程序处理。①加秋水仙素:0.08 μg/mL 后,继续 4～6 d。②将培养液倒入离心管中,再用 PBS 或生理盐水 2 mL 冲洗培养瓶残留细胞,见液体合并到离心管中;培养瓶中加入 0.25% EDT A-trypsin 2 mL,消化 3～5 min,加入含血清培养液终止消化。③1 000 r/min 离心 8～10 min。④低渗:加入 0.075 mol/L KCl 6 mL,轻轻混匀,37 ℃ 水浴 8～10 min。⑤预固定:加入 1 mL 新鲜配制的固定液,轻轻混匀,37 ℃ 水浴 5 min,1 000～1 200 r/min 离心 8～10 min。⑥固定:加入固定液 8 mL,混匀,37 ℃ 水浴 15 min。⑦离心:弃去上清液,留细胞沉淀 0.5 mL。⑧重复固定 2 次。⑨滴片:离心后弃去上清液,留细胞沉淀 0.5 mL,加入几滴新鲜固定液,混匀,每片滴 1～2 滴。⑩烤片:60 ℃ 烤箱烤片 16～20 h,自然降温。⑪显带染色:同外周血。

二、分析标准

同羊水细胞,按 ISCN(2005)标准。

三、方法学评价

（一）标本采集

因为在皮肤培养中最终生长的细胞都是真皮的成纤维细胞，所以活检物应是皮肤真皮组织上部。如果活检物包括了皮下组织，或者只用皮下组织进行培养，尽管也可以生长，但由于这种培养物会有许多脂肪组织细胞，会影响以后各代细胞成分的均一性。甚至与真皮在一道的表皮长出的上皮细胞在培养物内常常是不能维持长久的，所以虽有细胞生长也只是一种暂时性现象，因此应注意采集标本质量。

（二）采集部位

皮肤消毒应等乙醇挥发完全，取材一定要取带有生发层细胞的部位，是培养成功的关键。

（三）操作过程

要严格无菌操作，以防各类微生物污染。

四、临床意义

皮肤培养，这些细胞代表了受检人员的基因型，这无疑是一种宝贵的材料。除可用于诊断基因病和染色体病外，还有助于阐明发病的机制。这些细胞也可供老年学研究衰老现象，而且对于环境诱变研究也是一种良好的材料。

第二节　外周血培养染色体检验

细胞培养是体细胞遗传学的基本技术，是在器官组织培养基础上发展起来的一项重要生物技术，是通过体外模拟体内的生理环境使细胞成活，进行物质代谢和有丝分裂。为了研究、检查人类染色体，约有 90% 以上取材于人体外周血。外周血培养法，是研究细胞遗传学理想技术。

一、检验方法学

外周血淋巴细胞培养和染色体标本制备。

（一）原理

外周血检查染色体技术，是细胞分裂处于中期时，染色体长短和大小恰到好处，是研究检查染色体的最好阶段。所以，显示染色体首先要获得多量的中期分裂相。人类染色体有 46 条，密集在细胞核中，必须把它们分散开，才能看清楚。为了满足分析的基本要求，可以采取以下措施。

1.药物刺激细胞增殖获取中期分裂相

初代淋巴细胞培养则很少出现分裂，为此常采用刺激细胞增殖措施，刺激细胞增殖主要用植物凝血素（phytohemagglutinin，PHA），能在体外刺激淋巴细胞进入分裂和引起"母细胞样"反应，随后进入分裂周期。

2.阻抑中期分裂

用秋水仙素或秋水仙胺，在秋水仙素的作用下，由于破坏了细胞的纺锤体阻抑中期分裂的作用,由于它对 DNA 合成并无干扰,因此随作用时间延长可截获较多中期分裂相,产生类似提高分裂指数的效应。

3.低渗处理

细胞再用低渗液处理,使细胞体积膨胀,使染色体松散、铺开。

4.固定

固定是为使染色体结构不被破坏,提高染色体的可见性及染色体的嗜碱性和维持染色体结构的完整性。

5.染色

用空气干燥法制片,使细胞中各个染色体分散、平展并贴附于玻片上。显带、染色(常用吉姆萨染色)后可以对人类染色体进行精确的计数和对各个染色体结构特点进行详尽的分析。

(二)器材和试剂

1.器材

恒温培养箱、烤箱、浴锅、冰箱、离心机、离心管、显微镜或染色体分析仪;一次性注射器、压脉带、垫枕、试管、酒精灯、消毒棉签等。

2.试剂

(1)秋水仙素原液(秋水仙素应用液:取秋水仙素原液 10 mL,加无菌生理盐水 90 mL,秋水仙素应用液,分装无菌小瓶,每瓶 5 mL 左右,冰冻保存)。

(2)0.075 mol/L KCl 低渗液:称 KCl 2.7957 g,加蒸馏水至 500 mL 溶解。

(3)其他:RPMI 1640 全培养基、胰蛋白酶、吉姆萨染液、缓冲液、甲醇、冰乙酸、肝素(250 U/mL)、75%乙醇。

(三)操作

1.标本采集

(1)常规消毒:①受检者取坐位,取前臂水平伸直置于枕垫上,在肘部选择前静脉,幼儿可颈外静脉或股静脉采血;②在穿刺点上方约 6 cm 处系紧压脉带,嘱受检者握紧拳,使静脉充盈显露;③用 75%乙醇棉签从内向外擦拭消毒皮肤 2～3 次(勿用碘酒)。

(2)采血:75%乙醇消毒肝素溶液瓶盖,在酒精灯下用无菌 5 mL 注射器吸取肝素液湿润内壁至 3 mL 刻度处,然后将多余肝素推弃,抽静脉血 3～5 mL,盖上无菌盖,转动注射器,防止血液凝固,标本送实验室。

2.接种

严格无菌手续,在无菌室或超净工作台内,用 75%乙醇消毒 RPMI 1640 培养基瓶塞,然后将注射器轻轻转动使全血混合均匀,在酒精灯下接种,每瓶 0.3 mL。接种瓶数根据检测需要。

3.培养

记录细胞培养瓶数,放入培养箱的时间。

(1)置 37 ℃恒温培养箱内培养 72 h。为便于热空气对流,培养箱内物品放置不能过挤。

(2)每天记录培养箱温度、pH 的变化,观察细胞培养情况并摇匀。

4.制片

(1)终止培养:细胞终止培养前 2～4 h,加 10 μg/mL 秋水仙素,最终浓度为0.08 μg/mL,摇匀,使细胞停止在中期。以上步骤须无菌操作。

(2)收集细胞:当细胞培养 72 h,将培养物移入 10 mL 刻度离心管内,1 200 r/min 离心8～

10 min,此时可见白细胞与红细胞沉降在管下层,弃去上清液。

(3)低渗:加入预温 37 ℃ 的 0.075 mol/L KCl 低渗液 8 mL,用吸管吹打均匀,置 37 ℃ 温箱,低渗处理 20 min。

(4)预固定:低渗处理完毕,每管加入 1 mL 新鲜配制的固定液(甲醇∶冰乙酸＝3∶1)并混合均匀,1 200 r/min 离心 8 min,弃去上清液。

(5)固定:沿管壁加入新配置的固定液 8 mL,用滴管混合均匀,固定 20 min,离心 10 min,弃去上清液,如此连续固定 3 次,即可制片。

5.滴片

(1)制备悬液:将离心后的上清液用滴管轻轻吸去,要尽量干净又要避免沉淀的丢失,加入新配制的固定液少许,视细胞多少而定,制备细胞悬液。

(2)将细胞悬液均匀滴在洁净的冰水玻片上,用口轻轻吹散,以帮助细胞及染色体更好地分散。

(3)将滴好的染色体标本在酒精灯上过火焰 2～3 次。

(4)显微镜观察细胞浓度,染色体分散情况。

(5)一般一个标本制片 4～7 张,视细胞多少而定。

(6)将制好的染色体标本玻片置玻片架上,放 37 ℃ 72 h 或 60 ℃ 过夜或 78 ℃ 2 h,自然冷却,即可进行显带。

6.G 显带染色

(1)常规制备的染色体标本放 37 ℃ 3 d 或 60 ℃ 过夜或 78 ℃ 烤箱烤 2 h,自然冷却。

(2)取 0.25% 胰蛋白酶原液 5 mL,倒入量筒内,加生理盐水至 50 mL 刻度,再加入 4 g/L 酚红溶液 1 滴,混匀,以 1 mmol/L NaOH 调 pH 至 7.0,移入染缸内,放置 37 ℃ 水浴中温育。

(3)取吉姆萨染液原液 1～5 mL 于另一染缸内,加二次蒸馏水至 50 mL 刻度,混匀,置 37 ℃ 水浴中温育。

(4)将染色体标本投入 0.025% 胰蛋白酶液中处理约 1 min 左右,捞出,甩去玻片上多余的残留液体,投入染液中,轻轻摇动后染色 15～20 min。

(5)流水冲洗,干燥后镜检,选择染色体显带及分散良好的核型进行分析。

7.读片

(1)在光学显微镜或分析仪下进行染色体分析。

(2)选择分散优良、染色均匀一致的染色体分裂象。

(3)检查细胞数:根据检验目的至少计数 20 个细胞,记录任何观察到的染色体数目异常或结构异常。对可能有性染色体异常病例的标本至少计数 30 个细胞。

(4)分析:分析 5 个细胞,所分析细胞的染色体分辨率应达到 320 条带水平。

(5)核型分析:分析 2 个细胞,如果标本中发现有一个以上的细胞克隆,则每个克隆核型分析一个细胞。

(6)核型描述:采用人类细胞遗传学国际命名体制(2005)(ISCN,2005)或者人类细胞遗传学国际命名体制(1995)(ISCN,1995)均可。

各对染色体的识别标准和统一的分组和编号,确定了人类核型的基本特点。

人类正常核型:人类体细胞的正常核型中共有 23 对染色体,其中的 1～22 号染色体是男女所共有的,叫常染色体;另一对染色体随男女性别而异,叫性染色体,女性为 XX,男性为 XY。正常女性核型 46,XX;男性核型 46,XY。

核型描述:首先写染色体总数,加一个逗号(,),再写性染色体。例如:正常男性核型为 46,XY,总数是 46 条染色体,一条 X 和一条 Y 染色体;正常女性核型为 46,XX,总数是 46 条染色体,两条X 染色体。

(7)细胞遗传学检查报告按 ISCN(2005),最终书面报告应包括以下信息。①一般信息:患者姓名、标本采集日期、实验室收到标本日期、实验室编号、送检医师的姓名;②检查内容的报告应包括:产前诊断指征、计数和核型分析的细胞数目、细胞培养的方法、显带方法、染色体分辨率、除非有明确胎儿性别的指征,不得报告胎儿性别;③对结果的解释应包括:和临床信息之间的关系、对结果的意义的讨论、应建议进行进一步的遗传咨询;④实验室信息应包括:实验室名称、技术员姓名、签发报告的实验室负责人姓名和签名。

二、方法学评价

严格质量控制,防止污染是决定培养成功或失败的首要条件。由于外周血培养和染色体检验技术,技术复杂,过程长,分析前采取血标本严格无菌手续,避免污染。在程序中应注意以下几点:

(一)培养液 pH

一般保持在 7.2~7.4 的范围,pH 偏酸(低于 7.0),影响淋巴细胞转化,使细胞发育不良或分裂象很少,染色体分散差,而影响核型分析;pH 偏碱,细胞固缩,同样影响核型分析。

(二)培养箱温度

应控制在(37±0.5)℃,在培养箱内放一温度计监视温度的控制是否可靠。在实践中,有时收获的细胞分裂相很少,初学者往往怀疑培养基的质量有问题,其实是由于中途停电的缘故,以致延缓了分裂周期。

(三)肝素量

不宜过多,量多,可抑制淋巴细胞的溶血或转化;但肝素过少,会发生凝血现象。

(四)细胞收获

经过适当时间的细胞培养,待细胞生长旺盛,分裂出一定数目的中期细胞时,就可以进行细胞收获。收获的目的是尽量收集处于分裂过程的中期细胞,并进行低渗、固定及滴片等处理。准确掌握细胞收获时机,是影响细胞培养结果的重要环节。

1.有丝分裂抑制剂

使用有丝分裂抑制剂的目的是为了收获到更多的中期细胞。目前广泛使用的有丝分裂抑制剂是秋水仙素或秋水仙胺。通过与管蛋白的结合,秋水仙胺可以抑制纺锤体的合成或破坏已形成的纺锤体,阻止后期姐妹染色单体之间的分离,从而使细胞的有丝分裂停留在分裂中期。秋水仙胺浓度及其对细胞作用的时间与收获的中期细胞的染色体形态关系密切。在一定浓度下秋水仙素处理时间越长,中期细胞越多,但染色体越短。

2.低渗处理

细胞低渗处理是收获后的细胞处于低渗溶液环境下,通过渗透作用使细胞膨胀变大的过程。低渗处理的时间很重要,时间太短不能使细胞充分膨胀,制片后可能出现过多的染色体质量叠、交叉或呈团。如果低渗的时间过长,细胞会过度膨胀而破裂,制片时染色体分散过度,造成染色体严重丢失,同样影响核型分析。

3.细胞固定

是通过固定液使细胞膜蛋白变性,终止细胞膜的水分渗透,使细胞固定在膨胀状态。固定液能吸收空气中的水分从而影响固定作用,因此应注意保持密封,宜以每次新鲜配制使用。固定时间直接影响染色体的形态和分散度,制片前必须进行至少两次固定处理,每次不应少于 20 min。标本固定要充分,否则会残留胞质痕迹不清楚。

4.滴片

滴片是将经过固定的细胞悬液滴在预先准备好的洁净玻片上使染色体分散,细胞悬液的浓度要适中,如果浓度太高则呈浑浊或乳白色。通常先滴一片,然后在镜下观察滴片效果,如果发现细胞太密需要适当稀释。

5.滴片后

应将标本进行干燥处理,一般在 60 ℃10～16 h,如果在 78 ℃处理时间不能超过 2 h。否则会出现空泡或空壳现象,影响标本质量和分析结果。

特别注意:整个过程要严格无菌操作,严防污染。

三、临床意义

(1)不同部位的染色体畸变,均可产生不同临床症状。外周血染色体检查用于不良孕产史的夫妇,如自然流产、死胎、生育畸形儿等。

(2)用于第二性征发育不良以及内外生殖器发育异常的患者、原发闭经患者。

(3)在诸多引起男性不育的病因中,染色体异常是一个重要的原因。染色体异常涉及性染色体和常染色体,既有数目异常,也有结构异常(缺失、易位、倒位等),这种性染色体异常和常染色体异常导致的生精障碍,表现为无精症、少精症、产生异常精子等。因此男性不育的染色体检查对病因的诊断有着十分重要的意义。

第三节　羊水细胞培养染色体检验

自从 20 世纪 50 年代,羊水细胞曾用于胎儿性别鉴定后,斯蒂尔等证明妊娠中期的羊水细胞可在离体条件下生长供核型分析。随着技术的不断改进,从培养的羊水细胞进行核型分析的成功率已高达 95％以上,从而使遗传性疾病的产前诊断和预防患儿出生的临床实践成为可能。

一、检验方法学

目前,常用的羊水细胞培养方法有两种:羊水细胞培养瓶法和原位法。

(一)原理

培养瓶法和原位法的羊水细胞培养均是利用羊水中的细胞,称为羊水细胞。

羊水细胞的来源有两种:一种是来自胎儿,即胎儿体表皮肤、消化道、泌尿上皮退化脱落的上皮细胞;另一种是来自羊膜。羊水细胞主要指前一种。

在羊水内的脱落细胞中,一部分是有活力的,经过体外培养,通过染色体和生化分析,可以诊断胎儿某些遗传性疾病和先天性畸形。取羊水作羊水细胞培养最适宜的时间为16~20周。羊水中活细胞占细胞总数的百分比随妊娠周数的增加而下降。妊娠15周最高可达34%,第20周约为20%,第28周下降到7%,多数细胞是衰老退化和固缩的甚至死亡,少数具有活力的细胞,在体外培养的条件下使细胞经过"复苏"贴壁生长,分裂增殖,然后加入秋水仙素终止细胞分裂,收获细胞,制备染色体标本,显带,在镜下分析胎儿染色体。

(二)器材和试剂

1.器材

CO_2培养箱、烤箱、倒置显微镜、离心机、水浴箱、洁净载玻片、25 mL 聚苯乙烯培养瓶、10 mL和15 mL离心管、滴管。

2.试剂

AmnioMAX-Ⅱ培养液、秋水仙素(200 $\mu g/mL$)、1%枸橼酸钠液、甲醇、冰乙酸、肝素、胰蛋白酶、吉姆萨染液、PBS(0.01 mol/L)。

(三)操作

1.培养瓶法

(1)羊水细胞标本采集要点如下。

1)适应证:①孕妇年龄大于等于35岁;②孕妇曾生育过染色体异常患儿史;③夫妇一方有染色体结构异常者;④孕妇曾生育过单基因病患儿或遗传性代谢病患儿史;⑤产前筛查高风险的孕妇;⑥其他需要抽取羊水标本检查的情形。

2)禁忌证:①先兆流产;②术前测量体温(腋温)高于37.2 ℃两次③有出血倾向(血小板≤70×10^9/L,凝血功能检查有异常);④有盆腔或宫腔感染征象;⑤非医学需要的胎儿性别鉴定。

3)术前准备:①穿刺前认真核对适应证、妊娠周数、子宫大小、有无穿刺禁忌证;②孕妇签署知情同意书;③术前查血常规,血型和 Rh 因子,白细胞及血小板计数正常者方可手术,如 Rh(一),查间接抗人球蛋白试验,告知胎母输血的风险,建议准备抗 D 球蛋白;④术前检查 HIV 抗体、HBsAg、抗梅毒抗体;⑤术前 B 超检查了解胎儿大小、胎盘附着情况;⑥术前测量体温,腋温低于 37.2 ℃者方可手术。两次体温在37.5 ℃以上者,穿刺暂缓。

4)操作步骤:①孕妇排空膀胱,取仰卧位,常规消毒铺巾;②超声检查了解胎儿情况,胎盘位置,羊水深度,以便选择穿刺部位;③用 20-21 号腰穿针,一手固定穿刺部位皮肤,另一手将针垂直方向刺入宫腔,此时可有两次落空感,拔出针芯,见有淡黄色清亮羊水溢出,接注射器抽取2 mL后,更换注射器,抽取20 mL羊水,然后插入针芯,拔出穿刺针,术毕超声观察胎心及胎盘情况;④穿刺后局部敷以无菌敷料;⑤抽出羊水注入无菌试管,再次确认孕妇姓名和出生日期,写入羊水标本标签,立即送实验室接种;⑥如无异常情况,穿刺后观察孕妇1 h 左右,告知注意事项;⑦如果两次穿刺未获羊水,1 周后重新行羊膜腔穿刺术。

5)手术注意事项:①超声定位胎盘位置,穿刺时尽量避开胎盘附着部位;②取羊水量不高于20 mL,速度不宜过快;③开始抽出羊水 2 mL,只能送 AFP 测定,不能送细胞培养,因其中可能已混入母体组织;④注意抽吸穿刺次数,不宜多于 3 次,以免引起流产及损伤;⑤如羊水中有血混入,应在羊水标本中加入肝素,防止血凝;⑥羊水采集瓶或培养瓶,需标明标本编号、孕妇姓名及取样日期等。

6)术后注意事项:①向孕妇说明可能发生的并发症;②保持敷料干燥 3 d;③嘱孕妇若有腹痛、阴道出血、阴道流液等不适随诊;④禁止性生活 2 周;⑤免体力活动 2 周;⑥预约 2 周后随诊。

(2)接种:抽出羊水 20～30 mL,1 000 r/min 离心 8 min,操作在无菌条件下进行。

(3)弃去上清液,保留 1 mL 细胞沉淀,轻轻吹吸混合均匀,分别接种在两个无菌的 25 mL 培养瓶中,随之再加入 A mnio MAX-Ⅱ培养液 3 mL,卧倒放入 37 ℃二氧化碳培养箱内培养(一切操作均在严格的无菌条件下进行)。培养 5 d,在倒置显微镜下观察细胞生长情况,如羊水内有活力的细胞贴壁并开始生长,可换液,将培养瓶置接种箱内,在无菌条件下吸出 2/3 培养液,再加入新鲜培养液 3 mL,继续培养。以后一般 1～2 d 观察一次,如生长缓慢,根据情况可再换一次培养液。

(4)制片:准确掌握羊水细胞收获时间是羊水细胞制片成功的关键。有以下标志即可收获:①培养瓶中有 4～6 个较大的细胞"克隆";②细胞"克隆"中存在宛如明珠的分裂细胞,有时互相连接,成双成对,能在一个视野中计数 10～15 个球形细胞,可以收获制片;③一般羊水细胞培养在 9～15 d,可以收获制片;④在收获制片前一天换新鲜培养液,使细胞营养充足;⑤于培养终止前 4 h 加入秋水仙素,最终浓度为 2～3 μg/mL,可抑制纺锤丝的形成,使大部分细胞停止在分裂中期,以增加检查有丝分裂细胞的数量;⑥消化:先将培养液倒入离心管内,培养瓶内加入新鲜配制的 0.02% EDTA 胰酶消化液 2 mL,置 37 ℃恒温箱中 5 min,用弯头滴管轻轻吹吸瓶壁,使细胞脱落,收集消化液移入离心管中,再用 0.85% NaCl 2 mL 冲洗瓶壁残留细胞,冲洗液合并到离心管中,1 000 r/min 离心 8 min,弃去上清液,留下细胞沉淀 0.3 mL;⑦低渗:离心管内,加入预温 37 ℃低渗液(0.4%枸橼酸钠与 0.4% KCl 1:1)1 mL,以手轻轻弹管底部或从管底部气泡冲匀后,37 ℃水浴 5 min,细胞膨胀,胞膜破裂,使染色体均匀分散;⑧预固定:加固定液(甲醇:冰乙酸=3:1)7 滴,轻轻将气泡冲均匀,离心 5 min,弃去上清液;⑨固定:加入新鲜配制的固定液 4 mL,混匀,固定 20 min,反复固定 3 次;⑩滴片:然后用制成的细胞悬液滴在预冷的冰水玻片上,每片滴 3 滴,过火焰 3 次,立即置于 60 ℃烤箱中过夜或 37 ℃ 72 h 烤片。

(5)显带染色:常规 G 显带分析(根据需要可进行 C 带、Q 带、R 带等的分析)。

(6)核型分析:根据标准(ISCN 2005)。①染色体计数:至少计数在 2 个以上独立培养的培养瓶中平均分布的 20 个细胞,记录任何观察到的染色体数目或结构异常;②分析:至少分析在 2 个以上独立培养的培养瓶中的 5 个细胞,所分析的细胞的染色体分辨率应达到 320 条带水平;③核型分析:2 个细胞,每个独立的培养瓶各分析一个细胞。

2.原位法

(1)标本采集:同培养瓶法。

(2)接种,要点如下。①离心:抽出羊水 20～30 mL,1 000 r/min 离心 8 min,一切操作均在严格无菌条件下进行;②弃上清液:约留细胞沉淀 0.5 mL,加入 3 mL 培养液,轻轻混匀;③打散:把细胞充分打散后分别加入到两个 25 cm² 培养瓶中,置于不同的 37 ℃培养箱中培养。

(3)培养:到第 5 d,将三培养瓶中的液体统一倒入另一新培养瓶中,继续培养,形成多个克隆后按消化法收获成染色体悬液 20 ℃保存、备用。在原来的两培养瓶中分别加入 4 mL 新鲜培养液,并在倒置显微镜下观察细胞生长情况,是否有克隆形成,如可见 8～10 克隆,24 h 后即可收获细胞。

（4）制片,要点如下。①终止培养前:加入秋水仙素(终浓度 1 μg/mL),15 min,室温或 37 ℃水浴均可;②低渗:轻轻取出培养瓶勿摇动,将液体倒出,每瓶加入低渗液 1％枸橼酸钠 5 mL,置37 ℃低渗 40 分钟;③预固定:每瓶加入新鲜固定液(甲醇:冰乙酸＝3:1)1 mL,室温固定2 min;④固定:倒掉固定液,加入固定液 2 mL,刷壁(轻轻转动培养瓶,冲洗细胞面,倒掉);⑤再固定:每瓶内加入固定液 4 mL,固定 20 min,室温或 37 ℃水浴均可;⑥再固定:弃固定液,加入固定液 4 mL,20 ℃预冷的固定液,10 min;⑦重复 1 次;⑧甩干:揪去盖后甩干,60 ℃烤片 16 h。

（5）染色与显带。①漂洗:0.05％胰酶液(pH 为 7.0),放入立式 50 mL 染色缸中,37 ℃水浴内处理,后将染色体标本片置于生理盐水漂洗;②染色:吉姆萨染液 1 mL 放入染色缸,加入 pH为 6.8 的磷酸盐缓冲液至 50 mL,混匀,放入水浴锅中保温(37 ℃);③消化:将已烤过且自然冷却的标本浸入预温 37 ℃的胰蛋白酶染色缸中,并不断摇动 1 min 左右,取出,立即投入缓冲液中漂洗,以终止消化;④G 带显色:将上述胰酶消化过的染色体标本放入吉姆萨染液中,染色约10 min,自来水冲洗,干燥,镜下观察,可见深浅、窄、宽相间的带纹。

（6）核型分析:按 ISCN(2005)标准。①染色体计数:至少计数在 2 个以上独立培养的器皿中平均分布的 15 个细胞集落中的 15 个细胞,一个集落计数一个细胞;如果没有 15 个集落,则至少计数 10 个集落中的 15 个细胞;记录任何观察到的染色体数目或结构异常。②分析:至少分析在 2 个以上独立培养的培养器皿中的 5 个细胞,所分析的细胞的染色体分辨率应达到 320 条带水平。③核型分析:2 个细胞,如果发现有一个以上的细胞克隆,则每个克隆核型分析一个细胞。

（7）核型描述:按 ISCN(2005)书写和描述,并建议遗传咨询。

二、方法学评价

（一）羊膜穿刺手术标本采集应注意事项

（1）超声定位胎盘位置,穿刺时避开胎盘附着部位。

（2）羊膜腔穿刺术一次穿刺成功率 99％以上,术后 1 周的胎儿丢失率小于 0.5％。抽取羊水,如果两次穿刺未获得羊水为失败,1 周后重新行羊膜腔穿刺术,不宜多于 3 次,以免引起流产及损伤。

（3）标本采到后应立即在注射器或者无菌离心管外写明孕妇姓名和出生日期,及时送往细胞遗传产前诊断实验室。如羊水中有血混入,应加入肝素,防止血凝。

（4）标本运送和接收登记。①标本的运送:若本机构接受合作单位寄送的胎儿标本进行细胞遗传学产前诊断,则应当按照相应的操作规程指定标本保存条件、培养液、贮运温度、包装要求和标本寄送清单,产前诊断病历、产前诊断申请单和知情同意书的复印件,寄送到细胞遗传实验室的最长期限宜在 5 d 以内。②标本接收和登记:细胞遗传实验室收到标本后,应立即核对标本标识的孕妇姓名与产前诊断申请单和产前诊断病历、知情同意书是否一致,若同一批标本中有同名孕妇,应按出生日期区分。

（二）羊膜穿刺手术后应向孕妇告知

（1）向孕妇交代可能发生的并发症。

（2）保持敷料干燥 3 d。

（3）若有腹痛、阴道出血、阴道流液等不适随诊。

（4）禁止性生活 2 周。

（5）免体力活动 2 周。

（6）预约 2 周后随诊。

（三）质量控制

许多因素会影响到 G 显带标本带条质量。带纹是否清晰可辨，除标本本身的质量和老化程度外，还取决于胰蛋白酶的浓度、pH、温度和作用时间之间的搭配。严格控制如下条件。

1.胰蛋白酶

浓度或温度偏高，反应速度快，反之反应速度慢，特别应当注意的是胰酶液配好后，放入 37 ℃ 水浴锅内 15 min，使其温度稳定再进行显带。

2.胰酶 pH

一般在 7.0～7.2，处理约 1 min。在镜下观察带纹清晰可辨，细胞色泽紫红，说明胰酶作用时间适当。如果染色体边缘发毛或染色体间连成一片，分不清单条染色体，染色又浅淡，说明胰酶作用时间太长，消化过了头，要调整。

3.标本存放时间

标本存放时间越长，胰酶处理时间延长，标本存放时间过久，分带后往往不会出现带纹或呈不均匀染色。

4.烤片温度

采用 60 ℃ 过夜（不超过 24 h）；37 ℃ 烤片 72 h，带纹细、多、清晰效果很好，可染出高质量标本，如果温度过高在 80 ℃ 以上，染色体无带，有时像空壳似的，有时呈斑点状染色，无法识别。

5.染缸洗涤

染缸洗涤很重要，清洗后一定用双蒸水充分冲洗，以除去二价阳离子，否则影响显带效果。

6.血性羊水的接种

（1）轻度血性羊水可按上述接种步骤操作，但离心后的细胞在接种时应多加一些培养液（4～5 mL）。

（2）重度血性羊水除在抽取后及时加入肝素抗凝，接种时应直接加入到培养液中，混匀后平放培养箱即可。

7.染色体核型

分析时所有被分析和计数的分裂相都要记录标本片号和显微镜坐标，并与原始申请单共同保存，患者随访记录与产前诊断病历共同保存。

8.玻片标本保存

一般保存 5 年；异常核型玻片标本保存 20 年。

9.录入

每份患者报告和染色体核型报告均应录入电脑，由专人管理。录入电脑的资料可定期录于光盘上，长期保存。

三、临床意义

（一）羊水细胞染色体检查

可用于胎儿染色体病的产前诊断，如染色体数目或结构异常引起的遗传病。因为这种异常涉及成群基因增减或位置的移动,所以常表现为一种综合征,如多发性畸形、生长迟缓和智力障碍等。多数导致流产、早产或死产。目前在人类中已发现的染色体异常达 3 000 多种,流产的胚胎约有 50%,其中三体又占这些异常的 50%,死产婴儿的 8‰。

（二）孕妇年龄与羊水染色体检查

生育年龄和染色体异常之间有密切关系,主要指 21、18、13-三体及 47,XXY;47,XXX 和 47,XYY 等。资料提示,40 岁后妊娠,后代患染色体风险为 3.4%。随着年龄上升,风险急剧上升,45 岁时风险>10%。因此,我国"母婴保健法"和国外高龄孕妇时产前诊断指征,一般认为,35 岁孕妇为高龄孕妇。但父亲年龄效应资料表明,21 三体额外的染色体有 1/4 起源于父亲,在 21 三体综合征发生率中,父亲年龄效应也是存在的,且父亲年龄>55 岁,效应更为明显。

（三）夫妇一方为易位携带者

实际病例中观察,易位比孕妇年龄导致后代染色体缺陷的可能性更大一些,当双亲之一是染色体易位携带者时,风险大小因易位性质不同而不同。一般认为,母亲如为易位携带者时,其风险要比父亲为易位时大,包括罗伯逊易位和相互易位、倒位、缺失、超数染色体,以及其他不平衡易位,占活产儿的1/161。平衡易位的染色体结构并不是出生能引起明显表型异常的常见原因,但在大约 500 个个体中,有一个个体是平衡易位的携带者。

（四）生育过 21-三体综合征患儿

生育过 21-三体综合征患儿的孕妇,年龄在 25 岁以下,再发风险可增加 50 倍。如再次妊娠,应做产前羊水(绒毛)染色体检查。

（五）不良环境接触

如果孕妇接触不良环境,孕妇受环境因素影响有可能使胎儿发生染色体异常。在妊娠的前 3 个月胚胎形成期如有下列情况之一者,均建议做产前诊断:①放射线接触史;②曾服用某些药物;③病毒等病原体感染。

如果在产前检查中发现胎儿染色体异常,应及时治疗,避免患儿出生达到优生目的。

第四节　绒毛细胞培养染色体检验

绒毛滋养层细胞是受精卵有丝分裂的衍生物,准确反映胎儿的遗传特性。妊娠早期的绒毛细胞有较高的有丝分裂活性,可以作为早期产前检出胎儿的染色体异常的好材料。所以,利用绒毛进行染色体病早期 10 周以后产前诊断,避免患儿出生。

一、检验方法学

采用绒毛组织进行染色体病早期产前诊断有 2 种方法,直接法和培养法,本节主要介绍培养法。

（一）原理

绒毛组织由外层的滋养层细胞和内层间充质细胞组成。其中间充质核心有丰富的间充质细胞和细胞间质物。滋养层细胞属上皮细胞,进行体外培养时其分裂能力差。间充质核心含多种不同细胞,有纤维细胞、内皮细胞和巨噬细胞。纤维细胞在体外培养分化能力强,所以能从中得到足够量的中期细胞用于核型分析。培养时间仅需要 7～10 d。

(二)器材和试剂

1.器材

同羊水细胞培养。

2.试剂

0.9％生理盐水、秋水仙素 100 μg/mL、1％柠檬酸钠、冰乙酸、甲醇、肝素。

(三)操作

绒毛取材术(chorionicvillus sampling,CVS)。

1.绒毛取材术指征

(1)孕妇年龄≥35 岁。

(2)孕妇曾生育过染色体异常患儿史。

(3)夫妇一方有染色体结构异常者。

(4)孕妇曾生育过单基因病患儿或先天性代谢病患儿史。

(5)产前筛查高风险者。

2.绒毛取材术禁忌证

(1)先兆流产。

(2)体温(腋温)高于 37.2 ℃。

(3)有出血倾向(血小板≤70×10⁹/L,凝血功能检查有异常)。

(4)有盆腔或宫腔感染征象。

(5)单纯性别鉴定。

3.绒毛取材术术前准备

(1)穿刺前认真核对适应证、妊娠周数、子宫大小、有无穿刺禁忌证。

(2)孕妇签署知情同意书。

(3)术前查血常规,血型和 Rh 因子,白细胞及血小板计数正常者方可手术,如 Rh(－),查间接抗人球蛋白试验,告知母胎血交流的风险,建议准备抗 D 球蛋白。

(4)术前测量体温,腋温低于 37.2 ℃者方可手术。两次体温在 37.5 ℃以上者,穿刺暂缓。

4.绒毛取材术操作步骤

经腹途径(双针套管法)。

(1)孕妇排空膀胱,取仰卧位,常规消毒铺巾。

(2)超声检查了解胎儿情况,有无胎心,测量头臀长以核对孕周,定位胎盘位置,以便选择穿刺部位。

(3)换取 B 超消毒穿刺探头,选择穿刺点及角度并固定之。

(4)在超声引导下,先将引导套针经腹壁及子宫穿刺入胎盘绒毛边缘部分。

(5)拔出针芯,将活检针经引导套针内送入胎盘绒毛组织。

(6)连接含 2～4 mL 生理盐水的 20 mL 注射器,以 5～10 mL 的负压上下移动活检针以吸取绒毛组织。

(7)如一次活检的绒毛量不够,可再次将活检针送入引导套针内进行抽吸,直到获取需要量的绒毛标本。

(8)拔针后立即观察胎盘部位有无出血及胎心情况。

(9)如果引导套针两次穿刺均未穿入胎盘绒毛组织则为穿刺失败,1周后重新行绒毛取材术。

5.手术注意事项

(1)术前应超声评价胎儿情况。

(2)取绒毛量一般不超过 20 mg。

(3)经腹途径引导套针穿刺次数不得多于两次,经宫颈途径导管抽吸次数不得多于两次,以免引起流产等并发症。

(4)绒毛采集瓶或培养瓶,需标明标本编号、孕妇姓名及取样日期等。

(5)绒毛的辨认,用肉眼辨认或取绒毛组织置载玻片上,在显微镜下辨认,绒毛组织的特点如下:①绒毛组织一般呈鹿茸状分支;②绒毛支的周围,一般由合体细胞和微绒毛支组成的平滑、无色的透明带组成;③一般绒毛组织中央可见到褐色的、极细的毛细血管。如果镜下辨认非绒毛组织特征,似脱膜组织,需重新取材。

6.术后注意事项

(1)向孕妇交代可能发生的并发症。

(2)保持敷料干燥 3 d。

(3)嘱孕妇若有腹痛、阴道出血、阴道流液等不适随诊。

(4)禁止性生活 2 周。

(5)免体力活动 2 周。

(6)预约 2 周后随诊。

7.操作

(1)消化绒毛组织:①取绒毛组织约 10 mg(不带血,色泽白色或乳白色透亮绒毛支)放入 15 mL 离心管,加 1 mL 酶解液,于 37 ℃水浴箱放置 15 min;②离心 10 min,弃去上清液,加入 4 mL培养液,吹打均匀后分别加入 2 个 50 mL 培养瓶中,并于 37 ℃培养箱中培养 48 h;③如在倒置显微镜下看到有克隆形成即可换液,继续培养过夜后便可收获。

(2)收获步骤同羊水。

(3)显带染色同外周血。

(4)细胞染色体分析标准:培养法(培养瓶法或原位法)如下。①计数:至少计数在 2 个以上独立培养的培养瓶中平均分布的 20 个细胞,记录任何观察到的染色体数目或结构异常。②分析:至少分析在 2 个以上独立培养的培养器皿中的 5 个细胞,所分析的细胞的染色体分辨率应达到 320 条带水平。③核型分析:2 个细胞,使用原位法如果发现有一个以上的细胞克隆,则每个克隆核型分析一个细胞;培养瓶法的每个独立培养瓶各分析一个细胞。

(5)标本片保存同羊水。

二、方法学评价

(1)经腹 CVS 一次穿刺成功率 98% 以上,术后 1 周的胎儿丢失率小于 1.5%。

(2)直接法制备染色体标本,是利用自然分裂细胞,不需要培养,只需处理,当天就可获得孕早期细胞染色体分析结果。比较简单、快速,但是解离掌握不好,易丢失染色体,一般不建议使用。

(3)经宫颈采取绒毛组织的绝对禁忌证包括活动性宫颈或阴道病变,如疱疹、衣原体感染或淋病,或母亲血型致敏;相对禁忌证包括阻塞宫颈管的平滑肌瘤,在近期两周内有阴道出血,显著后倾后屈的子宫应选择经腹部采取。

(4)绒毛产前诊断病例在采集以前要核对适应证、妊娠孕周、子宫大小、有无穿刺禁忌证。绒毛取材时间应在 10～14 周为宜,取材量不应少于 5 mg。这时绒毛细胞的自然分裂多。但此前报道,在孕 56～66 d时接受过 CVS 的婴儿中,有 1.7％出现了严重的肢体缺损。美国妇产科学会遗传委员会的总结如下:①孕 10～12 周行宫颈和经腹部 CVS 相对安全,操作准确,可作为中孕期羊膜腔穿刺术的替代;②禁止在孕 10 周之前行 CVS;③要求在行 CVS 前有适当的遗传咨询,操作者应有经验,实验室人员有处理绒毛标本的经验并能对结果进行解释,遗传咨询应包括对羊膜腔穿刺术和 CVS 的风险与益处的对比;④尽管对孕 10～12 周行 CVS 和横断性指(趾)缺损的风险增高之间尚需进一步研究,在对患者进行咨询时应慎重,告其这种结果是有可能的,且估计其风险为 1/3 000。

(5)与孕妇谈话,签署知情同意书。

(6)术前查血常规,WBC 及 PLT 正常者方可手术。

(7)术前测量体温,腋下低于 37.2 ℃方可手术。两次体温在 37.5 ℃以上者,穿刺暂缓。

三、临床意义

绒毛组织基本同羊水细胞培养。以往,进行染色体病的产前诊断是在孕中期采取羊水细胞,经过培养制备染色体标本才能进行分析诊断。20 世纪 80 年代建立了孕早期绒毛培养和直接制备染色体方法后,产前诊断的情况迅速改观,它不仅使染色体病的产前诊断提前 10 周左右,对胎儿做出诊断,而且,这一技术简单易行,诊断速度较快,一般在取材后,直接法 1～2 d 或培养法 6～9 d 即可作出诊断报告。如果需要终止妊娠,孕妇痛苦小,这样减轻孕妇的精神负担。

第五节　胎儿脐血染色体检验

胎儿脐血染色体检查技术,是在超声引导下经皮脐血管穿刺脐带采集胎儿血,进行产前染色体快速诊断,了解胎儿是否有染色体异常。1989 年,研究人员在 B 超引导下“冲击式”脐带穿刺术,在临床胎儿血取样,作胎儿染色体分析,能帮助绒毛细胞和羊水细胞培养中发现的不明确嵌合体、染色体结构异常的诊断,为已超过羊膜腔穿刺时间的孕妇,赢得了做产前诊断的机会。

一、检验方法学

(一)原理

应用于脐血中期细胞快速产前诊断,胎儿血细胞在体外培养,需经植物血凝集素刺激,能转化为原始细胞,进行有丝分裂,在培养 48～68 h 后,加入秋水仙素,可抑制纺锤丝的形成,控制在分裂中期的细胞适于染色体分析。适用于产前诊断快速核型分析,胎儿宫内感染的诊断,胎儿血液系统疾病的产前诊断。

(二)器材与试剂

参考外周血细胞培养。

(三)操作

1.胎儿脐血采集

适应证、禁忌证、术前准备参考羊膜腔穿刺术。

(1)孕妇排空膀胱,取仰卧位,术前 B 超常规观察胎儿情况。

(2)然后定位胎盘及脐带入胎盘处,并测量脐带直径。

(3)选择的穿刺点最好是脐带入胎盘根部约 2 cm 处,也可在游离段穿刺。

(4)腹部常规消毒,无须麻醉,换取消毒穿刺探头,选择穿刺点角度并固定。

(5)用肝素湿润的长为 12 cm 的 22 号穿刺针,经穿刺引导器快速进入腹壁及宫腔后冲击式刺入脐带。

(6)根据胎盘附着位置不同,进针途径可采用经羊膜腔或经胎盘途径。

(7)当针尖触及脐带时,常能感到一点阻力,此时需采取"冲击式"穿刺法,但必须严格掌握穿刺力度。然后拔出针芯,连接注射器根据需要抽取需要量脐血 5 mL。

(8)拔针后立即观察脐带刺穿点有无渗血,并记录胎心情况。

(9)术后第 2 d,再次 B 超复查胎儿情况及穿刺点有无血肿形成,胎血鉴定:①胎儿血红蛋白酸洗脱试验:胎儿红细胞在酸中是稳定的;②红细胞形态检查,有核红细胞的出现;③血红蛋白电泳:可鉴别胎儿红细胞和成人红细胞;④常选用胎儿血的鉴定,胎儿血中含有较高的血红蛋白 F,而成人血中主要为血红蛋白 A,血红蛋白 F 是有抗碱变性的能力,而血红蛋白 A 没有。将抽出的血,滴加入含有 1/12 mol/L NaOH 溶液 2 mL 的试管中,观察。结果:加血以后,如果立即变成棕色为母血,不变色为胎儿血。

(10)脐血采集瓶或培养瓶,需标明标本编号、孕妇姓名及取样日期,立即送实验室。

2.术后注意事项

同羊膜腔穿刺术。

3.操作

(1)培养:将采取胎儿脐血,在无菌箱内接种于 RPMI 1640 培养液,每瓶 0.2～0.3 mL,再加入 1%PHA 0.2 mL 摇匀,静置 37 ℃恒温箱内培养,48～72 h。

(2)秋水仙素处理:终止培养前 3 h 加 5 μg/mL 秋水仙素,使最终浓度为 0.04～0.08 μg/mL,摇匀。继续培养。

(3)收集细胞:当细胞培养终止后 72 h,将培养物移入一支 10 mL 刻度离心管内,1 000～1 200 r/min离心 8～10 min,弃去上清液。

(4)低渗:加入预温 37 ℃的 0.075 mol/L KCl 溶液 8 mL,用滴管吹打均匀,置 37 ℃温箱,低渗处理15～17 min。

(5)预固定:低渗处理完毕,每管加入 1 mL 固定液(甲醇:冰乙酸＝3:1)并用吸管吹打均匀,1 000～1 200 r/min 离心 8～10 min,弃去上清液。

(6)固定:沿管壁加入新配制的固定液 8 mL,用滴管吹打均匀,固定 20 min,1 000～

1 200 r/min 离心 8 min,弃去上清液,如此连续固定 3 次,即可制片。

(7)滴片:将上述留下的细胞沉淀,根据细胞多少加入新配制的固定液,用滴管轻轻吹打均匀,制成细胞悬液。将细胞悬液 3~4 滴滴于沾有冰水或干燥的洁净玻片上,使细胞和染色体均匀分散。第一张滴片在显微镜下观察细胞分布情况,分散欠佳,可以再固定一次。如分布均匀,可继续滴片。

(8)烤片:制片后将标本放入 60 ℃烤箱,烘烤 16~24 h,或 37 ℃72 h。自然冷却,即可进行显带用。

(9)G 显带:参考外周血染色体显带法。

(10)核型分析:染色体核型按 ISCN 描述。①计数:至少计数在 2 个以上独立培养的培养瓶中平均分布的 20 个细胞,记录任何观察到的染色体数目或结构异常。②分析:至少分析在 2 个以上独立培养的培养器皿中的 5 个细胞,所分析细胞的染色体分辨率应达到相应标准。③核型分析 2 个细胞,如果发现有一个以上的细胞克隆,则每个克隆核型分析一个细胞。④报告正常核型:G 带染色体 320 条带水平未见异常。⑤报告异常核型:按 ISCN(1995)或者 ISCN(2005)书写和描述,并建议遗传咨询。

二、方法学评价

胎儿脐静脉穿刺术,一次穿刺成功率 90%以上,术后 1 周的胎儿丢失率小于 2%。

(一)培养基 pH

一般掌握在 7.2~7.4,pH 偏酸(<7.2),影响淋巴细胞转化,使细胞发育不良或分裂象很少,染色体分散差,而影响核型分析;pH 偏碱,细胞固缩,同样影响核型分析。

(二)PHA

对淋巴细胞的作用有着明显的个体差异,有时尽管培养的各种条件相同,但不同个体之间,分裂象的多少,染色体的分散和形态有很大差别,PHA 的质量和浓度是淋巴细胞体外培养成败的关键。因此,不但要考虑它的效价,而且还要考虑它的浓度和质量。

(三)培养箱温度

应控制在(37±0.5)℃,为严格培养条件可在培养箱内放温度计监视温度的控制是否可靠。另外,应注意培养过程中停电的事故,延缓细胞分裂周期,造成分裂象减少。

(四)肝素量

不宜过多,量多,溶血可抑制淋巴细胞的转化;但肝素过少,会发生凝血现象。

(五)秋水仙素

浓度如果不足或处理时间太短,可致标本的分裂象少,若秋水仙素浓度过高或处理时间过长,则使染色体过于缩短或分叉,不利于核型分析。秋水仙素最终浓度为 0.04~0.08 μg/mL,作用时间为 3~4 h。

(六)低渗时间

如时间不够,染色体分散不佳,影响染色体核型分析。低渗时间过长时,细胞膜过早破裂,染色体严重丢失或者带条不清,同样影响核型分析。

(七)玻片洁净

要十分干净,所用器皿无残留杂质和酸碱物质。否则细胞悬液不能均匀附着或杂质混杂在

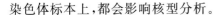

染色体标本上,都会影响核型分析。

(八)标本固定

要充分,否则会残留胞浆痕迹,或染色体结构模糊,染色体分散不好,背景不清晰影响分析。

(九)无菌

严格无菌操作,严防污染。

(十)分析级

试剂应达到分析级(AR)。

(十一)脐带穿刺适应于孕 17 周以后的中晚期

尽量穿刺迅速、准确,以免操作时间过长或次数增加会造成宫内感染。因此,要求严格的无菌操作及有经验、熟练的有资格的医师为术者。

(十二)标本片保存

因为遗传病诊断及产前诊断的特殊性,一般要求标本片保存 5～20 年(同羊水、绒毛染色体标本)。以备后续的诊断、预防工作之备用。

三、临床意义

胎儿脐血采取主要用于中晚期妊娠产前染色体病的诊断。经母腹穿刺同时取羊水、胎儿脐血行胎儿遗传病产前诊断是减少误诊、漏诊、假阴性、假阳性的有效、可行的重要方法。

第六节 人类高分辨染色体检验

中期染色体已经历了收缩变短和带纹融合的过程,因而显示的带纹数有限。例如,巴黎会议模式图中,一套单倍体,仅有 322 条带;20 世纪 70 年代后期,由于细胞同步化方法的应用和显带技术的改进,人们已能得到更长而带纹更加丰富的染色体。单套染色体带纹有 550～850 条,甚至在晚前期的细胞可显示 1 000 条带以上。由于带纹的丰富细致而大大提高了染色体的分辨率。这种染色体称为高分辨显带染色体。这能为染色体及畸变提供更多的细节,有助于发现更多的细微的染色体异常,使染色体结构畸变的断点定位更加准确。

一、外周血细胞高分辨染色体检查

(一)检查方法学

有两种方法:甲氨蝶呤同步法和过量胸腺嘧啶核苷同步法。

1.原理

培养细胞群中的细胞,各自处于细胞周期的不同阶段,为了获得较多的早期染色体,让培养的细胞同时分裂即同步化。其原理是使细胞内的 DNA 合成暂时阻断,如甲氨蝶呤抑制二氢叶酸还原酶,从而干扰从脱氧-磷酸尿嘧啶核苷到磷酸胸腺嘧啶核苷的合成,阻止了 DNA 的复制;过量的胸苷可以形成多量的三磷酸腺苷。因此,能反馈地抑制胸腺嘧啶核苷合成酶,从而使

DNA 复制减慢;这样细胞被阻止在 DNA 合成期或以极慢速度通过 DNA 合成期。当解除阻断后,细胞即迅速恢复 DNA 合成。进入分裂期高峰,即可获得较多的早期分裂细胞,以后在细胞培养过程中再加入 Brd U,Brd U 掺入 DNA 分子中取代脱氧胸腺嘧啶核苷,干扰 DNA 分子的四级结构,降低其螺旋化程度,产生染色体伸长的效果。

2.器材及试剂

器材和一般试剂同外周血染色体检查法。

(1)胸腺嘧啶核苷液:胸腺嘧啶核苷分子量 242.2,配成 1×10^{-5} mol/L,即为 2.42 μg/mL。

(2)5-溴脱氧尿苷(Brd U)液:取 Brd U 7.5 mg 溶于 0.85% NaCl 10 mL 中,浓度为 750 μg/mL。应避光冰冻保存。

(3)甲氨蝶呤(MTX):甲氨蝶呤分子量为 454.6,配成 1×10^{-7} mol/L,即为 0.045 4 μg/mL。

1)甲氨蝶呤 Brd U 同步法操作。

标本采集:同外周血,但采血量 5 mL。

接种培养:在无菌条件下将静脉血接种在 RPMI 1640 培养液,每瓶 0.3~0.5 mL。混匀,置 37 ℃恒温箱内 72 h,加甲氨蝶呤最终浓度为 10^{-7} mol/L,继续培养 17 h,使其同步化。

离心弃去上清液:以预温 37 ℃无小牛血清的 RPMI 1640 培养液洗涤两次,加入含有 20%小牛血清的 RPMI 1640 培养液,再加入 Brd U,最终浓度为 15 mg/mL,轻轻混合均匀,置 37 ℃继续培养 5 h。加入终浓度为 0.04 μg/mL 的秋水仙素,作用 15 min。

收获细胞:将细胞液离心,弃去上清液。

低渗:加入已预温 37 ℃的 0.4%氯化钾与 0.4%枸橼酸钠(1:1)的混合液 8 mL,置 37 ℃温箱低渗20分钟。

预固定:低渗后每管加甲醇:冰乙酸(3:1)固定液 2 mL,轻轻混合均匀,1 200 r/min 离心 8 min,弃去上清液。

固定:每管加固定液 8 mL,室温 30 min,离心弃去上清液,再固定 2 次。

滴片:离心弃去上清液,加入 0.3~0.5 mL 新鲜固定液,混合均匀,制成细胞悬液,然后滴在湿冷的载玻片上,过火焰干燥。

过夜:制得的玻片标本放 37 ℃ 3 d 或 60 ℃过夜。

G 显带与染色:用 0.025%胰酶(用 7%NaHCO₃调 pH 至 7.4),置 37 ℃水浴预温 15 min。胰酶处理时间,每份标本不同,关键是要视片而定。

2)过量胸腺嘧啶核苷同步法操作。

培养:在无菌条件下将静脉血接种在 RPMI 1640 培养液,每瓶 0.3~0.5 mL 混匀,置 37 ℃恒温箱内 56 h,加入过量的 TdR(最终浓度为 0.3mg/mL),继续培养 17 h;

加液:离心弃去上清液,以预温 37 ℃无小牛血清的 RPMI 1640 培养液洗涤两次,加入含有 20%小牛血清的 RPMI 1640 培养液,再加入 Brd U,最终浓度为 15 mg/mL,轻轻混合均匀,置 37 ℃继续培养 5 h。收获前 15 min 加秋水仙素终浓度为 0.04 μg/mL,15 min。

收获细胞制片:同上述方法。

烤片:37 ℃恒温箱 72 h 或 60 ℃ 24 h。

处理 G 显带。

（二）分析标准

有关 550～850 条带阶段各号染色体上的带再划分出来及命名按 ISCN(2005)标准描述。

（三）方法学评价

(1)制作高分辨所加的四种药物均应避光,冷藏保存,可先配成母液,分装后放入 20 ℃冻存。需要时取出,于室温稀释成工作液,切忌反复冻融。

(2)所用药物工作液配好后,最好在一个月内使用,否则细胞收获效果不佳。

(3)低渗时间掌握要比常规染色体长。

(4)如固定两次后仍见褐色沉淀,加大冰乙酸的量 2∶1,再固定一次。

(5)滴片时采用高滴片效果好。

(6)显带要试片一张。

(7)应注意的是在识别过程中,由中期染色体上的一条深带划分出来的深带必然较深,而由浅带分化出来的深带必然是较浅的。

（四）临床意义

(1)高分辨染色体技术可对染色体微小片段异常的检出有重要意义。

(2)发现新的染色体综合征或异常。

(3)对已知染色体病的准确定位。

(4)表型和基因在染色体上的定位。

(5)纠正一般显带的错误和补充。

(6)在肿瘤病因学方面研究、临床细胞遗传学及产前诊断研究中有重要价值。

二、羊水细胞高分辨染色体检查

（一）检验方法学

过量胸苷同步法如下。

1.原理

培养羊水细胞群中的细胞,各自处于细胞周期的不同阶段,为了获得较多的早期染色体,最好的方法是让培养的细胞同时分裂,即称为细胞同步化。它的原理是使细胞内 DNA 合成暂时阻断,如过量的胸苷可以形成多量的三磷酸腺苷。因此能反馈性地抑制胸腺嘧啶核苷合成酶,从而使 DNA 复制减慢,使细胞被阻止在 DNA 合成期,或以极慢速度通过 DNA 合成期。当解除阻断后,细胞即可迅速恢复 DNA 合成,进入分裂期,形成分裂高峰,即可获得较多的早期分裂细胞,再加入 Brd U 掺入 DNA 分子中取代脱氧胸腺嘧啶核苷,干扰 DNA 分子的四级结构,降低其螺旋化程度,产生染色体伸长的效果。

2.器材和试剂

同外周血高分辨染色体检查。

3.操作步骤

(1)取羊水的时间、接种、培养处理同普通染色检查。

(2)羊水细胞长成单层后,换液,留原培养液 1 mL,加入新鲜的培养液 3 mL,继续培养1～3 d。

(3)加入胸腺嘧啶核苷,最终浓度为 0.4～0.5 mg/mL,继续培养 14～18 h。

（4）用 pH 6.9 的 F10 培养液洗脱 2 次，然后加入含有新小牛血清的 F10 培养液 4 mL，置 37 ℃培养 10 h 左右，有较多圆形细胞时。

（5）加入放线菌素 D（最终浓度为 0.5～2 μg/mL），处理 1 h。

（6）收获前 20～30 min 再加秋水仙素，浓度为 0.5 μg/mL。

（7）常规制片，分析。

（8）核型分析按 ISCN（2005）标准。

（二）方法学评价

（1）羊水细胞内有活力的细胞少，比较娇嫩，不易培养，高分辨染色体相对少些，因此要想得到良好的羊水细胞高分辨染色体，要掌握好同步时间。

（2）为制备出分散良好的羊水细胞高分辨染色体标本，固定次数和时间可增多或延长。

（三）临床意义

主要有：检出异常染色体微小片段；发现新的染色体综合征或异常；对已知染色体病的准确定位；在染色体上的定位表型和基因；纠正一般显带的错误和补充，在产前诊断研究中有重要价值。

三、绒毛细胞高分辨染色体技术

（一）检验方法学

放线菌素 D 法。

1.原理

绒毛细胞高分辨染色体技术是在培养法的基础上，让培养的细胞同时分裂，同时进入分裂高峰，即可获得较多的早期分裂细胞，在收获前 1 h，加入 AMD 掺入 DNA 分子中，干扰 DNA 分子的四级结构，降低其螺旋化程序，产生染色体伸长的效果。

2.器材试剂

同外周血高分辨染色体检查。

3.操作

（1）取妊娠 9～11 周的绒毛 3～5 支，约 7 mg（湿重），用含双抗的预温 37 ℃RPMI 1640 或 F10（青、链霉素的浓度 200 μg/mL）洗 2～3 次。

（2）放入培养瓶中，加入 RPMI 1640 或 F10（pH 7.2）2 mL，小牛血清 2 mL，加入胸腺嘧啶（thymidine）（最终浓度 0.3 mg/mL），培养 17 h。

（3）用 RPMI 1640 或 F10 洗脱后，加入培养液 37 ℃继续培养 8 h。

（4）加入放射菌素 D（最终浓度 2 μg/mL）培养 1 h。

（5）加秋水仙素 0.4 μg/mL，在收获前 30 min，加入终浓度为 0.4 μg/mL 的秋水仙素。

（6）按绒毛细胞染色体制备标本，G 显带处理吉姆萨染色，在显微镜下可观察到高分辨染色体。

（7）核型分析按 ISCN（2005）标准。

（二）方法学评价

1.培养液

pH＞8 或＜7 不能生长。

2.小牛血清含量

国外用 15%～30%;国内用培养液与小牛血清的一般比例为 3:1 或 2:1。

3.分散技术

由于前期染色体比中期染色体长得多,常发生卷曲和互相交叉,不易分散。凡有助于分散的技术都可试用。用常规滴片立即放入 60 ℃烤箱。为了增加染色体长度,还可在收获前 6 h 加 Brd U 处理或于收获前 1 h 加入放线菌素 D 处理。

4.烤片

37 ℃不超 4 d;60 ℃为 18～24 h。烤片温度不宜过高,否则影响带纹清晰度。在临床应用中如何准确判断高分辨染色体不同阶段,国内有部分学者提出不同标准。

(三)临床意义

染色体高分辨显带技术可检出染色体微小片段异常;发现新的染色体综合征或异常;已知染色体病的准确定位;表型和基因在染色体上的定位;纠正一般显带的错误和补充;肿瘤病因学方面的研究和临床细胞遗传学及产前诊断研究中具有重要价值。

第七节　姐妹染色单体互换检验

姐妹染色单体互换(sister chromatid exchange,SCE)是指一条染色体的两条单体之间的同一位置发生同源片段对称性相互交换。显示 SCE 的染色体技术亦称为姐妹染色单体分化技术。它不仅能从细胞水平上研究检测染色体的结构变化和增殖周期动力学,而且能从分子水平上为 DNA 的损伤、修复、复制和细胞突变、癌变和畸变等,提供一种简便而准确的方法。

一、检验方法学

姐妹染色单体分化染色法。

(一)原理

在细胞培养的第一细胞周期,DNA 自我复制的过程中,培养液中加入 Brd U 时,作为胸苷的类似物在 DNA 链的复制过程中,取代了胸苷。由于 DNA 复制是半保留机制,在第 1 周期时,两条单体的 DNA 双链中各有一条 DNA 单链被取代,因而两条单体没有什么不同,用吉姆萨染色均为深色。但到了第二次复制之后,两条单体就有了差别。因为此时,染色体的一条单体的双链中仍有一条未被取代的链,而另一条单体的两条链却已被 Brd U 所取代,并且这条 DNA 链具有螺旋化较低的特性,因而降低了该姐妹染色单体对吉姆萨着色的亲和力,着色很浅,呈现两条染色单体一深一浅,形成鲜明对比,如果此时两条单体之间若有互换,就可以很清楚显示出来。产生 SCE 的机制目前虽尚未完全阐明,但它显然与 DNA 损伤和修复过程有关。作为一种简便和敏感的遗传学指标,它可以用来研究诱变的各种因素,在突变、肿瘤研究等领域中应用广泛。

（二）器材与试剂

1.器材

同外周血培养染色体技术。

2.试剂

（1）5-溴脱氧尿核苷（5-bromodeoxy uridine,Brd U）冰冻保存液：称取 2 mg 溶于 0.85％ NaCl 4 mL。

（2）Hoecst 33258 液：称取 1 mg 溶于 10 mL 蒸馏水中，即成 100 μg/mL 原液，充分溶解后，避光冰冻保存。使用 0.01 mol/L PBS 液 50 倍稀释，即成为 2 mg/mL 工作液。

（3）2×SSC 液：称取氯化钠 17.54 g 和枸橼酸钠 8.82 g，加蒸馏水至 1 000 mL，混匀备用。

（4）0.2 mol/L 磷酸盐缓冲液（PBS）pH 为 7.0。

（5）0.01 mol/L 磷酸盐缓冲液（PBS）pH 为 7.0：取上述（4）液用双蒸馏水 1：20 稀释即成。

（6）0.14 mol/L NaCl：称取 NaCl 8.19 g，加双蒸馏水至 1 000 mL。

（7）0.004 mol/L KCl：称取 KCl 0.3 g 加双蒸馏水至 1 000 mL。

（三）操作

（1）标本采集：同外周血染色体检查。

（2）培养。

（3）常规细胞培养 24 h 后，加入 Brd U 最终浓度为 10 μg/mL，避光培养至 72 h。

（4）收获细胞前 3 h，加入秋水仙素最终浓度为 0.04 μg/mL。

（5）制片及染色：常规气干法制片。

（6）烤片 37 ℃ 3 d 或 60 ℃ 过夜，自然冷却。

（7）染色：在 0.14 mol/L NaCl 液中 5 min；0.04 mol/L KCl 液 5 min；0.01 mol/L PBS 液 5 min；Hoechst 33258 液 20 min；0.01 mol/L PBS 漂洗 2 次各 5 min。再用 2×SSC 液加盖玻片封片，置 50 ℃ 水浴锅上，用 40 W 黑光灯照射 25～30 min。蒸馏水漂洗，用 3％ 吉姆萨染液（用 pH 为 6.8 缓冲液稀释）染色 5～7 min，双蒸馏水冲洗，晾干、镜下分析。

（8）镜检与计数标准：①观察可见两条姐妹染色单体全是深染时，为第 1 周期细胞；两条染色单体一深一浅为第 2 周期细胞；两条染色单体浅染，则为第 3 周期细胞。②计数染色体分散良好，长度适宜、染色单体差别染色鲜明，染色体数为 46 条的中期相进行 SCE 计数；凡在染色体臂上每一深浅染色计数为 1 个 SCE、若在着丝粒区域进行交换者计数为 1 个 SCE。③总计数 30 个中期细胞 SCE，计算 SCE/细胞，即为该个体的 SCE 频率（SCE 数/细胞数）。

二、方法学评价

在操作过程中要求质量控制以下几点。

1.Brd U 加入培养液的时间

有的开始培养时加入；一般多采用培养 24 h 后加入，其浓度不宜过高，否则会影响细胞生长，文献报道的有每毫升含 3 μg、5 μg、10 μg、15 μg 及 20 μg，但一般认为 SCE 随浓度而增高。

2.染色

在 50 ℃ 铝板上黑光灯照射时，注意补充液体以防蒸干，否则影响染色效果。

3.吉姆萨染色

用 pH 为 6.8 缓冲液配制,染色时间不宜过长,如 SCE 被掩盖影响分析。

4.分析

应选择染色体长度适宜,如果过短,一些小的互换点被漏掉,影响结果的准确性。

5.正常人 SCE 频率

与年龄、性别无关。

(6)因地制宜

目前各实验室条件不同,都必须建立本实验室参考值。

三、临床意义

SCE 可分析染色体分子结构、DNA 复制过程、DNA 的损伤与修复。可以用来研究诱变的各种因素。许多环境诱变剂、职业有害因素如抗肿瘤药物、病毒、微机操作、放射线、抽烟、染发都可以引起遗传损伤、SCE 增加,是检测诱变因素影响的参考指标。

参 考 文 献

［1］朱磊.现代检验与临床［M］.天津:天津科学技术出版社,2018.

［2］杨荷英.实用临床医学检验［M］.上海:上海交通大学出版社,2018.

［3］胡旭.新编临床检验医学［M］.长春:吉林科学技术出版社,2019.

［4］郑铁生,鄢盛恺.临床生物化学检验［M］.北京:中国医药科技出版社,2020.

［5］高原叶.实用临床检验医学［M］.长春:吉林科学技术出版社,2019.

［6］徐燕.现代临床检验医学［M］.北京:科学技术文献出版社,2018.

［7］曹文霞.现代医学检验技术［M］.长春:吉林科学技术出版社,2019.

［8］付洪庆.医学检验技术［M］.长春:吉林科学技术出版社,2018.

［9］向延根.临床检验手册［M］.长沙:湖南科学技术出版社,2020.

［10］钟树奇.实用医学检验技术基础与临床［M］.北京:科学技术文献出版社,2019.

［11］张桂珍.现代医学检验学［M］.天津:天津科学技术出版社,2019.

［12］曹春杰.医学检验学［M］.昆明:云南科技出版社,2018.

［13］杜伟鹏.医学检验学诊断应用［M］.哈尔滨:黑龙江科学技术出版社,2019.

［14］张德娟.医学检验基础与进展［M］.昆明:云南科技出版社,2018.

［15］姜旭淦,鞠少卿.临床生化检验学［M］.北京:科学出版社,2020.

［16］郭永灿.医学检验诊断技术［M］.天津:天津科学技术出版社,2018.

［17］隋振国.医学检验技术与临床应用［M］.北京:中国纺织出版社,2019.

［18］张新春.临床检验技术与临床应用［M］.上海:上海交通大学出版社,2018.

［19］佟威威.临床医学检验概论［M］.长春:吉林科学技术出版社,2019.

［20］王静.临床医学检验概论［M］.北京:科学技术文献出版社,2020.

［21］王娜娜.新编临床医学检验技术［M］.哈尔滨:黑龙江科学技术出版社,2019.

［22］汤红英.实用医学检验技术［M］.长春:吉林科学技术出版社,2018.

［23］段丽华.医学检验技术与临床应用［M］.昆明:云南科技出版社,2019.

［24］刘梦阳.临床医学检验技术与应用［M］.北京:科学技术文献出版社,2019.

［25］李红.实用临床医学检验［M］.长沙:中南大学出版社,2018.

［26］孙芳.临床医学检验进展与实践［M］.天津:天津科学技术出版社,2019.

［27］王晶,朱光泽,李德发.医学检验技术指导与临床实践［M］.北京:科学技术文献出版社,2018.

［28］张玉莉,姚桂侠.医学检验与质量管理研究［M］.天津:天津科学技术出版社,2019.

［29］李林海.医学检验临床应用［M］.北京:科学技术文献出版社,2018.

［30］赵秋梅.现代医学检验学与临床应用［M］.天津:天津科学技术出版社,2019.

［31］刘英文.临床医学检验［M］.长春:吉林科学技术出版社,2018.

［32］李晓哲.新编医学检验技术与临床应用［M］.福州:福建科学技术出版社,2019.

［33］田蕊娜,杨涛,罗蓉,等.当代医学检验技术与临床基础应用［M］.北京:科学技术文献出版社,2018.

［34］陈增华.新编医学检验技术与临床应用［M］.开封:河南大学出版社,2019

［35］邵世和,卢春.临床微生物检验学［M］.北京:科学出版社,2020.

［36］陈燕,孙文琴,刘明其.不同妊娠时期凝血功能指标的变化和检验价值分析［J］.上海医学,2020,43(10):584-586.

［37］李响.尿液分析仪隐血检验与显微镜红细胞计数检验在尿液隐血检验中的效果［J］.中国医药指南,2019,17(30):58-59.

［38］贾雪峰.血常规检验中的静脉血检验与末梢血检验结果比较［J］.临床检验杂志,2019,8(2):100-101.

［39］李晓燕.联合应用尿液干化学检验法与尿沉渣检验法进行尿常规检验的临床价值［J］.中国现代药物应用,2019,13(15):78-80.

［40］卢仁泉,陈苗苗,郭林.肿瘤标志物联合检测及评分模型在肿瘤诊疗中的应用［J］.中华检验医学杂志,2018,41(3):180-184.